Fluid, Electrolyte and Acid-Base Disorders

Clinical Evaluation and Management

原书第 2 版
2nd Edition

水、电解质和酸碱平衡紊乱

临床评估与管理

◎原著 [美] Alluru S. Reddi　　◎主译 张向阳 陈旭岩

中国科学技术出版社
·北京·

图书在版编目（CIP）数据

水、电解质和酸碱平衡紊乱：临床评估与管理：原书第 2 版 /（美）阿鲁鲁·S. 雷迪 (Alluru S. Reddi) 原著；张向阳 , 陈旭岩主译 . — 北京：中国科学技术出版社 , 2020.1

ISBN 978-7-5046-8408-0

Ⅰ . ①水… Ⅱ . ①阿… ②张… ③陈… Ⅲ . ①水 – 电解质代谢紊乱②酸碱代谢紊乱 Ⅳ . ① R589

中国版本图书馆 CIP 数据核字 (2019) 第 225633 号

著作权合同登记号 : 01-2019-2534

First published in English under the title
Fluid, Electrolyte and Acid-BaseDisorders : Clinical Evaluation and Management , 2e
edited by Alluru S. Reddi
Copyright© Springer Science+Business Media LLC 2018
This edition has been translated and published under licence from Springer Nature Switzerland AG.
All Rights Reserved.

Springer Nature Switzerland AG takes no responsibility and shall not be made liable for the accuracy of the translation.

策划编辑	焦健姿　王久红
责任编辑	黄维佳
装帧设计	佳木水轩
责任印制	李晓霖

出　　版	中国科学技术出版社
发　　行	中国科学技术出版社有限公司发行部
地　　址	北京市海淀区中关村南大街 16 号
邮　　编	100081
发行电话	010-62173865
传　　真	010-62179148
网　　址	http://www.cspbooks.com.cn

开　　本	889mm×1194mm　1/16
字　　数	690 千字
印　　张	26.5
版　　次	2020 年 1 月第 1 版
印　　次	2020 年 1 月第 1 次印刷
印　　刷	北京威远印刷有限公司
书　　号	ISBN 978-7-5046-8408-0 / R · 2459
定　　价	198.00 元

Translators List
译者名单

主 译 张向阳 陈旭岩

译校者 （以姓氏汉语拼音为序）

陈心培	北京清华长庚医院急诊科
陈旭岩	北京清华长庚医院急诊科
段 敏	北京清华长庚医院急诊科
龚晓杰	北京清华长庚医院普内科
孔冰冰	北京清华长庚医院急诊科
马士程	北京清华长庚医院急诊科
宋开元	北京清华长庚医院急诊科
宋琳琳	北京清华长庚医院普内科
王 非	北京清华长庚医院急诊科
王 琰	北京清华长庚医院急诊科
徐 婷	北京清华长庚医院急诊科
张陈光	北京清华长庚医院急诊科
张朋书	北京清华长庚医院急诊科
张向阳	北京清华长庚医院急诊科

Abstract
内容提要

本书引进自德国 Springer 出版社，由美国知名教授 Alluru S. Reddi 组织编写。著者从体液的分布、构成及电解质酸碱平衡的基本概念和生理知识出发，结合临床实践中遇到的各类问题进行了详细阐释，同时提供相关病例以问答形式予以讲解，帮助读者实际分析运用。书中涉猎的各类问题宽泛且典型，给出的解释简明且细致，特别有助于读者深入理解和实践运用。本书简明实用、贴近临床，适合临床医师、研究生或相关专业的教师等阅读参考，亦可作为住院医师、肾脏专科医师、急诊科医师、重症医学科医师、内科医师等医护人员的参考工具书。

Foreword by Translators 译者前言

　　水、电解质和酸碱平衡是内环境稳定的重要基础，其既有自身精细的调控机制，又会受到多种疾病和药物的影响。水、电解质、酸碱平衡紊乱会影响人体脏器功能及疾病预后。

　　本书是全新第 2 版，在前一版的基础上，对大部分章节内容进行了更新，叙述更为翔实，同时新增了不少章节对某些新问题进行了讨论。书中不仅介绍了体液分布与构成、血液和尿液的容量、渗透压、清除率、电解质（钠、钾、钙、镁、磷）、酸碱平衡、相关代谢与调控、静脉补液用药和利尿药等药物的特点与影响因素等内容，还对一些特殊疾病的液体、电解质平衡进行了阐述，如抗利尿激素分泌失调综合征、脑性耗盐综合征、肾小管酸中毒、毒性醇等导致的阴离子间隙升高和渗透压间隙升高、急 / 慢性肾病和肾移植、肝病、充血性心力衰竭、妊娠等实际临床问题的识别、分析、处置及注意事项，同时提供相关病例以问答的形式予以讲解，帮助读者在实践中的应用。

　　在翻译过程中，所有译者及出版工作人员，都付出了辛勤的努力和细致的劳动。希望本书的中文翻译版，能为国内广大临床医师、研究生或相关专业的教师等提供更多参考。相信广大读者通过阅读本书，能够对水、电解质和酸碱平衡紊乱的相关问题有更充分的认识，进而提高在临床工作中面对相关复杂问题的处置能力，为患者提供更优质的医疗服务。

张向阳　陈红旗

Preface
原书前言

　　本书为《水、电解质和酸碱平衡紊乱：临床评估与管理》（*Fluid, Electrolyte and Acid-Base Disorders：Clinical Evaluation and Management*）的第 2 版，与第 1 版一样，旨在为广大读者在日常临床实践中遇到的各类问题提供简明且清晰的解答。本版对前一版大部分章节的内容进行了更新，篇幅也有所增加；同时增补了 6 个全新章节，对某些新问题进行了阐述与讨论。

　　全新第 2 版，编写形式依旧保持与前一版相同的风格，每章开篇都是从基础生理学知识的讲解着手，然后展开临床中遇到的相关问题的探讨。不管是有关液体（水）、电解质还是酸碱平衡，每一例都以问答形式加以讨论分析。书中涉猎的问题类型宽泛、解释详细，有助于临床工作者深入理解相关问题。

　　此次修订是在很多研究生、住院部医师及同事们的帮助下完成的，正是他们的辛勤付出使我更加深刻地领会和理解了肾脏病学，从而更加精准地处置疾病，在此深表感谢。同时还要感谢我的家人，是他们给予我强大的支持和耐心。还要感谢 Springer 出版社 Gregory Sutorius 给予的建议和一直以来的支持与帮助。最后，还要感谢广大读者，他们对本书第 1 版提出了很多有益的意见和建议，真心希望本书的第 2 版能够再次获得广大读者的中肯意见和建议。

Alluru S. Reddi

Contents
目　录

上　篇
生理基础与水、电解质、酸碱平衡紊乱的处置
Physiologic Basis and Management of Fluid, Electrolyte and Acid-Base Disorders

下　篇
特殊情况下的水、电解质、酸碱平衡紊乱
Fluid, Electrolyte and Acid-Base Disorders in Special Conditions

上　篇

生理基础与水、电解质、酸碱平衡紊乱的处置

Physiologic Basis and Management of Fluid,Electrolyte and Acid–Base Disorders

第 1 章 体液分布
Body Fluid Compartments

水是躯体最丰富的组成部分。水对于人类和动物的生命至关重要。水是躯体唯一的溶剂，电解质和非电解质溶于其中。电解质是指在水中能够解离出带电粒子（即离子）的物质，带正电荷的为阳离子（cation），带负电荷的为阴离子（anion）。葡萄糖和尿素不能在水中解离出离子，也不带电荷，这些物质为非电解质。

一、专业名词

为理解关于体液的知识，读者应熟悉一些专业名词，包括本章节以及随后章节中的专业术语。

（一）溶质测量的单位

习惯上，是采用离子数量描述电解质浓度，单位是毫当量/升（milliequivalents/liter，mEq/L）或毫摩尔/升（millimole/L，mmol/L。译文采用 mmol/L，译者注）。该单位在描述生理变化导致的主要电解质改变时，特别有用。比起采用离子重量（mg/L 或 g/L 等）来说，采用离子数量来描述这些离子变化会更容易一些。

电解质之间相互作用或反应，并不是以"毫克对毫克"或者是"克对克"的关系，而是与其化学当量（chemical equivalent）成比例。物质的当量（equivalent weight），等于其原子量（atomic weight）除以其化合价（valence）。比如，钠离子（以下简称为钠，不引起歧义的情况下，其他离子描述也采用同样的简称形式，译者注）的原子量为 23，化合价为 1，因此钠的当量为 23。氯的原子量为 35.5，化合价为 1，因此氯的当量为 35.5。23g 钠与 35.5g 氯组成 58.5g 氯化钠。换句话说，1 当量的钠与 1 当量的氯组成 1 当量的氯化钠。在生物体液中，电解质的浓度很小，使用毫当量（milliequivalent，mEq）会更方便。1mEq=1Eq/1000。1mEq 钠 =23mg 钠。

目前，我们计算的是化合价为 1 的单价元素当量。对于 2 价离子呢？钙就是 2 价，其原子量为 40，其当量就是 20（原子量/化合价，40/2=20）。在化学反应中，2Eq 的钙（40g）与 2Eq 的单价氯（71g），组成 1Eq 的氯化钙（111g）（当量与摩尔之间的换算为，Eq=mol× 离子化合价；对于化合价为 1 的离子，如钠、钾、氯、碳酸氢根，当量与摩尔的数值相等，即 1Eq=1mol，1mEq=1mmol，除非特殊需要，译文采用常用的 mmol 方式，译者注）。

非电解质，如葡萄糖和尿素，描述单位为 mg/dl（根据习惯，译文尽可能换算为类似 mmol/L 的单位，译者注）。为简化电解质和非电解质溶质浓度的表达，发展出国际标准单位系统。在该系统中，容量（体积）摩尔浓度（moles）中的描述方式是 mol/L，1mol/L 定义为 1L 溶液中，溶质的含量为 1mol；而质量摩尔浓度（molal）中的描述方式是 mol/kg，1mol/kg 定义为 1kg 溶剂中，溶质的含量为 1mol。1 毫摩尔（mmol）=1mol/1000。如葡萄糖的分子量为 180，1mol 葡萄糖为 180g，1mmol/kg 葡萄糖为 180mg 葡萄糖溶解于 1kg 溶剂中。如前所述，躯体内的溶剂为水。

（二）单位换算和电解质组成

表 1-1 列举了血浆和细胞内液中重要阳离子和阴离子。表格中以 mEq/L 的形式表述电解质浓度（美国习惯应用的方式），是因为离子间的反应是 "mEq 对 mEq" 的，而不是 "mmol 对 mmol" 或 "mg 对 mg" 的。而且，用 mEq 的方式表述阳离子和阴离子，两者数值相等，电荷相反，对于维持电中性是必需的，也是肾脏离子转运中的重要决定因素。从表格中可以清晰看出，血浆或细胞外液中，钠是最多的阳离子，氯和碳酸氢根是最多的阴离子。细胞内液的组成，不同组织之间的差异较大。与血浆相比，细胞内（细胞内液），钾是最多的阳离子，有机磷酸盐和蛋白质是最多的阴离子，而钠的浓度较低。钠和钾在细胞膜内外两侧的非对称性分布，是通过钠 - 钾 ATP 酶维持的。

一些读者熟悉常用单位，而另一些读者熟悉国际单位。表 1-2 总结了常用单位与国际单位之间相互换算的计算方法。从一种单位换算成另一种单位时，需要乘以一个转换系数。

表 1-1　正常（平均）血浆和细胞内（骨骼肌）的电解质浓度

电解质	原子量	化合价	当　量	浓　度			细胞内液浓度
				mg/dl	mEq/dl	mmol/L	mEq/L
阳　离　子							
Na^+	23	1	23	326	142	142	14
K^+	39	1	39	16	4	4	140
Ca^{2+a}	40	2	20	10	5	2.5	4
Mg^{2+}	24	2	12	2.5	2	1.0	35
总阳离子	—	—	—	354.5	153	149.5	193
阴　离　子							
Cl^-	35.5	1	35.5	369	104	104	2
HCO_3^{-b}	61	—	22	55	25	25	8
$H_2PO_4^-$ HPO_4^{2-}	31	1.8	17	4	2.3	1.3	40
SO_4^{2-}	32	2	16	1.5	0.94	0.47	20
蛋白质	—	—	—	7000	15	0.9	55
有机酸 [c]	—	—	—	15	5.76	5.5	68
总阴离子	—	—	—	7437.5	153	137.17	193

a. 包括离子钙和结合钙离子；b. 按总二氧化碳计；c. 包括乳酸、枸橼酸等

表 1-2　应用换算系数，实现重要离子的常用单位和国际单位之间的换算

项　目	中文名称	美国常用单位	常用单位转为国际单位时乘以	国际单位转为常用单位时乘以	国际单位
Na$^+$	钠离子	mEq/L	1	1	mmol/L
K$^+$	钾离子	mEq/L	1	1	mmol/L
Cl$^-$	氯离子	mEq/L	1	1	mmol/L
HCO$_3^-$	碳酸氢根离子	mEq/L	1	1	mmol/L
Cr[a]	肌酐	mg/dl	88.4	0.01113	μmol/L
BUN	尿素氮	mg/dl	0.356	2.81	mmol/L
Glu	葡萄糖	mg/dl	0.055	18	mmol/L
Ca^{2+}	钙离子	mg/dl	0.25	4	mmol/L
Mg^{2+}	镁离子	mg/dl	0.41	2.43	mmol/L
P	磷	mg/dl	0.323	3.1	mmol/L
Alb	白蛋白	g/dl	10	0.1	g/L

a. 1mg 肌酐 = 0.0884mmol/L

（三）容量渗透压和质量渗透压

将两种浓度的溶液用半透膜隔开，水分子可以自由通过半透膜而溶质不能通过，水分子就会从溶液浓度低的一侧，通过半透膜向溶液浓度高的一侧移动，直至半透膜两侧的溶液浓度相等。这种运动就称之为渗透（osmosis）。渗透不是一直能够进行下去的，当半透膜两侧的渗透力（osmotic force）相等的时候就会停止。这种渗透力称为渗透压（osmotic pressure）。

渗透压是溶液的依数特性，即与单位体积溶剂中溶解的溶质粒子数量有关，而与其化合价、分子量或原子量、分子或原子形状和大小等无关。例如，1 个钠离子（1 价）和 1 个钙离子（2 价）所产生的渗透压是相等的。渗透压表述为渗量（osmole，Osm），1 毫渗量（milliosmole，mOsm）=1 渗量/1000。每一种粒子的 mOsm 都可以通过下列算式进行计算。

$$mOsm/L = \frac{mg/dl \times 10}{分子量}$$

容量（体积）渗透压（osmolarity）是指 1L 溶液中有多少 mOsm，而质量（重量）渗透压（osmolality）是指 1kg 水中有多少 mOsm。质量渗透压是首选的物理专业名词，因为溶液的依数性取决于一定质量的水中所含的粒子数量。

血浆的质量渗透压（以下无特殊说明则简称为渗透压，译者注）主要来自钠离子浓度以及其阴离子浓度（主要是氯和碳酸氢根），葡萄糖和尿素氮也起一定作用。钠是与单价阴离子是成对的，血浆中其他阳离子如钾、钙、镁产生的渗透压，一般可以忽略不计。因此，血浆渗透压计算可以通过将钠的含量乘以 2，并计入血中葡萄糖糖和尿素氮（一般表述为血尿素氮，blood urea nitrogen，BUN）。

渗透压 mOsm/（kg·H_2O）= 2× 钠（mmol/L）+ 葡萄糖（mg/dl）/18+BUN（mg/dl）/2.8

或　渗透压 mOsm/（kg·H_2O）= 2× 钠（mmol/L）+ 葡萄糖（mmol/L）+BUN（mmol/L）

第一行算式中，18 和 2.8 是根据葡萄糖和尿素氮的分子量进行单位换算为 mmol/L 时的系数，因为两者的表述方式为 mg/dl，因而需要分别除以各自的分子量（分别为 180，28）再乘以 10。正常情况下，血清中钠为 140mmol/L，葡萄糖为 90mg/dl，尿素氮为 12mg/dl。因而血清渗透压计算为：

渗透压 mOsm/（kg·H_2O）= 2× 钠（mmol/L）+ 葡萄糖（mg/dl）/18+BUN（mg/dl）/2.8

= 2×142+90/18+12/2.8= 284+5+4=293

渗透压正常范围 280 ～ 295mOsm/（kg·H_2O）[也有用 285 ± 5mOsm/（kg·H_2O）作为正常范围]。在细胞内，形成渗透压的主要电解质是钾。

（四）总渗透压和有效渗透压

应该注意鉴别总血清（血浆）渗透压和有效渗透压（张力）。张力是由一直处于细胞膜外且产生渗透作用的那些溶质产生的。钠和葡萄糖处于细胞外液（见下文），会引起水分的转移，两者都会产生血浆张力，因而把这些溶质称之为有效渗透物质（effective osmolyte）。甘露醇、山梨醇、甘油也是有效渗透物质。相反，能够自由进入细胞内的物质，不会形成渗透梯度，不会有引起水分的转移，也不会产生张力。例如尿素能够自由进出细胞而不能形成渗透力，所以是无效渗透物质（ineffective osmolyte）。乙醇、甲醇也与尿素相似。因此，尿素就不出现在有效渗透压的计算公式当中。有效渗透压的计算为

有效渗透压 mOsm/（kg·H_2O）= 2× 钠（mmol/L）+ 葡萄糖（mmol/L）

有效渗透压的正常范围为 270 ～ 290mOsm/（kg·H_2O）。

（五）等渗和等张

等渗（isosmotic）是指各种体液的渗透压相同，如血浆和脑脊液。但在讨论临床应用溶液补充丢失体液的时候，对溶液的渗透压就会用到术语"等张""低张"或"高张"。等张溶液的渗透压与体液相同。静脉应用等张溶液不会引起血细胞大小发生变化。而低张溶液会引起红细胞肿胀，高张溶液会引起红细胞皱缩。常用于补充丢失体液的等张溶液是 0.9% 氯化钠（生理盐水）（等张溶液一定是等渗的，但等渗溶液 5% 葡萄糖的效应一般不认为是等张的，译者注）。

二、体液分布

如前所述，体液主要是水。在较瘦个体，水约占总体重的 60%。脂肪含水量较少。因此，肥胖者的水分含量为体重的 55%。如体重 70kg 瘦个体的含水量为 42L（70×0.6 = 42L）。这些水分主要分布于细胞外液（extracellular fluid，ECF）和细胞内液（intracellular fluid，ICF）。细胞外液约占 1/3（体重的 20%），细胞内液约占 2/3（体重的 40%）（图 1-1）。细胞外液，按顺序分为：①血浆；②细胞间液和淋巴；③骨和致密结缔组织中的水；④跨细胞液（脑脊液、胸腔、腹膜腔、滑膜腔、消化道的分泌液）。

其中，血浆和细胞间液是 2 个最重要的部分，因为它们彼此之间不断地在进行液体和电解质的交

换。血浆和细胞间液被毛细血管内皮分隔开。血浆在血管内不断循环，而细胞间液中浸浴着所有的组织细胞（组成血液的细胞除外）。因此，法国生理学家 Claude Bernard 将间质液称为"身体真正的环境"（milieu interieur）。图 1-1 总结了水在体液中的分布。

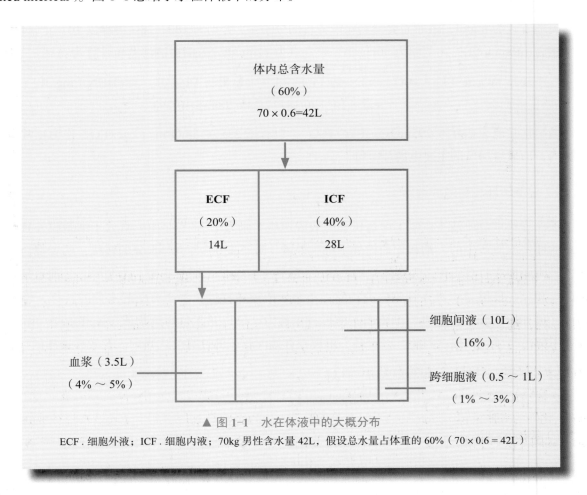

▲ 图 1-1　水在体液中的大概分布

ECF. 细胞外液；ICF. 细胞内液；70kg 男性含水量 42L，假设总水量占体重的 60%（70 × 0.6 = 42L）

水在细胞外液和细胞内液之间的移动

　　在健康者，细胞外液和细胞内液处于渗透平衡中。若平衡被打破，水分就会从溶质浓度低的区域向溶质浓度高的区域移动，以再次建立渗透平衡。下列的 Darrow–Yannet 图就表示了这一点（图 1-2）。假设 70kg 男性的细胞外液和细胞内液的渗透压均为 280mOsm/（kg·H_2O），体内总水量为体重的 60%，因此总水量为 42L。其中 28L 位于细胞内液，14L 位于细胞外液。此时，如果细胞外液增加 1L 水，那么细胞外液和细胞内液的渗透压和水的分布会发生什么变化呢？加入 1L 水，开始时不仅会增加细胞外液的体积，也会使细胞外液的渗透压从 280mOsm/（kg·H_2O）降低至 261mOsm/（kg·H_2O）[细胞外液总渗量 mOsm（280 × 14=3920mOsm）/ 新的细胞外液总量（14+1=15L）=3920/15=261mOsm/（kg·H_2O）]。此时细胞内液的渗透压高于细胞外液，水分就会从细胞外液向细胞内液转移，直至形成新的渗透压平衡。最终，细胞内液也会增加。最终的净效应是细胞外液和细胞内液的体积都增加，渗透压都下降。这种变化见图 1-2。

　　因此，细胞外液增加 1L 水，最终会使渗透压降低至 273mOsm/（kg·H_2O）[体内总渗量 mOsm

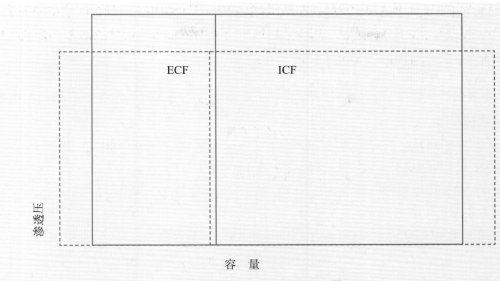

▲ 图 1-2　Darrow–Yannet 图
示意细胞外液增加 1L 水后，细胞外液（ECF）和细胞内液（ICF）的体液和渗透压变化。加水前的状态用实线表示，加水后的状态用虚线表示。宽度代表体液的容量，高度代表渗透压

（280×42=11760mOsm）/ 新的体液总量（42+1=43L）= 11760/43=273mOsm/（kg·H$_2$O）]，细胞外液增加 0.28L，细胞内液增加 0.72L，[细胞内液总渗量 mOsm（280×28=7840mOsm）/ 新的渗透压（273）= 7840 /273=28.72L]。应当注意，肾功能正常的健康者，这些变化很小，因为肾脏通过排出过多的水分以维持液体平衡，对这些改变有代偿作用。

我们再举一个例子。如果细胞外液增加 1L 等张氯化钠（0.9%），那么会发生什么变化呢？加入的 0.9% 氯化钠为等张液体，因此不会引起水分的移动，所以体液渗透压不变。生理盐水仍在细胞外液中，增加了细胞外液的容量，如图 1-3 所示。健康者会排出过多的盐和水，以保持正常的细胞外液容量。

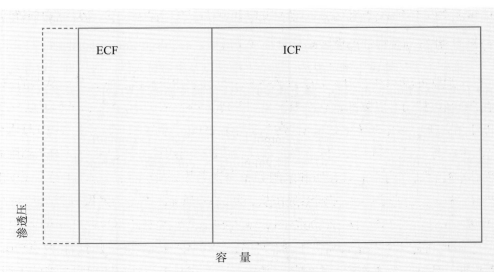

▲ 图 1-3　Darrow–Yannet 图
示意细胞外液增加 1L 等张氯化钠后，细胞外液（ECF）和细胞内液（ICF）的体液和渗透压变化

◆习题

病例 1 患者男性，28 岁，糖尿病患者，因恶心、呕吐、腹痛入院。患者体重 60kg，初始时实验室检查结果为

Na^+ = 146mmol/L	K^+ = 5mmol/L	HCO_3^- = 10mmol/L
BUN = 24.9mmol/L	葡萄糖 = 30mmol/L	

问题 1：请计算该患者的血浆渗透压，并解释其液体转移。

答：血浆渗透压用下列算式进行计算：

血浆渗透压 mOsm/（kg·H_2O）= 2× 钠（mmol/L）+ 葡萄糖（mmol/L）+BUN（mmol/L）
= 2×146+30+24.9= 347mOsm/（kg·H_2O）

血浆渗透压升高，开始时水从细胞内移出，即从细胞内液向细胞外液转移，导致细胞外液增加直至达到新的稳态。予以患者胰岛素和生理盐水治疗。复查血液生化结果为：

Na^+ = 140mmol/L	K^+ = 4.2mmol/L	HCO_3^- = 20mmol/L
BUN = 14.2mmol/L	葡萄糖 = 10mmol/L	

问题 2：BUN 水平增加，会不会对液体移动产生影响？

答：不会。虽然 BUN 会产生 14mOsm 的血浆渗透压，但是其本身不会导致液体的移动。这种原因是因为 BUN 属于无效渗透物质，也就是说尿素可以很容易穿过细胞膜，不会建立渗透压梯度。

问题 3：请计算该患者的血浆张力（有效血浆渗透压）。

答：血浆张力就是通过钠和葡萄糖等渗透活性物质来计算的。因此，血清 BUN 浓度不包括在计算当中。患者的血浆渗透压为 2×140+10=290mOsm/（kg·H_2O）

病例 2 患者 30 岁，获得性免疫缺陷综合征（艾滋病，acquired immunodeficiency syndrome, AIDS），因虚弱乏力、体重下降、发热、恶心、呕吐以及易激惹入院。血压低。诊断为肾上腺皮质功能不全（Addison's disease，肾上腺皮质产生的糖皮质激素和盐皮质激素不足导致的疾病）。入院时实验室检查结果为：

Na^+ = 120mmol/L	K^+ = 6.2mmol/L	Cl^- = 112mmol/L
HCO_3^- = 14mmol/L	BUN = 24.9mmol/L	葡萄糖 = 3.3mmol/L

问题：请解释该患者的液体转移。

答：该患者因为盐皮质激素（醛固酮）不足导致细胞外液的钠丢失多于水丢失。由于血清钠低，其血浆渗透压也低，从而引起水从细胞外液向细胞内液转移。净效应是细胞外液容量减少，细胞内液容量暂时性增加，细胞内液和细胞外液的渗透压都是降低的，见图 1-4。

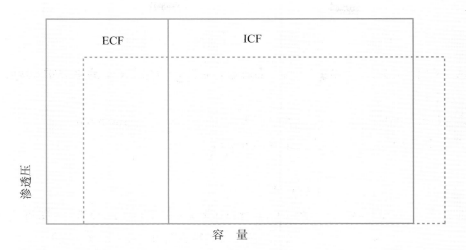

▲ 图 1-4　该患者的净效应为细胞外液（ECF）容量减少和细胞内液（ICF）暂时性增
加，细胞外液和细胞内液的渗透压都是降低的
初始状态用实线表示，最终状态用虚线表示。宽度代表体液的容量，高度代表渗透压

病例 3　患者男性，肾衰竭每周维持透析 3 次，因呼吸困难、体重增加 10kg 入院。他最后一次透析是在 6 天前，错过了 2 次透析。上一次透析后的体重是 50kg。患者血清生化检查结果为：

	透析后	入　院
Na^+	140mmol/L	135mmol/L
K^+	3.6mmol/L	5.8mmol/L
HCO_3^-	28mmol/L	18mmol/L
Cl^-	100mmol/L	106mmol/L
BUN	14.2mmol/L	42.7mmol/L
肌酐	707.2μmol/L	1060.8μmol/L
有效渗透压	290mOsm/（kg·H_2O）	282mOsm/（kg·H_2O）

问题：请计算患者透析后以及入院时的下列参数。

A. 体内总水量　　　　　B. 细胞内液容量　　　　　C. 细胞外液容量

D. 总有效渗量　　　　　E. 细胞内液有效渗量　　　F. 细胞外液有效渗量

G. 血清葡萄糖糖浓度

答：透析后体内总水量占体重的 60%，其中 40% 为细胞内液，20% 为细胞外液。体内总水量 =0.6×50=30L

细胞内液容量 $= 0.4 \times 50 = 20L$ 　　　　细胞外液容量 $= 0.2 \times 50 = 10L$

总有效渗量 $= 290 \times 30 = 8700mOsm$ 　　细胞内液有效渗量 $= 290 \times 20 = 5800mOsm$

细胞外液有效渗量 $= 290 \times 10 = 2900mOsm$ 　血清葡萄糖浓度 $= 10mmol/L$

注意，计算有效渗透压只用到钠和葡萄糖。钠的浓度为 140mmol/L，产生的渗透压为 280mOsm/（kg·H_2O），余下的 10mOsm/（kg·H_2O）由葡萄糖产生（1mOsm=1mmol）。

入院时

A. 患者体重增加 10kg，体内总水量 $= 0.6 \times（50+10）= 36L$

B. 细胞内液容量 $= 0.4 \times 60 = 24L$

C. 细胞外液容量 $= 0.2 \times 60 = 12L$

D. 总有效渗量 $= 280 \times 36 = 10080mOsm$

E. 细胞内液有效渗量 $= 280 \times 24 = 6720mOsm$

F. 细胞外液有效渗量 $= 280 \times 12 = 3360mOsm$

G. 血清葡萄糖浓度 $= 12mmol/L$（1mOsm = 1mmol，12mOsm = 12mmol）

病例 4 患者因呕吐不能饮食，血压正常。

问题：下列关于体液容量的描述中，哪项正确？

A. 不成比例增加　　　　　B. 未发生改变　　　　　C. 不成比例降低

D. 只有细胞外液减少　　　E. 只有细胞内液增加

答案是选项 C。患者脱水。脱水时，显示细胞外液水分减少，导致血浆钠上升，渗透压上升。因此，水分从细胞内液向细胞外液转移，以维持细胞膜两侧的张力相等。净效应就是细胞内液和细胞外液减少。

（陈旭岩　译，张向阳　校）

参考文献

[1] Arroyo JP, Schweickert AJ. Back to basics in physiology. Fluids in the renal and cardiovascular systems. Amsterdam: Academic; 2013.

[2] Fanestil DD. Compartmentation of body water. In: Narins RG, editor. Clinical disorders of fluid and electrolyte metabolism. 5th ed. New York: McGraw-Hill;

1994. p. 3–20.

[3] Yoshika T, Iitaka K, Ichikawa I. Body fluid compartments. In: Ichikawa I, editor. Pediatric textbook of fluids and electrolytes. Baltimore: Williams and Wilkins; 1990. p. 14–20.

第 2 章　尿液电解质和渗透压的判读
Interpretation of Urine Electrolytes and Osmolality

为住院患者检验尿液 K^+、Na^+、Cl^- 的做法相当常见。这些尿电解质的测定很有价值：可用于对容量状态、低钠血症、急性肾损伤（acute kidney injury，AKI）、代谢性碱中毒、低钾血症和尿液阴离子间隙（尿液净电荷）进行诊断性评估。一般来说，通过随机尿液取样来测定这些电解质就足以满足需要。另外，测定尿肌酐可用于计算 Na^+、K^+ 或其他电解质的排泄分数（fractional excretion，FE）。测定尿渗透压有助于鉴别低钠血症、多尿症和 AKI。表 2-1 列出了尿电解质与渗透压的临床应用概况。

表 2-1　尿电解质及渗透压的临床应用情况

电解液	临床应用
Na^+	评估容量状态
	低钠血症的鉴别诊断
	AKI 的鉴别诊断
	评估高血压患者的食盐摄入量
	评价结石患者的尿钙、尿酸排泄情况
	计算自由水清除率
Cl^-	代谢性碱中毒的鉴别诊断
K^+	肌张力障碍的鉴别诊断
	计算自由水清除率
肌酐	计算 Na^+ 的排泄分数、肾衰竭指数和低钾血症
	评估 24h 尿液收集的适宜性
尿渗透压	低钠血症的鉴别诊断
	多尿症的鉴别诊断
	AKI 的鉴别诊断
尿阴离子间隙	主要区分肾小管远端酸中毒和腹泻导致的高氯性代谢性酸中毒
自由水清除率	仅在治疗低钠血症和高钠血症时评估水（不含溶质）的排出量

AKI. 急性肾损伤

一、钠排泄分数和尿素氮排泄分数

尿 Na^+ 的排泄受到多种激素和因素的影响。肾脏排泄水的变化可导致尿 Na^+ 浓度的变化。例如，尿崩症患者每天可排泄 10L 尿液。由于被稀释，他们的尿液 $[Na^+]$ 浓度可能显著降低，提示存在容量不足。相反，肾脏对水的重吸收增加，尿液 $[Na^+]$ 浓度就会升高，从而掩盖存在的低血容量。为了校正水的重吸收的影响，可以通过计算钠排泄分数（fractional excretion of Na，FE_{Na}）来直接评估肾处理 Na^+ 的情况，FE_{Na} 的定义是尿 Na^+（U_{Na}）与血浆 Na^+（P_{Na}）的比值除以尿液（U_{Cr}）与血浆肌酐（P_{Cr}）的比值，再乘以 100。

$$FE_{Na}（\%）= \frac{排出的\ Na^+\ 量}{滤过的\ Na^+\ 量} = \frac{U_{Na} \times P_{Cr}}{P_{Na} \times U_{Cr}} \times 100$$

FE_{Na} 是肾小球滤过 Na^+ 的排泄分数。FE_{Na} 主要应用于 AKI 患者。肾前性氮质血症患者 FE_{Na}（< 1%）低于急性肾小管坏死（acute tubular necrosis，ATN）患者（> 2%）。ATN 是在在有效动脉血容量减少的基础上发生，如肝硬化或充血性心力衰竭（congestive heart failure，CHF），则因为对 Na^+ 重吸收的强烈刺激，FE_{Na} < 2%。与此相似，ATN 若发生于放射科造影剂或横纹肌溶解基础上，则 FE_{Na} 也会降低，原因不明。

已经表明，儿童肾病综合征患者使用利尿药治疗水肿时，FE_{Na} 有应用价值。在这些患者中，FE_{Na} < 0.2% 表示容量不足，> 0.2% 提示容量增加。因此，对于 FE_{Na} > 0.2% 的患者，可以应使用利尿药来治疗水肿。

服用利尿药的患者中，FE_{Na} 有明显改变。在这些患者中，尽管肾脏灌注不足，FE_{Na} 通常还是很高。在这些患者中，尿素氮排泄分数（fractional excretion of urea nitrogen，FE_{Urea}）可能有帮助意义。在容量正常者中，FE_{Urea} 处于 50% 到 65% 之间。在低血容量时，FE_{Urea} < 35%。因此 FE_{Urea} 降低，可用于鉴别那些使用利尿药但仍有肾脏灌注不足的患者。

二、尿酸排泄分数和磷酸盐排泄分数

抗利尿激素分泌失调综合征（syndrome of inappropriate antidiuretic hormone，SIADH）和脑性盐耗综合征（cerebral salt wasting syndrome，CSW）导致的低钠血症，患者的尿酸排泄是增加的。因此，这两种疾病的患者，其血清尿酸水平都较低（< 238μmol/L）。由于血清尿酸水平随血容量的变化而变化，故最好使用尿酸排泄分数（fractional excretion of uric acid，FE_{UA}）。而在 SIADH 和脑性盐耗综合征中，FE_{UA} 均为 > 10%(正常为 5% ～ 10%)。为了鉴别这两种情况，我们可以使用磷酸盐排泄分数(fractional excretion of phosphate，FE_{PO_4})鉴别。在 SIADH 中 FE_{PO_4} < 20%（正常 < 20%），在脑性盐耗综合征中 FE_{PO_4} > 20%。

三、尿钾和尿肌酐比值

对于健康者，尿液中 K^+ 测定反映了每日膳食中 K^+ 的摄入量。当日 K^+ 摄入量减少时，尿 K^+ 的排出量低于 15mmol/d。有时收集 24h 尿液不可行，因此我们可以从随机尿液样本中获得尿 K^+ 的排泄状况，通过计算 U_K/U_{Cr} 比值来评估钾离子异常（低钾血症或高钾血症）。在跨细胞分布性低钾血症、经肾外（胃肠道）丢失或膳食中 K^+ 摄入量不足导致的低钾血症中，$U_K/U_{Cr} < 15mmol\ K^+/g$ 肌酐或 $< 1.5mmol\ K^+/mmol$ 肌酐（肌酐 1mg=88.4μmol/L 或 0.0884mmol/L）。肾功能正常的低钾血症患者，$U_K/U_{Cr} > 200mmol\ K^+/g$ 肌酐或 $> 20mmol\ K^+/mmol$ 肌酐，提示钾经肾丢失。

对于 K^+ 排泌缺陷引起的慢性高钾血症患者，U_K/U_{Cr} 比值也较低。在这种情况下，需要收集 24h 尿液以测定每日 K^+ 的排泄量。

四、尿阴离子间隙

尿阴离子间隙（urine anion gap，U_{AG}）是一种间接测量 NH_4^+ 排出量的方法，在临床实验室中并不常规测量 NH_4^+ 排出量。通过测定尿液中 Na^+，K^+ 和 Cl^- 的浓度，并计算 $[Na^+]+[K^+]-(Cl^-)$ 来得到 U_{AG}。一般来说，NH_4^+ 与 Cl^- 一起排泄。U_{AG} 正常值为阴性（0 ~ -50，即 $Cl^- > Na^++K^+$），提示机体可以适当排泄 NH_4^+。若 U_{AG} 阳性从 0 ~ 50，即（$Na^++K^+ > Cl^-$），提示机体存在 NH_4^+ 排泄障碍。在临床上，U_{AG} 主要用于鉴别由远端肾小管性酸中毒（renal tubular acidosis，RTA）引起的高氯代谢性酸中毒和腹泻。这两种疾病都会导致阴离子间隙正常的代谢性酸中毒和低钾血症。虽然远端 RTA 的尿液始终 pH > 6.5，但腹泻患者的 pH 因容量变化而不可预测，变化范围较大。远端 RTA 患者的 U_{AG} 始终为阳性，提示 NH_4^+ 排泄减少，而腹泻患者的 U_{AG} 为阴性，因为这些患者能够排泄适量的 NH_4^+。此外，在以低 NH_4^+ 排泄为特征的酸中毒（Ⅳ型 RTA）中，也可观察到 U_{AG} 阳性。

在糖尿病酮症酸中毒等情况下，NH_4^+ 的排泄是与酮体一起排泄，而不是与 Cl^- 一起排泄，因此导致患者尿 Cl^- 排泄减少，这导致 U_{AG} 呈阳性而非阴性结果，表明 NH_4^+ 的排泄减少。因此，在尿酮体阳性情况下，U_{AG} 对诊断的帮助意义有限。表 2-2 总结了在不同病理生理条件下对尿电解质结果的解释。

五、自由水清除率

自由水（无电解质水）清除（$T^e_{H_2O}$）是指尿液中不含溶质的水量，即尿液中排出的水量。$T^e_{H_2O}$ 的测定有助于评价高钠血症和低钠血症患者的血清 $[Na^+]$。例如通过补充容量治疗，高钠血症可能不会得到改善，就是因为不确切知道自由水的重吸收量或自由水的排出量。

为了量化有多少自由水被重吸收或被排出，可以使用以下公式：

$$T^e_{H_2O}=V \times \left(1-\frac{[U_{Na}+U_k]}{[P_{Na}]}\right)$$

其中 V 为总尿量，P_{Na} 为血浆 $[Na^+]$。$T^e_{H_2O}$ 可以是正值也可以是负值。$T^e_{H_2O}$ 为正值则表明肾小管重吸收的水较少，导致高钠血症；而 $T^e_{H_2O}$ 为负值则表明肾小管重吸收的水较多，导致低钠血症。

表 2-2　尿液电解质结果的解释

疾　病	电解液（mmol / L）		可能的诊断
低血容量	Na^+（0～20）		肾外 Na^+ 丢失
	Na^+（> 20）		经肾耗盐
			肾上腺功能不全
			使用利尿药或渗透性利尿
急性肾损伤	Na^+（0～20）		肾前性氮质血症
	Na^+（> 20）		急性肾小管坏死（ATN）
	FE_{Na}（< 1%）		肾前性氮质血症
			由于造影剂导致的 ATN 横纹肌溶解
	FE_{Na}（> 2%）		ATN
			使用利尿药
低钠血症	Na^+（0～20）		低血容量
			水肿性疾病
			水中毒
	Na^+（> 20）		SIADH
			脑耗盐综合征（CSW）
			肾上腺功能不全
	↑ FE_{UA}（> 10%）		SIADH 和 CSW
	↑ FE_{PO_4}（> 20%）		CSW
代谢性碱中毒	Cl^-（0～10）		Cl^- 反应性碱中毒
	Cl^-（> 20）		Cl^- 耐受性碱中毒
低钾血症（U_K/U_{Cr}）	< 1.5mol K^+/mmol 肌酐		经肾外丢失钾、向细胞内转移、饮食摄入钾不足
	> 20mmol K^+/mmol 肌酐		经肾丢失 K^+
U_{AG}	阳性（0～50）		远端肾小管酸中毒
	阴性（0～-50）		腹泻（正常者 U_{AG} 为阴性）

ATN . 急性肾小管坏死；CSW. 脑耗盐综合征；SIADH. 抗利尿激素分泌失调综合征；FE. 排泄分数；U_{AG}. 尿阴离子间隙

六、尿比重与尿渗透压

　　临床上，测定尿比重对评价尿液的浓缩功能和稀释功能有一定的参考价值。它被定义为溶液的重量与等体积水的重量之比。血浆比重在很大程度上由蛋白质浓度决定，在较小程度上由其他溶质决定。因此，血浆比纯水重 8% ～ 10%，与蒸馏水比重 1.000 相比，血浆比重在 1.008 ～ 1.010。尿比重在 1.001 ～ 1.035。尿比重在 1.005 及以下表示稀释功能正常，尿比重在 1.020 及以上表示肾脏浓缩功能正常。

渗透压测量只与溶液中粒子的数量有关。而比重不仅反映了溶液中粒子的数量，也反映了溶液中粒子的重量。尿比重和尿渗透压的改变通常是平行的。例如，尿比重 1.020 ～ 1.030 相当于尿液渗透压为 800 ～ 1200mOsm/（kg·H₂O），尿比重为 1.005 一般相当于渗透压＜ 100mOsm/（kg·H₂O）。当尿液中含有异常的溶质，如葡萄糖或蛋白质时，尿比重和尿渗透压之间的这种关系就会受到影响，因此，尿比重的增加与渗透压的增加就不成比例。除了上述这些物质外，放射科造影剂也会导致尿比重不成比例地增加。

测定尿比重或尿渗透压在评估容量状态，以及在 AKI、多尿症（排尿 3 ～ 5L/d）和低钠血症的鉴别诊断中有应用价值。肾功能正常的低血容量的患者，能够浓缩尿液，其尿比重会大于 1.020 或尿渗透性会大于 800mOsm/（kg·H₂O）。表 2-3 列出了不同临床情况下的尿渗透压。

表 2-3　不同临床条件下尿渗透压

临床状况	尿渗透压 mOsm/（kg·H₂O）	说　明
正　常	50 ～ 1200	尿液稀释和浓缩正常
AKI- 肾前性氮质血症	＞ 400	肾小管对水的重吸收增加
AKI- 急性肾小管坏死	＜ 400	受损的肾小管无法重吸收所有的滤过水
SIADH	＞ 200	远端肾单位再吸收水过多
氢氯噻嗪治疗	＞ 200	无法稀释尿液
呋塞米	～ 300（等渗尿）	不能浓缩和稀释尿液
渗透性利尿	＞ 300（通常尿渗透压＞血浆渗透压）	渗透性物质分泌过多
中枢性尿崩症	≤ 100	抗利尿激素缺乏
肾性尿崩症	＜ 300	抗利尿激素抵抗
精神性多饮	～ 50	降低肾脏髓质的渗透压

AKI . 急性肾损伤；SIADH. 抗利尿激素分泌失调综合征

◆习题

病例 1　患者男性，60 岁，因胸痛入院，既往充血性心力衰竭（congestive heart failure, CHF）。他正在服用包括利尿药在内的几种药物。患者在心导管术后出现急性肾损伤，肌酐从 132.6μmol/L 增加到 309.4μmol/L。尿常规显示肾小管细胞增多，偶见肾小管细胞管型，提示急性肾小管坏死（ATN）。

问题 1：他的 FE_{Na} 是多少？

答：ATN 中，FE_{Na} 应该是＞ 2%。然而在 CHF 患者中，近端小管的 Na^+ 重吸收增加。虽然存在 ATN，但患者尿中 Na^+ 的排泄减少，且 FE_{Na} 通常 < 1%。FE_{Na} 低（< 1%）的 ATN，还见于造影剂和横纹肌溶解所致。

问题 2：FE_{Urea} 对这个患者有什么帮助？

答：患者正在服用襻利尿药。为了了解应用利尿药时患者的容量状态，FE_{Na} 的帮助意义可能不大。相反，FE_{Urea} 就可以鉴别血液浓缩与容量不足。利尿药所致血容量减少的患者中，FE_{Urea} < 35%。

病例 2　患者女性，20 岁，因虚弱、头晕和疲劳入院。其血清 K^+ 2.8mmol/L 和 HCO_3^- 15mmol/L，尿液 pH 6.5。动脉血气提示为阴离子间隙正常的代谢性酸中毒。

问题：讨论 U_{AG} 的临床应用。

答：阴离子间隙正常的代谢性酸中毒合并低钾血症，有两个主要病因，一种是腹泻，另一种是远端 RTA。远端 RTA 患者的尿液始终 pH > 6.5；腹泻患者的尿液 pH 大多为酸性，除非患者容量严重不足。在该患者，测定尿阴离子间隙（U_{AG}）可以鉴别腹泻和远端 RTA。

U_{AG} 是一种间接测定 NH_4^+ 排泄的方法，可用公式进行计算，即尿 $[Na^+] + [K^+] - [Cl^-]$。正常 U_{AG} 为 0 到负值，表明 NH_4^+ 的排泄正常。远端 RTA 患者的 NH_4^+ 排泄减少，U_{AG} 总是正值；腹泻引起的代谢性酸中毒中，U_{AG} 是负值。因此，U_{AG} 有助于高氯性代谢性酸中毒的鉴别诊断。经询问，患者承认滥用泻药。

病例 3　患者男性，32 岁，进行低钾血症评估。其血清 $[K^+]$ 为 3.1mmol/L。他没有服用任何利尿药，血压正常。

问题：U_K/U_{Cr} 如何帮助评估该患者的低钾血症？

答：如果 U_K/U_{Cr} < 1.5mmol K^+/mmol 肌酐，其低钾血症的原因可能是饮食摄入不足、钾向细胞内转移或经肾外 K^+ 丢失；如果 U_K/U_{Cr} > 20mmol K^+/mmol 肌酐，则患者为经肾丢失 K^+。因此，U_K/U_{Cr} 可以鉴别经肾和经肾外 K^+ 丢失，这有助于低钾血症的管理。

（徐　婷　译，陈旭岩　校）

参考文献

[1] Kamel KS, Halperin ML. Intrarenal urea cycling leads to a higher rate of renal excretion of potassium: an hypothesis with clinical implications. Curr Opin Nephrol Hypertens. 2011;20:547–54.

[2] Kamel KS, Ethier JH, Richardson RMA, et al. Urine electrolytes and osmolality: when and how to use them.

Am J Nephrol. 1990;10:89–102.

[3] Harrington JT, Cohen JJ. Measurement of urinary electrolytes-indications and limitations. N Engl J Med. 1975;293:1241–3.

[4] Schrier RW. Diagnostic value of urinary sodium, chloride, urea, and flow. J Am Soc Nephrol. 2011;22:1610–3.

第 3 章　肾脏的水钠代谢
Renal Handling of NaCl and Water

肾脏每天滤过的血浆量约为 180L，其中大部分需要回收以维持液体和电解质平衡。不含蛋白质的超滤液在通过肾单位的各个节段时，组成成分发生变化，最终形成尿液。钠离子（Na$^+$）及其阴离子氯离子（Cl$^-$）是细胞外液（extracellular fluid，ECF）容量的主要决定因素，且这两种离子都可被有效重吸收。为维持细胞外液的渗透压平衡，在钠的重吸收之后出现水的重吸收。近端小管是主要的重吸收部位，其他各节段的重吸收程度有所不同。

一、近端小管

总体上，滤过的氯化钠和水中，60% ～ 70% 可经过近端小管重吸收，因此在维持细胞外液容量中起到主要作用。为方便理解，近端小管可人为地分为 2 个重吸收区，即前半段（近段，early）和后半段（后段，late），钠离子、葡萄糖、氨基酸、乳酸盐和碳酸氢根的重吸收主要发生在前半段，而氯离子的重吸收主要发生在后半段。氯离子的重吸收是与钠离子的重吸收相偶联的。

（一）钠离子的重吸收

肾脏每天滤过的钠离子约 25 200mmol [肾小球滤过率（glomerular filtration rate，GFR）× 血清钠离子浓度：180L × 140mmol/L = 25 200mmol/d]，其中近端小管重吸收 15 120 ～ 17 640mmol（60% ～ 70%）。钠离子经过顶膜（apical membrane）的转运有 2 种机制：被动转运和主动转运。钠离子在管腔内液的浓度约为 140mmol/L，而在细胞内液中的浓度 14 ～ 15mmol/L，其产生的电化学梯度使钠离子被动重吸收而进入近端小管，主要是通过位于基底外侧膜的 Na$^+$/K$^+$-ATP 酶的作用来实现的。

钠离子进入细胞还有 2 个主动机制。一个机制是通过与葡萄糖、氨基酸、乳酸和磷酸盐等各种溶质相互偶联进入细胞（图 3-1）。这种协同转运会在肾小管中产生 4mV 的负电位差，从而使钠离子跨膜被动扩散。近端小管对有机溶质的转运极为有效，在前半段就可以全部重吸收。

钠离子进入细胞的另一个主动机制是通过 Na$^+$/H$^+$ 交换，这种机制将钠离子泵入细胞，将氢离子泵出细胞。在近端小管，大部分的氢离子排泌和钠离子的重吸收是通过 Na$^+$/H$^+$ 交换完成的。在氢离子排泌过程中，产生并重吸收碳酸氢根离子（图 3-1）。Na$^+$/H$^+$ 交换由 Na$^+$/H$^+$ 交换异形体 3（sodium–hydrogen exchanger isoform 3，NHE3）蛋白介导，乙酰唑胺可抑制 Na$^+$/H$^+$ 交换从而降低氯化钠的重吸收。

钠离子从细胞内进入小管周围毛细血管内，是通过 Na/K ATP 酶实现的，Na$^+$/K$^+$-ATP 酶从细胞内泵出 3 个钠离子的同时，将 2 个钾离子泵入细胞内。通过这种途径，近端小管中细胞内钠离子浓度维持在 15 ～ 35mmol/L 左右。此外，钠离子也与 Na^+/HCO_3^- 协同转运蛋白共存。有机溶质通过被动传输机制转出细胞。

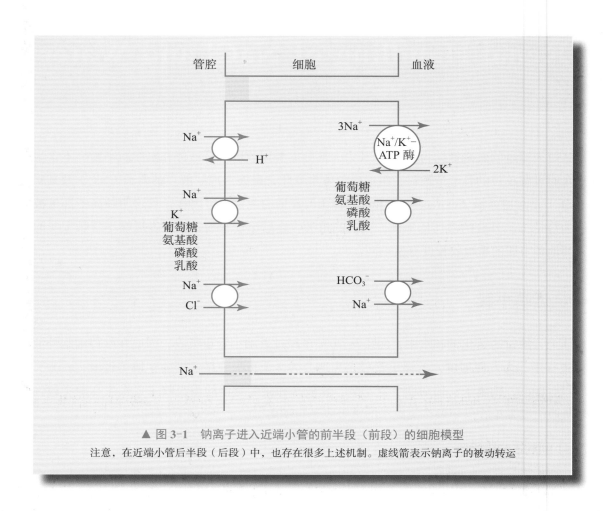

▲ 图 3-1　钠离子进入近端小管的前半段（前段）的细胞模型

注意，在近端小管后半段（后段）中，也存在很多上述机制。虚线箭表示钠离子的被动转运

（二）氯离子的重吸收

氯化钠重吸收的第二个阶段发生在近端小管后段。与钠离子重吸收相似，氯离子的重吸收也有主动转运和被动转运 2 种机制。近端小管前段不含氯离子转运蛋白，因此，随着滤过液沿近端小管流动，氯离子的浓度逐渐增加。因此，氯离子的主动转运在近端小管后段变得明显。氯离子通过 Na^+/Cl^- 协同转运、管腔中氯离子与细胞内阴离子（如甲酸盐、草酸盐、硫酸盐或碳酸氢根等）的交换而进入细胞内。管腔内甲酸盐或草酸盐的浓度相当低，其与 Na^+/H^+ 转运蛋白排泌的氢离子相结合，在管腔内形成甲酸或草酸，这些酸在细胞内转化为相应的碱基，再通过 Cl^-/甲酸盐或 Cl^-/草酸盐转运蛋白而返回管腔（图 3-2）。因此，通过 Na^+/H^+ 转运蛋白和其他转运蛋白可重吸收大量的钠离子和氯离子。

氯离子的被动重吸收是通过紧密连接进行的。葡萄糖和氨基酸的重吸收形成了电化学梯度，由此产生的管腔内轻度的负电压，有助于氯离子的被动重吸收。细胞旁氯离子转运是氯离子重吸收的主要机制。氯离子通过 Cl^- 电导通道和 K^+/Cl^- 协同转运蛋白被移出细胞。

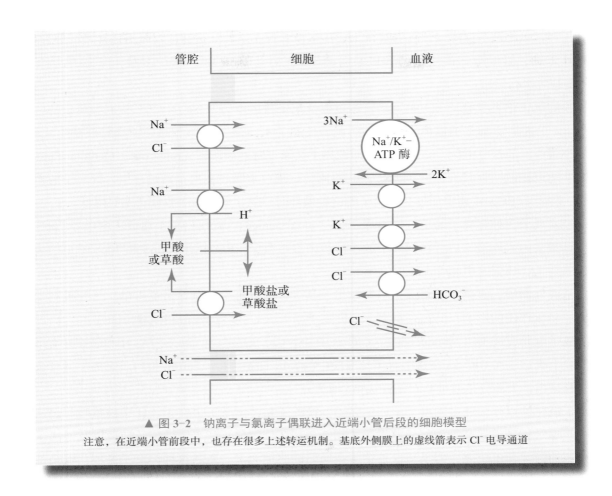

▲ 图 3-2　钠离子与氯离子偶联进入近端小管后段的细胞模型

注意，在近端小管前段中，也存在很多上述转运机制。基底外侧膜上的虚线箭表示 Cl⁻ 电导通道

二、髓襻细段

经近端小管进入髓襻（Henle's loop）降支细段（thin descending limb，TDL）的液体是等渗的 [约 300mOsm/（kg·H₂O）]。TDL 对水具有高度通透性，而对溶质（钠离子、氯离子、钾离子和尿素）的通透性相对较低，并富含水孔蛋白（AQP）-1。因此水重吸收后，管腔中溶质浓度增加。髓襻较长的肾单位，管腔液在到达肾乳头时，其渗透压可以从 300mOsm/（kg·H₂O）逐渐增加至 1200mOsm/（kg·H₂O）。髓襻升支细段（thin ascending limb，TAL）的转运机制与 TDL 不同。TAL 对水没有通透性，对尿素的通透性为中等，对氯化钠具有高度通透性。尿素扩散入管腔内，氯化钠扩散出管腔，而水不会扩散出管腔，因此管腔内液体被稀释，渗透压下降，从而导致管腔液与周围髓质间质（渗透压高）之间的渗透压差明显增大。

三、髓襻升支粗段

滤过的氯化钠中，大约 30% 在髓襻升支粗段（thick ascending limb of the Henle's loop，TALH）被重吸收。TALH 对水几乎没有通透性，而对氯化钠的通透性很高，两者共同作用的结果，使得管内液被显著稀释，氯化钠浓度降低。管内液在 TALH 中被稀释，呈低渗状态，因而 TALH 常被称为稀释段。在 TALH 末端，管腔液的渗透压约为血浆渗透压的一半 [150mOsm/（kg·H₂O）]。髓襻升支细段和 TALH 都缺乏水孔蛋白。

顶膜的氯化钠重吸收是另一种主动转运过程。主要转运蛋白为 Na⁺/K⁺/2Cl⁻ 协同转运蛋白，将 1 个钠离子、1 个钾离子和 2 个氯离子转运到细胞内（图 3-3）。氯离子的转运，使小管腔产生正电位差，而近端小管产生的是负电位差。进入细胞的钾离子又通过肾外髓质钾（renal outer medullary potassium，ROMK）通道扩散回管腔。通过 Na⁺/K⁺/2Cl⁻ 协同转运蛋白重吸收钠离子的过程中，钾离子的重返管腔很重要。若阻断 ROMK 通道而抑制钾离子的这种循环时，氯化钠的重吸收就会明显降低。

已经发现了 3 种钾离子通道：低电导 30pS（pico-siemens，皮西门子）通道，中电导 70pS 通道和高电导钙激活的大通道，后者在钾离子的净转运中参与很少，ROMK 由 30pS 和 70pS 通道构成，在钾离子扩散到 TALH 管腔中起着主导地位。

在基底外侧膜，氯离子通过 2 种机制排出，其一，通过氯离子电导通道排出，这种机制受到细胞内负电压易化作用的影响；其二，氯离子、钾离子与 K⁺/Cl⁻ 共转运蛋白相偶联（图 3-3）。已经发现了几种氯离子电导通道（Cl⁻ conductance，ClC），其中，ClC-ka 和 ClC-kb 在 TALH 和髓襻升支细段的基底外侧膜上表达，而 ClC-ks 在这些肾单位节段中的表达，需要依靠 barttin 蛋白。氯离子通过 TALH 基底外侧膜排出，大部分是通过 ClC-kb /barttin 通道介导。

除了氯化钠以外，许多阳离子（如钙离子、镁离子和铵离子）也在 TALH 中被重吸收。这种重吸收主要是通过紧密连接和细胞间通路发生（图 3-3）。2 个氯离子和 1 个钠离子转运以及钾离子重返管腔所造成的跨膜正电位差，似乎是这种细胞旁通路的驱动力量。阻断这种钾离子循环，也会抑制钙离子和镁离子的重吸收。铵离子（NH₄⁺）也可代替钾离子，通过 Na⁺/K⁺/2Cl⁻ 协同转运蛋白进入细胞内。

钠离子转运的另一种机制是 Na⁺/H⁺ 交换（NHE3），位于 TALH 的顶膜中。与近端小管一样，这种机制在 TALH 中产生碳酸氢根，并通过 Na⁺/HCO₃⁻ 协同转运排出。

四、远端小管

本部分，将远曲小管（distal convoluted tubule，DCT）近段和远段、连接小管（connecting tubule，CNT）作为远端小管一起讨论，DCT 是指肾单位中位于致密斑（macula densa）以远的节段。滤过液中氯化钠，DCT 和 CNT 大约重吸收 10%。钠离子通过 3 种主动转运机制经过顶膜（图 3-4）。第一，氯化钠的重吸收是通过电中性的 Na⁺/Cl⁻ 协同转运蛋白完成，可被噻嗪类利尿药抑制。第二，钠离子通过生电性上皮钠离子通道（epithelial Na⁺ channel，ENaC）进入细胞。ENaC 由 3 个同源亚单位（α、β、γ）组成，3 个亚单位都是 ENaC 活性所必需的。通过 ENaC 的钠离子重吸收，会在管腔中产生负电位差，驱动一些氯离子通过细胞旁路径以及通过 ROMK 通道分泌钾离子。通过 ENaC 进行的钠离子重吸收，可以被阿米洛利抑制。第三，氯化钠的转运还包括同时进行的 Na⁺/H⁺ 交换和 Cl⁻/ 碱交换，伴随着氢离子和碱的循环。Cl⁻/ 碱交换中，可能包含甲酸盐或草酸盐。钠离子通过 Na⁺/K⁺-ATP 酶离开细胞。有人认为，DCT 近段中的钠离子重吸收，主要是通过 Na⁺/Cl⁻ 协同转运蛋白介导，而 DCT 远段中的钠离子重吸收主要是由 ENaC 介导。氯离子和钾离子是通过 Cl⁻ 和 K⁺ 电导通道实现跨基底外侧膜转运。DCT 对水没有通透性。

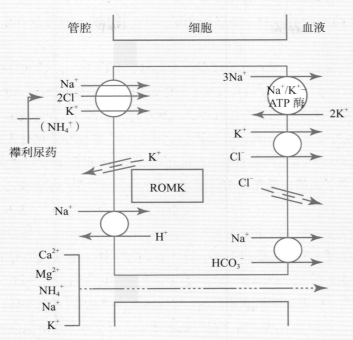

▲ 图 3-3　髓襻升支粗段 Na$^+$/K$^+$/2Cl$^-$ 协同转运和其他阳离子转运的细胞模型
虚线箭表示各种离子通过特定的电导通道进行扩散。ROMK. 肾外髓质钾通道。注意，襻利尿药抑制 Na$^+$/K$^+$/2Cl$^-$ 协同转运

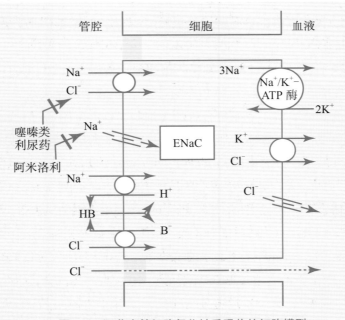

▲ 图 3-4　远曲小管细胞氯化钠重吸收的细胞模型
注意，噻嗪类敏感的 Na$^+$/Cl$^-$ 协同转运蛋白和阿米洛利可抑制的上皮钠离子通道（ENaC）。图中未标出 ROMK。虚线箭表示通过特定电导通道的转运。连接小管细胞中，存在相似的氯化钠重吸收机制。ENaC. 上皮钠离子通道；B$^-$. 碱基；HB. 中性酸

连接小管（CNT）中，ENaC 是主要的钠离子转运途径。除此之外，CNT 中的氯化钠转运机制与 DCT 相似。研究表明，在 CNT 中通过 ENaC 的钠离子重吸收，比在皮质集合管中高 10 倍。钠离子重吸收会促进经由 ROMK 通道的钾离子分泌（未在图 3-4 中标示）。

五、集合管

集合管分为皮质集合管（cortical collecting duct，CCD）、外髓集合管（outer medullary collecting duct，OMCD）和内髓集合管（inner medullary collecting duct，IMCD）。集合管的这些节段有助于调节钠离子、钾离子、氢离子、水和尿素在尿中的排泄。与肾单位的其他部分相比，总体上集合管仅吸收滤过液中钠离子的 2%～3%。

集合管由主细胞（principal cell）和闰细胞（intercalated cell）组成，这些细胞在形态和功能上有所不同。主细胞主要参与钠离子的重吸收和钾离子的分泌，闰细胞分为两种，A 型负责氢离子的排泌，B 型负责碳酸氢根离子的排泌。

在主细胞，钠离子通过阿米洛利敏感的 ENaC 穿过顶膜进入细胞，然后通过 Na^+/K^+-ATP 酶从基底外侧膜泵出（图 3-5）。钠离子进入细胞内，在管腔内产生负电位差，这种电位差导致 3 个重要过程的发生：①通过低电导和钙激活的大钾离子 ROMK 通道，将钾离子排泌到管腔；②通过细胞旁途径的重吸收氯离子；③相邻的 A 型闰细胞排泌氢离子。阿米洛利能够抑制 ENaC，却不能抑制向管腔内排泌钾离子，而钡可以抑制向管腔内排泌钾离子。但阿米洛利通过抑制 ENaC 间接降低钾离子的排泌。

氯离子的重吸收主要是通过细胞旁途径，这是由于钠离子转运产生了较大的管腔内负电位差（参见前述）。顶膜 Cl^-/HCO_3^- 转运蛋白也参与跨细胞氯离子的转运，氯离子通过基底外侧膜的氯离子电导通道（ClC-kb/barttin）排出。

外髓质外带中的钠离子转运通过 ENaC 发生，但速度比皮质集合管（CCD）慢很多。外髓质的内带缺乏主细胞，因此在肾单位的这一部分结构中，不会发生钠离子的重吸收。

内髓集合管的细胞的功能类似于皮质集合管的主细胞，这些细胞通过 ENaC 重吸收钠离子。钠离子的转运在管腔内产生负电位，促进通过细胞旁途径对氯离子的重吸收。值得注意的是，在内髓集合管的基底外侧膜中存在的 $Na^+/K^+/2Cl^-$ 协同转运蛋白，其功能是排泌，而不是将钠离子重吸收入细胞内。

六、水的重吸收

（一）近端小管

近端小管对水是高度通透的，肾小球滤过液中的水，大约 60% 在该部位被重吸收。水重吸收是通过跨细胞和细胞旁途径发生，前者是主要途径。证据表明，水的重吸收是继发于 NaCl 的重吸收的。在近端小管前段，溶质重吸收的速率快于水的重吸收，会导致管腔内液低渗和血液轻微高渗。这种渗透压梯度很小（3～4mOsm），但可能足以促进水的跨细胞重吸收。水的重吸收也通过紧密连接发生。通过跨细胞和细胞旁途径进入细胞间隙的一些溶质，提高了细胞间隙的渗透压，然后驱动水通过基底膜进入间质和管周毛细血管。

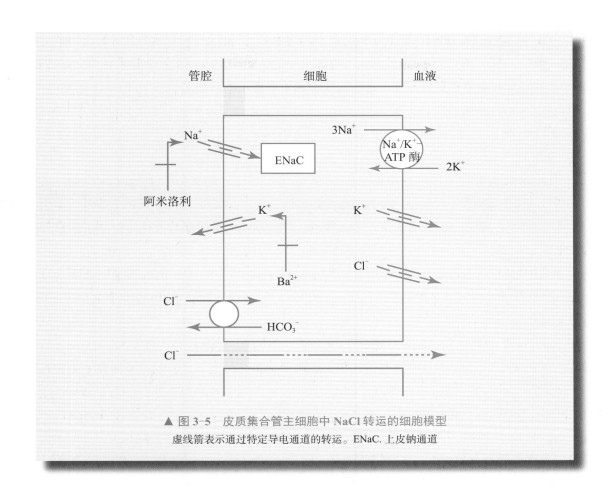

▲ 图 3-5　皮质集合管主细胞中 NaCl 转运的细胞模型
虚线箭表示通过特定导电通道的转运。ENaC. 上皮钠通道

近端小管的对水的快速转运，是由于在近端小管细胞的顶侧和基底外侧膜表达的 AQP-1 水孔蛋白。据估计，近端小管的细胞中含有的 AQP-1 基因拷贝约超过 2000 万个。

在整个近端小管，水重吸收都是在溶质重吸收之后。由于水的重吸收，管腔内钠离子的浓度不会发生改变，所以这种重吸收是等渗的。近端小管内液体渗透压与血浆渗透压（285mOsm）相似。在等渗重吸收中，每 285mOsm 溶质的重吸收，都伴随着约 1L 水的重吸收。

（二）髓襻

如前所述，髓襻的各部分对水的通透性不同。由于具有丰富的 AQP-1 水孔蛋白，髓襻降支细段对水具有高度通透性。相比之下，髓襻升支细段和髓襻升支粗段缺乏水孔蛋白而对水没有通透性，因此管内液体渗透压从髓襻升支细段到髓襻升支粗段是逐渐下降的（从 1000 到 100mOsm）。

（三）远端小管

在远端小管的不同部分，水的重吸收也有所不同，并依赖于抗利尿激素（antidiuretic hormone，ADH）的有无。ADH 可通过位于顶膜中的 AQP-2 水孔蛋白、位于主细胞基底外侧膜中的 AQP-3 和 AQP-4 水孔蛋白促进水重吸收。若没有 ADH，远端肾小管对水的重吸收非常少，导致水利尿作用。

七、不同激素对氯化钠和水重吸收（转运）的影响

表 3-1 总结了各种激素对肾小管重吸收氯化钠和水的影响。醛固酮需要 1h 以上才能发挥作用，其他大部分激素都可以在数分钟内发挥作用。因此在氯化钠排泄的快速调节中，醛固酮不可能起到重要作用。

表 3-1　激素对肾单位不同部位水钠重吸收（转运）的影响

部　位	激　素	对重吸收（运输）的影响	
		氯化钠	水
近端小管	血管紧张素 II	↑	↑
	糖皮质激素	↑	↑
	心房钠尿肽（ANP）	↓	↓
	甲状旁腺激素	↑	↑
髓襻升支粗段	醛固酮	↑	UK
	ADH	↑	UK
皮质集合管	ADH	↑	↑
	醛固酮	↑	UK
	缓激肽	↓	UK
	类洋地黄因子	↓	UK
	PGE$_2$	↓	UK
外髓质集合管	ADH	UK	↑
内髓质集合管	ADH	UK	↑
	醛固酮	↑	UK
	ANP	↓	↓

UK. 未知；ADH. 抗利尿激素；PGE$_2$. 前列腺素 E$_2$；↑. 增加；↓. 减少

八、氯化钠转运机制异常

遗传学研究表明，编码肾单位各种转运蛋白的一些基因发生突变，会导致某些疾病，出现不同的临床表现。表 3-2 总结了与氯化钠转运有关的转运蛋白异常及相关的疾病。

表 3-2　肾单位节段氯化钠转运机制的遗传性疾病

节段和转运蛋白	疾　病	临床特征	遗传方式
升支粗段			
顶膜 $Na^+/K^+/2Cl^-$ 协同转运蛋白	新生儿巴特综合征 I 型	低钾血症、代谢性碱中毒、高钙尿症、低血压	AR
顶膜 K^+ 通道（ROMK）	新生儿巴特综合征 II 型	低钾血症、代谢性碱中毒、低血压	AR
基底外侧 Cl^- 通道（ClC-kb）	经典巴特综合征 III 型（婴儿）	低钾血症、代谢性碱中毒、低血压或血压正常	AR
基底外侧 Cl^- 通道（ClC-kb/ barttin）	巴特综合征 IV 型	低钾血症、代谢性碱中毒、低血压、感音神经性聋	AR
激活基底外侧钙离子敏感受体	巴特综合征 V 型	钠丢失、低钾血症、代谢性碱中毒、高钙尿症	AD
远曲小管			
顶膜 Na^+/Cl^- 协同转运蛋白	吉特尔曼综合征	低钾血症、代谢性碱中毒、低钙尿症、血压正常或降低	AR
顶膜 Na^+/Cl^- 协同转运蛋白	戈登综合征（假性低醛固酮减少症 II 型）	高钾血症、代谢性酸中毒、高血压（噻嗪类利尿药有效）	AD
皮质集合管			
顶膜上皮 Na^+ 通道（ENaC）	利德尔综合征	低钾血症、代谢性碱中毒、肾素和醛固酮水平低、高血压（阿米洛利有效）	AD
顶膜 ENaC	假性醛固酮减少症 I 型	高钾血症、代谢性酸中毒、低血压	AD AR

↑. 增加；↓. 减少；AD. 常染色体显性遗传；AR. 常染色体隐性遗传；ROMK. 肾外髓质钾通道

◆ 习题

病例 1　建筑工人，40 岁，因蝎子螫伤急诊就诊。

问题：已知蝎子毒液中含有几种离子通道（包括钾离子通道）抑制药。如果髓襻升支粗段（**TALH**）有钾离子的循环，则下列哪一种离子的运动最受影响？

A. HCO_3^-　　　B. Ca^{2+} 和 Mg^{2+}　　　C. 磷酸盐
D. Cl^-　　　E. 葡萄糖

答：B。钾离子循环对于 TALH 中 $Na^+/K^+/2Cl^-$ 的转运很重要。如果被毒素选择性抑制，则钾离子循环转运机制和钙离子、镁离子的转运均会受到抑制。钾离子循环可产生管腔正电位差，其他阳离子如钙离子和镁离子会通过紧密连接被动转运至细胞内。抑制钾离子循环，会导致低钙血症和低镁血症。因此，选项 B 是正确的。仅就碳酸氢根离子、葡萄糖和氯离子的重吸收来说，都与钾离子再循环没有直接关系。

病例 2 一健康男性参加吃热狗比赛，进食很多含盐的热狗后，饮水 4 ～ 5L，体重增加 5kg。

问题：肾脏如何维持钠离子和水平衡？

答：过量的盐摄入会导致细胞外液体积短暂增加，从而提高心输出量。由于交感神经系统和肾素 - 血管紧张素 Ⅱ - 醛固酮系统受到抑制，肾脏血流量和肾小球滤过率增加。此外，ADH 水平下降。同时容量超负荷增加 ANP 的分泌，由于这些激素水平的变化，钠离子、氯离子和水的重吸收减少，导致其排泄增加。通过提高对钠离子、氯离子和水的排泄，维持了体液平衡。

（张陈光　译，陈旭岩　校）

参考文献

[1] Gamba G, Wang SL. Sodium chloride transport in the loop of Henle, distal convoluted tubule, and collecting duct. In: Alpern RJ, Moe OW, Caplan M, editors. Seldin and Giebisch's the kidney. Physiology and pathophysiology. 5th ed. San Diego: Academic Press (Elsevier); 2013. p. 1143–79.

[2] Martin-Eauclaire M-F, Bougis PE. Potassium channels blockers from the venom of Androctonus mauretanicus. J Toxicol. 2012;2012:103608.

[3] Mount DB. Transport of sodium, chloride, and potassium. In: Skorecki K, et al., editors. Brenner & Rector's the kidney. 10th ed. Philadelphia: Elsevier; 2016. p. 144–84.

[4] Subramanya AR, Pastor-Solar MM, Reeves WB, et al. Tubular sodium transport. In: Coffman TM, et al., editors. Schrier's diseases of the kidney & urinary tract. 9th ed. Philadelphia: Lippincott Williams & Wilkins; 2013. p. 159–93.

第4章 静脉输液：组成成分和适应证
Intravenous Fluids: Composition and Indications

本章总结了各种用于静脉输注的液体制剂。静脉液体制剂大体上分为 2 类：晶体液和胶体液。晶体液包含水、电解质和（或）葡萄糖，而胶体液主要包括白蛋白和血制品。表 4-1 列出了可用于静脉输注的晶体液和胶体液。

静脉液体分为等张溶液、低张溶液和高张溶液。一般来说，等张溶液用于治疗细胞外液（extracellular fluid，ECF）容量不足，低张溶液用于补充细胞外液和细胞内液（intracellular fluid，ICF）丢失，高张溶液用于纠正症状性低钠血症。高张盐水经常用于创伤患者，因为高张盐水可以降低颅脑损伤患者的颅内压，也常用于烧伤患者。在了解晶体液和胶体液的应用适应证之前，很有必要了解常用晶体液和胶体液的组成成分（表 4-2 和表 4-3）。

表 4-1　常用晶体液和胶体液

晶体液	胶体液
葡萄糖溶液（2.5%、5%、10%）	白蛋白（5%、25%）
氯化钠溶液（0.225%、0.33%、0.45%、0.9%、3%、5%、7.5%）	淀粉（5% 羟乙基淀粉、10% 戊淀粉）
乳酸林格液	右旋糖酐 -40 和右旋糖酐 -70
复方电解质注射液，如勃脉力 A（Plasmalyte A）	血制品（全血、浓缩红细胞、新鲜冰冻血浆、冷沉淀物、血小板、血替代品或人造血）

表 4-2　常用晶体液的组成成分

液　体	渗透压（mOsm）	Na$^+$	Cl$^-$	K$^+$	Ca^{2+}	乳酸	葡萄糖（g/L）
		(mmol/L)					
生理盐水（0.9% 氯化钠）	308[a]	154	154	—	—	—	—
5% 葡萄糖 - 0.9% 氯化钠	586	154	154	—	—	—	50
5% 葡萄糖	278	—	—	—	—	—	50
5% 葡萄糖 - 0.225% 氯化钠	355	38	38	—	—	—	50
5% 葡萄糖 - 0.45% 氯化钠	432	77	77	—	—	—	50

（续　表）

液　体	渗透压（mOsm）	Na⁺	Cl⁻	K⁺	Ca²⁺	乳酸	葡萄糖（g/L）
		(mmol/L)					
0.45% 氯化钠	154	77	77	—	—	—	—
3% 氯化钠	1026	513	513	—	—	—	—
乳酸林格液	272	130	109	4	3	28	—
勃脉力 Aᵇ	294	140	98	5	—	8	—

a. 未经渗透压系数矫正，渗透压系数是用测量的渗透压（使用渗压计）除以总毫摩尔数，例如测得的生理盐水渗透压是 287mOsm/（kg·H₂O），渗透系数就是 287/308=0.93；b. 还包含 Mg²⁺1.5mmol/L、醋酸 27mmol/L、葡萄糖酸 23mmol/L

表 4-3　血制品以外的常用胶体液的组成成分

液　体	渗透压（mOsm）	Na⁺	Cl⁻	白蛋白（g/L）	右旋糖酐（g/L）	羟乙基淀粉（g/L）	COP（mmHg）
		(mmol/L)					
白蛋白（5%）	308	154	154	50	—	—	20
白蛋白（25%）	308	154	154	250	—	—	100
右旋糖酐 -40	310	154	154	—	100	—	68
右旋糖酐 -70	310	154	154	—	60	—	70
羟乙基淀粉（HES）（6%）	310	154	154	—	—	60	30

COP. 胶体渗透压

一、晶体液

（一）葡萄糖溶液

葡萄糖溶液制剂浓度有 2.5%、5%、10% 和 50% 几种（1L 水中分别含葡萄糖 25g、50g、100g、500g）。葡萄糖被代谢为水和二氧化碳，水分布于细胞外液和细胞内液中。临床治疗中，最常用的是 5% 葡萄糖溶液，通常简称为 5% 葡萄糖，这种液体提供能量 170kcal/L。静脉输注纯水（free water）可导致溶血，因此利用 5% 葡萄糖来提供纯水。葡萄糖溶液的适应证见表 4-4。

（二）氯化钠溶液

氯化钠溶液制剂浓度有 0.225%、0.45%、0.9%、3% 和 5% 几种（1L 含钠离子 38.5mmol、77mmol、154mmol、513mmol、1250mmol 和等量的氯离子）。0.9% 的氯化钠常被称为生理盐水（normal saline）或等张盐水，而 0.225% 和 0.45% 的氯化钠被称为低张盐水。例如，1L 0.45% 的盐水含 500ml 等张盐水和 500ml 纯水。因此 0.45% 的氯化钠比 0.9% 的氯化钠提供更多的纯水。因为不显性失水中电解质的含量较低，一般认为低张液才是真正的维护性（maintenance）液体。通常将 3%、5% 和 7.5% 的氯化钠溶液称为高张液。氯化钠的适应证见表 4-5。

世界范围内，生理盐水是最常用的晶体液。健康个体输注 1L 生理盐水，血管内容量增加 20%，这些输注的容量在血管内保留大约 30min。如表 4-2 所示，生理盐水含氯高（154mmol/L）。近期研究显示，危重患者输注含氯高的液体可导致一些不良反应，例如高氯性代谢性酸中毒和急性肾损伤，而含氯量低的平衡电解质液导致的不良反应比生理盐水少。

表 4-4　葡萄糖溶液（5% 葡萄糖）的适应证

• 治疗高钠血症时补充全身的水缺失
• 提供能量，避免饥饿性酮症
• 治疗低血糖症
• 与氨基酸液混合用于全肠外营养
• 不要将 5% 葡萄糖用于抗利尿激素分泌失调综合征患者，因为这可能使血浆钠离子降低至危险水平
• 不要将 5% 葡萄糖单独用于低容量患者的细胞外容量扩张、低血钾患者

表 4-5　氯化钠溶液的适应证

等张盐水（0.9%）
• 用于低容量患者的细胞外液容量扩张
• 治疗低容量患者的低钠血症
• 治疗对氯化钠溶液反应性代谢性碱中毒
• 治疗低血压患者的高钠血症
• 对需要造影剂检查的患者，许多医师会将其作为首选液体
• 对休克、成人型呼吸窘迫综合征等危重患者或烧伤患者，许多医师会将其作为首选液体
• 慎用于钠负荷过多的患者，例如充血性心力衰竭和肝衰竭
低张盐水（0.45%）
• 维持对钠离子的基本需求
• 低容量患者的高钠血症（失水大于失钠）的治疗
• 不要用于低渗性低钠血症的患者
高张盐水（3%、5%、7.5%）
• 治疗症状性低钠血症
• 治疗颅脑损伤的创伤患者
• 治疗血液透析患者的低血压和肌肉痉挛

（三）5% 葡萄糖氯化钠溶液

5% 葡萄糖氯化钠溶液制剂有 5% 葡萄糖 -0.225% 氯化钠、5% 葡萄糖 -0.45% 氯化钠和 5% 葡萄糖 -0.9% 氯化钠三种。这类液体提供钠离子、氯离子、自由水和 170kcal/L 能量。适应证和表 4-4 和表 4-5 所示类似。

（四）平衡电解质溶液

有多种平衡电解质溶液可供使用，如乳酸林格液，醋酸林格液，勃脉力 148，复方电解质溶液 normosol R 和 isolyte S（译者注：两者均含氯化钠、醋酸钠、葡萄糖酸钠、氯化钾、六水氯化镁，渗透压 295mOsm，每升含钠 140mmol、钾 5mmol、镁 1.5mmol、氯 98mmol、醋酸根 27mmol、葡萄糖酸根 23mmol）。乳酸林格液是液体治疗时最常用的溶液，因为它被认为是"生理性盐水"（physiologic saline）。乳酸盐和醋酸盐都在肝脏被转化成 HCO_3^-，并且两者都是血管扩张药。乳酸林格液含的钠离子比生理盐水少，作为容量扩张药，其效果比生理盐水低约 10%；并且因为含有钾离子，因此并不推荐用于肾衰竭的患者。表 4-6 列出了乳酸林格液的适应证。

表 4-6　乳酸林格液的适应证

• 烧伤或外科手术患者补充等张溶液
• 纠正伴有低血钾的代谢性酸中毒（少见）
• 不要单独用来扩张细胞外液容量，除非患者存在低钾血症和（或）血清碳酸氢根低于正常
• 不要用于乳酸酸中毒的患者；但乳酸林格液不会加重休克患者的乳酸酸中毒
• 不要用于肾衰竭的患者，因为有可能进展为高钾血症
• 慎用于肝衰竭的患者

二、胶体液

白蛋白是临床中最常用的胶体。白蛋白是从人血浆中提取的，有含白蛋白 5% 或 25% 的 2 种生理盐水溶液。白蛋白的主要作用是维持血管内的胶体渗透压。白蛋白至少在血管内停留 16h，然后扩散到间质。

作为容量扩张剂，白蛋白的使用一直存在争议。一篇总结了 30 项研究共 1419 例患者的荟萃分析结果显示，危重患者应用白蛋白后病死率更高。另一项随机研究（Saline vs. Albumin Fluid Evaluation Study，SAFE 研究，生理盐水和白蛋白对照研究）显示，与生理盐水比较，危重患者应用 4% 白蛋白没有改变生存率。因此，使用白蛋白作为容量扩张剂应该个体化。白蛋白的适应证见表 4-7。

表 4-7　白蛋白适应证

• 晶体液未能纠正的血管内容量急性减少，用于扩张血浆容量
• 治疗严重水肿，用于强力利尿药抵抗的肾病综合征患者
• 预防血流动力学不稳定和急性肾损伤，用于大容量（＞ 5L）穿刺抽液术的患者

（续　表）

• 预防肾损害和死亡，用于自发性细菌性腹膜炎患者
• 治疗肝硬化患者，用于低蛋白血症和低血容量
• 治疗肝肾综合征，联合其他药物（米多君、奥曲肽）
• 血浆置换时替换血浆容量
• 不要用于治疗营养不良所致的低白蛋白血症，除非患者有蛋白质丢失性肠病
• 不要常规用于低血容量、烧伤或低白蛋白的危重患者，因为应用白蛋白不会降低死亡率

三、液体治疗目标

液体治疗目标如下。
• 纠正血流动力学和电解质异常。
• 维持液体和电解质的日常需求。
• 补充既往的液体和电解质丢失。
• 补充仍然存在的液体和电解质丢失。
• 提供营养。
• 静脉用药所需。

液体治疗的选择大部分依赖于临床状况。除了某些特殊情况外，通常优先选择晶体液用于液体治疗。

液体治疗并非没有并发症，其中包括液体超负荷导致肺水肿，电解质紊乱如低张溶液导致的低钠血症、高张溶液导致的高钠血症，静脉导管相关感染和静脉炎。含钾溶液输注可能会出现危险的高钾血症，尤其肾衰竭患者。大量生理盐水输注可能会出现高氯性代谢性酸中毒（稀释性酸中毒）和急性肾损伤。

四、血管内有多少液体存留

液体治疗最常被问到的问题是：输注的液体——不论晶体还是胶体，在体内是如何分布的？为了回答这个问题，我们先回顾一下体液总量及其分布（参见第1章）。70kg瘦体重的男性，体液总量是体重的60%（42L），其中2/3（28L）为细胞内液，1/3（14L）为细胞外液。在14L细胞外液中，3.5L（25%）在血管内，11.5L（75%）在组织间隙（图4-1）。因此，如果输注5%葡萄糖1L，大约664ml将进入细胞内液，336ml留在细胞外液。在细胞外液的336ml中，仅有84ml（25%）会留在血管内（图4-2）。低张液体的分布与之不同，如0.45%氯化钠。0.45%氯化钠可以认为是生理盐水和纯水按1∶1混合。如果输注0.45%氯化钠1L，纯水（500ml）分布到细胞内液（333ml）和细胞外液（167ml）（图4-3）。分布到细胞外液的167ml液体中仅有42ml（25%）会留在血管内。另外500ml液体同0.9%的盐水一样，375ml（75%）将进入间质，125ml 保留在血管内。因此，存留在血管内的总容量为 167ml（42+125=167ml）。也就是说，两者比较，输注等张溶液会有更多的液体存留在血管内（图 4-4）。输注胶体，则会有更多的液体保留在血管内。在没有休克或者脓毒症的情况下，各种晶体液和胶体液在体内液体腔隙间隙的大概分布，参见表 4-8。

表 4-8　1L 液体在体内腔隙的大致分布

液　体	细胞内（ml）	间隙（ml）	血管内（ml）
5% 葡萄糖	664	252	84
生理盐水（0.9%）	0	752	248
乳酸林格液	0	752	248
白蛋白（5%）	0	100	900
白蛋白（25%）	0	-3000[a]	4000
羟乙基淀粉（6%）	0	0	1000
右旋糖酐 -40	0	-1000[a]	2000
浓缩红细胞	0	0	250

a. 液体从组织间隙移动到血管内（血浆）

从表 4-8 可以明显看出，对于扩张血管内容量来说，晶体液的效果不如等体积量的胶体液。尽管胶体液有此裨益，但在液体复苏甚至失血性休克中，胶体液的使用仍存在争议。应该注意，在危重患者中，由于细胞通透性和血管通透性发生改变，晶体液和胶体液在体内各腔隙的分布比例可能会发生变化。

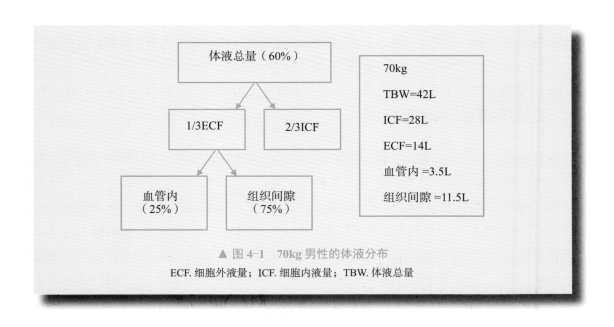

▲ 图 4-1　70kg 男性的体液分布

ECF. 细胞外液量；ICF. 细胞内液量；TBW. 体液总量

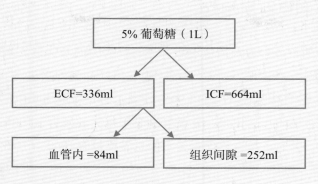

▲ 图 4-2　输注 5% 葡萄糖 1L 后在体内的分布
ECF. 细胞外液量；ICF. 细胞内液量

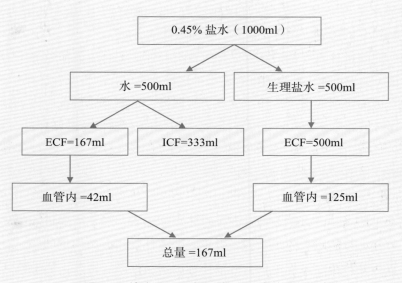

▲ 图 4-3　输注 0.45% 氯化钠 1L 后在体内的分布
ECF. 细胞外液量；ICF. 细胞内液量

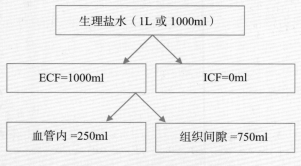

▲ 图 4-4　生理盐水在体内的分布
ECF. 细胞外液量；ICF. 细胞内液量

五、维持性液体和电解质治疗

维持性液体治疗的目的，是患者病情稳定后补充每日丢失的液体量。水和电解质的每日需要量由显性失水和不显性失水决定。不显性失水指通过呼吸、出汗和粪便丢失的水。这种失水量很难估算，平均每天有 8 ～ 12ml/kg，并且体温在 37.2℃（99 ℉）以上时，每增加 1℃失水量增加 10%。70kg 无发热的男性，每天不显性失水 560 ～ 840ml。显性失水等于每天的尿量，500 ～ 2000ml 不等，依赖于溶质摄取量和尿渗透压大小。因此，70kg 男性每天水的总需要量为 1000 ～ 2000ml，即大约 30ml/(kg·d)。由于肾脏对钠排泄的调节，机体对钠的需要量是可变的。一般来说，维持治疗的钠元素需要量可以按照 1 ～ 2mmol/(kg·d) 估算。钾元素的需要量是钠的一半。因此，70kg 的男性每天至少需要 2000ml 水、70 ～ 140mmol 钠元素、35 ～ 70mmol 钾元素。最适合该患者每日需要量的晶体液是 0.33%（56mmol Na^+）或 0.45%（77mmol Na^+）的氯化钠和氯化钾 20 ～ 30mmol/L。其他电解质的需要量，参考相应的血清电解质水平再决定。请记住，1g 钠约为 44mmol，而 1g 盐（氯化钠）含钠 17mmol。不要给血浆钠＜ 136mmol/L 的患者应用低张液，这会加重低钠血症。

以上对水、钠、钾的每日需要量估算仅仅是大致指导性原则。液体和电解质治疗应该遵循个体化原则，依据每日体重（如果可能）和血清电解质水平进行补充。肾衰竭患者补钾要谨慎。

危重患者可能会因为吸引或引流术而持续性丢失体液，这些液体量也应该予以补充。腹泻丢失的大量液体，可以估算后用等渗或适当的盐溶液补充，同时纠正其他电解质异常。

六、特殊情况下的液体治疗

轻至重度体液不足的患者、由于各种原因导致休克的患者，经常需要进入医疗服务机构和重症监护病房进行救治。另外，肺病患者和肾衰竭患者也会在液体管理方面出现问题。有烧伤、创伤性出血和脑卒中的患者，进行外科医疗过程中也会有液体和电解质问题。因此，以下就这些情况下的液体和电解质治疗做简短讨论。

（一）容量不足

老年患者和疗养院患者，因为口服摄入差或者失去获取水分的能力，会出现严重脱水（容量消耗）而入院。这些患者通常表现为精神状态改变、低血压和发热。液体治疗应选择生理盐水。如果患者存在多种电解质缺乏，也可以使用乳酸林格液。可以持续输液，直到血压和尿量开始改善。如果没有感染，发热会在适当的容量补充后获得改善，患者神志也会好转。在适当补充容量后，所有异常实验室结果都会恢复到基线水平或正常水平。

（二）脓毒症休克

脓毒症休克中血管通透性发生改变，液体渗漏到血管外间隙，多个器官都会受到累及。脓毒症患者表现为液体大量缺失（可达 10L）。对于改善心输出量、血压和组织灌注，液体治疗十分重要。改善容量状态，初始治疗首先选择等张盐水。在监测 CVP 的条件下，可给予 1L 盐水进行扩容试验。如果有适应证，也可以使用乳酸林格液。不推荐常规使用胶体，除非患者贫血，可以输注红细胞将血红蛋白水平提升至 90 ～ 100g/L。偶尔需要输 25% 的白蛋白来提升血清白蛋白水平＞ 20g/L，最大程度减轻外周水肿。如果仅用晶体液不能改善血压，则需要应用升压药。也可以 30min 输注 300 ～ 500ml 胶体以改善血流动力学。

如前所述，在脓毒症休克患者中，生理盐水被广泛用于容量扩张。然而，现已证明输注平衡溶液不良反应发生较少，如高氯性代谢性酸中毒和急性肾损伤。但是，平衡液的价格限制了其在世界范围内的广泛应用。

（三）胃肠道出血导致的失血性休克

胃肠道大出血可导致出血性休克。治疗目标是恢复循环血容量、恢复适当的血红蛋白水平。如果血红蛋白水平低于 70g/L，建议输注浓缩红细胞。不需要将血红蛋白水平提高到 90 ～ 100g/L 以上。血红蛋白水平介于 70 ～ 100g/L 之间的患者，应评估临床病情是否稳定和供氧是否充足。如果血红蛋白水平稳定，最好给晶体液（等张生理盐水）。通常，为防止血管塌陷，患者需要同时输注浓缩红细胞和生理盐水。

（四）创伤导致的失血性休克

重要的治疗目标是改善循环血容量和恢复适当的血红蛋白水平。对于恢复血管内容量来说，晶体液是非常有效的。因此，输注晶体液是理想的一线治疗，应该尽早开始。首选液体为乳酸林格液，因为可以补充低容量休克时出现的组织液和电解质缺乏。如果创伤患者在接受乳酸林格液 2L 输注后仍不稳定，或在短暂稳定后再次恶化，建议接受输血。如果血红蛋白水平低于 70g/L，则需要输注浓缩红细胞。将血红蛋白水平维持在 90 ～ 100g/L 以上，并未被证明可以获益。凝血障碍时输注新鲜冰冻血浆，血小板计数＜ 100×10^9/L 时，建议输注血小板。

单独使用高张盐水（7.5%）或与联合使用 6% 右旋糖酐，对创伤患者也有效，尤其是头部创伤的患者。它降低了对输入液体容量的要求，也提高了需要手术患者的生存率。

（五）心源性休克

心源性休克通常与微血管通透性增加无关。因此，对液体的要求并不高。晶体溶液可能是初始液体治疗中的首选，因为心源性休克患者的胶体渗透压并不低。使用胶体液会导致心脏充盈压的变化，导致肺血管淤血。通常会利用肺毛细血管楔压和心输出量来指导晶体液治疗。

（六）成人型呼吸窘迫综合征

由于广泛的血管通透性改变，成人型呼吸窘迫综合征（adult respiratory distress syndrome，ARDS）患者表现为血管内容量减少、循环休克、肺泡水肿和低氧血症。因此，处置包括恢复血管内容量和维持气体交换。晶体液和胶体液治疗都安全有效；然而，晶体液（生理盐水）输注有时会加重肺水肿，但不影响气体交换。因此，建议采用胶体液而非晶体液。此外，胶体液比晶体液的扩容效果更好，使心输出量和全身供氧量增加得更多。尽管有这些有益效果，但晶体通常被推荐用于大多数 ARDS 患者，除非患者有贫血和低蛋白血症，此时，胶体液就成为液体复苏的选择。成人型呼吸窘迫综合征液体治疗的主要目的，是尽可能降低肺静水压的增加幅度。因此，需要经常测量肺毛细血管楔压或中心静脉压、通过影像学检查监测肺部变化，同时，也需要经常对肺水肿进行临床评估。

七、危重患者的液体治疗阶段

液体疗法是对急性患者的早期干预。复苏液体的选择应根据患者的临床情况决定。危重病人对液体疗法的需求不是一成不变的，而是要根据血流动力学状态进行调整。因此，提出了液体管理的概念模型。该模型包括 4 个阶段：①救援或救助阶段（rescue or salvage）；②优化阶段（optimization）；③稳定阶段（stabilization）；④降级阶段（de-escalation）。

抢救阶段的特点是危及生命的休克（低血压和器官灌注不良），这需要快速液体推注治疗。优化阶段对生命的威胁程度降低，需要在 15 ～ 20min 内注射 250 ～ 500ml 的液体以恢复心脏输出量和器官灌注。在稳定阶段，液体管理旨在维持适当的血管内容量（维持液体平衡）。降级阶段的特点是采取恢复措施，包括脱离呼吸机和脱离血管活性药物支持，并通过适当的措施治疗容量负荷过重。应当指出，这些阶段并不是相互排斥的，而是相互关联的。

◆习题

病例 1 患者女性，24 岁，因发热、寒战和虚弱而入院。发现患者有低血压和心动过速。血培养提示金黄色葡萄球菌阳性，诊断为脓毒性休克。无周围组织水肿。根据药物敏感试验，患者开始应用万古霉素治疗。相关实验室检查结果如下。

Na^+=144mmol/L	葡萄糖 = 4.4mmol/L
K^+ = 5.1mmol/L	总蛋白 = 58g/L
Cl^- = 88mmol/L	白蛋白 = 20g/L
HCO_3^- =20mmol/L	血红蛋白 = 100g/L
BUN = 10.7mmol/L	血细胞比容 = 30%
肌酐 = 150.3μmol/L	尿 Na^+ = 10mmol/L

问题 1：该患者的初始液体治疗，应选择哪一种液体？

答：脓毒症休克时，常见血管内容量相对不足。该患者有血管内容量减少的证据。因此，输注液体应选择生理盐水。需要在 1h 内快速输注生理盐水至少 1L，然后每小时输注至少 150 ～ 200ml，直到血压、组织灌注和氧供等指标处于可接受范围。注意，脓毒性休克的患者在肺毛细血管楔压＜ 18mmHg 时即可发生肺水肿。

问题 2：患者是否需要输血（浓缩红细胞）以提高血红蛋白水平至＞ 90 ～ 100g/L？

答：不需要。如果患者的血红蛋白下降到 70g/L 以下时，就需要输血。

问题 3：患者在什么阶段需要输注 5% 白蛋白？

答：如果输注大量生理盐水后仍然不能改善血压，患者出现轻微水肿，则输注白蛋白有助于恢复血压和组织灌注。因腹泻或其他原因导致血管内容量不足的患者，出现外周组织水肿，提示已经有适当的容量补充。然而，脓毒性休克患者由于血管通透性增加，液体外渗到组织间隙，在没有补足血容量时也可以出现外周组织水肿。除了白蛋白外，可能还需要使用升压药物以改善血压、组织灌注和气体交换。

该患者共输注生理盐水 10L，外周组织轻微水肿，其血清氯为 115mmol/L。

问题 4：关于高氯血症，下列哪一项陈述是正确的？

A. 高氯血症引起肾脏血管收缩

B. 低氯性液体（chloride-restrictive fluid）输入，可以降低危重患者急性肾损伤的发生率和对肾脏替代治疗的需要

C. 生理盐水引起的高氯血症性酸中毒，会导致体循环低血压

D. 与输注乳酸林格液相比，输注盐水到初次排尿之间的时间延长

E. 以上所有陈述都正确

答：选 E，以上所有陈述都是正确的。虽然在重症监护室患者中，建议使用晶体液而非胶体液作为液体复苏的初始选择，但大量输注生理盐水导致的高氯血症，可能对肾功能有不良影响。初步的动物研究显示肾脏血管收缩，高氯血症会导致肾脏血流量和肾小球滤过率下降（A 选项是正确的）。临床上，ICU 患者应用高氯性液体（chloride-rich fluid）而导致急性肾损伤的发生率和对肾脏替代治疗的需要，高于输注低氯性液体者（B 选项是正确的）。动物体内高氯血症导致了剂量依赖性的体循环低血压（C 选项是正确的）。人体志愿者和患者中，输注高氯性液体到初次排尿之间的时间，长于低氯液体组。在非心脏手术患者中，高氯血症与术后不良结局相关（D 选项是正确的）。

病例 2　患者男性，30 岁，因腹部多发伤进入创伤中心治疗，需要行脾切除术和多个器官修补术。术后放置多处引流管。患者血压为 120/80mmHg，脉率为 80 次 /min。实验室检查结果：

Na^+ = 134mmol/L	葡萄糖 = 4.4mmol/L
K^+ = 3.1mmol/L	Ca^{2+} = 1.95mmol/L
Cl^- = 88mmol/L	磷 = 1.13mmol/L
HCO_3^- = 21mmol/L	血红蛋白 = 110g/L
BUN = 3.6mmol/L	血细胞比容 = 34%
肌酐 = 97.2μmol/L	尿 Na^+ =12mmol/L
	尿 K^+ = 10mmol/L

问题 1：该患者的适当液体治疗是什么？

答：由于非肾性丢失，该患者出现多种电解质问题。因此，初始治疗的合适液体是乳酸林格液，它含有钠离子、氯离子、钾离子、钙离子和乳酸。应继续使用该液体，直到所有电解质异常得到纠正。

问题 2：如果输注 5% 葡萄糖或生理盐水，会发生什么？

答：由于患者有低钾血症，输注葡萄糖会进一步降低血清钾。这可能导致虚弱无力和心律失常。仅输注生理盐水不会改善电解质异常。

1 周后，患者血清肌酐和 BUN 分别上升至 186μmol/L 和 14.2mmol/L。患者因急性肾小管坏死而出现急性肾损伤。患者血清钾为 4.8mmol/L，血容量充足。其血压是 120/80mmHg。

问题 3：如果持续输注乳酸林格液，会发生什么？

答：乳酸林格液持续输注，在存在急性肾损伤的情况下可能会导致高钾血症。因此，应使用 5% 葡萄糖或 0.45% 盐水作为维持性液体治疗措施。如果患者出现容量不足和低血压，则可以使用生理盐水输注。

病例 3　患者男性，50 岁，因头晕、虚弱和视物模糊入院。患者血清葡萄糖为 77.8mmol/L，血清钠为 158mmol/L，血压和脉率有体位性变化。

问题 1：适合该患者的液体是什么？

答：患者经尿同时失水和失钠，引起血压和脉率的体位性变化。因此，应首先纠正血流动力学不稳定而不是体液的高张性。生理盐水是该患者静脉输液治疗的最佳选择。一旦血压稳定，应给予 0.45% 氯化钠溶液。如果血清葡萄糖含量达到 11.1mmol/L 左右，可以继续使用葡萄糖氯化钠溶液（5% 葡萄糖 -0.45% 氯化钠）。

问题 2：将下列疾病状况与适当的静脉输液方案相匹配。

①脓毒性休克患者，40 岁

②非糖尿病患者，胸痛，血压正常

③艾滋病和腹泻患者，25 岁

④术后患者，血清钠 120mmol/L，精神状态改变

⑤ ARDS 患者，30 岁

⑥老年患者，便潜血阳性，血压正常

⑦非糖尿病患者脉率增加（90 次 /min）和血清钾 5.5mmol/L

A. 生理盐水（0.9%）　　　　　B. 0.45% 氯化钠

C. 5% 葡萄糖　　　　　　　　D. 3% 氯化钠

E. 2.5% 葡萄糖 -0.45% 氯化钠

答：①＝A；②＝C；③＝A；④＝D；⑤＝A；⑥＝A；⑦＝E

病例 4 患者男性，**70 岁**，因择期前列腺手术入院。患者体重 **70kg**，血清电解质和葡萄糖正常。患者为空腹状态（**NPO，nothing per mouth**）。

问题：请为患者 **24h** 内的液体和电解质开具医嘱。

答：在开具医嘱之前，需要先估计：①尿量；②不显性失水；③钠离子、钾离子和能量的每日需要量。这些数据为：

尿量 =1400ml   不显性损失 =600ml

Na^+=70mmol/L K^+ = 40mmol/L

因此，每日液体需求量为 2L。静脉输液医嘱为：

① 0.45% 氯化钠，83ml/h×12h

② 5% 葡萄糖 +KCl 40mmol，83ml/h×12h

这些医嘱将提供大约 2L 液体，钠 77mmol 和钾 40mmol 和 50g 葡萄糖以预防饥饿性酮症。对于需要静脉使用的药物，作为溶媒，可以应用 5% 葡萄糖或生理盐水，通常每一种药物需要液体 50～100ml。医嘱中的液体总量应包括静脉使用药物所需的液体量。

（龚晓杰 译，陈旭岩 校）

参考文献

[1] Agrò FE, editor. Body fluid management. From physiology to therapy. Italia: Springer-Verlag; 2013.

[2] Hahn RG, editor. Clinical fluid therapy in the perioperative setting. Cambridge: Cambridge University Press; 2011.

[3] McDermid RC, Raghunathan K, Romanovsky A, et al. Controversies in fluid therapy: type, dose and toxicity. World J Crit Care Med. 2014;3:24–33.

[4] Moritz MI, Ayus JC. Maintenance intravenous fluids in acute ill patients. N Engl J Med. 2015;373:1350–60.

[5] Myburgh JA, Mythen MG. Resuscitation fluids. N Engl J Med. 2013;369:1243–51.

[6] Rewa O, Bagshaw SM. Principles of fluid management. Crit Care Clin. 2015;31:785–801.

[7] Semler MW, Rice TW. Sepsis resuscitation. Fluid choice and dose. Clin Chest Med. 2016;37:241–50.

[8] Varrier M, Ostermann M. Fluid composition and clinical effects. Crit Care Clin. 2015;31:823–37.

[9] Vincent J-L, De Backer D. Circulatory shock. N Engl J Med. 2013;369:1726–34.

第 5 章　利尿药
Diuretics

　　利尿药能促进钠离子和水的排泄，尿液中钠离子的排泄称为利钠（natriuresis），而利尿（diuresis）是指尿量增加。在临床医学中，有两种类型的利尿：溶质性利尿和水利尿。溶质性利尿是由于肾小管对溶质的重吸收减少所致，由于溶质重吸收之后才发生水的重吸收，因此抑制溶质重吸收通常也会减少水的重吸收。通过药物，可以在无溶质性利尿时促进水利尿，如抑制抗利尿激素（antidiuretic hormone，ADH）作用的药物，如 ADH 受体阻断药（普坦类药物，vaptans）和锂。本章简要阐述不同种类利尿药及其生理作用、临床应用和并发症。

一、利尿药的分类

　　利尿药可根据其化学结构和作用部位进行分类：①渗透性利尿药；②碳酸酐酶抑制药；③襻利尿药；④远端小管利尿药；⑤保钾利尿药（表 5-1）。这些利尿药的利钠作用强度有所差异。

表 5-1　利尿药分类

分　类	化学性质	原型药物	作用部位	作用机制	相对利钠作用强度
渗透性利尿药	多糖	甘露醇	主要是近曲小管和髓襻	抑制小管对溶质和水的重吸收	剂量依赖（> 10%）
碳酸酐酶抑制药	磺胺类	乙酰唑胺	近曲小管	抑制碳酸酐酶	1% ～ 3%
襻利尿药	磺酰胺类苯氧乙酸衍生物	呋塞米 布美他尼 托拉塞米 依地尼酸	髓襻升支粗段	抑制 $Na^+/K^+/2Cl^-$ 协同转运蛋白	20% ～ 25%
远曲小管利尿药	苯噻嗪或其衍生物	氯噻嗪 氢氯噻嗪 氯噻酮 美托拉宗 吲达帕胺	远曲小管近段	抑制 Na^+/Cl^- 协同转运蛋白	5%

（续　表）

分　类	化学性质	原型药物	作用部位	作用机制	相对利钠作用强度
保钾利尿药	类固醇 吡嗪酰胺类 蝶啶衍生物	阿米洛利 氨苯蝶啶 螺内酯 依普利酮	皮质集合管	抑制 ENaC（阿米洛利、氨苯蝶啶） 拮抗 MR 受体（螺内酯、依普利酮）	1% ～ 3%

ENaC. 上皮钠通道；MR. 盐皮质激素受体

二、利尿药的生理效应

除了对钠离子和水的作用外，利尿药还有一些其他肾脏效应，包括影响肾血流量（renal blood flow，RBF）、肾小球滤过率（glomerular filtration rate，GFR）、尿液的浓缩和稀释，以及其他电解质的排泄。利尿药的生理效应总结，参见表 5-2。

表 5-2　利尿药生理效应

	渗透性利尿	碳酸酐酶抑制药	襻利尿药	噻嗪类利尿药	保钾利尿药
血流动力学					
RBF	↑↑	↓	↑	↓	NC
GFR	↑	↓	NC	↓	NC
尿排泄					
Na+	↑↑	↑	↑↑	↑↑	↑
K+	↑	↑	↑↑	↑	↓↓
Cl−	↑	↓	↑	↑	↑
HCO3−	↑	↑↑	NC	NC	↑
Ca2+	↑	NC	↑↑	↓	NC
磷酸盐	↑	↑↑	↑	↑	NC
Mg2+	↑	NC	↑↑	↑	NC
尿量	↑↑	↑	↑↑	↑↑	NC
$T^c_{H_2O}$	↑	↑	↓	↓	NC

↑. 轻微增加；↑↑. 中度增加；↓. 轻微减少；NC. 无变化；↓↓. 适度减少；NC. 不变；$T^c_{H_2O}$. 无电解质水清除率

三、利尿药的临床应用

利尿药的主要作用是在各种原因所致水肿患者中促进钠和水的排出，也用于治疗高血压和其他非水肿疾病。表 5-3 总结了需要使用利尿药治疗的一些疾病。

四、利尿药所致的并发症

长期使用利尿药会引起一些并发症，可分为 3 类（表 5-4）。

表 5-3　利尿药的临床应用

疾　病	常用利尿药	机制 / 效应
全身性水肿		
充血性心力衰竭	呋塞米、美托拉宗，或两者联用；螺内酯	增加钠离子和水的排出减轻水肿
肝硬化腹水	螺内酯、呋塞米，或两者联用	增加钠离子和水的排出，预防低钾血症
		减轻水肿
肾病综合征	呋塞米、阿米洛利	增加钠离子和水的排出
		减轻水肿
特发性水肿	氢氯噻嗪、呋塞米	通过促进 Na^+ 和水的排出减少水肿
局部水肿		
肺水肿	呋塞米、布美他尼	通过排除钠离子和水，减轻肺淤血
脑水肿	甘露醇	降低颅内压
非水肿性疾病		
急性肾损伤	呋塞米、甘露醇	改善尿流量，将无尿肾衰竭（尿量＜ 400ml）变为非无尿肾衰竭（尿量＞ 400ml）
慢性肾功能不全（GFR ＜ 60ml/min）	呋塞米、美托拉宗	增加 Na^+ 和水的排泄；除美托拉宗以外，噻嗪类药物在 GFR ＜ 30ml/min 时无效
高血压	噻嗪类	减少血浆容量和心输出量
肾结石	氢氯噻嗪	减少 Ca^{2+} 排出
肾源性尿崩症	氢氯噻嗪	减少血浆容量，缓解多尿
急性高钙血症	呋塞米	减少 Ca^{2+} 在髓襻升支粗段的重吸收，增加尿钙排除
青光眼	乙酰唑胺	减少 HCO_3^- 和 Na^+ 的转运，减少房水生成

表 5-4　应用利尿药的并发症

液体、电解质和酸碱紊乱
细胞外液体容量不足或耗竭
低钠血症（多为噻嗪类利尿药）
低钾血症
高钾血症（保钾利尿药）
低钙血症和高钙尿症（襻利尿药）
高钙血症（噻嗪类利尿药）
低镁血症（噻嗪类和襻利尿药）
低磷血症（除保钾利尿药外的利尿药）
代谢性酸中毒（乙酰唑胺和保钾利尿药）
代谢性碱中毒（噻嗪和襻利尿药）
代谢紊乱
高尿酸血症（噻嗪类既可引起高尿酸血症也可引起低尿酸血症）
高血糖症（噻嗪类和襻利尿药）
高脂血症（噻嗪类和襻利尿药）
男性乳房发育症（主要是螺内酯）
性功能障碍（主要是螺内酯）
毒　性
过敏反应
耳聋
胰腺炎
肾结石

◆习题

病例 1　患者女性，60 岁，因为进行性呼吸困难而被其丈夫送至急诊。患者既往高血压 20 年，一直服用噻嗪类利尿药（氢氯噻嗪）。体格检查发现患者体型中等，急性呼吸窘迫，血压 180/110mmHg，脉率为 96 次 /min。双肺可闻及湿啰音，S₃ 心音奔马律，下肢有 2 ～ 3mm 的凹陷性水肿。胸部 X 线检查示肺水肿。

　　问题 1：根据查体结果和胸部 X 线检查结果，应选用哪种类型利尿药来缓解患者肺水肿？

　　答：应使用襻利尿药。最常用的襻利尿药是呋塞米（40 ～ 80mg，静脉注射）。如果静脉注射，它会在 30 ～ 60min 内促进 Na^+ 和水的排泄。呋塞米还会使充血性心力衰竭患者的肺部血管舒张。通过降低心室充盈压和心脏氧耗，呋塞米也可以改善心输出量。布美他尼（1 ～ 2mg）也可以产生利钠和利尿作用。

　　问题 2：如果给予该患者甘露醇治疗，结果会如何？

　　答：虽然甘露醇可以促进 Na^+ 和水排泄，但它会增加细胞外液体容量而加重肺部淤血。

问题 3：使用呋塞米后，患者的尿渗透压会如何变化？

答：呋塞米作用于髓襻升支粗段，抑制 $Na^+/K^+/2Cl^-$ 协同转运蛋白，从而消除了髓质的高渗性，抑制肾脏对尿液的浓缩能力。尽管容量消耗很大，但患者的尿渗透压不会超过 400mOsm/（kg·H_2O），并且通常与血浆渗透压相似（等渗尿）。

病例 2 患者女性，30 岁，因恶心、呕吐、头痛和视物模糊 1 周入院。眼部检查发现视盘水肿，头部 CT 示脑积水。给予甘露醇以降低颅内压。

问题 1：请叙述甘露醇对 RBF 和 GFR 的影响。

答：甘露醇是一种渗透性利尿药。它将水从细胞内转移到细胞外，增加细胞外液体容量。此外，甘露醇和其他渗透性利尿药会扩张入球小动脉，结果使 RBF（肾血流量）增加。由于肾小球毛细血管压力（glomerular capillary pressure，P_{GC}）增加，使 GFR（肾小球滤过率）也略微增加。

问题 2：在这种情况下，患者尿液中电解质的排泄会发生什么变化？

答：一般来说，渗透性利尿药会增加尿液中电解质的排泄，包括 Na^+、K^+、Cl^-、HCO_3^-、Ca^{2+}、Mg^{2+} 和磷酸盐。

病例 3 患者男性，50 岁，既往肝硬化病史，主因精神状态改变（精神错乱、易激惹等）而入院。体格检查发现腹水和双下肢凹陷性水肿。患者服用药物治疗，包括螺内酯。

问题：螺内酯对血清 K^+ 和酸碱平衡有何影响？

答：螺内酯是盐皮质激素受体拮抗药，是醛固酮的竞争性拮抗药，通过抑制醛固酮的作用，抑制皮质集合管中排泌 K^+，可引起高钾血症。螺内酯还抑制该部位的 H^+ 排泌，导致肝硬化患者发生代谢性酸中毒。

（张陈光　译，陈旭岩　校）

参考文献

[1] Hoorn EJ, Wilcox CJ, Ellison DH. Diuretics. In: Skorecki K, et al., editors. Brenner & Rector's the kidney. 10th ed. Philadelphia: Elsevier; 2016. p. 1702–33.

[2] Reddy P, Mooradian AD. Diuretics: an update on the pharmacology and clinical uses. Am J Ther. 2009;16:74–85.

[3] Seldin D, Giebisch G, editors. Diuretic agents. Clinical physiology and pharmacology. San Diego: Academic Press; 1997.

第6章 细胞外液容量紊乱：基本概念
Disorders of Extracellular Fluid Volume：Basic Concepts

在第 3 章，我们讨论了肾单位的各部分对氯化钠和水的代谢作用。由于 Na^+ 是主要的细胞外电解质，与其阴离子（Cl^-）的总量共同决定了细胞外液（extracellular fluid，ECF）的体积。因此，肾脏对 Na^+ 的重吸收或排泄，对于调节 ECF 容量至关重要。正常个体中，机体对氯化钠的调节十分精确。机体稳态时，尿 Na^+ 总量近似于饮食中的 Na^+ 总量，因为除了胃肠道和皮肤外，肾脏是主要排 Na^+ 器官。低盐摄入会导致排 Na^+ 降低；相反，高盐摄入导致排 Na^+ 升高。该调节中的任何变化都会激活或抑制神经和激素调节机制，从而导致肾脏排 Na^+ 代谢发生适当改变。本章阐述了细胞外液容量减少的特征，以及与容量增加和水肿形成的相关疾病基本概念。

一、容量识别机制

肾脏如何应对 Na^+ 摄入量的变化？参加氯化钠调节的几个组成部分包括：①感受器；②传入神经机制（途径）；③延髓中的协调整合控制（血管运动）中心；④传出神经机制（途径）；⑤肾脏。

压力感受器分布于血管系统和身体的其他部位（表 6-1），可以感知容量的变化。在解剖学上，容量变化的信号由颈动脉窦发出，通过窦神经支（Hering 神经）到舌咽神经（第Ⅸ对脑神经），然后到达延髓的血管运动中枢。来自主动脉弓的信号通过迷走神经（第Ⅹ对脑神经）也被送达同一血管运动中枢。高压感受器在血压调节中起重要作用，同时也是参与容量调节的重要部分。与高压感受器相比，位于心房和肺静脉中的低压感受器在容量调节中起着更为突出的作用。一旦这些信号传入到达血管运动中枢，它们就会通过传出机制向肾脏发送信号以做出反应。这些传入和传出机制的协同作用维持了 Na^+ 和液体平衡。

让我们看看，在盐摄入量低时，传入和传出机制是如何工作的。

第一，盐摄入减少导致 ECF 容量减少，刺激压力感受器（传入机制）；然后中枢神经系统整合调控中枢通过传出机制向肾脏发送信号，保留 Na^+ 和水以恢复 ECF 体积。参与作用的机制涉及：①肾素 - 血管紧张素Ⅱ（angiotensin Ⅱ，AⅡ）- 醛固酮系统；②交感神经系统（sympathetic nervous system，SNS）；③抗利尿激素（antidiuretic hormone，ADH）；④心房钠尿肽（atrial natriuretic peptide，ANP）。

肾素可引起 AⅡ 的形成，后者可以促进肾血管收缩和释放醛固酮；醛固酮刺激肾小管对 Na^+ 的重吸收。

表 6-1　肾脏排 Na⁺ 的传入和传出机制

传入机制	传出机制	
高压（动脉）容量感受器	肾小球滤过率	
颈动脉窦	管周毛细血管 Starling 力	
主动脉弓	小管管腔成分	
胸腔内低压（静脉）感受器	髓质血流量	
心房	体液因素	
肺静脉	肾素 - 血管紧张素 Ⅱ - 醛固酮系统	
肝脏容量体积感受器	前列腺素	
肾内容量感受器	激肽释放酶 - 激肽系统	
肾小球旁器	心房利钠因子	
动脉灌注压力感受器	抗利尿激素	
间质压力感受器	一氧化氮	
中枢神经系统感受器		

第二，SNS 活性增加（去甲肾上腺素）引起肾脏入球小动脉、出球小动脉血管收缩，导致肾血流量（renal blood flow，RBF）降低，肾小球滤过率（glomerular filtration rate）略有下降。随后引起滤过分数（GFR/RBF）增加，导致肾小管周静水压降低和血浆胶体渗透压升高。Starling 力的这些变化，有利于 Na⁺ 通过管周毛细血管重吸收。去甲肾上腺素还刺激肾素分泌和血管紧张素 Ⅱ 形成。

第三，ADH 分泌增加，促进水重吸收。最后，促进 Na⁺ 排泄的 ANP 合成减少。最终结果是排 Na⁺ 减少，维持了 Na⁺ 和水平衡。

当 Na⁺ 摄入量增加时，ECF 体积也增加。传入机制感知这种 ECF 容量负荷过多，血管运动中心通过传出机制传达信息以恢复细胞外液容量。这是通过抑制水盐潴留机制（肾素 - 血管紧张素 Ⅱ - 醛固酮系统，SNS 和 ADH）和激活排盐机制（ANP）来实现的。物理因素的改变也会抑制管周毛细血管中 Na⁺ 的重吸收。这些变化的结果，促进了尿液排钠以维持正常的容量。

二、容量扩张的情况

到目前为止，我们已经讨论了在盐摄入量不同时，如何通过传入和传出机制来调节 ECF 容量体积。然而，这些机制无法在容量过多状态下发挥适当的作用。在临床实践中，通常可以看到 3 种体液容量过负荷的情况，包括：①充血性心力衰竭；②肝硬化；③肾病综合征。

上述临床情况下，除了 ECF 容量过多外，还伴有水钠潴留。这些患者处于 Na⁺ 的正平衡，其 Na⁺ 排泄量低于 Na⁺ 摄入量。在没有肾实质病变的情况下，充血性心力衰竭和肝硬化都可以发生 Na⁺ 和水的潴留。

让我们看看 ECF 容量扩张的患者是如何发生 Na⁺ 潴留的。为了深入了解 Na⁺ 潴留机制，我们需要先了解关于有效动脉血容量的概念，并将其与 ECF 容量区分开来。

三、有效动脉血容量的概念

如上所述，ECF 容量扩张的基本特征是 Na^+ 的过度潴留和水肿的发生。因此，在这些情况下，理解有效动脉血容量（effective arterial blood volume，EABV）的概念至关重要。EABV 并不是一个可测量的数值，它指的是 ECF 容量中用于组织灌注的部分。在健康个体，ECF 容量和 EABV 均为正常，因此 Na^+ 的排泄也是正常的。在充血性心力衰竭（congestive heart failure，CHF）和肝硬化等疾病中，这种机制发生紊乱。例如，CHF 中，ECF 容量扩张。在这种病理情况下，并没有如预期那样出现 Na^+ 排泄增加，相反 Na^+ 排泄减少。因此肾脏的反应，反而类似于低容量状态下的反应。EABV 的概念就可以解释 Na^+ 排泄减少的原因。在 CHF 和肝硬化中，EABV 减少。EABV 减少由压力感受器感知，导致激活盐潴留机制，就像在低盐摄入状态中所见到的反应。结果，尽管 ECF 容量增加，但仍继续发生 Na^+ 潴留。因此，在这些疾病条件下，ECF 体积和 EABV 不相同。虽然没有足够的实验证据来支持 EABV 的概念，但一般认为在 CHF 和肝硬化中，EABV 反映了动脉系统的"容量不足"（underfilling）。因此在这些情况下，EABV 会降低。让我们看看在 CHF 和肝硬化中，EABV 是如何成为 Na^+ 潴留的重要触发因素的。

四、水肿的形成

为理解水肿的形成，理解 Starling 力是很重要的，后者在跨毛细血管液体交换中发挥作用。在体内，液体通过所有毛细血管滤过到间质，然后通过淋巴系统返回到血流中。小动脉末端滤过近 3～5L 的液体，其中大部分在静脉末端被重吸收。留在间质中的剩余体液和蛋白质将通过淋巴系统返回血液。因此，血浆、间质液容量和蛋白质浓度可以维持在接近正常的水平。这种容量的维持是由 Starling 力调节的，这些力具体如下。

毛细血管的静水压（P_c）：驱动液体流出毛细血管的压力。

间质（P_i）静水压力：与 P_c 相反的压力。

毛细血管（Π_c）胶体渗透压：与 P_c 相反的压力。

间质（Π_i）胶体渗透压：与 Π_c 相反的压力。

这些液体运动压力可按如下方式体现在 Starling 方程中：

$$J_v=K_f[(P_c-P_i)-\sigma(\Pi_c-\Pi_i)]$$

其中 J_v 是液体滤过毛细血管的流速，K_f 是毛细血管的过滤系数，σ 是毛细血管与血浆蛋白的反应系数（reflection coefficient），其他代表各种 Starling 力。K_f 表示用于体液转运的毛细血管表面积和孔数。当 σ 值为 1 时，血浆蛋白通过毛细血管壁的通道受到限制，而 σ 值为 0 代表血浆蛋白可以自由通过血管壁。血浆蛋白的 σ 值约为 0.95。K_f 和 σ 的值在不同组织间存在显著差异。图 6-1 解释了这些压力是如何在毛细血管的动脉和静脉末端发挥作用的。

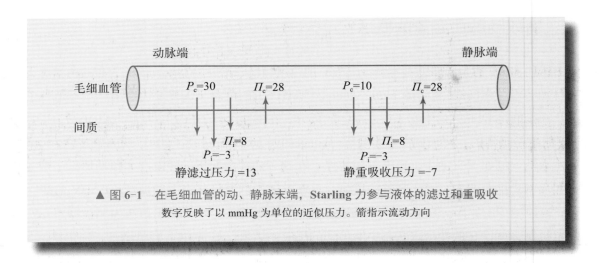

▲ 图 6-1　在毛细血管的动、静脉末端，Starling 力参与液体的滤过和重吸收
数字反映了以 mmHg 为单位的近似压力。箭指示流动方向

　　近年来对 Starling 方程进行了修订，原因是发现内皮糖萼（glycocalyx，糖被，多糖蛋白复合层）和一个被称为亚糖萼间隙（subglycocalyx space）的狭小区域，其间无蛋白质，也参与滤过作用。因此，根据修订的滤过理论，在静脉末端不存在液体重吸收，如图 6-1 所示。此外，在内皮表面层血浆侧（糖萼 Π_p）和亚糖萼区域（Π_{eg}）之间建立了胶体渗透压差，从而抵消了间质胶体渗透压。由于静脉末端没有液体重吸收，因此滤过的体液会通过淋巴系统返回血液循环，导致淋巴液流量增加。综上，修订的滤过理论与经典的 Starling 原理之间的差异有 3 方面：①静脉末端无液体重吸收；②间质胶体渗透压不起作用；③淋巴液回流量远高于 Starling 最初的设想。鉴于这些改变，修订后的方程如下。

$$J_v = K_f [(P_c - P_i) - \sigma (\Pi_p - \Pi_{sg})]$$

　　虽然修订后的方程适用于毛细血管的液体交换，但并不清楚各种毛细血管中的确切渗透压差。在明确这些压力之前，笔者更愿意在毛细血管液体交换中使用原来的 Starling 方程。

　　通常，当 Starling 力发生改变时就会形成水肿。比如，淋巴管从间质引流液体到血液循环中的效率降低，就会导致液体积聚，引起水肿。在 CHF，由于后向性衰竭（backward failure），静脉末端体液积聚，使得静水压力（P_c）升高至足以克服净重吸收力（net reabsorption pressure）的程度，导致液体从毛细血管滤过进入间质，形成水肿。由于水肿，EABV 持续下降。心输出量低，出现前向性衰竭（forward failure），Na^+ 和水持续重吸收，导致 Starling 力改变和水肿形成。肝硬化和肾病综合征引起的水肿，是由于盐和水潴留机制的持续激活和 Starling 力的改变。在肾病综合征中，毛细血管内皮的 K_f 增加，允许蛋白质渗漏，以及经丝氨酸蛋白酶激活的 ENaC，是水肿形成的主要原因（见第 7 ~ 9 章）。

（段　敏　译，陈旭岩　校）

参考文献

[1] Doucet A, Favre G, Deschènes G. Molecular mechanism of edema formation in nephrotic syndrome: therapeutic implications. Pediatr Nephrol. 2007;22:1983–90.

[2] Rondon-Berrios H. New insights into the pathophysiology of oedema in nephrotic syndrome. Nefrologia. 2011;31: 148–54.

[3] Schrier RW. Decreased effective blood volume in edematous disorders: what does this mean? J Am Soc Nephrol. 2007;18:2028–31.

[4] Slotki IN, Skorecki KL. Disorders of sodium balance. In: Skorecki K, et al., editors. Brenner & Rector's the kidney. 10th ed. Philadelphia: Elsevier; 2016. p. 390–459.

第7章　细胞外液容量紊乱：充血性心力衰竭

Disorders of ECF Volume: Congestive Heart Failure

充血性心力衰竭（congestive heart failure，CHF）是由于心脏疾病导致心输出量减少的一种疾病。因此，从定义上来说，患者肾功能本身是正常的。然而，尽管患者的肾功能正常，但充血性心力衰竭却表现为水、钠潴留，细胞外容量（extracellular fluid，ECF）扩张。充血性心力衰竭的心输出量降低是因为"后向型"（backward）心力衰竭和"前向型"（forward）心力衰竭。后向型心力衰竭中，血液淤积在静脉系统使静水压增加，从而使滤到组织间隙的液体增加，最终导致血浆容量减少。前向型心力衰竭中，由于心脏收缩力减低，组织灌注不足，从而导致肾排钠、排水功能异常。在高心输出量的充血性心力衰竭中（如动静脉分流和脚气病），由于血液从动脉直接分流到静脉，导致外周血管阻力降低，造成类似于后向型或前向型心力衰竭。在低心输出量和高心输出量心力衰竭患者中，有效动脉血容量（effective arterial blood volume，EABV）持续下降，这种血容量的"容量不足"（underfilling）会激活盐潴留机制，并激活抗利尿激素（antidiuretic hormone，ADH）的非渗透压性释放机制。心房钠尿肽（atrial natriuretic peptide，ANP）的排钠作用减弱。在充血性心力衰竭患者中，钠重吸收的主要部位是肾脏近端小管。因而血浆容量增加，心输出量得以改善。如果这些机制在血容量过多的情况下仍然持续存在，则可能会因为 Starling 力（参见第 6 章）发生改变而导致水肿。图 7-1 显示充血性心力衰竭中促进钠重吸收增加的机制

一、临床评估

本文对充血性心力衰竭的临床评价进行了简要讨论。心力衰竭（急性或慢性）最常见的临床表现是因为肺淤血和容量负荷过重引起的呼吸困难，其次是由水肿引起的足部和腿部不适，因腹水引起的腹部不适也常常出现。病史中关于处方药物使用、食盐摄入量、非甾体抗炎药（nonsteroidal anti-inflammatory drug，NSAID）使用、头晕、晕厥、心悸、饮酒等内容，都是临床评估的重要组成部分。

体格检查首先从测量血压和脉率开始，必要时测量血压和脉率的体位性变化。接着检查颈部看有无颈静脉怒张（jugular-venous distention，JVD），检查肺部确定有无啰音和胸腔积液，听诊心脏有无明显 S_3 和 P_2 亢进和心脏杂音，检查腹部判断有无腹水。检查下肢足背动脉搏动、水肿，皮肤颜色、触诊

皮温是否降低等都是很重要的体征。同时也需要评估患者精神状态，如是否存在抑郁、意识模糊、健忘、注意力难以集中等情况。

相关实验室检查包括血常规、Na^+、K^+、Cl^-、HCO_3^-、尿素氮（BUN）、肌酐和葡萄糖。其他检查还包括 Ca^{2+}、Mg^{2+} 和磷酸盐浓度。当 Ca^{2+} 浓度较低时，需要根据白蛋白测定值进行校正。肝功能和血脂是必备检查指标。超声心动图和其他影像学检查等需要遵从心脏病科医师意见。

心力衰竭患者的电解质紊乱，常表现为低钠血症、高钾血症或低钾血症。BUN 在急性心力衰竭患者中尤为重要，其水平 > 15.3mmol/L 对判断疾病预后有重要意义。在很多右心心力衰竭及全心心力衰竭患者中，肝功能检查结果异常。在很多心力衰竭患者中，贫血（< 100g/L）也较为常见。

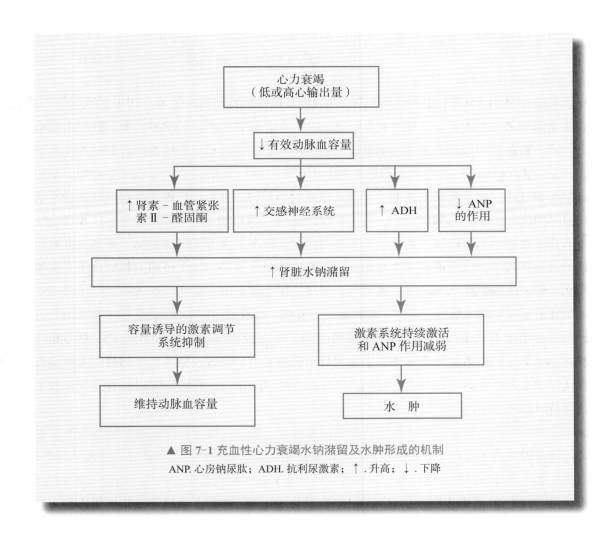

▲ 图 7-1 充血性心力衰竭水钠潴留及水肿形成的机制
ANP. 心房钠尿肽；ADH. 抗利尿激素；↑. 升高；↓. 下降

二、充血性心力衰竭的治疗

此处只讨论水肿的治疗。有效的心力衰竭治疗取决于对水钠潴留及静脉淤血的病理生理过程的理解。全身性水肿会影响所有器官的功能，包括影响心肌导致左心室收缩功能降低、冠状动脉血流量减少、心室顺应性降低。因此，减轻水肿是心力衰竭整体治疗管理中的重要部分。以下治疗措施适用于大多数轻至重度慢性充血性心力衰竭患者，首先要教育患者，让他们知晓自己的病情，让患者记录食盐摄入量及测量每日体重，以此来管理患者盐和水的摄入量，这对慢性心力衰竭患者的长期管理非常有帮助。

三、水肿的处理

（一）非卧床水肿患者的管理

1. 严格限制每日摄入量，Na^+ 2g 或氯化钠（NaCl）5g。避免使用盐替代品，因为它们含有 K^+，在肾功能不全患者中可能会引起高钾血症。限钠可提高利尿药和血管紧张素转化酶抑制药（angiotensin converting enzyme inhibitor，ACEI）的治疗效果。

2. 如果患者服用噻嗪类利尿药，应限制水摄入量以避免低钠血症。

3. 如果限制水盐措施无效，则使用利尿药，最好是使用襻利尿药。起始推荐口服呋塞米 20mg，每日 2 次，随访利钠利尿作用效果。必要时可增加剂量。如果患者无法遵嘱每日两次服药或需要使用长效利尿药，则可以使用布美他尼或托拉塞米替代呋塞米。

4. 某些患者中，在襻利尿药基础上联合应用噻嗪类利尿药（美托拉宗）会有帮助，如在呋塞米基础上加用美托拉宗，可在肾小球滤过率（GFR）降低的患者中起作用。

5. 若患者在适当利尿药治疗基础上，水肿的症状及体征没有改善，体重仍然增加，且患者无服药依从性问题的情况下，应考虑存在利尿药抵抗。利尿药抵抗可以发生于短期用利尿药或长期使用利尿药的患者。第一次使用呋塞米后就可以发生利尿药抵抗，这是因为呋塞米应用后，排出的钠和水的量比摄入量更多。在不到 1 周的时间内，患者就可以达到一个新"稳态"，此时增加利尿药的剂量就不会使电解质的排出量大于摄入量。这就是所谓的"断裂现象"（breaking phenomenon）。目前导致该现象的机制尚不明确。利尿药引起致密斑分泌肾素与血容量无关，血容量减少可以刺激交感神经兴奋，可能导致应用利尿药后钠离子的重吸收增加。如果没有断裂现象，患者就会失去所有体液和盐分，造成极大的容量消耗。

长期使用利尿药导致的利尿药抵抗与多种因素有关。第一，体液减少促进了钠在近端小管的重吸收，流至肾单位其余部分肾小管的滤过液相应减少。第二，襻利尿药与蛋白结合，不能从肾小球滤过，但可以从近端小管分泌。低白蛋白血症会损害这种分泌功能，导致较少的襻利尿药进入其作用部位（髓襻升支粗段）。第三，呋塞米的作用时间短，所以当药效过后，钠离子重吸收作用反而增强。第四，襻利尿药会导致输送到远曲小管的钠离子增多。结果发生导致对噻嗪类利尿药敏感的上皮细胞增生和肥大，这些上皮细胞重吸收 Na^+ 的能力增强。尿钠浓度降低，可能是利尿药抵抗的标志。

6. 不要在没有限盐的基础上突然停用利尿药，以避免增加钠的重吸收。

7. 利尿药可以促进水溶性维生素的排泄，长期治疗的慢性充血性心力衰竭患者也可出现叶酸和硫胺素水平降低。因此，建议补充上述维生素。

8. 应用利尿药的患者每次就诊时，必须测量体重、血压和脉率的体位性变化。

（二）急性失代偿性心力衰竭的住院患者

1. 急性失代偿性心力衰竭（acute decompensated heart failure，ADHF）是老年人住院的最常见原因。对于这些患者，应开始静脉应用呋塞米（5 ～ 10mg/h），直到达到理想的容量状态。持续静脉输注利尿药的给药方式效果好，且优于静脉推注，且可以减少住院时间和降低死亡率。监测血清白蛋白浓度。对于低蛋白血症患者，可联合给予白蛋白（5% 白蛋白 25 ～ 50g）和呋塞米 40 ～ 60mg。但值得注意的是，这样的给药方式不会对所有患者都产生利钠和利尿效果。

2. 除了襻利尿药外，奈西利肽（nesiritide，brain natriuretic peptide，BNP，脑钠肽）可单独或联合呋塞米经静脉输注，以改善肺毛细血管楔压。需要注意，BNP 过度利尿可升高血肌酐水平，并诱发急性心肾综合征。

3. 如果水肿没有改善，且患者存在低钠血症，可给予口服血管加压素受体（V_2）拮抗药，如托伐普坦（15mg），可以排出体内的自由水，从而改善低钠血症和体重。

4. 若利尿药抵抗明显、奈西利肽不再有效、肾功能逐渐恶化时，应考虑采用连续性静脉 - 静脉血液滤过的方式进行超滤，滤除过多水。血液滤过治疗与利尿药治疗相比有以下几个优点。

(1) 排出水和钠。

(2) 低钾血症少见。

(3) 去除促炎细胞因子。

(4) 抑制肾素 - 血管紧张素 II - 醛固酮系统。

(5) 缩短住院时间。

(6) 降低心力衰竭者的再住院率。

(7) 提高生活质量。

(8) 治疗过程细致，可防止出现肾前性氮质血症。

需要注意，血液超滤昂贵，而且存在并发症可能，比如抗凝导致的出血、导管相关性感染。

（三）抑制肾素 - 血管紧张素 II - 醛固酮系统 - 交感神经系统和抗利尿激素

通过药物抑制上述保钠和保水的激素，不仅可以改善心脏收缩功能，还可以减轻水肿。血管紧张素转化酶抑制药（angiotensin converting enzyme inhibitor，ACEI）、血管紧张素受体阻滞药（angiotensin receptor blocker，ARB）或者肾素直接抑制药（direct renin inhibitor）可减轻后负荷，提高心脏收缩能力。这些药物可以拮抗血管紧张素 II（Ang II）的血管收缩作用，从而扩张肾小球出球小动脉。通过扩张血管作用，更多的血流进入肾小管周围毛细血管，增加肾血管内静水压力，降低了血管内胶体渗透压。最终净效应是降低钠离子的重吸收。醛固酮拮抗药如小剂量螺内酯，或醛固酮受体拮抗剂如依普利酮，在心输出量降低的心力衰竭患者中可以提高心肌收缩力。如前面所讲，托伐普坦或其他经批准的 ADH 受体拮抗药可促进水的排泄。β 受体阻滞药如卡维地洛或奈比洛尔可抑制交感神经张力，改善心肌收缩力。心力衰竭的美国黑人患者，通过联合使用硝酸酯类药物和肼屈嗪治疗可能会获益。因此，通过襻利尿药清除患者体内的液体超负荷、通过血管扩张药提高患者心肌收缩力，可以改善充血性心力衰竭症状和体征。在住院患者中，使用奈西利肽有助于抑制肾素 - 血管紧张素 II - 醛固酮系统。

正性肌力药物如多巴酚丁胺和米力农，可以改善患者的心功能和促进尿液排出。

四、心肾综合征

心肾综合征（cardiorenal syndrome，CRS）是最近用于描述心脏和肾脏之间相互作用的术语。不论是健康状态还是疾病状态，这两个器官之间都存在着密切的联系。急性失代偿心力衰竭的住院患者，肾功能与预后不良相关。急性失代偿心力衰竭国家登记试验（acute decompensated heart failure national registry，ADHERE）数据库研究表明，在所有影响因素中，只有高尿素氮（BUN）（≥ 15.3mmol/L）、收缩压＜ 115mmHg 和肌酐水平（≥ 243.1μmol/L）才能预测心力衰竭住院患者的高死亡率。同样，急性肾损伤或慢性肾脏病患者也可能出现心血管事件，如短暂肺水肿、前负荷增加和心律失常。因此，心脏和肾脏之间的关系是错综复杂的，也是不可避免的。

导致 CRS 的机制尚不完全清楚。目前已经制定的一种 CRS 的分类方法，让我们对该综合征的病理生理机制有所理解（图 7-1）。

表 7-1　心肾综合征的分型

分　型	描　　述	推荐治疗措施
Ⅰ 型	急性心脏失代偿（如心源性休克、ADHF）导致急性肾损伤（AKI）	应用利尿药、正性肌力药物、奈西利肽和升压药。因肌酐急性升高，避免应用 ACEI
Ⅱ 型	慢性心力衰竭导致进行性慢性肾脏病（CKD）	应用襻利尿药和保钾利尿药、血管扩张药（包括 ACEI）
Ⅲ 型	AKI 导致急性心脏疾病（水钠潴留、CHF、高钾血症导致的心律失常）	适当治疗心脏疾病
Ⅳ 型	CKD 因纤维化、贫血等引起的慢性心力衰竭	应用襻利尿药，ACEI，ARB，纠正贫血，或根据适应证使用其他药物
Ⅴ 型	系统性疾病（如糖尿病、狼疮）同时导致心脏和肾脏功能不全	治疗基础疾病，采取适当的管理措施，预防心脏和肾脏疾病

◆习题

病例 1　患者女性，60 岁，非裔美国人，既往有高血压病史，因呼吸困难和体重两个月增加 4.5kg 收入院，无胸痛、心悸、头晕和晕厥。目前服用氢氯噻嗪和依那普利，饮食上没有限盐限水，血压控制不佳，目前血压 160/96mmHg，脉率 100 次 /min，血压脉率无体位性改变。查体发现颈静脉怒张、双肺湿啰音、可闻及 S_3 和下肢凹陷性水肿。胸部 X 线检查显示肺部淤血。eGFR ＞ 60ml/min。

问题 1：请叙述患者体重增加的原因。

答：患者饮食不限盐会导致高钠摄入。经询问病史后，患者诉因腿部疼痛服用过布洛芬。过量的钠摄入和布洛芬都会导致液体滞留，最终导致腿部和肺水肿。布洛芬是一种非甾体抗炎药（NSAID）药物，可以导致肾血流量和 eGFR 下降。此外，非甾体抗炎药还能促进肾小管髓襻升支粗段和集合管对钠的再吸收。最终结果是钠潴留，导致水肿和体重增加。

问题 2：请描述此患者的有效循环血容量和尿钠排泄情况。

答：尽管心力衰竭患者细胞外液量增加，但有效循环血容量一般是降低的。由于有效循环血容量降低，因此近端肾小管会重吸收大部分滤过的 Na^+，尿钠浓度 < 10mmol/L。

问题 3：如何改善患者的症状？

答：患者的呼吸困难可通过利尿而改善，如使用襻利尿药呋塞米。一开始可静脉推注呋塞米 40mg，并记录患者尿量。用药 30min 后尿量增加，1 ～ 2h 达到高峰。利尿通过降低左室充盈压而使呼吸困难症状得到改善。在心力衰竭患者中，已经明确在利尿药剂量与利尿效果之间不存在量效关系，但利尿药使用过的剂量从 20 ～ 400mg/d 都有报道。

问题 4：对呋塞米来说，静脉推注给药的效果是否比持续静脉输注更好？

答：这两种方法都在充血性心力衰竭患者中使用过。静脉推注呋塞米（每日 2 次）后，良好利尿效果持续 4 ～ 6h，亚临床治疗效果持续 6 ～ 8h，在此期间，钠的重吸收可能增强。这种反弹效应，在持续静脉输注时可能不会出现。根据一项 Meta 分析，持续静脉输注与静脉推注用药效果相比，尿量更多，肾功能不全的发生更低，死亡率降低，住院时间缩短。然而，有一些研究结果显示，持续静脉输注用药效果与静脉推注用药效果之间没有差别。

问题 5：患者的住院治疗如何？

答：静脉推呋塞米 40mg，该患者开始有良好的利尿效果，24h 内尿量大于 3L，症状得到改善。次日继续静脉推注呋塞米（每日 2 次），随后改为口服呋塞米 80mg/d。患者 4 天内体重下降了 5.4kg，血压降到 140/80mmHg。营养师对其饮食中钠盐摄入量给予了指导。

问题 6：在以后门诊随访中，如何治疗该患者的水肿？

答：需要严格限盐至 5g/d，不使用含盐添加品或盐替代食品。药物治疗应包括口服呋塞米 40mg 每日两次，雷米普利 10mg 替代依那普利，每日一次。建议患者 2 周后复诊。不要服用非甾体抗炎药，可根据情况服用对乙酰氨基酚。

两周后患者门诊随诊时，无呼吸困难，血压 140/82mmHg，脉率 78/min。她下肢轻微水肿。除低密度脂蛋白胆固醇 3.83mmol/L，其他血生化结果正常，给予阿托伐他汀 40mg 每晚服用 1 次，并建议 6 周后复诊。

24 周后，患者复诊血压为 156/90mmHg，体重增加 2.7kg，下肢出现凹陷性水肿。患者坚持低钠饮食，尿 Na^+ 浓度为 20mmol/L。

问题 7：下一步如何治疗？

答：基于患者的尿 Na^+ 浓度和体重增加，考虑髓襻升支粗段以远的肾小管重吸收 Na^+ 增加。因此，应加用噻嗪类利尿药，如美托拉宗 2.5～5mg，以抑制钠的再吸收。在随后的随访中，呋塞米可以增加到每日 3 次。如果患者水肿没有缓解或体重仍增加，则需怀疑发生了利尿药抵抗。

病例 2　患者男性，72 岁，因休息时出现呼吸困难而入院，既往有高血压、2 型糖尿病、冠心病支架植入术后、充血性心力衰竭病史。严格低盐饮食及应用利尿药，但近 4 周发现双下肢水肿。超声心动图示左心室射血分数 40%。用药史：赖脯胰岛素（75/25）20U，每日 1 次；呋塞米 40mg，每日 2 次；美托拉宗 2.5mg，每日 1 次；螺内酯 12.5mg，每日 1 次；卡维地洛 12.5mg，每日 2 次；雷米普利 10mg，每日 1 次；阿托伐他汀 40mg，每日 1 次；氯吡格雷 75mg，每日 1 次；阿司匹林 81mg，每日 1 次。查体：血压 100/60mmHg，脉率 102 次/min，体重 98kg，肺部湿啰音，S_3 增强，颈静脉怒张，肝颈静脉回流征阳性，膝以下凹陷性水肿。实验室检查：Na^+ 134mmol/L，K^+ 3.8mmol/L，Cl^- 90mmol/L，HCO_3^- 28mmol/L，BUN 16.4mmol/L，肌酐 159.1μmol/L，eGFR ＜ 60ml/min，葡萄糖 5.5mmol/L，HbA1c 7%。尿常规：尿蛋白（++）。心电图显示心动过速。

问题 1：开始应如何处置？

答：患者需要立即缓解因容量超负荷引起的症状。持续静脉输注呋塞米（5mg/h）比静脉推注效果好，因为其安全性更高、利尿效果更好且不易造成肾功能损害。如果呋塞米效果不好，则应使用奈西利肽，直至尿量得到改善。奈西利肽的推荐剂量为负荷量 2μg/kg，然后 0.01μg/（kg·min）维持。奈西利肽可同时扩张静脉和动脉，也包括冠状动脉；还可以降低静脉压和降低心室压，同时可略增加心输出量。因此，患者的呼吸困难可以得到改善。在使用奈西利肽时，需要使用的呋塞米剂量就会减少。如果患者的尿量仍不满意，需考虑使用硝酸甘油 20μg/min 输注。硝酸甘油会引起低血压，因此需监测血压，一旦收缩压 ＜ 90mmHg，就应该停用该药物。

患者的症状在 48h 内得到了改善。然而，他的尿量和水肿并没有明显改善。体重从 98kg 降至 96kg。复查肌酐为 185.6μmol/L。血压维持在 100/56mmHg。

问题 2：下一步治疗措施是什么？

答：对于射血分数降低患者，应考虑肾上腺素能受体激动药如多巴酚丁胺。多巴酚丁胺通过减轻后负荷、增加心肌收缩力来改善心输出量。当使用剂量为 1～2μg/（kg·min）时，也可改善肾灌注。

应用多巴酚丁胺后，若患者 24h 尿量无明显改善，考虑使用另一种正性肌力药物磷酸二酯酶抑制药如米力农，负荷量为 25μg/kg，维持量 0.1μg/（kg·min），以改善心肌收缩力。米力农阻断 cAMP 的降解，导致 Ca^{2+} 内流进入心肌细胞，增强心肌收缩力。患者的血压、尿量和水肿仍没有改善。血清肌酐水平在 $282.88\mu mol/L$。

问题 3：接下来应该如何治疗？

答：患者出现 II 型心肾综合征。利尿药、奈西利肽和硝酸甘油均应停药。血液滤过是该患者的最佳选择。应开始连续静脉血液滤过，以去除体内多余液体。随着液体去除，肌酐也逐渐改善。某些患者需要连续静脉血液透析滤过。

（王　非　译，陈旭岩　校）

参考文献

[1] Hadjiphilippou S, Kon SP. Cardiorenal syndrome: review of our current understanding. J Royal Soc Med 2015;o:1–6.

[2] House AA, Haapio M, Lassus J, et al. Therapeutic strategies for heart failure in cardiorenal syndromes. Am J Kidney Dis. 2010;56:759–73.

[3] Liang KV, Williams AW, Greene EL, et al. Acute decompensated heart failure and the cardiorenal syndrome. Crit Care Med. 2008;36(Suppl 1):S75–88.

[4] Schrier RW. Renal sodium excretion, edematous disorders, and diuretic use. In: Schrier RW, editor. Renal and electrolyte disorders. 7th ed. Philadelphia: Kluwer; 2010. p. 45–85.

第8章 细胞外液容量紊乱：肝硬化
Disorders of ECF Volume: Cirrhosis of the Liver

　　水钠潴留和细胞外液（extracellular fluid，ECF）容量增加所导致的水肿和腹水，是严重肝病患者最常见的临床表现。这些临床表现的始动因素是肝细胞坏死。病理学上来说，肝硬化时肝脏表现为纤维化和结节性再生。肝功能检测（转氨酶、胆红素、碱性磷酸酶）是异常的。

　　与充血性心力衰竭（congestive heart failure，CHF）相似，肝硬化时发生的水钠潴留，是因为激活了水钠潴留机制而非肾脏本身病变的结果。如同在 CHF 一样，由于内脏循环的动脉血管舒张，有效动脉血容量（effective arterial blood volume，EABV）减少，然后才形成水肿。EABV 下降后，激活神经体液的缩血管物质和抗利尿激素（antidiuretic hormone，ADH）释放机制（图 8-1）。因此，近端小管和远端小管对 Na^+ 重吸收增加。ADH 也促进水的重吸收。对心房钠尿肽（atrial natriuretic peptide，ANP）的抵抗也参与钠潴留。当这些机制持续作用时，即便血浆容量正常，由于 Starling 力量的变化会促进水肿形成。导致内脏血管扩张的调节因素可能包括一氧化氮、内毒素和前列腺素。

一、临床评估

　　这里仅就肝硬化的临床评估进行简要讨论。肝硬化（急性或慢性）患者的最常见临床表现是呼吸困难、由于腹水导致的腹部不适和下肢水肿。包括采集用药史、食盐摄入、非处方药诸如非甾体抗炎药（nonsteroidal anti-inflammatory drug，NSAID）、头晕和近期酒精摄入等，都是临床整体评估的一部分。

　　体格检查从测量血压、脉率开始，如有必要，则检查这两项指标的体位性变化。颈部、肺部、心脏和腹部查体，检查有无颈静脉怒张（jugular venous distention，JVD）、湿啰音、胸腔积液、明显的 S_3 和 P_2、心脏杂音和腹水。检查下肢的动脉搏动、水肿和皮肤色素沉着，都是非常重要的关注点。精神状态比如抑郁、意识混乱、健忘和注意力不集中等，都需要检查评估，以确定是否存在肝性脑病。

　　肝硬化患者的相关电解质异常是利尿药导致的低钠血症和高 / 低钾血症。BUN 和血肌酐水平可以揭示肾功能状态。很多肝硬化患者的肝功能检查结果不正常。很多患者还存在贫血（< 100g/L）。

二、水肿的治疗

　　1. 每天限定 Na^+ 摄入量至 88mmol（进食 2g Na^+）。少于 60mmol Na^+ 的饮食可能令人难以接受。若不限制食盐的摄入量将会导致体重增加。请记住，Na^+ 潴留量达到 135～140mmol 将使 ECF 增加容量 1L 或者体重增加 1kg。

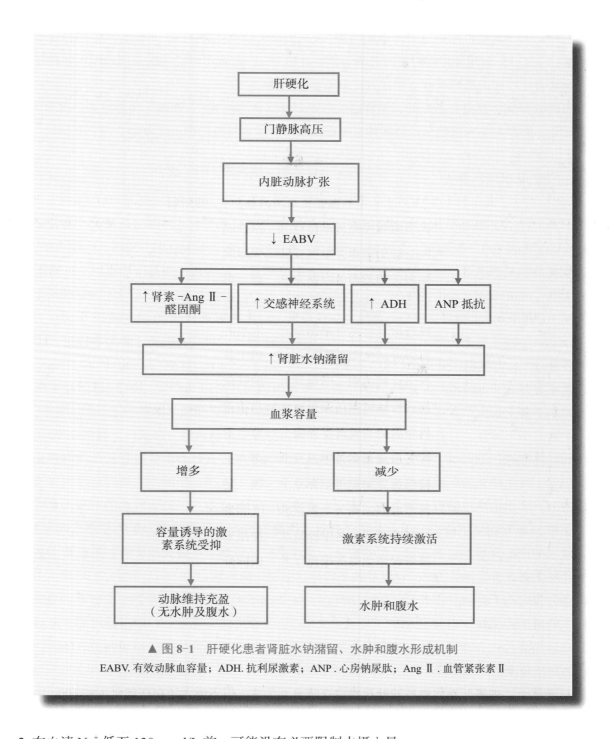

▲ 图 8-1　肝硬化患者肾脏水钠潴留、水肿和腹水形成机制

EABV. 有效动脉血容量；ADH. 抗利尿激素；ANP. 心房钠尿肽；Ang Ⅱ. 血管紧张素 Ⅱ

2. 在血清 Na^+ 低至 130mmol/L 前，可能没有必要限制水摄入量。

3. 患者在日常门诊随诊中，应测量随机尿 [Na^+]，记录对饮食医嘱的依从性。在家中和办公室中测量体重是非常有益的。对于无水肿患者，理想体重下降速度约为 0.5kg/d。

4. 如果限盐限水措施无效，则开始服用螺内酯 100mg/d，随后每 7 天逐渐增加剂量至最大量 400mg/d。如果水肿和高钾血症没有缓解，则开始应用呋塞米 20～40mg/d。7d 内评估体重、水肿和容量状况，此后每 2 周评估一次。调整呋塞米剂量，可至 160mg/d。

5. 有时，对于难治性水肿患者测量随机尿 Na^+/K^+ 比值（24h 尿更佳），可能有助于选择合适的利尿药。如果比值＜ 1，单用螺内酯可能对患者有效；比值＞ 1，呋塞米可能是患者用药的正确选择。这有助于避免联合使用螺内酯和呋塞米而导致过多的容量消耗。

6. 有时候卧床休息是有帮助的，患者白天行走时肾脏会潴留 Na^+，而卧床休息时则会排泄 Na^+。但是需要注意，并没有临床试验显示卧床休息可以改善水肿或者提高药物治疗效果。

三、腹水的形成

从图 8-1 可以清晰地看出，水钠潴留甚至在肝硬化早期即可发生，其原因是肾素 - 血管紧张素 II（angiotensin，Ang II）- 醛固酮、交感神经系统（sympathetic nervous system，SNS）的激活和 ADH 的非渗透性释放。某些患者由于严格限制饮食，其水肿和腹水可能表现不明显。如果以上针对水肿的治疗措施无效，患者可能开始出现腹水，这是肝硬化最常见的并发症。大约 60% 的代偿期肝硬化患者在病程初期 10 年内会产生腹水。仅有门静脉高压的患者（门静脉压＞ 12mmHg）也会产生腹水。非肝硬化病因也会产生腹水，本章节不做讨论。肝硬化患者产生腹水的机制有以下 3 种经典理论：①容量不足；②容量过多；③外周血管舒张。

容量不足理论（underfill theory）认为，肝血窦和内脏循环产生 Starling 力（门静脉静水压升高和胶体渗透压下降）发生严重不平衡，导致液体渗出进入腹腔，这就是腹水的产生的开始。这种 Starling 力的不平衡有如下解释。与其他部位的毛细血管不同，肝血窦对蛋白质（白蛋白）通透性很高。因此，肝血窦的胶体渗透压会降低，但是肝血窦的静水压仍保持不变，这就会促使血浆从血管内移动至肝血窦的淋巴管。发生硬化的肝脏会产生大量的淋巴液（＞ 20L/d），当淋巴液产生速度超过胸导管的引流清除能力时，多出的淋巴液就会从肝脏"溢出"到腹膜腔而形成腹水。随着腹水的增多，血管内血容量将会下降，即 EABV 下降。EABV 下降会刺激水钠潴留机制，导致了腹水进一步增多和水肿发生。因此，腹水的产生先于 Na^+ 的潴留。尽管容量不足理论已经得到一些研究的支持，但也有一些其他研究显示肝硬化患者血浆容量增高。这就导致了容量过多理论的形成。

容量过多理论（overfill theory）认为，肾脏对 Na^+ 的潴留作用先于腹水的产生。似乎肝静脉回流受阻引起了肾脏 Na^+ 潴留，而与 EABV 下降无关。Na^+ 潴留导致血浆容量、心输出量增加，内脏血流量升高并导致门静脉压升高。门静脉高压加上静水压增加，就会驱动液体进入组织间隙。随后，液体流入腹膜腔产生腹水。

这两种理论并不能完全解释所有的肝硬化患者的腹水产生。因此又提出了第三种理论——外周血管舒张理论（peripheral vasodilation theory）。该理论认为，门静脉高压激活了血管舒张机制，其中大部分是因为一氧化氮（NO）生成过多并参与介导，最终导致了内脏和外周动脉血管舒张。这种血管舒张导致了血管充盈不足和 EABV 下降。在容量不足理论中，EABV 并非为真正的低血容量，但是与动脉血管舒张导致的动脉系统明显扩张有关。动脉循环充盈不足被动脉压力感受器感知，从而刺激肾

素 -Ang Ⅱ - 醛固酮、SNS 和 ADH 轴的激活。这些轴激活的静效应就是由肾脏潴留 Na^+ 和水，从而增加血容量，产生腹水和水肿（图 8-1）。因此，钠潴留发生于动脉系统扩张之后。抑制 NO 合成可以防止动脉系统扩张，防止发生水钠潴留。

在轻中度肝硬化，动脉血管中度扩张，产生的淋巴液很容易通过胸导管进入血液循环。在这个进程中，由于一过性 Na^+ 和水的重吸收增加，EABV 得以维持。结果，血浆容量增加，抑制了肾素 -Ang Ⅱ - 醛固酮、SNS 和 ADH 活性。因此，不会发生水肿和腹水（图 8-1）。

四、腹水的治疗

欧洲肝脏研究协会的指南，根据腹腔内腹水量将之分为 3 期。这种分期系统避免了不必要的治疗。表 8-1 显示了这种分期系统并且提出了治疗腹水的方法建议。

表 8-1　腹水的分期和推荐的治疗方法

分　期	定　义	推荐治疗
Ⅰ 期腹水	少量（轻微），超声检查可发现	不需治疗。患者需要多久才能进展到 Ⅱ 期的时间不确定
Ⅱ 期腹水	中等量液体，出现腹胀	限盐和利尿药
Ⅲ 期腹水	大量液体，出现严重腹胀	大量时腹腔穿刺引流，限盐和利尿药

（一）限盐

1. Na^+ 饮食摄入（88mmol/d）或 5g 盐（1 茶匙）摄入（85mmol）。

2. 除非患者出现低钠血症，一般不限制饮水。

（二）利尿药

1. 螺内酯和呋塞米。初次出现中等量腹水的患者，应服用螺内酯 100mg/d，每 7 天增加剂量至最大量 400mg/d。监测血 K^+。如果螺内酯无效或者高钾血症明显，开始服用呋塞米 40mg/d 至最大量 160mg/d。维持两药联合治疗，比例维持在 100mg/40mg（螺内酯 / 呋塞米）。按照这个比例，血清 $[K^+]$ 常常可以稳定在正常范围内。

2. 反复发作张力性腹水的患者，应按上条所述，同时联合使用螺内酯和呋塞米。未发生水肿的患者在应用利尿药治疗期间，体重下降速度应控制在大约 0.5kg/d；而已经发生水肿的患者，则体重速度下降应控制在大约 1kg/d。联合治疗方案可以缩短患者的住院时间。

3. 一些患者在限盐和应用利尿药期间，体重仍会增加。在确认他们出现利尿药抵抗之前，有必要检测尿 $[Na^+]$ 来判断对饮食措施的依从性。检测随机尿的 Na^+/K^+ 比值会有所帮助。对利尿药抵抗的患者，该比值＜ 2.5，而对利尿药敏感的患者，该比值＞ 2.5。

4. 当腹水量减至少量或消失时，应减少利尿药剂量。如果出现低钠血症或者低血容量时，则停用利尿药。患者出现肾损伤或者肝性脑病时，也需要停用利尿药。

5. 当患者因利尿药导致的低血容量而住院时，为预防腹水积聚，胶体（5% 白蛋白）的效果比晶体

（生理盐水）更好。在某些腹水较少的患者，可以考虑使用生理盐水，从而减少白蛋白用量。

（三）大量腹腔穿刺术

1. 大量腹腔穿刺术（large-volume paracentesis，LVP），一次放出腹水 5～7L，是 Ⅲ 期腹水患者的治疗选择，随后输注 6～8g/L 的白蛋白以预防循环功能受损。白蛋白比其他血浆扩容药更有效。

2. 患者在 LVP 后应服用最大剂量的利尿药，预防腹水再积聚。

3. 某些药物，如 NSAID 和氨基糖苷类药物，禁用于腹水患者。这些患者也应避免使用血管紧张素转化酶抑制药（angiotensin-converting enzyme inhibitor，ACEI）或者血管紧张素受体阻滞药（angiotensin receptor blocker，ARB），因为它们可以降低血压并增加血肌酐水平。

4. 肾功能正常患者，使用造影剂检查并非禁忌。但肾功能受损患者，应该评估造影剂检查的获益 - 风险比。

（四）难治性腹水

难治性腹水定义为腹水对限盐和最大剂量的利尿药治疗无效，且在 LVP 后再度快速出现。这些患者存在 Na^+ 潴留。一般说来，腹水 $[Na^+]$ 与血浆 $[Na^+]$ 相似。如果血浆 $[Na^+]$ 是 130mmol/L，清除 5L 腹水等同于清除大约 650mmol 的 Na^+。假设患者每日饮食摄取 5g 盐（85mmol），经由尿液和粪便排泄 13mmol，患者净潴留钠 72（85-13=72）mmol/d。因此，清除 5L 的腹水等同于清除 9d 潴留的 Na^+（72mmol/d×9d=648mmol）。因此，推荐进行频繁治疗性 LVP，并联合输注白蛋白。需要注意，连续腹穿容易使患者发生感染、蛋白质营养不良和其他的并发症。若这些患者的尿钠 < 30mmol/L，则应停用利尿药。对于难治性腹水患者，米多君 7.5mg，每日 3 次，可以提高尿量、增加尿 Na^+ 分泌，升高平均动脉压，改善患者预后。

对需要反复进行 LVP 着来说，经颈静脉肝内门体分流（transjugular intrahepatic portosystemic shunt，TIPS）是一种替代方法。但 TIPS 和肝性脑病的发生有关。同时，与持续 LVP 比较，TIPS 并未发现有更好的生存获益。某些难治性腹水的患者，具有进行肝移植的明确指征。

一些研究证实，患者每周输注白蛋白、每天 2 次服用可乐定 0.075mg，或者皮下注射奥曲肽，可以改善腹水。

五、肝肾综合征

肝肾综合征（hepatorenal syndrome，HRS）定义为有严重肝病和腹水的患者出现肾衰竭。它也可能发生于急性肝衰竭的患者。肾衰竭与肾脏本身的疾病无关。2015 年修订了 HRS 的诊断标准（表 8-2）。

因此，HRS 仍属于排除性诊断。HRS 分为 2 种类型。Ⅰ 型 HRS 的特征是在 2 周时间内，肾功能损伤快速进展。这往往由于自发性细菌性腹膜炎诱发。Ⅱ 型 HRS 与肾功能缓慢恶化相关，存活率优于 Ⅰ 型 HRS。

HRS 的发病机制包括神经激素系统激活导致的 EABV 下降、肾小球入球小动脉收缩。因此，肾脏血流量减少。并且由于全身血管舒张导致动脉血压下降，也会引起心脏输出量的下降。同时存在的全身性炎症也会降低心输出量。HRS 的发病机制中，也涉及肾上腺功能相对不全。所有这些机制都会损伤心脏功能和肾脏血流量，从而导致 HRS 的肾功能受损。

表 8-2　HRS 的诊断标准

---

① 诊断肝硬化和腹水
② 依据 ICA-AKI 标准，诊断为 AKI
③ 对停用利尿药、应用白蛋白 1g/kg 扩容治疗 2d 后无反应
④ 没有休克
⑤ 目前或近期没用肾毒性药物（NSAID、氨基糖苷类、含碘造影剂等）
⑥ 没有肉眼可见的肾脏结构性损伤*，后者是指
　　无蛋白尿（> 500mg/d）
　　无显微镜下血尿（每高倍视野> 50RBC）
　　肾脏超声无异常发现

---

*满足这些标准的患者仍有可能为肾脏结构性疾病如小管损伤。尿的生物学标志物可能是精确鉴别 HRS 和急性肾小管损伤的
重要指标。AKI. 急性肾损伤；ICA. 国际腹水俱乐部；NSAID. 非甾体抗炎药；RBC. 红细胞

（一）治疗

已经证明，药物治疗可以改善 I 型 HRS 的临床进程，是首选的治疗方法。最常用的联合治疗是缩血管药物和白蛋白。已经在临床试验中被反复使用的缩血管药物有血管加压素、特利加压素（一种血管加压素类似物，对 V_1 和 V_2 受体的效应更强）、去甲肾上腺素、米多君和多巴胺。缩血管药物被用于治疗内脏血管舒张，白蛋白用于扩张动脉容量。奥曲肽，一种长效的生长抑素类似物，可以降低门静脉压、收缩内脏血管。缩血管治疗的目的是提高平均动脉压。已经证实，不论使用何种药物，只要平均动脉压升高 > 5mmHg 就可以改善 I 型 HRS 患者的肾功能。对于复发性或难治性腹水患者，应用米多君 7.5mg，每日 3 次，可以提高尿量、增加尿 Na^+ 排出，提高平均动脉压和生存率。同时，缩血管治疗联合或不联合白蛋白，都能够降低两种类型 HRS 的死亡率。临床试验中最常用的联合治疗方案如下。

联合方案 1（特利加压素 + 白蛋白）：特利加压素（在美国尚未被批准）初始剂量 1mg，静脉注射，每 4 ～ 6 小时 1 次。如果第 3 天的血肌酐水平较基线水平下降少于 25%，则增加剂量至 2mg，每 4 ～ 8 小时 1 次，如果没有不良反应，可加至最大量 12mg/d。同时予以 25% 白蛋白 1g/kg 输注，随后每天白蛋白 20 ～ 50g。继续治疗，最长疗程 14 天。这是首选的联合治疗方案。

联合方案 2（米多君 + 奥曲肽 + 白蛋白）：根据需要，米多君（一种 α_1 受体激动药）初始剂量 7.5 ～ 12.5mg，口服，每 8 小时一次，使平均动脉压较基线水平增加 10mmHg。同时，予以奥曲肽 100 ～ 200μg，皮下注射，每 8 小时一次。同样，也予以 25% 白蛋白 1g/kg 予输注，随后每天 20 ～ 50g。疗程为 14d。这是无特利加压素时的首选联合治疗方案。

联合方案 3（去甲肾上腺素 + 白蛋白）：去甲肾上腺素初始量 0.5 ～ 3mg/h，静脉注射，直到平均动脉压较基线上升至少 10mmHg。同时予以 25% 白蛋白 1g/kg 输注，随后每天 20 ～ 50g。最长疗程尚不确定。若治疗 4d 后，患者肾功能仍无好转，则可能无法改善其 HRS，需要其他的治疗方案（如下）。

已经证明，上述联合治疗方案可以改善 25% ～ 83% 的 HRS，而单用白蛋白仅能改善 8.7% ～ 12.5% 的 HRS。如果 HRS 复发，仍可以再次应用上述联合治疗方案中的一个。值得注意的是，暴发性肝衰竭的急性肝病所致 HRS，可能对上述联合治疗方案均无反应。HRS 的缩血管治疗方案存在如下禁忌证：①冠心病；②心律失常；③呼吸衰竭或心力衰竭；④严重高血压；⑤脑血管意外；⑥外周血管疾病；⑦严重支气管痉挛。

（二）其他治疗方案

- 单用 TIPS 或联合其他药物治疗。
- 血液透析或腹膜透析（非首选治疗）。
- 连续性静 - 静脉血液滤过（continuous venovenous hemofiltration，CVVH）。
- 连续性静 - 静脉血液透析滤过（continuous venovenous hemodiafiltration，CVVHDF）。
- 体外白蛋白透析系统（分子吸附再循环系统，molecular adsorbent recirculating system or MARS）。
- 原位肝移植。

◆ 习题

病例 1　患者女性，50 岁，首次就诊于急诊室，主诉为呼吸困难、腹胀加重和下肢水肿持续 4 周。既往酗酒史，每日饮酒 1 品脱（美制，473ml）持续 20 年。否认服用任何药物，正常规律饮食。血压 124/68mmHg，脉率 80 次 /min。肺部湿啰音、闻及 S_3、腹壁张力大、腹水，可凹性水肿达到膝盖处。相关的实验室检查结果：血 $[Na^+]$ 128mmol/L，$[K^+]$ 3.6mmol/L 和肌酐 70.7μmol/L。胸部 X 线检查提示肺淤血。

问题 1：这位患者是否存在 Na^+ 或水的代谢问题或是两者都有？

答：该患者同时存在 Na^+ 和水的代谢问题。根据体格检查发现，患者存在总 $[Na^+]$ 过多。除了肝硬化之外，患者还患有充血性心力衰竭（CHF）。肝脏疾病（硬化）和 CHF 都以 EABV 降低为特征。因此，患者同时存在 Na^+ 和水潴留。

问题 2：患者的尿 Na^+ 排泄情况如何？

答：由于神经激素系统的激活，患者的 EABV 下降，故其尿 Na^+ 排泄应 < 10mmol/L。

问题 3：对患者应如何治疗？

答：因为该患者的主要问题是 Na^+ 和水的潴留，因此同时限制 Na^+ 和水的摄入将有助于降低体重。该患者有肺部湿啰音和肺淤血，因此静脉输注襻利尿药例如呋塞米 40mg，每日 2 次，将会有益。开始时予以螺内酯 100mg，每 2 ~ 3 天增加 100mg，直至最大剂量 400mg/d。如果尿量仍不足，应尝试呋塞米增加剂量直至 160mg（80mg，每日 2 次）。建议卧床休息以改善心输出量和增加肾小球滤过率（glomerular filtration rate，GFR）。患者的腹水和 CHF 应该可以获得改善。如果经过以上的治疗，患者的腹水仍无改善，则建议 LVP 联合 5% 白蛋白（6 ~ 8g/L）补充治疗。应每天测量并记录体重、血压、液体出入量。

经过以上治疗，患者体重在 7d 内下降了 14kg。患者血 $[Na^+]$134mmol/L，血肌酐还是 70.7μmol/L。她接受了限盐饮食和戒酒的教育，出院时服用螺内酯 400mg，每日 1 次和呋塞米 80mg，每日 2 次。她在 2 周后门诊复诊。在门诊，发现患者有明显容量不足，且体重又下降了 4kg。在 2 周内，其腹水并未增加。

问题 4：下一步治疗应该怎么办？

答：患者应住院补液稳定血容量。应停用利尿药，并且输注 5% 白蛋白（100g/d）。第二天应给予生理盐水 1L 和 5% 白蛋白 50g。应每天监测体重、血压和液体出入量。出院时，呋塞米剂量应减至 40mg，每日 2 次，并且根据需要降低螺内酯的剂量。

病例 2　患者男性，38 岁，丙型肝炎肝硬化，出现难治性腹水，需要每两周进行 LVP（引流 5～7L）和白蛋白输注。他已经应用最大剂量的呋塞米和螺内酯，但并未预防性应用抗生素。近 6 个月患者病情平稳。本次就诊主诉为腹部不适和腹痛。LVP（6L）之后，因为可疑自发性细菌性腹膜炎（spontaneous bacterial peritonitis, SBP）入院进行抗生素治疗。患者血 Na$^+$130mmol/L，肌酐 114.9μmol/L，胆红素 136.8μmol/L。尿常规检查中，除胆红素外，其他结果正常。患者尿 Na$^+$ < 10mmol/L。腹水白细胞计数为 500，细菌培养尚无结果回报。

问题 1：对该患者应如何治疗？

答：应停用利尿药。应依据预计 GFR（eGFR）给予三代头孢类抗生素，例如头孢噻肟（2g，静脉注射，每 8 小时一次）或者头孢曲松(1g，每 12 小时一次)。在诊断 SBP 时就给予 5% 白蛋白 1.5g/kg，并且在第 3 天予 1g/kg 可能会明显延缓 HRS 进程。这种联合治疗方案（抗生素和白蛋白）应持续至少 5d。

尽管接受上述联合治疗，患者胆红素水平上升至 171μmol/L，肌酐水平上升至 212.2μmol/L。尿常规检查大致同前，无新发改变。

问题 2：患者的现在诊断是什么？应如何治疗？

答：该患者发展成为 I 型 HRS，30% 的 SBP 患者会发生 HRS。应开始联合使用血管收缩药白蛋白治疗。诊断 HRS 后应立即开始选用上述联合治疗方案中的 1 种或 2 种开始治疗。如果治疗 14d 仍无效果，应考虑其他治疗方案，如 CVVH 或 CVVHDF、TIPS 或肝移植。

（张向阳　译，陈旭岩　校）

参考文献

[1] Angeli P, Ginès P, Wong F, et al. Diagnosis and management of acute kidney injury in patients with cirrhosis: revised consensus recommendations of the International Club of Ascites. J Hepatol. 2015;62:968–74.

[2] Durand F, Graupera I, Ginès P, et al. Pathogenesis of hepatorenal syndrome: implications for therapy. Am J Kidney Dis. 2016;67:318–28.

[3] Ginès P, Cardenas A, Sola E, et al. Liver disease and the kidney. In: Coffman TM, et al., editors. Schrier's diseases of the kidney. 9th ed. Philadelphia: Lippincott Williams & Wilkins; 2013. p. 1965–96.

[4] Runyon BA. Introduction to the revised American Association for the study of liver disease practice guideline management of adult patients with ascites due to cirrhosis 2012. Hepatology. 2013;57:1651–3.

第 9 章 细胞外液容量紊乱：肾病综合征

Disorders of ECF Volume: Nephrotic Syndrome

　　与充血性心力衰竭（congestive heart failure，CHF）和肝硬化患者不同，肾病综合征患者存在某些肾脏疾病基础。此外，并非所有肾病综合征患者都存在有效动脉血容量（effective arterial blood volume，EABV）不足。肾病综合征的特征是蛋白尿（超过 3.5g/d），低蛋白血症，高脂血症，水肿和脂尿症。其中的水钠潴留机制尚不清楚。传统容量不足理论（underfill）认为，尿液中蛋白质流失会引起低蛋白血症和血浆渗透压下降。这些因素促使液体进入组织间隙，从而导致血管内低血容量，激活钠潴留机制（图 9-1）。然而，两条证据链与这一传统理论相左。首先，不是所有先天性白蛋白缺乏（无白蛋白血症）的患者都会发生水肿；其次，某些肾病综合征患者虽然存在低蛋白血症，但他们的血管内容量是正常或增加的。该证据表明，在肾病综合征中除了低蛋白血症和低血容量以外，还有其他机制在肾脏的水钠潴留中发挥作用。

　　实验证据也表明，肾脏水钠潴留是因为肾内原因，与钠潴留机制无关。因此，血浆容量增加，增加的循环血容量漏入间质引起水肿，被称为"容量过多"理论（overfill）（图 9-1）。

　　肾病综合征患者钠重吸收的主要部位是集合管，这为分子理论提供了基础。根据这个理论，肾病综合征患者出现钠离子潴留，是由于集合管主细胞的上皮钠通道（epithelial Na^+ channel，ENaC）过度活动所导致。阿米洛利可以抑制 ENaC。研究还表明，位于主细胞基外侧底膜的 Na^+/K^+-ATP 酶活性增强。其产生的净效应是 Na^+ 重吸收增加。局部来自纤溶酶原的纤溶酶，似乎可以增加 ENaC 活性。在肾病综合征中，纤溶酶原是通过肾小球滤过的。当它到达皮质集合管时，它被尿激酶分解成纤溶酶，纤溶酶激活 ENaC 重吸收 Na^+，导致 Na^+ 排泄减少。因此，在肾病综合征中形成水肿。

　　最后，心房钠尿肽（ANP）和脑钠肽（BNP）在肾病综合征水肿形成中也一定作用。这两种激素的水平在肾病综合征中都升高；然而，它们的利尿利钠作用减弱，导致水钠潴留和水肿形成。

一、临床评价

　　本文就肾病综合征的临床评价作一简要讨论。肾病综合征患者最常见的临床表现是下肢水肿。获取患者详细的处方药用药史、食盐摄入史、非处方药用药史如非甾体抗炎药（NSAID）、呼吸困难和头晕等，都是临床整体评估的一部分。

　　体格检查，首先测量血压和脉率，并观察是否有体位性变化。其次检查颈部、肺部、心脏和腹部，确认是否有颈静脉怒张、湿啰音和胸腔积液、明显的第三心音（S_3）和肺动脉区第二心音（P_2）、杂音或腹水。检查下肢末端的脉搏、水肿和皮肤颜色等，这些都非常重要。

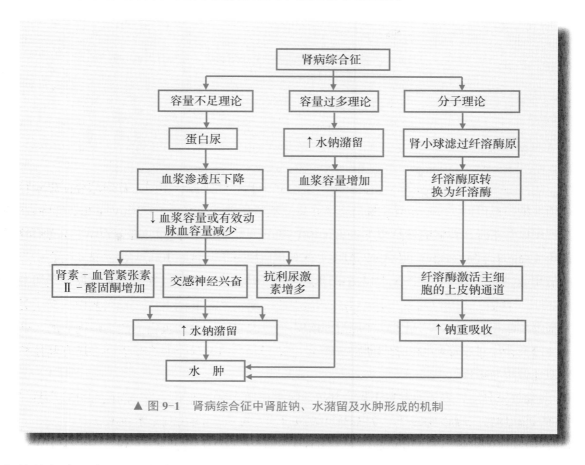

▲ 图 9-1　肾病综合征中肾脏钠、水潴留及水肿形成的机制

　　相关的实验室检查包括血常规、Na^+、K^+、Cl^-、HCO_3^-、血尿素氮（BUN）、肌酐和葡萄糖。其他检查项目包括 Ca^{2+}、Mg^{2+}、磷酸盐和血脂状况。检查尿液分析，蛋白 / 肌酐比，如果可能的话，要常规检测 24h 尿蛋白和尿肌酐。应进行血清蛋白电泳检查，以发现排泄白蛋白以外的其他蛋白质。有必要进行血清学常规检查（表 9-1）。

　　肾病综合征患者因使用利尿药，会出现电解质紊乱，常见的有低钠血症和高钾 / 低钾血症。很多肾病综合征患者也常出现贫血（＜ 100g/L）。

二、治疗

　　1. 治疗肾病综合征的基础病因。使用免疫抑制药（类固醇、环磷酰胺、环孢素、霉酚酸酯和其他药物，根据适应证决定）。

　　2. 限制饮食中钠的摄入，其建议与充血性心力衰竭和肝硬化中相同。

　　3. 联合使用襻利尿药和阿米洛利治疗水肿。也可用螺内酯代替阿米洛利。

水、电解质和酸碱平衡紊乱：临床评估与管理（原书第 2 版）
Fluid, Electrolyte and Acid-Base Disorders : Clinical Evaluation and Management（2nd Edition）

表 9-1　肾病综合征的相关血清学检查

检查项目	说明
VDRL	VDRL 阳性的肾病综合征患者，可能有潜在的微小病变或膜性肾病
ASO（抗链球菌溶血素 O）滴度	排除感染后肾小球肾炎
补体（C3 和 C4）	补体水平降低：感染后肾小球肾炎、狼疮性肾炎、膜增生性肾小球肾炎和冷球蛋白血症
艾滋病、乙型肝炎和丙型肝炎，根据情况决定	识别各种相关疾病
cANCA 和 pANCA	识别韦格纳（Wegener）肉芽肿（肉芽肿伴多血管炎）和显微镜下多动脉炎

VDRL. 性病研究实验室；cANCA. 胞质抗中性粒细胞胞质抗体；pANCA. 核周抗中性粒细胞胞质抗体

4. 当血清白蛋白低于 20g/L 时，蛋白质摄入量应限制在 1g/（kg·d）以内。

5. 使用血管紧张素转化酶抑制药（angiotensin-converting enzyme inhibitor，ACEI）或血管紧张素受体阻滞药（angiotensin receptor blocker，ARB）改善蛋白尿，预防肾脏疾病进展。

6. 使用 ACEI 或 ARB 的同时，加入小剂量螺内酯（12.5～50mg），以改善蛋白尿和预防肾脏疾病的进展。

7. 高钾血症相当常见，故需要监测血清钾浓度。

8. 他汀类药物对改善血脂和蛋白尿很重要。

9. 避免使用非甾体抗炎药。

10. 避免过度利尿，因为血容量不足会导致急性肾损伤。

11. 如果利尿药作用越来越差，考虑超滤治疗。

12. 需要注意的是，一旦蛋白尿改善，水肿就会消退。

13. 不要同时使用呋塞米和氨苯蝶啶，因为后者会抑制前者在近端小管的分泌。

◆ 习题

病例 1 患者男性，46 岁，蛋白尿和腿部水肿 3 个月，由初级医疗机构转入。患者无其他病史，无用药史，长期吸烟。患者 2 个月前发现下肢水肿。血压 132/80mmHg，脉率 74 次 /min，除下肢凹陷性水肿外，体格检查结果正常。血清化学和血常规结果正常。血清白蛋白 32g/L。尿分析显示蛋白尿（++++），脂肪管型。尿蛋白 / 肌酐比值为 7.2，24h 尿蛋白 7.1g。尿钠 142mmol/L。体重 94kg。患者同意进行肾活检，病理结果为膜性肾病。对膜性肾病病因的检查结果为阴性。患者未参加医疗保险。

问题 1：对水肿最初治疗管理是什么？

答：限制饮食中元素钠（88mmol）的摄入是治疗管理的第一步。使用呋塞米 40mg，每日 1 次和赖诺普利（一种 ACEI）20mg，每日 1 次，改善水肿和蛋白尿。

两周后患者复诊，水肿加重，血压无变化，体重 95kg。尿钠 132mmol/L，总蛋白排泄量 6.9g。

问题 2：患者的尿钠结果是反映了饮食钠摄入还是呋塞米的影响？

答：最初，呋塞米具有利尿和利钠的作用，但几天后身体建立了新的平衡，钠的每日排泄量不再超过每日摄入量。因此，尿钠 132mmol/L 反映了他的每日摄入量，而不是呋塞米的影响。对于未限制低盐饮食的患者，ACEI 不能发挥全部作用。

问题 3：如何治疗水肿？

答：患者应坚持低盐饮食，使用呋塞米，就会降低血钠浓度。同时，赖诺普利通过改变肾小管周围毛细血管压的 Starling 力（参见第 6 章）来促进钠排泄。

两周后患者水肿略有好转，尿钠 79mmol/L，体重为 93kg，血清 K^+ 3.4mmol/L，其他血清检验结果正常。

问题 4：接下来应该怎么做？

答：该患者可能适合加用阿米洛利 5mg，每日 1 次，既可避免低钾血症，又能改善水肿。

问题 5：改善蛋白尿会改善水肿吗？

答：会的。在任何肾小球病变引起的肾病综合征患者中，肾病综合征病情自发缓解或经免疫抑制治疗缓解，都可改善水肿。该患者的肾小球疾病可能对免疫抑制药治疗有反应，值得尝试。

4 周后，患者尿蛋白 6.1g，水肿改善，体重 89kg。低钾血症消失，血清白蛋白 35g/L，但低密度脂蛋白 3.2mmol/L。

问题 6：接下来应该怎么做？

答：添加阿托伐他汀 20mg，每日 1 次，可改善低密度脂蛋白和蛋白尿。

问题 7：对该患者的最终治疗策略是什么？

答：对该患者的治疗策略如下。

(1) 将饮食中的元素钠摄入限制在 85～88mmol/d。

(2) 继续联合使用呋塞米和阿米洛利。

(3) 必要时，使用其他襻利尿药（布美他尼或托拉塞米）。

(4) 用 ACEI 或 ARB 以及免疫抑制药来减轻蛋白尿，并逐渐减少药量。

(5) 限制蛋白质摄入量小于 1g/（kg·d）。

(6) 继续服用阿托伐他汀，并进行肝功能测试和肌酸激酶检查。

(7) 避免使用非甾体抗炎药，如有需要，建议使用对乙酰氨基酚止痛。

(8) 避免过度利尿和发生低血容量。

病例 2 患者女性，54 岁，因顽固性水肿及虚弱、行走困难入院。患者肥胖，患有 2 型糖尿病、高血压和冠状动脉疾病。持续服用最大剂量的呋塞米、螺内酯、吲达帕胺和 ACEI。患者按照医生的要求饮食。尿量 600ml/d，血压 120/76mmHg，脉率 82 次 /min，肌酐 141.4μmol/L，其他血清检验结果正常。糖化血红蛋白（glycosylated hemoglobin，HbA1c）为 7%。患者应用的其他药物包括胰岛素、阿托伐他汀、维生素 D 和阿司匹林。24h 尿蛋白 8.2g。

问题 1：患者的利尿抵抗是如何发生发展的？

答：对于依从性好的患者来说，利尿抵抗是指在使用适当的利尿药之后体重及水肿仍增加。利尿药抵抗与多种因素有关。第一，相对低血容量促进了近端小管对钠的重吸收，降低了其向肾单位远端的传递量。这与交感神经系统和肾素 - 血管紧张素Ⅱ- 醛固酮系统的激活有关。第二，血液循环中利尿药与白蛋白结合，不被滤过，但会在近端小管内被分泌。低蛋白血症削弱了这种分泌功能，导致输送到其作用部位（髓襻升支粗段）的利尿药减少。第三，呋塞米作用时间短，使利尿后钠重吸收增强，最终，襻利尿药向远端小管输送更多的钠。结果，噻嗪敏感上皮细胞发生增生、肥大，增加了对钠的再吸收。低尿钠水平说明了利尿药抵抗。

问题 2：低蛋白血症如何引起肾病综合征中的利尿药抵抗？

答：低蛋白血症引起的利尿药抵抗现象已经被充分认识。第一，呋塞米的蛋白质结合率大于 95%，该复合物被输送到近端小管进行分泌作用。在低蛋白血症中，蛋白质结合减少导致有更多的未结合药物（导致分布容积增加）和更少的肾小管分泌量。第二，低蛋白血症时呋塞米的代谢清除率增加，第三，分泌到管腔的呋塞米，即使有少量与滤过的白蛋白结合，也会降低输送到作用部位的药物量。

问题 3：联合应用呋塞米和白蛋白会增加利钠和利尿作用吗？

答：如前所述，低蛋白血症会减弱呋塞米的利钠作用。最初研究表明，在成人和儿童肾病综合征患者中，呋塞米与白蛋白预混输注可增强利钠作用。其他研究未能证实这一观察结果。一些关于充血性心力衰竭和低蛋白血症患者的病例报告，显示了呋塞米和白蛋白联合治疗具有有益效果。因此，这种联合用药应该遵循个体化原则。

（宋开元 译，陈旭岩 校）

参考文献

[1] Doucet A, Favre G, Deschènes G. Molecular mechanism of edema formation in nephrotic syndrome: therapeutic implications. Ped Nephrol. 2007;22:1983–90.

[2] Duffy M, Jain S, Harrell N, et al. Albumin and furosemide combination for management of edema in nephrotic syndrome: a review of clinical studies. Cell. 2015;4:622–30.

[3] Elhassan EA, Scrier RW. Disorders of extracellular volume. In: Johnson RJ, Feehally J, Floege J, editors. Comprehensive clinical nephrology. 5th ed. Philadelphia: Elsevier Saunders; 2015. p. 80–93.

[4] Rondon-Berrios H. New insights into the pathophysiology of oedema in nephrotc syndrome. Nefrologia. 2011;31:148–54.

[5] Siddall EC, Radhakrishnan J. The pathophysiology of edema formation in the nephrotic syndrome. Kidney Int. 2012;82:635–42.

第 10 章 细胞外液容量紊乱：容量不足
Disorders of ECF Volume: Volume Contraction

如第 6 章所述，细胞外液（extracellular fluid，ECF）容量的维持，依赖于细胞外 Na^+ 浓度（$[Na^+]$）。机体 Na^+ 总量增加会导致 ECF 容量增加，而机体 Na^+ 总量减少则会减少 ECF 容量。大部分危重患者和不能摄入足够 Na^+ 和水的患者会出现容量不足，肾功能正常者很难出现容量不足。容量不足的症状和体征取决于 Na^+ 丢失的速度。突然丢失 Na^+ 会导致血压和心输出量的明显下降，而缓慢和持续时间长的 Na^+ 丢失仅会导致血压的轻度下降。纯水丢失导致血 $[Na^+]$ 升高而引发高渗，而 Na^+ 和水的同时丢失会导致低血压。

一、容量不足的病因

多种疾病可以导致容量减少。一般说来，Na^+ 的丢失会同时通过肾脏途径和肾外途径发生，如表 10-1 所示。

表 10-1 Na^+ 丢失的肾外和肾脏原因

肾外途径丢失	肾脏丢失
经胃肠道丢失 　呕吐 　腹泻 　鼻胃管引流 　肠瘘 　出血 **跨细胞丢失** 　急性胰腺炎 　肠梗阻 　腹膜炎 　小肠梗阻 　胸腔积液 **经皮肤丢失** 　大量出汗 　烧伤 　炎症性皮肤病 　囊性纤维化	**正常肾脏丢失 Na^+** 　利尿药 　肾上腺功能不全 　肾素分泌减少 **肾脏疾病丢失 Na^+** 　慢性肾脏病 　急性肾损伤应用利尿药期间 　梗阻解除后利尿 　肾移植 　失盐性肾病 　小管间质性病变

二、脱水与容量减少

一般来说，"脱水"和"容量减少"在临床实践中是可以互换使用的。尽管这两者都是临床诊断，它们在某些方面却有所不同。脱水是纯水丢失伴血 [Na$^+$] 升高。其中大部分（2/3）的水丢失是来源于细胞内液（intracellular fluid，ICF），而很少部分来源于血管内液体。因此，血压仅轻微降低或保持正常。而容量减少中，Na$^+$ 和水丢失主要来源于 ECF（血管内液体）。因此，这些患者会有体位性血压和脉率改变。故而这两种情况的病理生理机制是不同的，症状和体征也会有所区别（表 10-2）。治疗措施也有不同。

表 10-2　与容量不足相关的临床和实验室特征

临床评估	脱　水	容量不足
病　史		
饮食中 Na$^+$ 和水摄入不足	有	有
肾脏病史	有	有
用药史（利尿药）	有	有
旅行史、腹泻、呕吐、出血	有	有
症状：口渴、虚弱、头晕、昏睡	有（口渴较重）	有（口渴较轻）
体格检查		
低血压	有	有
体位性血压和脉率改变	无	有
皮肤弹性下降	+	+++
黏膜干燥	+++	+
尿量↓	+++	++
实验室检查结果		
血 [Na$^+$]	高	正常 / 轻度下降
血清渗透压	高	正常
血清肌酐	+	++
血清 BUN	+	++
血细胞比容	+	++
尿渗透压	+++	+
尿 [Na$^+$]	< 10mmol/L	> 10mmol/L
Na$^+$ 排泄分数	< 1%	> 2%

+. 轻度；++. 中度；+++. 中度；↓. 下降；BUN. 血尿素氮

体液丢失的类型：习惯上将体液丢失分为低渗性、等渗性或高渗性 3 型容量减少。"容量不足"（contraction）这个术语包括脱水和容量减少。低渗性容量不足往往发生于电解质（盐）丢失量超过水丢失量。电解质丢失过多导致血浆渗透压下降，导致水从 ECF 向 ICF 转移以保持渗透压平衡（参见第 1 章）。因此 ICF 扩张。利尿药应用就是一个例子。等渗性容量不足时由于盐和水按比例丢失，例如每丢失水 1L，伴随 154mmol 的 Na^+ 和 154mmol 的 Cl^- 丢失。因此，血浆渗透压不变，ECF 和 ICF 之间没有水的转移。但是，等渗液体完全是从 ECF 丢失，从而导致容量不足。因此，等渗性液体丢失更容易导致循环衰竭。腹泻是导致等渗性容量不足的原因之一。高渗性容量不足，水丢失量超过盐丢失量。因此，血浆 $[Na^+]$ 和渗透压升高，导致水从 ICF 向 ECF 转移。饮水减少、出汗过多、血糖升高导致的尿排水排钠增加，均可以导致高渗性容量不足。

三、临床评估

通过充足的病史、体格检查症状和体征以及实验室检查结果，可以诊断 ECF 容量不足（表 10-2）。有时，临床很难鉴别脱水和容量减少。有关禁水试验（water deprivation）的研究表明，至少需要丢失水 10%（3 ～ 4L）才会在体格检查时发现容量不足的证据；至少需要丢失水 15%（> 6L）才会出现症状体征的体位性改变。体液总量轻度丢失（2% ～ 4%），在直立时脉率变化可能刚刚超过立位时的预计值，故往往在体格检查时未被注意到。

四、治疗

容量不足患者治疗的目标包括 2 个方面：①增加重要脏器比如大脑、肾脏、肝脏的灌注压；②改善患者的躯体症状。

（一）脱水

如前所述，高渗性脱水患者表现为明显口渴和神经学改变，应缓慢补足所缺水分（如果患者能口服，则饮用纯水，否则采用 5% 葡萄糖溶液）。如果血 $[Na^+]$ > 160mmol/L，则在补液中控制钠每天下降不超过 6 ～ 8mmol。为了达到此目标，应计算水缺失量。当液体补足时，由于 GFR 改善，患者将开始排尿。在高渗状态被缓慢纠正后，口渴和精神状态也将得到改善。

（二）容量不足

容量不足的患者应输注生理盐水（0.9%）来进行血管内扩容治疗。这种液体可以快速恢复血管内容量，从而改善血压和 GFR。症状和体征将在 24h 内得到改善。

◆ 习题

病例 1 患者男性，70 岁，因昏睡和头晕被送到急诊科。有高血压和房性心律失常病史。他正在服用利尿药（氢氯噻嗪），并没有服用任何抗心律失常药物。平卧位血压 120/80mmHg，脉率是 110 次 /min，而坐位血压是 100/60mmHg，脉率是 120 次 /min。无发热。实验室检查结果如下。

Na^+ = 134mmol/L   肌酐 = 132.6μmol/L

K^+ = 3.1mmol/L   血糖 = 7.8mmol/L

Cl^- = 88mmol/L   血红蛋白 = 140g/L

HCO_3^- = 28mmol/L   血细胞比容 = 50%

BUN = 14.2mmol/L   尿 Na^+ = 20mmol/L

问题 1： 该患者有脱水或者容量缺乏吗？

答：该患者存在容量缺乏，因为其有体位性血压和脉率的改变。

问题 2： 讨论一下该患者头晕和嗜睡的原因。

答：患者存在体位性血压和脉率改变，这可能是因为应用利尿药导致血管内容量缺乏。BUN、肌酐、血细胞比容升高，尿 Na^+ 20mmol/L，也提示了容量不足是由于血管内 Na^+ 和水的同时丢失造成的。当老年高血压患者血压水平下降到目前水平，大脑和其他重要脏器的血液灌注会减少。头晕和嗜睡都与相对低血压有关。

问题 3： 该患者应如何治疗？

答：因为该患者有症状，快速纠正容量缺乏很重要。开始时首选的液体是生理盐水（0.9%）。在第 1 个小时，静脉输注生理盐水应至少 1L。由于生理盐水可以留在细胞外间隙，既可以增加血压，也可以改善肾脏和大脑的灌注。因此，GFR 会升高，患者的嗜睡会得到缓解。GFR 改善后，K^+ 也会被排出，因此有必要补充 K^+。随后的静脉液体应用取决于血液生化监测结果。

问题 4： 如果该患者输注 5% 葡萄糖会发生什么？

答：该患者使用 5% 葡萄糖治疗是不合适的。它既不会改善容量状态也不会升高血压。同时，由于葡萄糖介导胰岛素释放，会导致 K^+ 在细胞内外发生转移，血清 K^+ 水平会下降。这种相对低钾血症会加重心律失常。

病例 2 患者女性，36 岁，由于头晕、虚弱、食欲不佳、乏力和想吃盐 4 周来诊。患者有哮喘病史但并没有接受任何治疗。有 1 型糖尿病家族史和甲状腺功能减退家族史。入院时，坐位血压 100/60mmHg，脉率 100 次 /min，立位血压 80/48mmHg，脉率 120 次 /min。体温 37.5℃。实验室检查结果如下。

$Na^+ = 124mmol/L$ 　　　肌酐 $= 159.1\mu mol/L$

$K^+ = 6.1mmol/L$ 　　　血糖 $= 2.8mmol/L$

$Cl^- = 114mmol/L$ 　　　血红蛋白 $= 130g/L$

$HCO_3^- = 20mmol/L$ 　　　血细胞比容 $= 40\%$

$BUN = 15.0mmol/L$ 　　　尿 $Na^+ = 60mmol/L$

问题 1：该患者的有效动脉血容量（EABV）如何？

答：EABV 是下降的，因为她存在低血容量（容量不足）。

问题 2：该患者最可能的诊断是什么？

答：基于体位性血压和脉率改变、低钠血症、高钾血症、急性肾损伤、低血糖和高尿 Na^+ 排泄，最可能的诊断是艾迪生病（Addison's disease，糖皮质激素和盐皮质激素缺乏），这是一种自身免疫性疾病。患者的症状和体征，与容量不足和电解质异常相关。低血压与上述激素缺乏导致的 Na^+ 和水同时丢失有关。

问题 3：该患者应该如何治疗？

答：首先，用氢化可的松 100mg，静脉注射，进行糖皮质激素替代治疗，随后每 6h 一次。患者同时也需要容量替代治疗。最理想的液体是生理盐水。患者可能需要输注生理盐水数升。一些医生可能会选择 5% 葡萄糖和生理盐水。但用 5% 葡萄糖可能会使血 Na^+ 下降。应继续补充生理盐水直至血压和尿量得到改善。不需要应用盐皮质激素治疗。

（宋琳琳　译，陈旭岩　校）

参考文献

[1] Bhave G, Neilson EG. Volume depletion versus dehydration: how understanding the difference can guide therapy. Am J Kidney Dis. 2011;58:302–9.

[2] Elhassan EA, Scrier RW. Disorders of extracellular volume. In: Johnson RJ, Feehally J, Floege J, editors. Comprehensive clinical nephrology. 5th ed. Philadelphia: Elsevier Saunders; 2015. p. 80–93.

[3] Mange K, Matsura D, Cizman B, et al. Language guiding therapy: the case of dehydration versus volume depletion. Ann Intern Med. 1997;127:848–53.

[4] Spital A. Dehydration versus volume depletion and the importance of getting it right. Am J Kidney Dis. 2007;49:721–2.

第 11 章　水代谢紊乱：生理学
Disorders of Water Balance: Physiology

在本章中，我们将讨论机体维持血浆渗透压和水平衡的机制。与钠平衡一样，水平衡取决于摄入的水量和排出的水量。因此，水的摄入量与水的排出量相平衡。在正常人中，水摄入的主要来源是经口摄入，也有其他来源，如固体食物和代谢的中间产物。对于住院患者，静脉输液是水摄入的主要来源。透析患者在治疗期间也可能获得水分。

如果水摄入量和排出量不平衡，则血浆渗透压就会发生变化。然而在健康个体中，通过下丘脑－垂体－抗利尿激素（antidiuretic hormone，ADH）轴的调控，血浆渗透压在相当窄的范围内波动（±1%～2%）。正常的血浆渗透压变动于 280～295mOsm/（kg·H_2O）。如果血浆渗透压增加 1%～2%，就会产生渴感，循环中 ADH 水平增加，并且机体会主动饮用液体。通过 ADH 在肾脏集合管中的作用，将水分保留在体内，血浆渗透压就会恢复正常。如果血浆渗透压降低，则发生相反的变化。维持正常血浆渗透压的主要影响因素是口渴的感觉，通过渴感、ADH、肾脏对 ADH 反应的综合作用，机体完成对血浆渗透压和水平衡的调节。渗透调节（osmoregulation）是专业术语，一般指体液渗透压的调节。

一、渴感的控制

渴感对维持正常的体液渗透压至关重要，定义为对摄入水分的欲望。渴感异常可能是生理性的，也可以是病理性的。渴感的主要调节因子是体液的有效渗透压（渗透性口渴）。例如，血浆渗透压增加（高渗性）引起渴感感受器细胞皱缩来刺激产生渴感。这些细胞位于第三脑室附近的前外侧下丘脑。低血容量也刺激产生口渴（低血容量性口渴）。该机制似乎是因为血管紧张素 Ⅱ 增加导致。相反，由尿素氮或酒精引起的血浆渗透压增加不会刺激产生渴感，因为渴感渗透压感受器不会因此发生皱缩。这些物质就被称之为无效渗透物质，它们容易穿透细胞膜，因此不会产生并保持渗透梯度，口渴渗透压感受器的细胞也不会皱缩。

二、抗利尿激素的结构与合成

抗利尿激素（ADH）是一种含有 9 个氨基酸的多肽，其第 8 位氨基酸为精氨酸，因此也称之为精氨酸加压素（arginine vasopressin，AVP）。在临床实践中，术语 AVP 和 ADH 为同义语。第 1 位和第 6 位氨基酸为半胱氨酸，这 2 个氨基酸之间形成二硫键。去除这个二硫键就会破坏 ADH 的生物活性。若第 8 位精氨酸被赖氨酸取代，则成为赖氨酸加压素，存在于猪体内。

ADH 由下丘脑的视上核和室旁核合成。最初合成为前体蛋白，称为前激素原。该前激素原含有信号肽、加压素、垂体后叶素运载蛋白（neurophysin）Ⅱ、和肽素（copeptin）。随后，去除信号肽后转化为激素原。该激素原由 3 种成分组成：加压素、垂体后叶素运载蛋白Ⅱ、和肽素。在下丘脑神经核的胞体中，激素原被包装在分泌囊泡中。含有激素原的分泌囊泡通过下丘脑神经垂体通路转运到垂体后叶。在该转运过程中，激素原被分解形成 ADH、垂体后叶素运载蛋白Ⅱ、和肽素。垂体后叶素运载蛋白Ⅱ的作用是作为载体蛋白，将加压素从下丘脑转运到垂体后叶。

受到刺激后，ADH 通过钙依赖性胞吐作用从垂体后叶释放。ADH 的半衰期为 10 ～ 25min，在肝脏和肾脏中降解。在血浆中，ADH 被特定的酶清除，即血管加压素酶。

三、抗利尿激素释放的调控

ADH 释放的主要生理刺激是血浆渗透压。血浆渗透压增加会刺激 ADH 释放，而血浆渗透压下降则抑制 ADH 释放。已经表明，当血浆渗透压低于 280mOsm /（kg·H_2O）时，ADH 的血浆水平低至测不出。相反，当血浆渗透压大于 295mOsm /（kg·H_2O）时，ADH 的血浆水平大幅度增加。血浆渗透压增加 1% ～ 2% 就可引起渗透压感受器细胞皱缩，随后导致 ADH 合成并释放到血液循环中。渗透压降低导致渗透压感受器细胞肿胀，最终抑制 ADH 释放。除了渗透刺激外，其他几种非渗透因素也会影响 ADH 释放（表 11-1）。

表 11-1　影响 ADH 释放的部分因素

刺激因素	效应	刺激因素	效应
渗透性刺激			
血浆渗透压升高	↑	血浆渗透压降低	↓
非渗透性刺激			
血压或血容量下降	↑	胆碱能和多巴胺能药物	↑
血压或血容量增加	↓	血管紧张素Ⅱ	↑
恶心	↑	麻醉药	↑
疼痛	↑	抗代谢药物	↑
生理应激	↑	口服降糖药（氯磺丙脲）	↑
低血糖	↑	乙醇	↓
低 PO_2 或高 PCO_2	↑	苯妥英钠	↓
α 肾上腺素能药物	↓	前列腺素（PGE_2）	↓
β 肾上腺素能药物	↑	心房钠尿肽	↓

↑.增强；↓.减弱

四、和肽素

和肽素（copeptin）和 ADH 一起释放，它是含 39 个氨基酸的糖肽，分子量 5kDa。和肽素基本上被忽视，直至 2006 年才被认为可以作为 ADH 的替代性生物标志物，并证明其与 ADH 之间存在线性关系。通常，由于 ADH 血清浓度很低，室温条件下不稳定以及其他技术问题，导致 ADH 水平很难测量。因此，血清 ADH 水平不是常规可以获得的。虽然和肽素的测量还没有商业化，但它的测量似乎不太麻烦。与 ADH 类似，在健康人体中，和肽素水平在低渗透压时被抑制，在高渗压条件下升高。此外，已经证实了和肽素水平与渗透压之间存在密切关系，渗透压阈值为 282mOsm/（kg·H_2O）。应激会增加和肽素水平。一些研究表明，血清和肽素水平有助于评估低钠血症和多尿综合征（见第 12 章和第 13 章）。

五、肾脏中水孔蛋白的分布

在我们讨论 ADH 的作用机制之前，必须先了解水孔蛋白的分布，水通道即称为水孔蛋白（aquaporin，AQP），命名原因是因为它们参与跨上皮细胞的水转运。AQP 位于细胞膜上，参与肾单位和其他器官的水转运。哺乳动物有 13 种 AQP。在肾脏中，AQP1～4 参与水转运。AQP-1 在近端肾小管和髓襻降支的上皮细胞顶膜和基底外侧膜上表达，也存在于降直小血管（descending vasa recta）。髓襻升支的粗段和细段没有 AQP-1 分布，故此处对水的通透性低。AQP-2 存在于肾脏皮质、外髓质、内髓质集合管主细胞的顶膜中，也存在于内髓质集合管的细胞内。AQP-3 主要表达于从皮质到乳头尖端的集合管主细胞的基底外侧膜，而 AQP-4 存在于内髓集合管主细胞的基底外侧膜。在 4 种 AQP 中，只有 AQP-2 受 ADH 调节。该激素刺激 AQP-2 的合成和向主细胞顶膜的嵌入，以增加水的通透性。

六、抗利尿激素的机制和作用

（一）机制

ADH 的主要作用部位在肾脏。然而，正如加压素这个名称的字面含义，ADH 对血管具有升压作用。ADH 通过膜受体发挥作用。迄今为止，已经确定了 4 种不同的 ADH 受体。血管加压素 V_1 受体存在于血管平滑肌、肝脏和肾小球系膜细胞。ADH 与这些受体的结合，通过肌醇三磷酸途径增加了胞质 Ca^{2+} 浓度。血管加压素 V_2 受体分布于肾髓质的髓襻升支粗段和集合管的上皮细胞上。在大鼠中，血管加压素 V_3 受体存在于肾脏、垂体、心脏和脾脏中，而在人类，它们仅限于垂体。血管加压素 V_4 受体（称为血管加压素激活钙启动的受体，vasopressin-activated calcium-mobilizing receptor）分布于肾脏、心脏、大脑和骨骼肌。

在集合管中，血管加压素 V_2 受体是负责水重吸收的主要受体。简而言之，ADH 与集合管中的 V_2 受体结合，促进集合管管腔中水的重吸收，机制如下（图 11-1）：ADH 与位于细胞基底外侧膜的 V_2 受体结合，V_2 受体与兴奋性 G 蛋白偶联，G 蛋白激活后使腺苷酸环化酶活化，腺苷酸环化酶将 ATP（三磷酸腺苷）转化为 cAMP（环—磷酸腺苷）。cAMP 激活蛋白激酶 A，然后激活细胞内含有 AQP-2 囊泡的水孔蛋白。随后通过细胞内囊泡的胞吐作用将这些 AQP-2 水孔蛋白转移至细胞顶膜以发挥水重吸收的作用。这种转位过程称之为"穿梭"假说。一旦 ADH 水平低，随着 AQP-2 水孔蛋白转移回细胞内囊泡，水的通透性降低。AQP-3 和 AQP-4 水孔蛋白促进了水从细胞基底外侧膜的转出。

（二）作用

ADH 在肾脏中具有以下作用。

1. 在主细胞中，它增加肾皮质和肾髓质集合管对水的通透性，在尿液浓缩和稀释中起重要作用。

2. 增加肾脏内髓集合管末端尿素的运输，从而参与尿液浓缩过程中的尿素循环。

3. 激活钠钾氯协同转运蛋白，增加肾髓质髓襻粗段中对 NaCl 的重吸收。

4. 刺激通过肾皮质集合管中的上皮钠通道的 NaCl 转运和 Na$^+$ 转运。

七、尿液浓缩和稀释

维持尿液浓缩和稀释的过程，简要总结如下。

1. 通过调节水分的排泄，肾脏可以预防体液量变化和渗透压变化达到危及生命的程度。在机体缺水期间，肾脏重吸收水并排出浓缩（高渗性）尿液，渗透压可达 1200mOsm/（kg·H$_2$O）。当摄入水过量时，肾脏会产生稀释（低渗性）尿液，渗透压可达 50mOsm/（kg·H$_2$O）。因此，肾脏可以根据机体对水的需求来浓缩或稀释尿液。

2. 尿液浓缩是由于髓襻的综合作用和 ADH 对集合管的作用。髓襻的综合作用，是通过一种称为逆流倍增（countercurrent multiplication）的过程，在肾髓质中逐渐产生高渗透压（高渗性）；ADH 对集合管的作用，是通过调节 AQP-2 水孔蛋白来增加对集合管水的渗透性。此外，髓襻升支粗段对 NaCl 的重吸收，对于维持肾髓质高渗性也是十分关键的。

3. 逆流倍增产生的髓质高渗性，是由直小血管通过逆流交换（countercurrent exchange）的过程来维持的。直小血管是供应肾髓质的血管。尿素占髓质间质中溶质的 50%，通过尿素循环过程来维持髓质的高渗性，发挥了重要作用。ADH 在尿素循环中起重要作用。

4. 当 ADH 水平低或缺乏时，则形成稀释的尿液。尿液稀释也可能是由于肾小管对 ADH 的作用产生抵抗而产生。

5. 有些疾病会损害尿液的浓缩和稀释功能。例如，过度水摄入和低蛋白质摄入会导致产生尿素减少，或通过襻利尿药抑制髓襻升支粗段对 NaCl 的重吸收而损害肾脏的浓缩功能。另一方面，噻嗪类利尿药会损害肾脏的稀释能力。抗利尿激素分泌失调综合征的患者，不能根据体内血清 [Na$^+$] 浓度将尿液稀释到适当的程度。

6. 肾脏稀释或浓缩尿液的能力，通过测量集合管排出的自由水清除率（solute-free water clearance，C_{H_2O}）或集合管重吸收水（tubular conservation of water，$T^c_{H_2O}$）的量来反映。

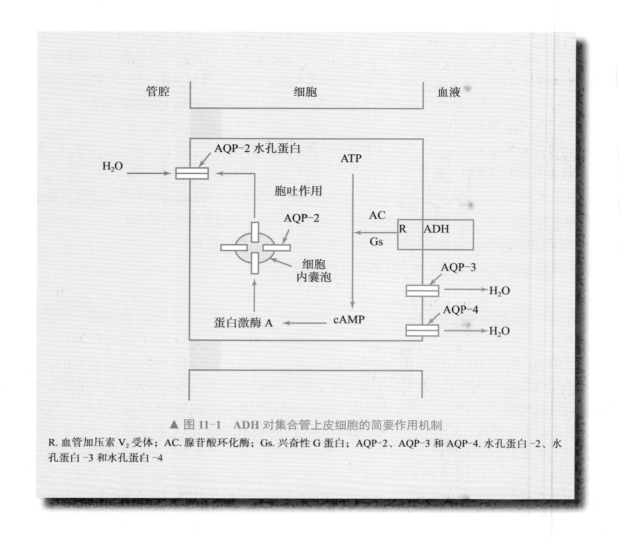

▲ 图 11-1　ADH 对集合管上皮细胞的简要作用机制

R. 血管加压素 V_2 受体；AC. 腺苷酸环化酶；Gs. 兴奋性 G 蛋白；AQP-2、AQP-3 和 AQP-4. 水孔蛋白 -2、水孔蛋白 -3 和水孔蛋白 -4

八、尿液浓缩和稀释功能的测定

　　肾脏浓缩或稀释尿液的能力，可以通过测量尿渗透压来定量表示。如前所述，在适当的条件下，肾脏可以将尿液稀释至 50mOsm /（kg·H_2O），或者可以将其浓缩至 1200mOsm /（kg·H_2O）。在稀释的尿液中，排出的水比溶质多，即肾小管重吸收水较少而排出水较多。相反，在浓缩的尿液中，更多的自由水被重吸收。为了量化水的排泄量或重吸收量，引入了自由水清除率（free water clearance）和渗透清除率（osmolar clearance）的概念。根据这些概念，尿液（V）由两部分组成：一部分含有所有溶质，与血浆渗透压等渗，称为渗透清除率（C_{osm}），另一部分是不含溶质的水，称为自由（无溶质）水清除率（C_{H_2O}）。临床上用 C_{H_2O} 来评估肾脏的浓缩与稀释功能。目前应用以下等式来表示 V、C_{osm} 和 C_{H_2O} 之间的关系：

$$V = C_{osm} + C_{H_2O}$$

（公式 11-1）

　　其中 V 是总尿量，C_{osm} 由标准清除率公式定义为：

$$C_{osm} = (U_{osm} \times V) / P_{osm}$$

（公式 11-2）

V 是尿量，单位为 ml / min，U_{osm} 和 P_{osm} 分别表示尿液和血浆渗透压。

C_{H_2O} 不是由清除率公式定义的，而是定义为尿量和渗透清除率之间的差。因此，

$$C_{H_2O} = V- C_{osm}　　　　　　　　　　　（公式 11-3）$$

如何计算 C_{H_2O} 和 C_{osm}？

以下举例说明了 C_{H_2O} 和 C_{osm} 在尿液稀释中的重要性。

通过中心静脉向志愿者体内输注 5% 葡萄糖溶液 10L，获得以下检验值：

$$P_{osm} = 280mOsm / (kg \cdot H_2O)$$
$$U_{osm} = 50mOsm / (kg \cdot H_2O)$$

尿液流速为 6ml/min：

$$C_{H_2O} = V- C_{osm}$$
$$= 6 - (50 \times 6 / 280) = 6\text{-}300/280$$
$$=6\text{-}1.07 = 4.93　　　　　　　　（公式 11-4）$$

也就是说，在 6ml 稀释尿液中，游离水（C_{H_2O}）占 4.93ml，含有全部溶质的等渗溶液为 1.07ml（C_{osm}）。

在上面的例子中，由于摄入水量过多或肾小管重吸收水较少，尿液被最大限度地稀释。反之，摄入水量过少或肾小管重吸收水较多，尿液就会被最大限度地浓缩。这种自由水的重吸收被称为负自由水清除率（缩写为 $T^c_{H_2O}$）。$T^c_{H_2O}$ 代表渗透压清除率和尿液量之间的差值，即，

$$T^c_{H_2O} = C_{osm} - V$$

如何计算 $T^c_{H_2O}$？

志愿者被要求禁止饮用任何液体，12h 后他的体重减轻了 2%。获得以下检验值：

$$P_{osm} = 290mOsm / (kg \cdot H_2O)$$
$$U_{osm} = 870mOsm / (kg \cdot H_2O)$$

尿液流速等于 0.5ml/min：

$$C_{osm} = 870 \times 0.5 / 290 = 1.5 （11\text{-}5）$$
$$T^c_{H_2O} = C_{osm} - V 或 1.5 - 0.5 = 1ml$$

该结果表明每分钟重吸收自由水 1.0ml。另一种说明方式是 $T^c_{H_2O}$ 等于 1ml/min。

九、自由水清除率的计算

从上述计算可以清楚地看出，计算 $T^c_{H_2O}$ 需要血浆渗透压和尿渗透压。应该注意，在渗透压的测量中包括尿素，尿素是无效渗透性物质，它对于建立两个腔室之间的渗透梯度没有作用，因而也不会对水转运产生影响，血浆 [Na$^+$] 也不会改变。通过计算无电解质水清除率（electrolyte-free water clearance，$T^c c_{H_2O}$，自由水清除率）可以更好地预测血清 [Na$^+$] 的变化，算式中使用血清 [Na$^+$] 代替血清渗透压，使用尿 [Na$^+$] 和 [K$^+$] 代替尿液渗透压。

$$T^e c_{H_2O} = V \times [1 - (U_{Na} + U_K) / P_{Na}]$$

其中 V 是 24h 尿量。

因此，$T^e c_{H_2O}$ 的概念是用于评价肾脏保存或排泄每日摄入液体量、以维持正常血清 [Na$^+$] 的能力。水平衡发生紊乱时，就会出现低钠血症或高钠血症。在这种情况下，就会用到 $T^e c_{H_2O}$。当更多的水被肾单位重吸收时，尿液中排出的水就越少，$T^e c_{H_2O}$ 是负值。结果出现低钠血症。当 $T^e c_{H_2O}$ 为正值时，表明排出更多的水，血清 [Na$^+$] 会增加。

若无法收集 24h 尿液，则可以检测随机尿的 [Na$^+$] 和 [K$^+$] 以及血清 [Na$^+$]，用以预测血清 [Na$^+$] 的变化。例如，如果尿 [Na$^+$] 和 [K$^+$] 的总和超过血清 [Na$^+$]，则 $T^e c_{H_2O}$ 为负值。这意味着患者处于自由水潴留状态，会导致低钠血症；相反，如果尿 [Na$^+$] 和 [K$^+$] 的总和小于血清 [Na$^+$]，则 $T^e c_{H_2O}$ 为正值，这意味着患者尿液中正在排出较多自由水，则可能出现高钠血症。尿 [Na$^+$] 和 [K$^+$] 之和除以血清 [Na$^+$] 的结果，也可用于评估血清 [Na$^+$] 的变化。在低钠血症中，该比值 > 1，在高钠血症中，该比值 ≤ 0.5。比值为 1 时，表示血清 [Na$^+$] 没有变化。

十、水平衡紊乱

临床上，水平衡紊乱可分为低渗性和高渗性。由于血浆渗透压很大程度上由血浆 [Na$^+$] 决定（参见第 1 章），因水过量导致血浆 [Na$^+$] 真正降低，会导致低渗透压 [< 280mOsm/（kg·H$_2$O）]，这种情况称为低钠血症。相反，由于水分丢失而导致血浆 [Na$^+$] 增加，引起高渗透压 [> 295mOsm/（kg·H$_2$O）]，这种临床情况称为高钠血症。因此很容易理解，相对于 [Na$^+$] 的水含量变化，可以改变血浆渗透压。接下来的两章将讨论低钠血症和高钠血症。

◆ 习题

病例 1 患者女性，48 岁，既往小细胞肺癌，因精神状态异常 4d 以及可疑癫痫被送入急诊。她丈夫说，患者因口干而经常饮水。患者血压 130/80mmHg，脉率 74 次 /min。24h 内予以 0.45% 盐水 2L 后，实验室检查结果如右。

问题：关于无电解质水清除（$T^e c_{H_2O}$），以下哪一项是正确的？

A. - 0.75 L B. - 0.52 L
C. + 0.52 L D. + 0.75 L
E. - 0.82 L

血清 Na$^+$ = 114mmol / L
血清渗透压 = 238mOsm/（kg·H$_2$O）
尿渗透压 = 540mOsm/（kg·H$_2$O）
尿 Na$^+$ = 140mmol/L
尿 K$^+$ = 34mmol/L
尿渗透压 = 284mOsm/（kg·H$_2$O）
24h 尿量 = 1L

答案是选项 B。$T^e c_{H_2O}$ 的概念是用于评价肾脏保存或排泄每日摄入的液体以维持正常血清 $[Na^+]$ 的能力。每当水平衡被破坏时，就会发生低钠血症或高钠血症。在这种情况下，使用下面的公式计算 $T^e c_{H_2O}$ 有助于评估血清 $[Na^+]$：

$$T^e c_{H_2O} = V[1-(U_{Na}+U_K)/P_{Na}]$$

其中 V 是 24h 尿量；U_{Na}，U_K 和 P_{Na} 分别是尿液 Na^+，K^+ 和血浆 Na^+ 浓度，单位为 mmol/L。代入患者的数据值，我们得到：

$$T^e c_{H_2O} = 1[1-(140+34)/114] = -0.52 \text{ L}$$

该值为负值时，表示肾脏就会向身体补充水分，导致低钠血症。此外，该值为正值时，表示肾脏从身体中除去水分，导致高钠血症。患者接受低渗溶液后，血清 $[Na^+]$ 会进一步降低。因此，选项 B 是正确的。

（孔冰冰 译，陈旭岩 校）

参考文献

[1] Brown D, Fenton RA. The cell biology of vasopressin action. In: Skorecki K, et al., editors. Brenner & Rector's the kidney. 10th ed. Philadelphia: Elsevier; 2016. p. 281–302.

[2] Christ-Crain M, Morgenthaler NG, Fenske W. Copeptin as a biomarker and a diagnostic tool in the evaluation of patients with polyuria-polydipsia and hyponatremia. Best Pract Res Clin Endocrinol Metab. 2016;30:235–47.

[3] Verkman AS. Aquaporins in clinical medicine. Annu Rev Med. 2012;63:306–16.

第 12 章　水代谢紊乱：低钠血症
Disorders of Water Balance: Hyponatremia

低钠血症（hyponatremia）定义为血清或者血浆钠 < 135mmol/L。

尽管水摄入量的波动范围较大，血清钠一般维持在 138 ～ 142mmol/L 之间。血清钠取决于躯体的钠、钾（指钾离子）总量和体液总量（total body water，TBW）。

$$血清 [Na^+] = （Na^+ + K^+）/TBW$$

其中，Na^+ 和 K^+ 为这些阳离子的总量，TBW 为体液总量。因此，低钠血症的发生为钠和钾减少和（或）TBW 增加导致。

一、低钠血症的发生

低钠血症是指相对于钠来说，水的比例增大。健康者中不会发生低钠血症，除非摄入水的速度明显超过肾脏排出水的速度。水摄入正常的情况下，肾脏排水能力不足是导致低钠血症的前提条件。水排泌减少，是由于血液循环中抗利尿激素（antidiuretic hormone，ADH）水平升高。水潴留后，低钠血症患者不能将尿渗透压（osmolality）降低至 < 100mOsm/（kg·H_2O），不能维持渗透压稳态，除非患者为精神性多饮（psychogenic polydipsia）。

二、低钠血症的处置步骤

1. 测量血清渗透压

血清渗透压低，可以排除假性低钠血症（pseudohyponatremia，factitious hyponatremia）和高张性低钠血症。低张性低钠血症称之为真性低钠血症（true hyponatremia）（图 12-1）。

2. 检测尿渗透压和尿钠浓度

尿渗透压用于区分低渗 [< 100mOsm/（kg·H_2O）] 与高渗 [> 100mOsm/（kg·H_2O）] 尿。对于鉴别高血容量性、低血容量性以及血容量正常的低钠血症，尿钠浓度也有应用价值（图 12-2）。

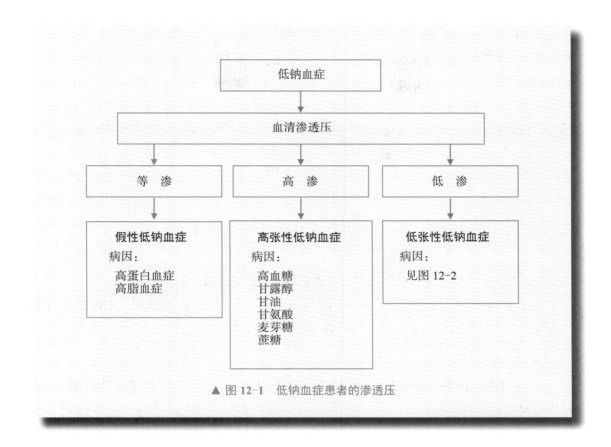

▲ 图 12-1 低钠血症患者的渗透压

3. 评估容量状态

（1）病史

• 评估液体丢失状况（腹泻、呕吐）。

• 回顾用药史：口服降糖药、降压药、抗抑郁药物、阿片类药物等。

• 回顾既往史：精神病史、癌症、心血管疾病、甲状腺疾病、肝肾疾病、肾上腺疾病等。

• 当前药物治疗和维持治疗的静脉输液情况。

（2）体格检查

• 体位改变时的生命体征变化（相当重要的必查项目）。

• 检查颈部、肺部、心脏、下肢，以评估容量状态。

• 评估精神状态（极度重要）。

• 根据容量状态，将低张性低钠血症分类如下（图 12-2）：

①低血容量性低钠血症（hypovolemic hyponatremia），相对而言，失钠多于失水；

②高血容量性低钠血症（hypervolemic hyponatremia），相对而言，水增加量多于钠增加量；

③血容量正常的低钠血症（normovolemic hyponatremia），相对钠而言，水过多。

4. 获取相关检验结果

• 血清化验，尿酸，血脂。

• 血常规。

• 钠排泄分数（fractional excretion），尿酸排泄分数，有时也需要磷排泄分数。

• 肝功能、甲状腺功能、肾上腺功能。

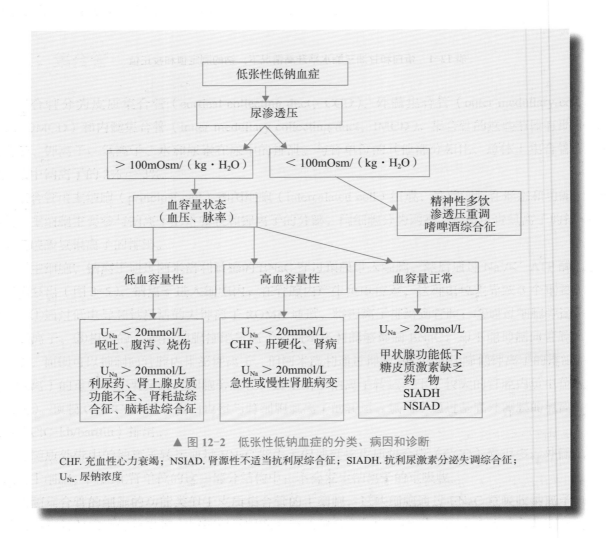

▲ 图 12-2　低张性低钠血症的分类、病因和诊断

CHF. 充血性心力衰竭；NSIAD. 肾源性不适当抗利尿综合征；SIADH. 抗利尿激素分泌失调综合征；U_{Na}. 尿钠浓度

5. 更多地了解假性低钠血症

• 偶尔，在严重高脂血症和高蛋白血症的患者，可以出现"假性"血清钠降低。

• 血清钠的"降低"，是由于血清水的容积被过多的血脂或蛋白置换，但血清渗透压是正常的。

• 这种情况称为假性低钠血症。

• 由于血清渗透压正常，这些患者没有症状。因此，假性低钠血症也称之为等张性低钠血症。

• 纠正导致血脂或蛋白升高的病因，低钠血症就会得到纠正。因此，等张性低钠血症本身无须治疗。

• 在这里，需要了解一下是如何测定血清钠的。血清钠是采用离子选择电极法（电势测定法）测定。检测方法有直接法和间接法。直接法不需要稀释血清，间接法需要稀释血清。

• 注意，假性低钠血症仅见于使用间接法离子选择电极测定，而直接法不会出现假性低钠血症。

• 在蛋白和甘油三酯的浓度升高时，可以通过下列公式计算校正的钠浓度：

$$\frac{测定血浆钠 \times 正常血浆水含量（93\%）}{蛋白和甘油三酯水平升高情况下，血浆水含量的百分数}$$

表 12-1 列出了在间接法测定情况下，钠浓度不变，在高蛋白和高甘油三酯情况下对钠测定值和校正值的影响。

表 12-1　蛋白和甘油三酯水平升高情况下，钠的测定值和校正值

总蛋白（g/L）	甘油三酯（mol/L）	Na⁺ 测定值（mmol/L）	Na⁺ 校正值（mmol/L）	血浆水含量（%）
70（正常水平）		140	140	93
100		140	142	92
150		140	147	88.5
	34	140	143	91.2

6. 更多地了解高张性低钠血症（移位性高钠血症）

• 严重的高甘油三酯血症还会引起水分从细胞内液向细胞外液转移（移位，translocation），从而降低血清钠浓度。

• 在正常血糖水平（5.5mmol/L）基础上，血糖每增加 5.5mmol/L，血清钠就会降低 1.6mmol/L。该校正系数的适用范围为血糖水平不超过 22mmol/L。若血糖水平超过 22mmol/L，该校正系数就变为 2.4mmol/L。但是，建议使用校正系数 1.6mmol/L，直至有更多的研究资料来证实校正系数 2.4mmol/L 的校正作用和价值。因为高血糖的原因，血清渗透压是升高的，这种情况就称之为高张性低钠血症。

• 纠正高血糖也就纠正了低钠血症。

• 甘露醇、蔗糖、甘油、甘氨酸、麦芽糖也可以引起高张性低钠血症。这些溶质物质也会增加渗透压间隙（osmolal gap）。渗透压间隙是指血清渗透压的测定值与计算值之间的差值。一般来说，渗透压的测定值比计算值会高出 10mOsm。若差值＞ 15mOsm，则提示存在渗透压间隙。

• 渗透压间隙升高，提示存在产生渗透压的物质，却没有包含在渗透压计算公式中，而在渗透压测定中可以体现其影响。

7. 排除其他原因导致血浆渗透压升高（不包括血糖）

• 尿素、甲醇、乙醇、乙二醇都可以升高血浆渗透压。计算渗透压间隙会有所帮助。这些溶质可以通过细胞膜，不会产生有效渗透压，因此不会引起水分的移位。

三、低钠血症的病理生理学

表 12-2 总结了导致低钠血症的可能机制。很明显，低钠血症的发生原因，是 ADH 分泌增多、活性增加，肾脏排水功能受损导致不能最大限度地稀释尿液。

表 12-2　导致低钠血症的可能机制

病　因	机　制
腹泻和呕吐	血容量不足→ ↑ ADH →水排泄降低
利尿药	血容量不足→ ↑ ADH →水排泄降低。低钾血症。钾向细胞外液转移，引起钠向细胞内转移，以维持电中性。噻嗪类利尿药还有一些其他作用
盐皮质激素缺乏	血容量不足→ ↑ ADH →水排泄降低，↑ Na^+ 排泄
失盐性肾病	↑ Na^+ 排泄，↑ ADH →水排泄降低
脑耗盐综合征	血容量不足→ ↑ ADH →水排泄降低，↑ Na^+ 排泄
失代偿性 CHF	↓ EABV →血管紧张素 Ⅱ - 交感神经系统活性增加→ ↑ Na^+ 和水的重吸收→流经肾小管稀释段的尿液减少和↑ ADH →水排泄降低，↑ AQP2 表达
肝硬化	同前
肾病综合征（低血容量性）	↓水排泄（儿童）
肾病综合征（高血容量性）	肾内机制，导致水钠重吸收，↓ AQP2 表达
肾衰竭	↓ RBF → ↓ GFR →水钠滤过降低→水排泄降低
精神性多饮	水摄入量超过排泄量。↓ ADH 和 AQP2 表达
甲状腺功能低下	↑ ADH →水排泄降低
糖皮质激素缺乏	↑ ADH →水排泄降低，↑ $Na^+/K^+/2Cl^-$ 和 ENaC 活性→ 水钠重吸收增加，↑ AQP2 表达
药物	↑ ADH 分泌和 / 或 ADH 活性增强→水排泄降低
SIADH	↑ ADH →水排泄降低
肾源性不适当抗利尿综合征	ADH 受体 2 发生变异→ ADH 受体活性增加→水排泄降低，ADH 水平测不出

AQP. 水孔蛋白；EABV. 有效动脉血容量；ENaC. 上皮钠通道；RBF. 肾血流量；SIADH. 抗利尿激素分泌综合征；CHF. 充血性心力衰竭；GFR. 肾小球滤过率

↑. 增加，↓. 降低

四、特殊病因导致的低钠血症

本书不能对所有导致低钠血症的病因进行讨论，但需要着重关注常见的一些导致低钠血症的病因。

（一）抗利尿激素分泌失调综合征

1. 抗利尿激素分泌失调综合征（syndrome of inappropriate antidiuretic hormone，SIADH）是住院儿童中常见的低钠血症病因。通常是由于中枢神经系统（central nervous system，CNS）疾病、肺部疾病、恶性疾病或药物原因所导致。某些药物会刺激 ADH 分泌，而某些药物会增强 ADH 的作用。

2. SIADH 的诊断标准如下。

• 低张性低钠血症 [血浆渗透压＜ 270mOsm/（kg·H$_2$O）]。

• 尿渗透压不适当 [＞ 100mOsm/（kg·H$_2$O）] 或不能将尿渗透压稀释至 100mOsm/（kg·H$_2$O）以下。

• 日常饮食时，尿钠浓度＞ 30mmol/L。

• 血容量正常（euvolemia）。

• 排除甲状腺、肾上腺、肝脏、心脏、肾脏疾病。

因此，SIADH 是一种排除性诊断。

3. 由于渗透压调节缺陷，很多患者的血清 ADH 通常是升高的。

4. 根据血清 ADH 水平对高张盐水的反应，SIADH 可以分为 4 种类型（Robertson，参见参考文献）。正常情况下，高张盐水会增加血浆渗透压和钠浓度，导致 ADH 水平升高。A 型 SIADH 患者血清 ADH 水平升高，且对高张盐水的反应出现不规则波动，表明血浆渗透压与 ADH 水平之间缺乏相关关系。这些患者通常患有小细胞肺癌，尿渗透压水平固定升高 [＞ 100mOsm/（kg·H$_2$O）]。B 型 SIADH 患者中，血清 ADH 基线水平轻度升高，但比 A 型患者的水平低；这些患者中，只有血浆钠或渗透压水平达到正常的情况下，ADH 水平才对高张盐水有正常反应。这种类型的反应方式，是由于神经垂体受损而"渗漏"出 ADH 所致。某些患者具有恶性疾病。C 型 SIADH 患者中，基线 ADH 水平降低，ADH 释放的阈值低于血浆渗透压正常值 [通常是 284mOsm/（kg·H$_2$O）]。在血浆钠浓度低的时候，ADH 对高张盐水的反应正常。渗透压重调的患者属于该类型的 SIADH。D 型 SIADH 患者，ADH 水平检测不出，尿被浓缩。这些患者的 V$_2$ 受体可能发生变异，类似于肾源性不适当抗利尿综合征（nephrogenic syndrome of inappropriate antidiuresis，NSIAD），见下述。

5. 与 ADH 水平类似，和肽素（copeptin）基线水平高于正常对照，提示在 SIADH 患者中没有受到抑制。根据血浆和肽素水平对高张盐水的反应，将 SIADH 分为 5 种类型（Fenske 等，参见参考文献）。A 型 SIADH 患者的和肽素水平升高（＞ 38pmol/L；正常范围 1 ～ 13.8pmol/L，中位数 4.2pmol/L），且与血浆渗透压无关。B 型 SIADH 患者的渗透压重调。这些患者的和肽素水平，随着血浆渗透压升高而呈线性增加，渗透压阈值下降低。C 型 SIADH 患者和肽素水平处于正常范围（2 ～ 38pmol/L），不能被渗透压降低抑制，和肽素水平对高张盐水没有反应。D 型 SIADH 患者的和肽素水平降低（＜ 2pmol/L），V$_2$ 受体的 DNA 测序没有发现变异。E 型 SIADH 患者，和肽素水平对血浆渗透压升高的反应相反。

6. Robertson 和 Fenske 等的 SIADH 分型方法之间存在一些主要不同之处。首先是 Robertson 的分型方法有 4 型，而 Fenske 等的分型方法有 5 型。其次，Robertson 分型中的 A 性的流行率为 33%，而 Fenske 等分型中 A 型的流行率为 10%。最后，Fenske 等分型中 E 型是一个重要发现。

7. 除了低钠血症外，SIADH 患者的尿酸、血尿素氮（blood urea nitrogen，BUN）、肾素、醛固酮水平降低。尿钠、钠排泄分数（FE$_{Na}$）、尿酸排泄分数（FE$_{UA}$）升高。没有水肿发生，血压正常。

表 12-3 列出了影响 ADH 水平和活性的药物。

表 12-3　通过影响 ADH 分泌和活性而导致低钠血症的一些常见药物

增加 ADH 释放的药物
抗抑郁药 [如阿米替林，选择性血清素再摄取抑制药（SSRI）、单胺氧化酶抑制药（MAOI）]
抗癫痫药（如卡马西平）
抗精神病药（如吩噻嗪）
抗肿瘤药（如长春新碱、顺铂、环磷酰胺）
其他：阿片类药物[a]，非甾体抗炎药（NSAID），对乙酰氨基酚，摇头丸

增强 ADH 作用的药物
氯磺丙脲
卡马西平
长春新碱
氯贝丁酯
尼古丁
麻醉药品
异环磷酰胺
选择性血清素再摄取抑制药
摇头丸

降低或抑制 ADH 活性的药物
酒精
苯妥因
阿片类药物
普坦类药物

对 ADH 影响效果不明确的药物
血管紧张素转化酶抑制药（ACEI）（脑中无 ACEI。血管血管紧张素 I 转换为血管紧张素 II 后，刺激产生渴感和脑中 ADH 释放。在外周，ACEI 抑制缓激肽降解，而缓激肽可以刺激 ADH）
静脉注射用免疫球蛋白（IVIG）
茶碱
胺碘酮
氨氯地平
质子泵抑制药

渗透压重调
卡马西平

a. 阿片类药物对 ADH 的作用有几种可能：增强其效应、降低其效应或者不产生影响

（二）脑耗盐综合征或肾脏失盐综合征

• 脑耗盐综合征（cerebral salt wasting，CSW）在很多方面与 SIADH 相似，但血流动力学状态和治疗措施不同。

• 与 SIADH 相似，CSW 也与中枢神经系统（CNS）病变相关。

• 开始时，CSW 见于蛛网膜下腔出血患者，新近的研究没有发现其中的关联关系。随后，也发现 CSW 见于结核患者和其他感染性疾病。

表 12-4 总结了 CSW 与 SIADH 的相似与不同。

（三）肾源性不适当抗利尿综合征

肾源性不适当抗利尿综合征（nephrogenic syndrome of inappropriate antidiuresis，NSIAD）与 SIADH

类似，但罕见。首先于 2005 年报道 1 例婴儿，低钠血症伴尿渗透压升高。

- 与 SIADH 不同的是，NSIAD 患者的 ADH 水平极低或者测不出。
- NSIAD 是血管加压素 V_2 受体的获得性功能突变。
- 治疗措施为限水、尿素、普坦类药物。

表 12-4　CSW 与 SIADH 的相似与不同

指　　标	CSW	SIADH
低张性低钠血症	是	是
容量状态	低	正常或高
CVP/PCWP	低	正常
体位性血压 / 脉率变化	是	否
血细胞比容	高	正常
血清尿酸	低	低
BUN	高	低
FE_{UA}	高	高
FE_{UA}（疾病纠正后）	高（持续性）	正常
$FE_{磷}$	高	正常
尿钠	高	高
FE_{Na}	高	高
尿渗透压	高	高
尿量	高	低
血浆 ADH	正常或高	高
心房钠尿肽（ANP）	正常或高	正常
脑钠肽（BNP）	正常或高	正常
治疗	盐，氟氢可的松	限水，3% 氯化钠，襻利尿药，地美环素、尿素、普坦类药物

BUN. 血尿素氮；CVP. 中心静脉压；PCWP. 肺毛细血管楔压；CSW. 脑耗盐综合征；FE. 排泄分数；SIADH. 抗利尿激素分泌失调综合征

（四）渗透压重调

如前所述，渗透压重调(reset osmostat)是 SIADH 的一个变异类型，表现为血容量正常和低钠血症。

- 虽然水盐的摄入量有变化，通常血清钠浓度可以保持在 125 ～ 130mmol/L 之间。
- 渗透压重调的患者没有症状，肾功能正常。

比如，在进行水负荷试验（10 ～ 15ml/kg）时，患者尿渗透压可以降低至＜ 100mOsm/（kg·H_2O），4h 内排出水负荷量的 80%。SIADH 中自由水排出功能受损。

- 限水可以将尿渗透压升高至 600mOsm/（kg·H_2O）以上。

• 致病机制不明。但是，血浆渗透压低水平 [＜ 280mOsm/（kg·H₂O）] 也能发生 ADH 分泌。

• 酗酒、营养不良、脊髓损伤、结核以及大脑性瘫痪的患者，容易发生渗透压重调。另外，渗透压重调也见于健康孕妇。长期应用去氨加压素（Desmopressin，DDAVP）也会引起渗透压重调。

• 与经典 SIADH 的鉴别点在于：①保留稀释功能和浓缩功能；②正常的 FE_{UA}；③限水不能改善低钠血症。

（五）噻嗪类利尿药

已经很明确，低钠血症是应用噻嗪类利尿药的一个并发症。口渴和过度水摄入会加重低钠血症。

• 低钠血症的主要原因，是因为水排泄功能受损，不能将尿渗透压稀释至低于 100mOsm/（kg·H₂O）。

• 尿浓缩功能保留。

• 导致低钠血症的其他机制包括：①体液量减少（包括溶质）；②利尿药引起的管球反馈系统（tubuloglomerular feedback system）早期失活；③前 2 种机制导致的肾小球滤过率（glomerular filtration rate，GFR）降低；④ ADH 释放增加，水的重吸收增加；⑤老年人中，具有扩张血管作用的前列腺素的合成相对降低，不能对抗 ADH 的作用。

• 利尿药引起的低钾血症，通过跨细胞膜阳离子交换作用，会进一步加重低钠血症。在此离子交换过程中，钾离子从细胞内移出以改善低钾血症，为维持电中性，则钠离子需要转移至细胞内。

（六）摇头丸

摇头丸(Ecstasy)是甲基苯丙胺(Methamphetamine)环取代物的通俗名称。作为"俱乐部药品"（club drug），在青少年、年轻人以及狂欢派对（rave party）中，深受欢迎。

• 其他不良反应包括横纹肌溶解、心律失常、肾衰竭。会引起症状性低钠血症和猝死。

• 摇头丸会引起 ADH 分泌，降低胃肠道运动而导致胃和小肠内的水潴留。低钠血症的发生，是由于摄入水过多，以及在高水平 ADH 作用下从胃肠道内缓慢重吸收水分的结果。

• 摇头丸导致的低钠血症可以快速纠正。

（七）选择性血清素再摄取抑制药

选择性血清素再摄取抑制药（selective serotonin reuptake inhibitor，SSRI）是应用最为广泛的抗抑郁处方药。药物如舍曲林（Sertraline）、帕罗西汀（Paroxetine）、度洛西汀（Duloxetine）可以抑制血清素的再摄取而改善抑郁。

• 与其他种类的抗抑郁药物相比较，SSRI 类药物不良反应很少。

• 低钠血症是因为药物引起的 SIADH。

• 机制包括：①刺激 ADH 分泌；②增强 ADH 在肾脏髓质中的作用；③重调渗透压，降低 ADH 分泌的阈值；④通过肝药酶 P450 与其他药物发生相互作用，导致增强 ADH 的作用。

（八）运动导致的低钠血症

运动导致的低钠血症（exercise-induced hyponatremia，EIH）是发生于马拉松长跑者中的严重疾病。

- 尽管出现低钠血症，ADH 水平仍然升高。
- 饮水量＞ 3L，体重指数＜ 20kg/m²，出汗过多，服用非甾体类药物，跑步时间＞ 4h，马拉松后体重增加，都可能会加重低钠血症。
- 饮用添加相应成分的饮料或运动饮料，很少会引起 EIH。
- EIH 的低钠血症，可以快速纠正。

（九）嗜啤酒综合征

嗜啤酒综合征（beer potomania）是一种临床综合征，特征是具有啤酒滥用史、低钠血症、水中毒的症状和体征、蛋白营养不良（长期酗酒）、溶质（固体食物）摄入量低，没有使用利尿药或类固醇药物的证据。

- 尿渗透压不固定，根据啤酒饮用量不同，尿渗透压可以低于或高于 100mOsm/（kg·H₂O）。一般来说，尿渗透压低于血浆渗透压，但可以达到 300mOsm/（kg·H₂O）。
- 开始就诊时，ADH 水平升高或者被抑制。
- 根据溶质（如蛋白质，盐）的摄入量不同，可以发生低钠血症。
- 举例说明，若溶质摄入量为每天 250mOsm，尿渗透压为 100mOsm/（kg·H₂O），啤酒摄入量超过 2.5L 就会引起低钠血症。
- 不论有无低钾血症，酗酒者在快速纠正低钠血症时，具有可能引起渗透性脱髓鞘综合征（osmotic demyelination syndrome，ODS）的高度危险。
- 酗酒伴营养不良和肝硬化，也具有发生渗透性脱髓鞘综合征的高度危险。

（十）进食差

对蛋白质和盐的进食差（poor oral intake），持续超过数天，常发生于老年患者，其肾小球滤过率（glomerular filtration rate，GFR）轻度降低。这种饮食方式称为致营养不良性简食（tea and toast diet，原意为只简单进食茶和面包，可导致营养不良，译者注）。与嗜啤酒综合征或急速严格节食减肥相似，患者为低溶质摄入，高水分摄入，导致低钠血症。

- 尿渗透压可以低于或高于 100mOsm/（kg·H₂O），取决于水的摄入量。
- 增加蛋白质和盐的摄入，会改善低钠血症和尿渗透压。
- 嗜啤酒综合征和致营养不良性简食综合征之间也有不同之处。与进食差的患者比较，嗜啤酒综合征者可以从啤酒中补充适当的能量，相对严重的低钠血症（98mmol/L）、低钾血症、神经系统表现、自由水排泌伴 GFR 相对正常，均为常见表现。

（十一）术后低钠血症

术后低钠血症常见于住院患者。
- 常见的病因为输入低张液体、止痛药、非渗透压原因导致的 ADH 释放。
- 在 ADH 作用下，输注生理盐水也会导致水潴留，从而出现低钠血症。该过程称之为去盐淡化（desalination）。其中，输入生理盐水导致血容量增加后，肾脏排出补入的氯化钠而将水潴留，导致低钠血症。

• 行子宫切除术或者前列腺手术的患者可能会发生低钠血症，是因为术中冲洗液的影响，如甘氨酸。

• 年轻女性患者月经期容易发生术后渗透性脱髓鞘综合征（ODS）。

五、低钾血症和低钠血症

低钾血症是导致低钠血症的罕见病因。

• 导致低钠血症的原因，是由于钠从细胞外液（ECF）移入细胞内液（ICF），同时，钾从细胞内移入细胞外液，从而维持电中性。

• 低钠血症和低钾血症偶尔会同时发生。仅仅以氯化钾补充钾，也会使钠浓度纠正至理想水平，而不必同时使用氯化钠溶液。

• 这种情况下，低钠血症得到纠正的解释机制为：补充氯化钾后，钾和氯都可以进入细胞内，导致细胞内渗透压升高，然后引起水分向细胞内转移，从而导致血清钠水平上升。而且，当钾移入细胞内的时候，氢离子也会移出细胞内，然后被碳酸氢根和蛋白质缓冲，结合碳酸氢根后生成碳酸，分解为二氧化碳和水。这样，血浆渗透压下降，水分向细胞内转移，也会升高血钠浓度。

• 出现低钠血症和低钾血症的患者，在需要使用氯化钠溶液的时候，将血钠纠正至目标水平时，计算钠总量应包括溶液中的钠和钾，且不应超过总需要量。

• 低钠血症伴有严重的低钾血症（＜ 2.5mmol/L）时，仅仅需要使用氯化钾就可以将血钠纠正至所需水平（参见问题 12）。

六、低张性低钠血症的诊断

图 12-2 所示为评估低张性低钠血症的两项最重要的尿液检查：尿渗透压、尿钠浓度（U_{Na}）。

如图 12-2 所示，除了精神性多饮、嗜啤酒综合征以及渗透压重调外，其他所有病因导致的低张性低钠血症，其尿渗透压总是＞ 100mOsm/（kg·H_2O）。需要强调的是，只有在呕吐、腹泻、失代偿性充血性心力衰竭、肝硬化、肾病综合征中，U_{Na} 才＜ 10mmol/L。血容量不足导致的急性肾损伤（acute kidney injury，AKI）也会出现尿钠降低。钠排泄分数（fractional excretion）随着尿钠改变而变化。

七、低钠血症的症状和体征

患者血浆钠＞ 125mmol/L 时，一般没有症状。低钠血症的症状主要表现在神经系统，且与低钠血症的严重程度和进展快慢有关。胃肠道症状，如恶心，可以是最早的临床表现，随后会出现头痛、呵欠、精神倦怠、昏睡、烦躁不安、定向力障碍、共济失调，钠＜ 125mmol/L 时反射会受到抑制。低钠血症进展快的患者，可以出现癫痫发作，昏迷，呼吸停止，永久性脑损害，也可以发生死亡。

八、脑对低钠血症适应

在低张或高张环境的极端条件下，通过调整细胞内溶质含量，细胞体积可以得到维持。血浆渗透压降低时，水分进入脑组织，引起脑组织肿胀和水肿。在脑组织肿胀中，星形胶质细胞的作用比神经元更重要。脑组织血流减少，导致脑疝形成。由于颅骨结构密闭，脑组织水肿扩张受限，则低钠血症患者就会出现颅内高压症状和神经学症状。但是，随着脑组织对低钠血症的适应，这些症状会慢慢消失。主要的适应机制是脑细胞排出溶质物质，如钠、钾、氯、有机渗透性物质（肌肉肌醇、牛磺酸、甘氨酸等）。这样，细胞内渗透压就会降低，防止水分进一步向细胞内转移。随后，即使在严重的低钠血症情况下，脑容量也会逐渐恢复到基线水平（图 12-3）。这种适应基本在 48h 内完成。临床医师需要牢记这种简单的生理机制，在纠正低钠血症的时候充分予以注意，缓慢纠正低钠血症，以留出时间让脑细胞将已经移出细胞外的电解质和有机渗透性溶质再次移入细胞内，或者有足够时间完成有机渗透性溶质的再合成，从而维持正常的细胞体积。正是因为该原因，指南已经建议，限制纠正低钠血症过程中钠的升高速度，在 24 ～ 48h 内完成纠正（参见治疗部分）。某些因素可能损害脑对低钠血症的适应。表 12-5 列出了这些因素，以及损害脑组织适应能力的可能机制。

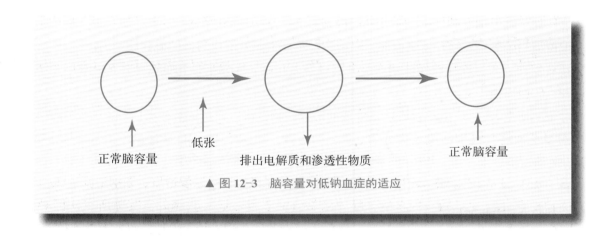

正常脑容量　　低张　　排出电解质和渗透性物质　　正常脑容量

▲ 图 12-3　脑容量对低钠血症的适应

表 12-5　损害脑组织适应能力的因素及其可能机制

因　素	机　制
儿童	脑 - 颅容量比高，因脑发育先于颅骨发育完成
年轻经期女性	雌激素抑制 Na^+/K^+-ATP 酶，导致细胞排出 Na^+ 能力下降
低氧血症	低钠血症时的脑血流量↓，ATP 生成↓，乳酸生成↑→细胞内 pH 降低
ADH 水平升高	脑血管收缩，低灌注

ATP. 三磷酸腺苷；ADH. 抗利尿激素；↑. 增加；↓. 降低

九、低钠血症未治疗时的并发症

即使是轻度慢性低钠血症也会出现并发症。研究表明，血清钠在 126 ～ 134mmol/L 之间时，患者就会出现认知功能障碍、跌倒、骨折、骨质疏松。

十、低钠血症的治疗

一般将低钠血症分为急性（病程＜ 48h）或慢性（病程＞ 48h），可以进一步划分为无症状性低钠血症或症状性低钠血症。这些分类对于治疗来说相当重要。因此，低钠血症的治疗措施，取决于以下 4 种因素。

- 低钠血症的严重程度。
- 低钠血症的病程。
- 低钠血症的症状和体征。
- 血容量状态。

（一）急性症状性低钠血症的治疗

1. 急性症状性低钠血症（癫痫发作、呼吸抑制等）是一种临床急症。

2. 维持适当的氧合。治疗低氧血症，以防止加重病情而发展成为低钠血症性脑病。

3. 具有发展成为急性症状性低钠血症的高危患者包括：①术后使用低张液体的患者；②精神性多饮的患者；③服用摇头丸的患者；④马拉松长跑者。

4. 对于上述患者，3% 氯化钠溶液是首选的治疗药物，可以通过输液使血清钠上升至理想水平，防止脑组织发生水肿。极少情况下需要 5% 氯化钠溶液。在 3 ～ 4h 内将血清钠上升 6 ～ 8mmol/L。在 24h 内快速使血清钠升高 8mmol/L 以上可能是无害的，特别是精神性多饮、服用摇头丸的患者和马拉松长跑者（表 12-6）。永远不要用限水的方法治疗急性症状性低钠血症，因为其效果需要 24 ～ 72h 才能使血钠升高 5 ～ 6mmol/L。

5. 对于其他的症状性低钠血症患者，也应使用 3% 氯化钠溶液。在 3h 内使血清钠升高 1 ～ 2mmol/L，最高升高 6mmol/L。然后停用 3% 氯化钠，若症状不缓解，可以再次快速静推 3% 氯化钠 100ml。对于没有危险因素的患者，24h 内血清钠的升高速度控制在 6 ～ 8mmol/L。对于高危患者，24h 内血清钠升高的速度不超过 6mmol/L。

6. 要达到上述血清钠升高的要求，一般予以 3% 氯化钠溶液 1 ～ 2ml/（kg·h）或 100ml。根据需要，该剂量可以重复应用 2 ～ 3 次。假设钠不会从尿中排出，则 100ml 剂量可以使血清钠升高 1mmol/L。

7. 为避免纠正过度，根据血清钠的目标水平来计算所需要的钠总量，具有帮助意义。若患者体重 70kg，血清钠 110mmol/L，需要将血清钠升高至 116mmol/L，应用下列简单公式：

$$所需要的钠总量 = 体液总量（TBW）× （钠目标值 - 钠测定值）$$
$$= 70 × 0.6 × （116-110） = 42 × 6 = 252mmol$$

3% 氯化钠溶液 1L 含有钠 513mmol。则补充 252mmol 钠需要 3% 氯化钠溶液 491.2ml。若患者在前 3 个小时输入了 3% 氯化钠溶液 100 ～ 200ml，总量达到 400 ～ 500ml，血清钠达到 115mmol/L，则可以停用 3% 氯化钠溶液。

若上述患者有轻度低钾血症，计划予以氯化钾 40mmol（即氯化钾 3g），则应予以钠 112mm 和钾 40mol，分次给予，直至总量达到 252mmol。即，计入补钾量。

若是补充 40mmol 氯化钾和 252mmol 钠（即未计入补钾量），就会发生钠浓度纠正过度的情况。

8. 注意，上述简化计算，是在假设患者不从尿中排钠的基础上计算的。除非患者出现无尿，否则是不可能出现这种状况的。

9. 因此，需要每 2h 监测一次尿量和尿钠水平，直至患者症状改善。将尿钠丢失量转换为需要增加的补钠量，用 3% 氯化钠或 0.9% 氯化钠补充，以达到钠的目标值。

10. 不论有无危险因素，24h 内血钠升高的速度永远不要超过 6 ～ 8mmol/L。

11. 若血钠已经升高 6mmol/L 而症状不缓解，则应排查导致神经系统症状的其他病因。

12. 若患者出现肺充血，则予以呋塞米 20 ～ 40mg。使用呋塞米后，患者会丢失水分和电解质。尿量一般会超过输液量，导致血清钠逐步上升。

13. 若血清钠升高 10 ～ 12mmol/L，则静脉予以去氨加压素（DDAVP）1 ～ 2μg，并静脉快速推注 5% 葡萄糖溶液，同时皮下注射 DDAVP 4 ～ 5μg，监测血钠水平变化。每 6 ～ 8h 重复一次，直至血清钠降低至目标水平（即较基线状态升高 6mmol/L）。

14. 48h 内，血清钠升高不要超过 18mmo/L。

（二）慢性症状性低钠血症的治疗

1. 注意，慢性低钠血症患者的血钠纠正过快，容易发生渗透性脱髓鞘综合征（ODS）。

2. 慢性低钠血症患者，脑组织水含量仅增加 10%。因此，纠正量不应超过 10%。

3. 使用 3% 氯化钠溶液，不超过 1mmol/（kg·h）。

4. 24h 内，血钠升高的最大值不应超过 6 ～ 8mmol/L。

5. 一旦患者症状和体征改善，就应该开始采取限水措施和使用生理盐水，同时监测尿量、尿钠和尿钾，将其转换为需要增加的补充量，根据实际需要补充。

6. 若出现血钠纠正过度，则应使用 DDAVP 或 5% 葡萄糖溶液降低血钠，以防发生 ODS。

7. 若发生液体入量超负荷，在予以 3% 氯化钠溶液或生理盐水的同时，可以予以呋塞米。

8. 在出院前还可以使用普坦类药物。表 12-6 总结了症状性低钠血症的治疗措施。

十一、快速纠正低钠血症的并发症

渗透性脱髓鞘综合征（ODS），既往称为脑桥中央髓鞘溶解（central pontine myelinolysis），是治疗急性、慢性低钠血症中发生的一种并发症（有某些例外情况，表 12-6）。无危险因素的患者，24h 内血清钠升高 8 ～ 12mmol/L；或有危险因素的患者，24h 内血清钠升高超过 6mmol/L，就有可能发生

ODS。ODS 的可能机制是快速纠正低钠血症时，脑组织的渗透物质恢复缓慢，慢于脑容量对低钠血症适应时丢失渗透物质的速度。血清钠上升过快时，血浆渗透压升高，对此时的脑组织来说呈高渗状态，导致水分从脑组织移出。脑组织脱水可能会引起髓鞘溶解和 ODS。

表 12-6 症状性低钠血症的治疗

发 病	疾 病	症状和体征	液体和纠正速度	说 明
< 24h	精神性多饮	恶心，呕吐，头痛，谵妄，癫痫发作，昏迷	3% 氯化钠	纠正过度，即 24h 内血钠升高 > 6 ～ 8mmol/L，可能无害
	马拉松长跑者		100ml 快速静推，在前 4 ～ 6h 内可应用 3 ～ 4 次，以升高血钠 4 ～ 6mmol/L。然后停止使用 3% 氯化钠	
	服用摇头丸			
24 ～ 48h	术后，特别是女性和儿童	同上	同上	24h 内血钠升高不超过 > 6 ～ 8mmol/L
> 48h	高危患者：酗酒，肝硬化，低钾血症，营养不良，Na^+ < 105mmol/L	恶心，呕吐，乏力，虚弱，癫痫发作	低钾血症：氯化钾 癫痫发作、肝硬化、Na^+ < 105mmol/L：3% 氯化钠 酗酒、营养不良：生理盐水（有时）24h 内血钠升高不超过 4 ～ 6mmol/L	若纠正过度，则使用 DDAVP 和 5% 葡萄糖

DDAVP. 去氨加压素

引自 Sterns RH. Disorders of plasma sodium- Causes，consequences，and correction. *N Engl J Med* 2015；372:55-65

十二、危险因素

已经确认了一些加重 ODS 的危险因素，具体包括：① 慢性低钠血症；② 血清钠 < 105mmol/L；③ 长期酗酒；④ 营养不良；⑤ 低钾血症；⑥ 严重肝病；⑦ 老年女性，正服用噻嗪类利尿药；⑧ 儿童；⑨ 月经期女性；⑩ 低氧血症；⑪ 就诊时和纠正过度（24h 内 > 20mmol/L）时有癫痫发作。

十三、临床表现

渗透性脱髓鞘综合征（ODS）是一种双相病变，具有上述危险因素的低钠血症患者，在快速纠正致使 24h 内血清钠升高 > 6mmol/L 时发生。精神状态改变，患者清醒。随后 2 ～ 3 天出现以下临床表现。

- 短期记忆功能损害。
- 轻度截瘫（paraparesis）、四肢瘫。
- 假性延髓性麻痹症状（pseudobulbar symptoms）（构音障碍、失语）。
- 闭锁综合征（智力正常，不能表达）。
- 共济失调。
- 眼球运动异常。

- 缄默。
- 昏迷。

十四、诊断性检查

磁共振显像（magnetic resonance imaging，MRI）行脑部检查。开始时 MRI 表现正常，3 ～ 4 周后复查 MRI 可能会有所发现。

十五、处置与预后

一旦患者发展成为轻度截瘫、假性延髓性麻痹症状或闭锁综合征，则病变一般是不可逆的。因此，低钠血症的治疗方案建议，应预防发生 ODS。已经报道有 4 种治疗方案获得了不同程度成功：①促甲状腺激素释放激素；②甲强龙；③血浆；④静脉应用免疫球蛋白。早期报道 ODS 死亡率 100%。当前报道的病例中，ODS 患者有较轻的临床过程，神经系统症状明显改善。如症状性低钠血症患者中，去氨加压素和 5% 葡萄糖可以再次降低明显纠正过度的血清钠，可以改善神经学症状。

（一）无症状性低钠血症住院者的治疗

1. 因为输注低张液体，导致血清钠降低至 135 ～ 140mmol/L，经常会请肾内科医师会诊，对低钠血症进行评估。

2. 这些患者应检查血容量状态。对血容量不足的患者，输注生理盐水即可改善血流动力学和血清钠。避免输注低张液体。

3. 若血容量正常，也排除了假性低钠血症，利用下列简单公式就可以计算过多的水量（water excess，水过多）。

$$过多的水量 = 钠实测值 × 体液总量（TBW）- 钠目标值 × 新 TBW \qquad （公式 12-1）$$

举例：体重 70kg

钠实测值 =110mmol/L，钠目标值 =120mmol/L

新 TBW=70×0.6=42×110/120=38.5L

过多的水量 = 原 TBW- 新 TBW=42-38.5=3.5L

$$过多的水量 = TBW × \left(1 - \frac{钠实测值}{钠目标值}\right)$$

$$= 42 × \left(1 - \frac{110}{120}\right) = 3.5L \qquad （公式 12-2）$$

4. 如何限制液体量？一般地，入液量限制为 1L/d。虽然这种限制方案适宜，但是由于电解质 - 自由水排泄的比例不匹配，血清钠水平可能不会改善。如第 11 章讨论的那样，尿液钠钾总和与血清钠的比值，可用于估算每日限制的液体入量，如右表。

5. 住院患者限制入液量，最简单的方法是测量 24h 尿量。比如，如果 24h 尿量为 1000ml，则限制入液量为 1000ml/d，则患者每天通过不显性失水而丢失液体 500ml。这样，血清钠可以升高 1mmol/L。一般地，在计算液体量时，不计入食物代谢产生的水（大约 300ml），因为很多患者只是接受静脉输液。

比　值	每日入液量（ml）
＞ 1	＜ 500
～ 1	500 ～ 700
＜ 1	1000

（二）无症状性慢性低钠血症的治疗

对于抗利尿激素分泌失调综合征的非卧床患者应注意以下问题。

1. 治疗导致 SIADH 的基础疾病。

2. 限制入液量，如前所述。

3. 若患者对限制入液量的医嘱依从性差，则增加钠和蛋白质摄入，以增加溶质摄入和增加水的排泄。可以在高钠摄入的同时，试用呋塞米 40mg。

4. 某些患者可以开始药物治疗。地美环素（Demeclocycline）300 ～ 600mg，每日 2 次，可以诱发肾源性尿崩症（diabetes insipidus）。用药 3 ～ 4 天见效。地美环素的主要问题是肾毒性，特别是肝硬化患者会发生急性肾损伤。

5. 对限水医嘱依从性差的某些患者，可以试用渗透性利尿的方法，使水分的排泄超过钠的排泄。尿素剂量 30 ～ 60g 可以有效，其不良反应有多尿，胃肠道不适，口感差等。可与橘汁等混合服用以改善口感。

6. 可以使用药物抑制 ADH 的作用，如锂剂、V_2 受体拮抗药（普坦类药物）。锂剂量 900 ～ 1200mg/d，但其治疗剂量范围窄，容易中毒，主要不良反应为多尿和神经毒性。需要密切监测血清钠，若入液量不足，则多尿引起的高钠血症比较常见。

7. 在普坦类药物中，美国有考尼伐坦（静脉制剂）和托伐普坦（口服制剂）可用。尽管临床经验有限，但是托伐普坦的应用结果令人鼓舞。普坦类药物可以增加水在尿中的排出，因而称之为排水利尿药（aquaretics），其导致的排钠量可以忽略不计。首剂应用最好在医院中根据低钠血症的类型开始进行。使用托伐普坦 15mg，2 ～ 4h 后起效。2 ～ 4h 检测血清钠水平，因为钠的升高水平是无法预测的。间隔 24h 后，药物剂量可以增加至 30 ～ 60mg。允许患者饮水，可以对抗血清钠的突然升高。仅在血清钠＜ 125mmol/L 时才使用托伐普坦。避免在肝硬化患者中使用普坦类药物。

8. 考尼伐坦可用于治疗神经外科患者的低钠血症，也可以联合其他治疗。病例报告以及病例系列报告中，单次或者多次使用考尼伐坦（10 ～ 40mg，静脉输注 30min 或者静脉推注），可以在 24h 内使血清钠升高 4 ～ 6mmol/L，没有观察到明显的不良反应，包括 ODS。1 例病例报告中，一位 22 岁女性发生车祸，随后因为 SIADH 发生低钠血症（128mmol/L）。由于怀疑存在脑水肿和脑灌注下降，予以考尼伐坦 20mg，8h 内血清钠从 128mmol/L 升高至 148mmol/L，颅内压从 11 ～ 15mmHg 降低至 2mmHg。所幸的是，血清钠快速升高没有发生不良反应。因此，在神经外科 ICU 中，可以使用考尼伐坦治疗低钠血症。

（三）低钠血症的治疗（一般病因）

表 12-7 总结了不同病因导致低钠血症的最佳治疗措施。

表 12-7　低钠血症的治疗

病　因	治　疗	说　明
假性低钠血症	无	治疗基础疾病病因
高血糖导致的高张性低钠血症	胰岛素纠正高血糖 生理盐水纠正低血压，随后 0.45% 氯化钠输液改善血容量和高钠血症	低血压的高钠血症患者，对血浆渗透压来说，生理盐水也是低张液体
腹泻	生理盐水 若发生低钾血症，补充氯化钾	分泌性腹泻中电解质丢失，相应补充替代性治疗
呕吐	生理盐水 若发生低钾血症，补充氯化钾	治疗基础疾病病因
失盐综合征	生理盐水	随访其他电解质变化
脑耗盐综合征	生理盐水 氟氢可的松	门诊患者服用氯化钠片剂
CHF 和肝硬化	限盐，襻利尿药，低钠血症时限水 若限水或利尿药效果差，则使用普坦类药物（仅用于 CHF）	水肿和低钠血症改善。使用托伐普坦时需要密切监测血清钠水平
急慢性肾损伤	限水	随访血清肌酐变化
原发性多饮	限水	处理根本原因
甲状腺功能低下	甲状腺素	随访甲状腺功能检查
糖皮质激素缺乏	氢化可的松	随访血清钠和血压
SSRI	限水	不要同时应用氢氯噻嗪（HCTZ）
氢氯噻嗪	停用氢氯噻嗪 轻度低钠血症者，仅使用氯化钾就足以升高血清钠 氯化钠片剂	不要过度纠正钾缺乏 谨慎应用生理盐水和氯化钾
运动诱发的低钠血症（症状性）	3% 氯化钠，直至血清钠达到 125mmol/L 或症状改善	避免纯水摄入量＞ 3L，避免使用非甾体类药物
低溶质摄入（致营养不良性简食）	增加饮食中盐和蛋白质的摄入量 限水有一定帮助	随访尿渗透压变化 老年人中常见
嗜啤酒综合征	增加饮食中盐和蛋白质的摄入量 根据情况，使用生理盐水	随访尿渗透压变化
术后低钠血症（无症状性）	生理盐水	随访尿电解质和渗透压变化。当血清钠＜ 138mmol/L 时，避免使用低张溶液。一旦血容量正常，停用生理盐水

CHF. 充血性心力衰竭；HCTZ. 氢氯噻嗪；SSRI. 选择性 5- 羟色胺再摄取抑制药

◆习题

病例 1 患者男性，47 岁，急诊就诊主诉虚弱乏力，站立时头晕眼花，食欲下降。既往史高血压和充血性心力衰竭，射血分数 30%。患者自诉这些症状出现于 1 周前，是在心内科医师将呋塞米剂量增加以后（从 80mg 增加至 120mg，每日 2 次），出现口渴，饮用大量液体，其中大部分是水。

体检发现，坐位血压 110/70mmHg，脉率 88 次 /min；立位血压 90/60mmHg，脉率 104次 /min。听诊双肺呼吸音清。心脏查体未见异常。未发现外周组织水肿。

血　清	尿
$Na^+ = 128mmol/L$	$Na^+ = 40mmol/L$
$K^+ = 3.1mmol/L$	$K^+ = 30mmol/L$
$Cl^- = 88mmol/L$	渗透压 $=400mOsm/（kg \cdot H_2O）$
$HCO_3^- = 30mmol/L$	
葡萄糖 $= 5mmol/L$	
BUN $= 10.7mmol/L$	
肌酐 $=185.6\mu mol/L$	
总蛋白 $= 71g/L$	
渗透压 $= 274mOsm/（kg \cdot H_2O）$	

问题 1：患者有没有假性低钠血症？

答：没有。患者血清中血糖和总蛋白含量均为正常。

问题 2：有没有其他溶质物质存在，如甘露醇、甘氨酸？

答：没有。渗透压间隙是正常的，排除了其他溶质的存在，如甘露醇、甘氨酸。

问题 3：应该怎样治疗？

答：患者为低张性低钠血症，因为体内水钠不足（失钠＞失水）导致细胞外液容量（extracellular fluid volume，ECV）不足。因此患者出现直立性低血压和脉率改变（低血容量性低钠血症）。血容量低会刺激 ADH 释放，尽管渗透压降低，也会出现水潴留。这种低张性低钠血症对补充钠和水的反应良好。适合静脉应用的输液类型为生理盐水，不仅能够升高血压，还可以补充氯离子。但因为生理盐水导致的利尿作用，可能会出现严重的低钾血症。因此，在生理盐水中加用氯化钾 20 ～ 40mmol（即氯化钾 1.5 ～ 3g）就可以维持血清钾水平。若可以口服，通常首选口服氯化钾。纠正低钾血症的同时，也会纠正低钠血症。

问题 4：可以使用 3% 氯化钠溶液或乳酸林格液吗？

答：该患者没有严重的中枢神经系统症状，没有使用 3% 氯化钠溶液的指征。除生理盐水外，乳酸林格液是改善水钠状态的另一种用药选择，但是会进一步升高血清碳酸氢根。

问题 5：可以使用 0.45% 氯化钠溶液或 5% 葡萄糖溶液吗？

答：0.45% 氯化钠溶液是低张溶液，不具备足够的钠来补足体内丢失的钠，但可以比生理盐水提供更多的水。5% 葡萄糖也不适合应用，是因为可以导致钾向细胞内转移，血清钾会进一步降低。

病例 2　患者女性，72 岁，独居，因虚弱乏力、不能行走、健忘 2 周入院。自己做饭。查体发现轻度嗜睡。体格检查发现血压 124/74mmHg，脉率 78 次 /min，没有直立性低血压。肺脏和心脏查体未发现异常。实验室检查结果如下。

血　清	尿
Na^+ = 120mmol/L	尿量 = 1L/d
K^+ = 3.6mmol/L	Na^+ = 20mmol/L
Cl^- = 88mmol/L	K^+ = 12mmol/d
BUN = 2.1mmol/L	尿素氮 = 85.8mmol
肌酐 = 44.2μmol/L	渗透压 = 110mOsm/（kg·H_2O）
葡萄糖 = 5mmol/L	

问题 1：该患者是如何发展成为低钠血症的？

答：根据体格检查结果，患者属于血容量正常的低钠血症。一般来说，典型的美国饮食每天会产生渗量至少 600mOsm（假设摄入蛋白质 60g）。若全部经过尿排泄，在尿渗透压为 50mOsm/（kg·H_2O）时则需要尿量达到 12L，在尿渗透压为 1200mOsm/（kg·H_2O）时则需要尿量达到 0.5L（总毫渗量 / 尿渗透压，600/50=12L，或 600/1200=0.5L）。因此，健康个体肾脏浓缩和稀释功能保持完整，就排出这些渗透物质，尿量可以变化于 0.5 ～ 12L 之间，而不会对水平衡和血浆渗透压带来影响。

患者尿中渗透性物质 110mOsm [尿渗透压 110mOsm/（kg·H_2O）× 尿量 1L]，按最大稀释能力计，患者应该可以通过 2.2L 尿量排出渗透物质（110/50=2.2L）。但是患者尿量仅有 1L，排出的总 mOsm 仅为 110，提示其摄入的溶质量很少。若患者每天饮水量＞ 2.7L（2.2L+0.5L 不显性失水量），但仅能排出 110mOsm，就会出现水平衡为正，随后发生低钠血症。

问题 2：该患者为什么不能将尿最大程度稀释？

答：溶质摄入减少，损害了患者肾脏将尿稀释至 50mOsm/（kg·H_2O）的能力，因为溶质排出减少也限制了水的排出。

问题 3：该患者的低钠血症，最适宜的治疗是什么？

答：鼓励她经口进食，每天蛋白质 60g，盐（100mmol 钠，即 5.85g 氯化钠），钾

（40～60mmol，相当于氯化钾 3～4.5g）。

病例 3 患者女性，44 岁，月经期。行 **4h** 的腹部手术。围术期，输入生理盐水维持血压和尿量。术后，输液 **0.45%** 氯化钠（速度 **120ml/h**），吗啡止痛。患者尿量 **110ml/h**。**24h** 后，患者清醒，诉恶心、头痛。会诊时的实验室检查结果如下。

血清钠 = 130mmol/L　　　　　　　尿钠 = 100mmol/L

尿钾 = 30mmol/L　　　　　　　　　尿渗透压 = 440mOsm/（kg·H_2O）

尿量 = 100ml/h　　　　　　　　　　术前血清钠 = 139mmol/L

体重 = 64kg

问题 1：患者为什么会出现低钠血症？

答：患者出现低钠血症的原因：①用于扩容的液体渗透压低于尿渗透压；②吗啡和疼痛导致的非渗透性 ADH 释放。

问题 2：患者的恶心和呕吐有意义吗？

答：有意义。这些症状与血清钠的急性降低有关，也可能是该经期妇女即将发生脑病的早期表现。

问题 3：请计算该患者过多的水量。

答：过多的水量 = 现钠测定值 ×TBW－术前钠测定值 × 新 TBW

体重 =64kg

TBW=64×0.5=32L

现钠测定值 =130mmol/L

术前钠测定值 =139mmol/L　　　新 TBW=32×130/139=29.92L

过多的水量 = 原 TBW－ 现 TBW=32-29.92=2.1L

另一种计算方法

术前体内钠量 = TBW× 血清钠

= 32×139=4448mmol

目前水平衡 = 体内钠量 / 目前血清钠

=4448/130=34.2L

过多的水量 = 现 TBW－ 术前 TBW=34.2-32=2.2L

问题 4：下列哪一种液体最适合于该患者静脉使用？

A. 0.9% 氯化钠　　　　　　B. 乳酸林格液　　　　　　C. 3% 氯化钠

答：选项（C），3% 氯化钠为首选。患者为急性症状性低钠血症（＜48h），因此 3% 氯化钠为最优选择。血清钠升高的速度控制在每小时 1～2mmol/L，最大为 3h 升高 6mmol/L，或者直至症状缓解。注意，24h 内血清钠升高不应超过 8mmol/L。

问题 5：请为使用 3% 氯化钠开医嘱。

答：3% 氯化钠 2ml/kg（130ml），输液时间 30min。3% 氯化钠 1L，含有钠 513mmol/L，因此，3% 氯化钠 130ml 含钠 67mmol。

问题 6：假设患者尿量、尿钠、尿钾以及尿渗透压都不发生改变，请计算血清钠升高的预计值。

答：计算患者体内钠量

体内钠量 = 新 TBW× 现钠测定值

=34.2×130=4446mmol

计算患者补充上述剂量氯化钠后，新的体内钠量和新 TBW

新体内钠量 = 体内钠量 + 静脉补充钠量

= 4446+67=4513mmol

新 TBW= 原 TBW+ 静脉补充液体量

=34.2+0.13（静脉输入 3% 氯化钠的量）=34.33L

预计补充后血清钠 =4513/34.33=131.45mmol/L

或预计血清钠升高 131.45-130=1.45mmol/L

问题 7：下一步应该怎么办？

答：重复 2 次剂量应用 3% 氯化钠 100ml，密切监测血清钠和尿钠、尿钾和渗透压。

问题 8：为什么该患者不适合应用 0.9% 氯化钠和乳酸林格液？

答：与患者的尿渗透压 440mOsm/（kg·H_2O）相比较，这两种液体均为低张溶液，因此，若选用这两种溶液，患者的血钠会降得更低。

病例 4 患者女性，60 岁，因虚弱乏力、昏睡 4 周入院。既往肺癌病史。患者体重 60kg，血清钠 120mmol/L，血清渗透压 250mOsm/（kg·H_2O）。尿渗透压为 616mOsm/（kg·H_2O）。已经诊断为 SIADH。

问题 1：若予以生理盐水（等张）1L，者血清钠会如何变化？

答：治疗 SIADH 时的液体选择，是基于是对液体、血清渗透压和尿渗透压充分而明晰的理解。而且，医师需要评估患者 TBW 和体内钠量（total body Na^+，TB_{Na}）。笔者喜欢选择使用 TB_{Na} 而不是血浆渗透压，但两者会产生相似的结果。系统性方法会得出正确答案。

首先，计算患者的 TBW 和 TB_{Na}

TBW= 体重（kg）× 水分所占百分比 %

=60×0.5=30L

TB_{Na}=TBW× 血清钠

=30×120=3600mmol

然后，计算排出生理盐水中的 mOsm 所需要的尿量。可以通过生理盐水的 mOsm 除以尿 mOsm 得出。

新的血清钠可以如下计算：

生理盐水 mOsm=308（生理盐水中钠 154mmol/L，氯 154mmol/L）

尿 mOsm=616（渗透压）

排出 308mOsm 所需要的尿量 =308/616=0.5L

根据结果，若给患者输入生理盐水 1L，但患者通过排尿 0.5L 就可以排除这些 mOsm，因此还有 0.5L 水潴留在患者体内，引起患者 TBW 从 30L 增加至 30.5L。假设 TB_{Na} 仍为 3600mmol/L，则血清钠会变化为

3600/30.5=118mmol/L

因此，对诊断为 SIADH 的患者，应用生理盐水不仅不能增加血清钠，而是会降低血清钠。

问题 2：若予以 3% 氯化钠 1L，患者血清钠会如何变化？

答：新的血清钠水平可以用前述类似的方法计算。

3% 氯化钠的 mOsm=1026（3% 氯化钠中钠 154mmol/L，氯 154mmol/L）

尿 mOsm=616

排出 mOsm 所需要的尿量 =1026/616=1.67L

因此，患者的尿量超过入液量（1L），负平衡为 0.67L，新的 TBW=30-0.67=29.3L，新的血清钠水平 =3600/29.3=123mmol/L。

问题 3：若予以 3% 氯化钠 1L，呋塞米 60mg，尿渗透压降低至 308mOsm/（kg·H_2O），患者血清钠会如何变化？

答：新的血清钠水平可以用上述类似的方法计算。

3% 氯化钠的 mOsm=1026

尿 mOsm=308

排出 mOsm 所需要的尿量 =1026/308=3.3L

因此，患者的尿量超过入液量（1L）

新的 TBW= 原 TBW+ 入液量 - 尿量

=30+1-3.3=27.7L

新的血清钠水平 =3600/27.7=130mmol/L

需要注意，这里的举例计算仅仅为粗略计算，患者之间的差异可能较大。因此，SIADH 症状性低钠血症的处理中，需要严密监测血清和尿的电解质和渗透压。

病例 5 **患者女性，80 岁，因为恶心、头痛、精神异常 2 天入院。既往史高血压，医师将其服用的氢氯噻嗪（Hydrochlorothiazide，HCTZ）从 12.5mg/d 调整为 25mg/d，**

患者饮水量增多。查体发现血压 120/70mmHg，脉率 80 次 /min。没有发现体位性血压和脉率改变。患者体重 70kg。心电图示 Q-T 间期轻度延长。实验室检查结果如下。

血清钠 = 112mmol/L　　　　　　　　血清钾 = 3.2mmol/L

血清氯 = 90mmol/L　　　　　　　　　血清葡萄糖 = 5mmol/L

血清尿酸 = 190.4μmol/L　　　　　　　尿渗透压 = 220mOsm/（kg·H_2O）

问题 1：利尿药导致低钠血症常见吗？

答：很明确，低钠血症是应用利尿药的并发症之一。大约 73% 的低钠血症与应用噻嗪类利尿药相关，20% 与联合使用噻嗪类利尿药和保钾利尿药相关，8% 与应用呋塞米有关。因此，导致低钠血症的最常见原因是氢氯噻嗪（HCTZ），而不是呋塞米。

问题 2：氢氯噻嗪（而非呋塞米）是如何引起低钠血症的？

答：HCTZ 或其他噻嗪类利尿药不影响肾脏浓缩功能，但影响肾脏的最大稀释能力。应用噻嗪类利尿药的患者，尿渗透压一般＞ 100mOsm/（kg·H_2O）。处于患者这种水平的低钠血症时（112mmol/L），若肾脏稀释功能正常，预计尿渗透压应该在 50mOsm/（kg·H_2O）左右。然而该患者不能将尿液渗透压降低至＜ 100mOsm/（kg·H_2O），因为 HCTZ 影响了肾脏对水的处理能力，导致尿渗透压＞ 100mOsm/（kg·H_2O）。

而呋塞米既影响肾脏的稀释功能，也影响肾脏的浓缩功能。由于肾脏的浓缩功能也受到影响，故而呋塞米可以导致排泄更多的水，尿渗透压与血清相似（等渗尿）。因此，呋塞米本身不会引起低钠血症，但联合应用 HCTZ 和呋塞米会导致低钠血症。但是要注意，某些长期应用呋塞米的患者，由于体内水和钠的丢失（病例 1），可以出现低张性低钠血症，以及体位性血压和脉率改变。

问题 3：该患者应该如何治疗？

答：该患者为急性症状性低钠血症，需要立即治疗。尽管有不同意见，治疗还是需要注意预防脑水肿和低氧血症的发生和进展，其危险性远远超过渗透性脱髓鞘。开始时，血清钠的纠正速度应该控制在 1 ～ 2mmol/（L·h），在 3 ～ 4h 内控制性将血清钠从 112mmol/L 升高至 118mmol/L，或至症状缓解。24h 内血清钠升高幅度不超过 6mmol/L，即血清钠不超过 118mmol/L。48h 内，血清钠不超过 126mmol/L。根据目标血清钠水平，调整高张氯化钠的应用，密切监测血清和尿的钠钾水平。

问题 4：血清钠从 112mmol/L 升高至 118mmol/L，需要补充多少钠？

答：患者体重 70kg，其 TBW 为 35L（70×0.5）。目前需要将血清钠升高 6mmol/L。因此需要补充的钠为 210mmol/L（6×35L=210）。在实际临床中，需要的补充的钠量会超过 210mmol，因为还需要补充从尿中排出的钠和钾。

问题 5：该患者适合限制液体量或者应用 0.9% 氯化钠？

答：不适合。限制液体量或者应用 0.9% 氯化钠，不适合用于急性症状性低钠血症，在症状缓解后可以应用。

已经发现，在 18 ~ 56h 内缓慢纠正由噻嗪利尿药引起的症状性低钠血症，伴随着神经系统永久损伤发生率较高。因此，需要快速纠正低钠血症以缓解症状。

问题 6：仅仅使用氯化钾纠正低钾血症可以缓解患者的症状吗？

答：应用氯化钾纠正低钾血症，可以引起血清钠的在细胞内外再分布，也可能缓解患者的症状，但是血清钠的升高无法预料，有时候可能出现血清钠纠正过度。

该患者分次静脉使用氯化钾，3h 内共计应用 60mmol/L（即氯化钾 4.5g），复查血清钾为 3.8mmol/L。复查心电图，结果未见异常。3h 内共计输入 190mmol 钠（相当于氯化钠 11.2g）和 60mmol 钾（相当于氯化钾 4.5g）后，复查血清钠为 117mmol/L，患者症状缓解。停用 HCTZ，随访 2 ~ 6 周，没有发现遗留症状或神经系统症状恶化。

病例 6 患者女性，28 岁，因为恶心、呕吐、视物模糊、可疑癫痫发作入院。为保护气道而择期气管插管。其他病史由患者母亲提供，诉患者腹泻 2 天，非血性便，饮水量达到数升。患者严格素食，平素体健，无任何用药史。体健发现患者消瘦，血压 116/72mmHg，脉率 98 分 /min，心肺查体未见异常，未见外周组织水肿。患者体重 64kg。6 周前分娩一健康婴儿。患者血清钾 140mmol/L。实验室结果如下。

血　清	尿
$Na^+ = 114mmol/L$	$Na^+ \leqslant 20mmol/L$
$K^+ = 2.7mmol/L$	$K^+ = 6mmol/L$
$Cl^- = 78mmol/L$	渗透压 $= 40mOsm/（kg \cdot H_2O）$
$HCO_3^- = 17mmol/L$	
肌酐 $= 44.2\mu mol/L$	
BUN $= 1.4mmol/L$	
葡萄糖 $= 5.5mmol/L$	
尿酸 $= 172.6\mu mol/L$	
渗透压 $= 240mOsm/（kg \cdot H_2O）$	

问题 1：假设患者总液体出量（腹泻失水量、尿量、不显性失水量）为 2L/d，她需要喝了多少水才能使其血清钠从 140mmol/L 降低至 114mmol/L？

A. 8L　　　　　　　　B. 9L　　　　　　　　C. 11L

D. 13L　　　　　　　E. 15L

答案是选项 C。首先，计算患者入院前 TBW 和体内钠量，然后计算过多的水量。

TBW $=64 × 0.5=32$ L

入院前体内钠量 =TBW× 血清钠

$$=32×140=4480mmol$$

饮用大量水后新 TBW=4480/114=39.3L

过多的水量 =39.3-32=7.3L

　　然后，患者 2 天的总液体出量为 2×2=4L，加上计算出的过多的水量 7.3L，即患者大约饮水量 11L。因此，答案 C 正确。

　　在急诊，予以 3% 氯化钠 100ml，记录患者的尿量为 200ml/h。予以患者 40mmol 氯化钾（即氯化钾 3g）。4h 后复查血清钠 119mmol/L。拔除气管插管。随后的 20h，没有进行静脉输液和实施其他治疗措施。24h 后，患者血清钠为 131mmol/L。

　　问题 2: 下列治疗方案，哪一种最适合于该患者低钠血症的处置？

A. 5% 葡萄糖，100ml/h　　　　　　　B. 通过鼻胃管注入水 200ml，每 6 小时 1 次

C. 0.45% 氯化钠，100ml/h　　　　　　D. 限制入液量，1L/d

E. DDAVP 1 ～ 2μg，静脉注射或 4μg，皮下注射，同时快速静脉输入 5% 葡萄糖 250ml

　　答案是选项 E。因为尿量增加，患者血清钠在 24h 内升高了 17mmol/L。这是预计范围内的纠正过度。目前的处理措施是应防止血清钠的进一步升高，预防发生脱髓鞘病变。若有需要，可以予以去氨加压素（DDAVP）或 5% 葡萄糖。动物研究和人体研究表明，这种措施适合于防止血清钠进一步升高。因此，选项 E 是正确的。仅仅输注低张液体不足以逆转脱髓鞘。

　　虽然患者饮用水过多，血清钠在 24h 内升高 8mmol/L 以上，损害性不大，但是由于相对低钾血症和溶质摄入差，患者仍有风险发生渗透性脱髓鞘。因此，此时将患者血清钠降至 124 ～ 126mmol/L 是合适的。

　　问题 3: 开始去氨加压素治疗的时间晚了吗？

　　答：是的。DDAVP 1 ～ 2μg，静脉注射，应该在患者尿量达到 200ml/h 时开始使用，这样患者的血清钠就有可能维持在 124 ～ 126mmol/L。

病例 7　患者男性，49 岁，因为恶心、虚弱乏力 24h 而急诊就诊。其妻诉患者一直在大量饮酒而未进食其他食物。无用药史。体检发现，患者血容量正常，体重 70kg，血压 100/60mmHg，脉率 82 次 /min。血清和尿的检查结果如下。

血清钠 = 122mmol/L　　　　　　　　血清钾 = 3.8mmol/L

血清 BUN = 2.85mmol/L　　　　　　　血清 Cr = 53μmol/L

血清渗透压 = 230mOsm/（kg·H₂O）　　尿渗透压 = 75mOsm/（kg·H₂O）

尿钠 = 10mmol/L　　　　　　　　　　尿钾 = 20mmol/L

　　问题：该患者的诊断，很有可能是嗜啤酒综合征。假设患者在 2 ～ 3h 内无尿，则下列选项中，最适宜的治疗是什么？

A. 5% 葡萄糖　　　　　　　　　　　　B. 0.9% 氯化钠

C. 3% 氯化钠　　　　　　　　　　　　D. 0.45% 氯化钠

E. 限制入液量，服用氯化钠片剂

　　答案是选项 B。大量饮酒（啤酒）导致的急性症状性低钠血症的治疗，对医师来说是一个难题，主要在于症状此起彼伏。对大量饮用啤酒导致的低钠血症治疗措施进行文献复习，发现有如下几种治疗措施：0.9% 氯化钠，0.45% 氯化钠并氯化钾，3% 氯化钠，限制液体入量，以及不做治疗。因此，这种情况下的低钠血症的治疗，取决于症状的严重性以及症状发生的时间长短。

　　该患者的低钠血症症状为轻到中度。最适合的治疗似乎应该选择 0.9% 氯化钠而不是 3% 氯化钠。该患者不必要通过 3% 氯化钠将血清钠快速升高到 128mmol/L。而且，在酗酒患者，快速将血清钠升高到 > 130mmol/L，也很容易导致 ODS。继续补充生理盐水和氯化钾，同时密切监测血清电解质，注意除了快速升高血清钠，低钾血症也是 ODS 的危险因素之一。

　　该患者的初期治疗中，5% 葡萄糖并不是首选液体，因为它经过代谢转化为水，可以进一步降低血清钠。而且，它可以加重低钾血症。血钠增加至大约 128mmol/L 后，若因为能量摄入需要，可以开始输入 5% 葡萄糖。限制入液量并服用氯化钠片剂也不是最佳选择。

病例 8　患者男性，27 岁，蛛网膜下腔出血后出现持续性低钠血症。患者主诉为虚弱乏力，轻度头晕眼花，呕吐。体检发现血压 114/70mmHg，脉率 106 次 /min，呼吸 16 次 /min，体温 37.3℃，心脏查体未见异常，双肺听诊呼吸音清，未发现外周组织水肿。患者每日输注生理盐水 2.5L，血清钠改善不明显。实验室检查结果如下。

血　清	尿
Na^+ = 122mmol/L	渗透压 = 700mOsm/（kg·H_2O）
K^+ = 4.2mmol/L	Na^+ = 100mmol/L
Cl^- = 96mmol/L	K^+ = 24mmol/L
HCO_3^- = 27mmol/L	尿量 = 4L/24h
BUN = 7.83mmol/L	
葡萄糖 = 4.44mmol/L	
总蛋白 = 76.9g/L	
尿酸 = 208.3μmol/L	
FE_{UA} = 18%（正常 < 10%）	
$FE_磷$ = 26%（正常 < 20%）	

问题：下列选项中，哪一种最有可能是导致患者低钠血症的病因？

A. 假性低钠血症　　　　B. 呕吐晚期　　　　C. 肾上腺皮质功能不全

D. 脑耗盐综合征（CSW）　　　　E. SIADH

答案是选项 D。假性低钠血症与极度升高的蛋白质和甘油三酯有关。本例患者没有检测甘油三酯水平，总蛋白水平是正常的。患者血浆渗透压是低的，因此不会存在假性低钠血症。

呕吐也是应该考虑的一个病因。但本例患者的血清氯和尿钾水平与呕吐所致疾病的表现不一致。一般说来，呕吐晚期的患者因为容量不足，会保留钠，排出的钠量极低。而且，在呕吐早期和呕吐晚期，排钾量都会升高。因此，选项 B 也不正确。

考虑到血压正常或偏低，脉率增加，尿钠排泄增加，也需要考虑到肾上腺皮质功能不全。但是，氯、碳酸氢根和葡萄糖水平正常，可以排除肾上腺皮质功能不全的诊断。

低张性低钠血症、血清尿酸水平低、血压相对正常，尿钠升高，尿渗透压升高，提示存在 SIADH。但是，脉率增加，碳酸氢根轻度增加，BUN 水平正常，这些都不常见于 SIADH。尿量增加也不常见于 SIADH。SIADH 患者的血容量正常，输入生理盐水时血清钠较低。尽管 SIADH 中 FE_{UA} 升高，但 FE_{Na} 增加但并不高。患者的这种临床表现提示血容量不足，而不是血容量正常。因此，该患者也不可能是 SIADH。

脑耗盐综合征（CSW）是该患者低钠血症最可能的病因。血容量低、血清和尿的化验检查结果符合 CSW。因此，选项 D 是正确的。

病例 9　患者女性，40 岁，因为月经量增多入院行宫腔镜子宫肌瘤切除术。患者既往史无特殊。术前血清钠为 139mmol/L。手术耗时 2h，期间患者使用了灌洗液 1.5% 甘氨酸 20L。患者也输入了乳酸林格液 2L。2h 内获得的血液生化结果如下。

Na^+ = 120mmol/L	K^+ = 3.9mmol/L	BUN = 4.98mmol/L
葡萄糖 =5mmol/L	渗透压 = 290mOsm/（kg·H_2O）	

问题 1：患者为什么在 2h 发展为低钠血症？

答：腔镜子宫肌瘤切除术是用于治疗月经量增多和纤维瘤的手术，需要使用数升低张甘氨酸或山梨醇作为灌洗液。这些低张液也会用于经尿道前列腺切除术。在冲洗过程中，相当数量的甘氨酸会进入血液循环，增加细胞外液（ECF）的量。与葡萄糖一样，甘氨酸也是一种渗透性物质，可以促进水分从细胞内液（ICF）转移到细胞外液。因此，使用甘氨酸灌洗液后 2h，由于稀释和水分转移的作用，患者发生了低钠血症。2h 后，甘氨酸进入细胞内进行代谢。

问题 2：血清渗透压间隙有助于分析低钠血症的稀释性原因和移位性原因吗？

答：是的。该患者计算的血清渗透压为 250mOsm/（kg·H_2O），而实测的渗透压为 290mOsm/（kg·H_2O）。因此，渗透压间隙为 40，可以解释血清钠从 139mmol/L 降低到 126mmol/L。该计算的前提是假设细胞外液的溶质（甘氨酸）每增加 5mmol/L，血清钠下降 1.6mmol/L。因此，40mOsm（或 mmol/L）甘氨酸会使血清钠下降 13mmol/L：

40/5×1.6=13

如果患者的低钠血症完全是由于稀释导致，其血清钠应该为 126mmol/L，而实际血清钠为 120mmol/L。导致两者相差 6mmol/L 的原因，可能就是水分从细胞内液（ICF）转移至细胞外液（ECF）。

4h 后，患者意识转清，但仍有昏睡和意识模糊。没有发生癫痫发作。复查血清生化：Na^+ 130mmol/L，K^+ 4.0mmol/L，BUN 6.4mmol/L，葡萄糖 5.5mmol/L，血清渗透压 276mOsm/（kg·H_2O）。

问题 3: 导致患者精神改变的原因是什么？

答：2h 后，甘氨酸进入细胞内，被代谢成为水、葡萄糖、二氧化碳和尿素，最重要的是氨。已经表明，输注甘氨酸导致的神经学改变，与氨有关。因此，患者的昏睡和意识模糊可能与代谢产生氨有关。

渗透压间隙是正常的，这在输注甘氨酸后数小时后很常见。此时低钠血症（130mmol/L）完全是由于稀释作用而不是液体转移所致，甘氨酸代谢也会产生水。

病例 10 患者女性，32 岁，患有艾滋病，因低钠血症至肾内科就诊。患者无近期感染病史，但是天天饮啤酒，有时抑郁。患者消瘦但不是恶病质。血压 120/80mmHg，脉率 78 次 /min，没有体位性改变。心肺检查未见异常。没有发现外周组织水肿。血清和尿生化结果如下。

血　清	尿
Na^+ = 126mmol/L	渗透压 = 578mOsm/（kg·H_2O）
K^+ = 4.2mmol/L	Na^+ = 80mmol/L
Cl^- = 94mmol/L	K^+ = 40mmol/L
HCO_3^- = 23mmol/L	
BUN = 4.27mmol/L	
肌酐 = 44.2μmol/L	
葡萄糖 = 5.78mmol/L	
白蛋白 = 34g/L	
肝功能与皮质醇正常	
渗透压 = 264mOsm/（kg·H_2O）	

问题：下列治疗选项中，哪一项不适合本例患者？

A. 限水　　　　　　　　B. 锂制剂　　　　　　　　C. 地美环素

D. 选择性血清素再摄取抑制药（SSRI）　　　　　　E. 苯妥英

答案是选项 D。为改善患者因产生异位 ADH 或异位 ADH 刺激导致的慢性无症状性低钠血症，除了 SSRI 外，上述其他治疗措施都曾被试用。SSRI，如舍曲林、帕罗西汀、度洛西汀，抑制血清素的再摄取，从而引起低钠血症。SSRI 导致 SIADH 有几个机制：①刺激 ADH 释放；②增强肾脏髓质 ADH 的作用；③重调渗透压，降低了 ADH 分泌的阈值；④通过肝药酶 P450 与其他药物产生相互作用，导致 ADH 作用增强。苯妥英抑制 ADH 分泌，可以改善低钠血症。

病例 11　**患者男性，65 岁，左肺小细胞肺癌，诊断为 SIADH 低钠血症。肾内科就诊，医生嘱限制饮水量至每天 1L。患者因为饮酒不同意服用地美环素，胃肠道不适不同意服用尿素。一段时间内，患者血钠维持在 130 ～ 135mmol/L 之间。3 个月后，患者虚弱乏力，交谈时不能集中精力，主诉有要发生跌倒的感觉。自测血压 140/78mmHg，入院后，因为口渴加重，饮水量＞ 1L/d。患者血容量正常，血钠 124mmol/L。其他实验室检查结果符合 SIADH。**

问题 1：应该如何处置患者的低钠血症？

答：患者为慢性低钠血症出现临床症状。在慢性低钠血症，认知功能受损以及跌倒骨折并不少见。患者应该收入院是基于 2 个原因：①为改善症状，24h 内将血清钠升高至 128 ～ 130mmol/L；②患者对限制入液量依从性差，考虑口服普坦类药物。托伐普坦具有口服剂型，规格有 15mg/ 片，30mg/ 片，60mg/ 片。

问题 2：如何开始托伐普坦治疗？

答：托伐普坦应该在住院条件下进行，以便在调整剂量期间监测血清钠的变化。初始计量 15mg，每日 1 次。调整剂量，在不限水的条件下可以用到 60mg，每日 1 次。一旦患者症状改善，不再需要调整剂量，则观察 2 ～ 3 天后可以出院。

托伐普坦用于血容量正常或者血容量升高的低钠血症患者，不应用于低血容量性低钠血症患者。

问题 3：有临床研究支持长期应用托伐普坦吗？

答：是的，SIADH、CHF 以及肝硬化患者入选了 SALT 研究（study of ascending levels of tolvaptan in hyponatremia）。与仅仅限制入液量相比较，在托伐普坦用药第 4 天，血清钠升高了 4.5mmol/L；用药 30d，血清钠升高了 7.4mmol/L。这些患者平均随访 701d。平均血清钠从 131mmol/L 升高至 135mmol/L。

问题 4：目前可用的普坦类药物都有什么特点？

答：目前可供应用的有 5 种普坦类药物，美国只有考尼伐坦（静脉剂型）和托伐普坦（口服剂型）。如表 12-8 所示，考尼伐坦同时拮抗 V_{1a} 和 V_2 受体。V_{1a} 受体分布于肝细胞和内脏循环。肝硬化患者应用考尼伐坦，会扩张内脏血管，但会增加门静脉压力。所有的普坦类药物都禁用于肝硬化。如表 12-8 所示，除考尼伐坦外，其他普坦类都可以口服。

表 12-8　普坦类药物的性质

药　物	英文名称	拮抗受体	每日剂量（mg）	应用途径	尿　量	尿渗透压	每日排泄尿 Na⁺
考尼伐坦	Conivaptan	V_{1a}/V_2	20～40	静脉	↑	↓	无改变
托伐普坦	Tolvaptan	V_2	15～60	口服	↑	↓	无改变
利西普坦	Lixivaptan	V_2	100～200	口服	↑	↓	低剂量无改变，大剂量时增加
沙他普坦	Satavaptan	V_2	12.5～50	口服	↑	↓	无改变
莫扎普坦	Mozavaptan	V_2	60～120	口服	↑	↓	无改变

病例 12　患者女性，52 岁，因虚弱乏力、意识模糊 2 天入院。近 6 天饮酒。既往中枢性尿崩症史，应用去氨加压素（DDAVP）治疗。入院前一周，患者血容量正常，血清生化检查正常。体重 70kg。入院实验室检查结果如下。

血　清	尿
$Na^+ = 114mmol/L$	$Na^+ \leqslant 20mmol/L$
$K^+ = 2.2mmol/L$	$K^+ = 30mmol/L$
$Cl^- = 92mmol/L$	渗透压 = 100mOsm/（kg·H_2O）
$HCO_3^- = 22mmol/L$	乙醇 = 0mmol/L
肌酐 = 44.2μmol/L	
BUN = 2.1mmol/L	
葡萄糖 = 5mmol/L	
渗透压 = 238mOsm/（kg·H_2O）	

问题 1：下列选项中的液体，哪一种适合作为患者治疗的初期选择？

A. 5% 葡萄糖　　　　　　　B. 生理盐水　　　　　　　C. 3% 盐水

D. 氯化钾　　　　　　　　　E. 氯化钾和 5% 葡萄糖

答案是选项 D。患者有严重的低钾血症。5% 葡萄糖和生理盐水都可以进一步降低血钾，因此不适合用于该患者。3% 氯化钠增加血清钠，但对血清钾没有影响，因此也不是首选。氯化钾和 5% 葡萄糖也不适合于该患者，因为该液体不会使血钾恢复正常。适合的液体是氯化钾，可以同时改善钾和钠的水平。因此，选项 D 正确。

问题 2：患者 24h 内使用静脉或口服途径补充氯化钾 250mmol（即氯化钾 18.75g）预计血清渗透压、血钠水平会发生怎样的变化？

答：应该认识到，钾和钠一样，都具有渗透活性。因此，输注氯化钾既可以升高渗透压，也可以升高钠的水平。预计升高的状况，通过如下计算：

计算 TBW：体重 ×0.5=70×0.5=35L

计算 250mmol 氯化钾的总 mmol=500（250 来自钾，250 来自氯）

氯化钾导致的渗透压升高＝氯化钾总 mmol/TBW=500/35=14mOsm

氯化钾导致的血清钠升高＝钾总量 /TBW=250/35=7mmol/24h

因此，仅使用氯化钾就可以升高血清钠，而不用输注生理盐水。血清钾为 4.1mmol/L。在下一个 24h 中，通过饮食和生理盐水使血清钠水平升高 5mmol/L，48h 后血清钠为 126mmol/L（参见病例 5）。

病例 13　患者男性，32 岁，因为限制液体但仍持续低钠血症（130mmol/L）而至肾内科进行评估。患者因为枪伤已经截瘫 4 年。患者神志清楚，无定向力障碍，无抑郁。饮食规律，限制液体量 1.5L。因疼痛需要服用氧可酮 10mg。患者唯一的主诉是偶尔乏力，自认为是制动的原因。患者实验室检查结果：钠 130mmol/L，钾 4.5mmol/L，氯 96mmol/L，碳酸氢根 23mmol/L，BUN 5.0mmol/L，Cr 70.7μmol/L，葡萄糖 5mmol/L，总蛋白和血脂正常，肝功能、肾上腺功能、甲状腺功能正常。尿渗透压 580mOsm/（kg·H_2O），尿钠 129mmol/L。输注生理盐水 1L 后，患者血清仍然为 129mmol/L。为明确患者低钠血症病因，进行水负荷试验：嘱患者饮水 1L。水负荷试验结果如下表。

时间 （min）	血清钠 （mmol/L）	尿钠 （mmol/L）	尿渗透压 [mOsm/（kg·H_2O）]	尿量（ml）
0	130	80	580	0
30	129	58	480	100
90	130	30	240	350
120	129	20	90	450

问题：根据这些资料，该患者最有可能的诊断是什么？

A. 假性低钠血症　　　　　　　　　　B. 进食差

C. 抗利尿激素分泌失调综合征（SIADH）　　D. 肾源性不适当抗利尿综合征（NSIAD）

E. 渗透压重调

答案是选项 E。因为葡萄糖、总蛋白、血脂是正常的，所以不可能是假性低钠血症，故而选项 A 不正确。进食差的患者不能将尿渗透压浓缩至 580mOsm/（kg·H_2O），但可以将尿渗透压稀释至 100mOsm/（kg·H_2O）。另外，尿钠升高也排除了钠摄入不足的可能。SIADH 或 NSIAD 的患者，不能将尿渗透压稀释至 100mOsm/（kg·H_2O）以下，由于 ADH 的作用，他们不能在短期内将水负荷排出，因此排除了选项 B 和选项 D。该患者可以将尿稀释或者浓缩至适当程度，诊断为渗透压重调。因为具备尿液稀释或者浓缩能力，患者可以在＜ 4h 内将大部分水负荷排出体外，即使水摄入量变化的情况下，也可以将血清钠维持在已经原渗透压重调水平。所以，选项 E 正确。

病例 14 患者男性，65 岁，长期吸烟，因小细胞肺癌治疗以及化疗入院。其化疗方案包括顺铂、吉西他滨、紫杉醇、贝伐珠单抗（**Bevacizumab**）。随后患者出现多尿，虚弱乏力，体位性血压和脉率改变。实验室检查结果如下。

血 清	尿
Na^+ = 124mmol/L	Na^+ = 90mmol/L
K^+ = 2.8mmol/L	K^+ = 60mmol/L
Cl^- = 112mmol/L	渗透压 = 500mOsm/（kg·H_2O）
HCO_3^- = 22mmol/L	
肌酐 = 132.6μmol/L	
BUN = 12.8mmol/L	
葡萄糖 = 5mmol/L	

问题：下列选项中，哪一种最有可能是引起患者低钠血症的病因？

A. 抗利尿激素分泌失调综合征（SIADH）　　B. 肾源性不适当抗利尿综合征（NSIAD）
C. 渗透压重调　　　　　　　　　　　　　　D. 顺铂导致的低钠血症
E. 脑耗盐综合征（CSW）

答案是选项 D。患者出现了顺铂导致的肾毒性。应用顺铂后 24 ～ 48h 出现多尿，与肾脏浓缩功能受损有关。顺铂也可导致近曲小管损伤和范科尼综合征（Fanconi syndrome）。结果，钠和其他离子从尿中丢失，患者出现低血容量和低钠血症。因此，选项 D 正确。患者血清肌酐升高，是容量不足和近曲小管受损导致的。SIADH、NSIAD、渗透压重调者的血容量正常，因为该患者体位性血压和脉率改变的原因，这几个选项都可以排除，即排除选项 A、B、C。CSW 会引起容量不足，体位性血压和脉率改变，低钠血症，血清肌酐升高以及尿钠丢失，但不会引起低钾血症和尿钾增多，故不选择选项 E。

（张向阳　译，陈旭岩　校）

参考文献

[1] Adrogué HJ, Madias NE. Hyponatremia. N Engl J Med. 2000;342:1581–9.

[2] Adrogué HJ, Madias NE. The challenge of hyponatremia. J Am Soc Nephrol. 2012;23:1140–8.

[3] Berl T. Impact of solute intake on urine flow and water excretion. J Am Soc Nephrol. 2008;19:1076–8.

[4] Buckley MS, Patel SA, Hattrup AE, et al. Conivaptan for treatment of hyponatremia in neurological and neurosurgical adults. Ann Pharmacother. 2013;47:1194–200.

[5] Fenske WK, Christ-Crain M, Hörning A, et al. A copeptin-based classification of the osmoregulatory defects in the syndrome of inappropriate antidiuresis. J Am Soc Nephrol. 2014;25:2376–83.

[6] Furst H, Hallows KR, Post J, et al. The urine/plasma electrolyte ratio: a predictive guide to water restriction. Am J Med Sci. 2000;319:240–4.

[7] Garimella S, Bowden SA. Cerebral salt-wasting syndrome workup. 2016; emedicine. Medscape article 919609.

[8] Liamis G, Milionis H, Elisaf M. A review of drug-induced hyponatremia. Am J Kidney Dis. 2008;52:144–53.

[9] Lien Y-HH, Shapiro JI. Hyponatremia: clinical diagnosis and management. Am J Med. 2007;120:653–8.

[10] Maesaka JK, Imbriano LJ, Ali NM, et al. Is it cerebral or renal salt wasting. Kidney Int. 2009;76:934–8.

[11] Robertson GL. Regulation of arginine vasopressin in the syndrome of inappropriate antidiuresis. Am J Med. 2006;119:S36–42.

[12] Sterns RH, Hix JK, Silver S. Treating profound hyponatremia: a strategy for controlled correction. Am J Kidney Dis. 2010;56:774–9.

[13] Sterns RH. Disorders of plasma sodium-causes, consequences, and correction. N Engl J Med. 2015;372:55–65.

[14] Sterns RH, Silver SM. Complications and management of hyponatremia. Curr Opin Nephrol Hypertens. 2016;25:114–9.

[15] Thurman JM, Berl T. Disorders of water metabolism. In: Mount DB, Sayegh MH, Singh AJ, editors. Core concepts in the disorders of fluid, electrolytes and acid-base balance. New York: Springer; 2013. p. 29–48.

第 13 章　水代谢紊乱：高钠血症
Disorders of Water Balance: Hypernatremia

高钠血症的定义是血清或血浆 $[Na^+] > 145mmol/L$ 并且渗透压升高 [血清渗透压 $> 295mOsm/$ $(kg \cdot H_2O)$]。

如之前章节所讨论，血清 $[Na^+]$ 取决于机体总 Na^+ 量、K^+ 量和体液总量：

$$血清 [Na^+] = (Na^+ + K^+) /TBW$$

其中 Na^+ 和 K^+ 是机体内这些阳离子的总量，TBW（total body water）是体液总量。因此，高钠血症发生的原因可以使体液总水量缺乏、总 Na^+ 量增加或者两者同时存在。

一、高钠血症的机制

对于健康者，有两个预防高钠血症的保护性机制：①口渴；②排出浓缩的尿液。血清 $[Na^+]$ 和相关的高渗透压都会产生渴感，饮水会将血清 $[Na^+]$ 降低至正常水平（参见第 11 章）。通过排出高度浓缩的尿液，肾脏尽量保留水分。因此，可以预防高钠血症和高渗透压。高钠血症发生于以下患者：①不能感受到口渴或对渴感无反应；②无法饮水；③摄盐过多；④缺乏 ADH 或对 ADH 抵抗而排出稀释尿液。

容易发生高钠血症的患者包括以下几类。

• 老年人。

• 儿童。

• 血糖控制不佳的糖尿病患者。

• 多尿患者。

• 住院患者。

可能由于未摄入或输注足够的水，由于浓缩能力差而保存水的能力下降，应用乳果糖、渗透性利尿药（甘露醇），输注生理盐水或高张盐水，管饲肠内营养或静脉营养，机械通气等原因引起。

二、高钠血症患者的处理

第 1 步：评估容量状态

基于容量状态，将高钠血症分 3 型（图 13-1）。

- 低血容量性高钠血症（水丢失相对多于 Na^+ 丢失）。
- 高血容量性高钠血症（Na^+ 增多相对多于水增多）。
- 等容性（等渗性）高钠血症（水和 Na^+ 丢失比例相同）。

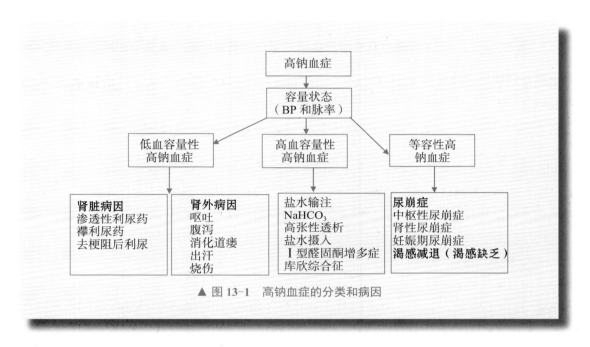

▲ 图 13-1　高钠血症的分类和病因

第 2 步：病史和体格检查

(1) 病史

- 评估水摄入量和尿量。明确水丢失的原因。是否有多尿？多尿一般定义为尿量＞ 3L/d。
- 查有无渗透性利尿病因，如输注高张性盐水、静脉营养液或甘露醇，也包括高血糖。
- 询问病史中导致容量缺乏的病因，如糖尿病、出汗过多或者腹泻。
- 饮食史，如摄入高蛋白或高电解质含量的食物。
- 查找是否使用导致小管间质性肾炎的药物，如乳果糖、襻利尿药、锂盐、地美环素和镇痛药物。

(2) 体格检查

- 生命体征及其体位性变化（非常重要也是必查项目）。记录体重。
- 检查颈部、肺部和心脏有无容量负荷过重的表现，下肢有无水肿。
- 评估精神状态也极其重要。
- 各种高钠血症的诊断特点见表 13-1。

表 13-1 高钠血症的诊断特点

容量状态	体位性改变	U_{Na}（mmol/L）	尿渗透压 [mOsm/（kg·H$_2$O）]	水 肿
低血容量	有（肾性）	＞ 20（肾性）	＞ 100（肾性或肾外性）	无
	有（肾外性）	＜ 20（肾外性）		
高血容量	无	＞ 20	＞ 100	有
等容性	无	＞ 20	＜ 100（中枢性尿崩症）	无
			＞ 100（肾性尿崩症）	

第 3 步：诊断高钠血症

参见表 13-1。除了尿量以外，最重要的检查是如下几种。

• 血浆和尿渗透压。

• 尿 Na$^+$ 和 K$^+$。

• 其他实验室检查例如血清 K$^+$、肌酐、BUN、Ca^{2+} 都是非常有帮助的。

• 如有必要，进行脑的影像学检查。

在高钠血症的治疗中，测定无电解质水（自由水）清除率会有帮助。

三、脑对高钠血症的适应

当血清 [Na$^+$] 升高，由于水和电解质排出细胞，脑容量减小，导致颅内压降低。

在数小时之内，会发生一些适应性的改变，通过水、电解质和有机渗透物质（参见第 12 章）的向大脑内转移，脑容量会恢复正常（图 13-2）。

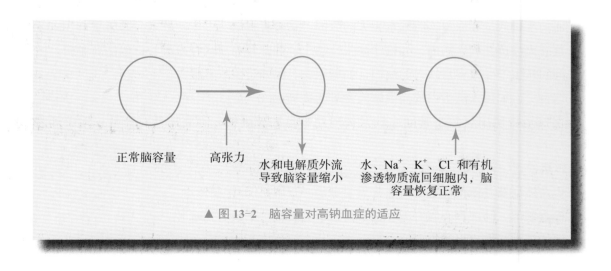

正常脑容量　　高张力　　水和电解质外流　　水、Na$^+$、K$^+$、Cl$^-$ 和有机
　　　　　　　　　　　　导致脑容量缩小　　渗透物质流回细胞内，脑
　　　　　　　　　　　　　　　　　　　　　容量恢复正常

▲ 图 13-2　脑容量对高钠血症的适应

四、高钠血症的症状和体征

绝大部分神经系统症状和体征是由于大脑脱水缩小和脑血管牵拉损伤造成的。

• 急性高钠血症：恶心、呕吐、昏睡、易激惹和虚弱。这些症状和体征可能进展为惊厥和昏迷。

• 慢性高钠血症（持续 1 ~ 2d 后）：由于大脑的适应调节，神经系统症状和体征较少；但可以出现虚弱、眼球震颤、抑郁状态。

五、高钠血症的特殊病因

（一）多尿

多尿综合征是高钠血症最重要的病因。这些综合征可以同时导致水和溶质（渗透）经尿丢失。这些患者常常有尿浓缩功能缺陷。中枢性尿崩症、肾性尿崩症和妊娠期尿崩症都会导致水性利尿，而静脉营养和输注高渗盐水、葡萄糖和甘露醇会引起溶质利尿。溶质利尿也发生于高 BUN 者或者尿路梗阻解除后的患者。在这些患者中，多尿导致多饮。精神性多饮（psychogenic polydipsia）也被认为属于多尿综合征的一种，但该综合征导致的是低钠血症。对于这些患者，烦渴多饮导致多尿。图 13-3 提供了多尿患者的简单处理方法。

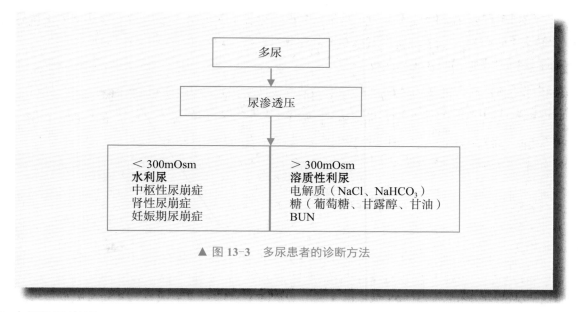

▲ 图 13-3　多尿患者的诊断方法

1. 中枢性尿崩症

中枢性尿崩症是由于下丘脑 ADH 的合成和分泌障碍所致。

• 中枢性尿崩症分为 2 型：完全型和部分型。

• 除颅咽管瘤患者（术后）外，大多数患者的口渴机制保持完好。

• 尿渗透压常常 ≤ 100mOsm/（kg·H_2O）。

• 远端肾单位对 ADH 作用有反应。

- 患者常常喜欢冰块或冰水，夜尿增多很常见。

- 病因可以是先天性的也可以是获得性的。

- 创伤后、外科术后、转移性肿瘤、肉芽肿和中枢神经系统感染是获得性中枢性尿崩症的最常见病因。

- 治疗（见下文）。

2. 肾性尿崩症

- 肾性尿崩症的定义是肾小管对 ADH 作用产生抵抗，但循环中有足够的 ADH。

- 口渴机制完好。

- 尿渗透压 $< 300 \text{mOsm/}(\text{kg} \cdot \text{H}_2\text{O})$。

- 病因可以是先天性的也可以是获得性的。

- 先天性肾性尿崩症有 2 种类型。

① X- 连锁型（占 90%）是由于血管紧张素 2 受体失能突变所致。存在该突变的男性患者，特征表现为脱水、高钠血症、体温过高，甚至早至出生后 1 周内发病。诊断延迟，会导致精神和躯体发育延迟和肾衰竭。

② 第 2 型为常染色体显性遗传或隐性遗传（占 10%）。它是由 AQP 基因的失能突变所致。多尿、脱水和高钠血症都很常见。由于 von Willebrand 因子（因子Ⅷ的载体蛋白）的分泌增加，AQP 基因突变携带者具有发生血栓栓塞的风险。

- 治疗这两种类型的肾性尿崩症，包括补充低渗液体防止脱水。单用氢氯噻嗪或联合使用阿米洛利或吲哚美辛，可能有助于减少尿量。磷酸二酯酶抑制药可以防止 cAMP 和 cGMP 的降解，试用于本病取得了不同程度的治疗效果。

- 获得性肾性尿崩症：重要的病因包括慢性肾脏病、低钾血症、高钙血症、蛋白质营养不良、镰状细胞病、锂或地美环素治疗。表 13-2 描述了获得性肾性尿崩症的原因和机制。

表 13-2　获得性肾性尿崩症的一些病因和机制

病　因	尿浓缩能力	cAMP 生成	AQP2 表达	治　疗
CKD	下降	下降	下降	匹配每日摄入量和输出量
高钙血症	下降	下降	下降	纠正高钙血症
低钾血症	下降	下降	下降	纠正低钾血症
锂	下降	下降	下降	阿米洛利 [a]
地美环素	下降	下降	未知	停药

a. 抑制 ENaC 吸收锂；CKD. 慢性肾脏病；cAMP. 环腺苷单磷酸；AQP. 水孔蛋白

3. 妊娠期尿崩症

- 在妊娠后期发生，分娩后好转。

- 由血管加压素酶降解加压素（ADH）引起，该酶由胎盘产生。

- 治疗应用去氨加压素（Desmopressin，DDAVP），该药不被血管加压素酶降解。

（二）多尿的诊断

- 推荐的检测是禁水试验。

- 限制液体摄入，直到尿渗透压达到平台或直到患者体重减轻 3% ～ 5%。避免过多的体重下降。

- 测量最高的血清和尿渗透压。

- 皮下注射加压素水剂 5U。

- 30min 和 60min 后测量尿渗透压。

- 比较使用血管加压素前的最后尿渗透压结果和使用血管加压素后的最高尿渗透压结果，注意两个数值结果之间的差异。

表 13-3 给出各种多尿疾病中，禁水试验后和应用血管加压素后的尿渗透压。

- 在多尿的鉴别诊断中，另一项有价值的检验项目是在禁水试验之前测定和肽素（copeptin）水平。中枢性尿崩症的基线水平 < 2.6pmol/L，肾性尿崩症的基线水平 ≥ 21.4pmol/L。但是基线和肽素水平无法鉴别部分中枢尿崩症和原发性多饮。当血清 Na^+ 水平不能区分它们时，需要胰岛素激发和肽素试验来进行鉴别。部分中枢尿崩症中，激发和肽素水平 < 4.9pmol/L，而原发性多饮中 ≥ 4.9pmol/L。

表 13-3　尿渗透压（mmol/kg）对照：正常者与有多尿症状的受试者

受试者类型	禁水后尿渗透压	血管加压素后尿渗透压增加（%）	注　释
正常人	1000 ～ 1137	0 ～ -9	正常受试者对外源性加压素没有反应，因为这些受试者在禁水后加压素释放已经达到最大程度
完全性中枢性尿崩症	155 ～ 181	50 ～ 500	这些患者对血管加压素反应充分，因为他们缺乏血管加压素
部分性中枢性尿崩症	404 ～ 472	15 ～ 50	这些患者对血管加压素有部分反应，因为他们的血液循环中有部分血管加压素
肾性尿崩症	124	0 ～ 42	这些患者对血管加压素有部分反应，因为他们的血液循环中血管加压素水平较高
精神性多饮[a]（强迫性饮水者）	685 ～ 791	0 ～ 6	由于多饮，这些受试者的髓质高渗性消失。因此，他们对血管加压素没有反应

数据改编自 Miller 等[1]；a. 引起低钠血症，其包含多尿症

（三）溶质性利尿

- 绝大部分发生于住院患者，除了那些高血糖未获控制者。

- 住院患者出现溶质利尿，是由于输注生理盐水或高渗盐水、葡萄糖、甘露醇或静脉营养。

- 请注意，葡萄糖和甘露醇最初会导致低钠血症；然而，持续渗透性利尿会导致缺水和高钠血症。

- 饥饿性酮症在住院患者中相当常见，也引起渗透性利钠。

- 尿渗透压高于血浆渗透压 > 300mOsm/（kg·H_2O），尿渗量（尿渗透压 × 尿量）> 900mOsmol /d。

- 高蛋白质摄入导致的高 BUN，也会导致溶质利尿和水分缺乏。

- 梗阻解除后利尿也会导致高钠血症并大量水分丢失。
- 测定尿中溶质含量是识别溶质性利尿原因的唯一方法。

六、老年人高钠血症

- 慢性低渗性高钠血症在长住护理机构者中相当普遍。
- 造成老年人高钠血症的因素有 4 个：①因不能主动获取水而导致饮水量减少；②渴感缺乏或相对饮水量少；③使用襻利尿药；④补充蛋白质后因尿素引起的水丢失。
- 高渗性高钠血症相当罕见，除非患者长期输注生理盐水或 $NaHCO_3$。
- 正常血容量性高钠血症也很常见，比如锂等药物。此外，与年轻人相比，老年人的尿浓缩能力下降。
- 轻度高钠血症中，精神状态改变较为常见，如昏睡、意识模糊；严重高钠血症者，可以发生痫性发作或昏迷。
- 对于住院患者，治疗措施即为预防措施。

七、渴感减退（渴感缺失）型高钠血症

渴感减退的特征在于缺乏渴感或渴感较弱，即使供水条件适当也会出现水分摄取减少。它是由于口渴渗透压感受器完全或部分破坏的结果。渗透刺激 ADH 释放的效应可能正常或迟钝，但对非渗透性刺激（低血压、恶心）的反应得以保留。以前，对渴感减退或渴感缺乏的患者，常常描述为原发性高钠血症和原发性渴感减退。因为这些患者的特征是口渴缺陷，所以他们被分组为渴感减退或渴感缺乏的高钠血症或渗透压感受器功能障碍。这些渴感减退患者不仅会发生高钠血症，还发生高渗透压、血容量减少和血尿素氮升高。轻度高钠血症的患者可出现意识模糊和困倦，严重高钠血症的人则会出现痫性发作、横纹肌溶解和昏迷。已经证实，渴感减退患者的大脑中有病理性损伤，例如肿瘤性、非肿瘤性、肉芽肿性、血管性病变或其他病变。根据对输注高渗盐水的反应，在渴感减退患者中有 4 种类型的渗透压感受器功能障碍（包括口渴和 ADH 释放）：①渗透压稳态重调；②渗透压感受器功能下降；③完全性口渴渗透压感受器功能障碍；④无渴感而 ADH 释放功能完整。在这 4 种类型中，只有 A 型和 C 型为常见类型，将在后文予以描述。

- A 型渴感缺乏患者(以前称为原发性高钠血症)，其口渴和 ADH 释放的阈值上调重置。换句话说，这些患者只有在其血浆渗透压 > 300mOsm/（kg·H_2O）[正常渗透阈值为 284mOsm/（kg·H_2O）] 时才会有口渴感觉或释放 ADH。一旦渗透压超过该调高的设定点，患者依然可以浓缩尿液。当水负荷足够时，他们可以抑制口渴和 ADH 释放，可以稀释尿液。因此，他们不会发生低钠血症，但会维持轻度的慢性高钠血症。治疗措施是每日摄入水 2 ～ 3L。有趣的是经过 CT 扫描或 MRI 检查，一些患者可能没有任何下丘脑－垂体病变。

- C 型患者中，口渴渗透压感受器完全损坏。即使在血浆渗透压非常高的情况下，也根本不会出现口渴，并且这些患者也完全没有自发饮水的动机。ADH 分泌低，对高渗盐水没有任何反应。然而，非

渗透压性刺激可以引起 ADH 分泌，如低血压。对基底动脉环（Willis 环）的前交通动脉动脉瘤破裂进行手术，可能会产生 C 型渴感减退。这些患者除非被要求喝水，否则很容易发生严重的高钠血症。由于 C 型患者 ADH 释放较低，长时间摄入大量水还有可能导致严重的低钠血症。由于这些患者既容易发生高钠血症也容易发生低钠血症，因此需要频繁监测血清 Na$^+$。

八、高钠血症的治疗

高钠血症的治疗取决于 6 个因素。
- 纠正基础病因。
- 计算缺水量。
- 输液用药的选择和用药途径。
- 容量状态。
- 高钠血症起病的急缓（急性或慢性）。
- 纠正的速度。

（一）纠正基础病因

如果可能的话，应该解决和治疗高钠血症的原因，例如腹泻、高血糖、利尿药使用、低钾血症、高钙血症、输注生理盐水或甘露醇。

（二）计算缺水量

有几种公式可供使用。

公式 13-1

$$缺水量 = 原体液总量（TBW）× 实际 [Na^+]$$
$$= 目标 [Na^+] × 新 TBW$$
$$新 TBW = \frac{原体液总量（TBW）× 实际 [Na^+]}{目标 [Na^+]}$$

举例：　　　　体重 =70kg

原 TBW=70×0.6=42L

实际 [Na$^+$]=160mmol/L

目标 [Na$^+$]=140mmol/L

新 TBW= 42×160/140=48L

缺水量 = 新 TBW− 原 TBW

缺水量 = 48-42=6L

公式 13-2　　　$$缺水量 = 原 TBW × (\frac{原体液总实际 [Na^+]}{目标 [Na^+]} -1)$$

仍使用上例，我们得到：

$$42 \times \left(\frac{160}{140} - 1 \right) = 6L$$

公式 13-3（粗略估测）

Sterns 和 Silver 的一篇社论 [2] 表明，输注不含电解质的水 3 ～ 4ml/kg，可以使瘦个体（lean individual）的血清 [Na$^+$] 降低 1mmol/L。总缺水量可以计算为：体重（kg）× 每 kg 体重输注的毫升数（3 或 4ml）× 实际 [Na$^+$] 和目标 [Na$^+$] 之间的差值。

举例，体重 70kg，为将血清 [Na$^+$] 从 160mmol/L 降低至 140mmol/L，输注无电解质水 4ml/kg，则需要补水 70 × 4 × 20 或 280 × 20 = 5.6L。

（三）输液用药的选择和用药途径

• 液体的选择根据患者血压进行。如果患者低血压，即使是高钠血症也可以首选生理盐水。注意，对于严重高钠血症，生理盐水相对低渗。

• 如果可能，纠正高钠血症，口服摄入水分是首选的措施；然而大多数患者需要静脉输液。

• 通常使用的液体是 5% 葡萄糖，0.45% 氯化钠或 0.225% 氯化钠。

• 少数情况下，血液透析可用于治疗盐负荷过多的患者。

（四）容量状态

如前所述，评估容量状态对选择合适的液体非常重要。

（五）急性高钠血症的治疗

• 住院患者预防发生高钠血症是很重要的，因为其中大部分是医源性的，在患者发生缺水量大或者口渴机制受损的情况下，输液处方不充分和不适当就有可能发生。

• 由于盐过载或下丘脑 - 垂体手术后，在数小时内发生的高钠血症，可以通过适当的液体（口服液或静脉输注 5% 葡萄糖或 0.225% 氯化钠）完全纠正到基线水平，而不会引起脑水肿，因为积聚的电解质（Na$^+$、K$^+$ 和 Cl$^-$）会从脑细胞中排出。

• 急性高钠血症的后果是脑细胞收缩和颅内出血。

• 高钠血症的纠正速度为 1mmol/h。

• 输液量包括缺水量和继续发生的液体丢失量（不显性丢失以及其他原因的丢失）。

（六）慢性高钠血症的治疗

• 高钠血症的发生持续 24 ～ 48h 后，即为是慢性高钠血症，此时，大脑适应过程已经完成。因此，纠正速度应该缓慢。

• 纠正速度为第一个 24h 内纠正为 6 ～ 8mmol/L，随后在 2 ～ 3 天内完全纠正。

• 针对儿童的研究表明，当校正率 ≤ 0.5mmol/h 时，结果更好。

- 无电解液水（自由水）清除率 = 尿量（V）$\times \left[1 - \dfrac{(U_{Na} + U_K)}{P_{Na}} \right]$，在纠正高钠血症时会有帮助。

九、特殊病因的治疗

（一）低血容量性高钠血症

- 输注生理盐水，直至血流动力学稳定。
- 一旦患者血容量正常，给予 5% 葡萄糖或 0.45% 生理盐水补足缺水量和水的继续丢失量。

（二）高血容量性高钠血症

- 在重症监护病房中，由于输注盐水或甘露醇，高血容量性高钠血症并不少见。
- 应用襻利尿药，而不是噻嗪类利尿药。
- 使用襻利尿药可能会增加水分不足，因此，增加了对自由水的需求。
- 在某些情况下，考虑血液透析。

（三）血容量正常性高钠血症

1. 中枢性尿崩症

- 去氨加压素（DDAVP）是中枢尿崩症的首选药物。
- 有鼻喷雾剂或口服制剂。
- 在睡前使用最低剂量 5 ~ 10μg 鼻腔喷雾或 0.1 ~ 0.2mg 口服，以避免夜尿症和低钠血症。
- 治疗持续时间取决于中枢尿崩症的病因。特发性疾病需要永久使用，获得性类型的治疗时间可能短暂。
- 其他药物如氯磺丙脲、卡马西平或氯贝丁酯可用于部分中枢性尿崩症的患者，它们可刺激 ADH 的释放。
- 通过限盐和使用噻嗪类药物（每日 25mg）诱导轻度容量减少，对某些中枢性尿崩症患者可能有效，在肾性尿崩症中更为有效。

2. 肾性尿崩症

- 先天性尿崩症患者应该接受足够的水以防止脱水。
- 噻嗪类利尿药可能有效。
- 去除原因、水摄入、噻嗪类和阿米洛利是获得性肾性尿崩症的主要治疗方法（表 13-2）。

◆习题

病例 1　患者男性，74 岁，因为昏睡、定向障碍和意识不清从养老院送达医院。护理记录显示该患者 5 年前患有脑血管意外。患者没有发热，腹泻或体液丢失。尿量为 700ml/d。

　　入院时，血压 100/70mmHg，脉率 100 次 /min（仰卧）和 80/60mmHg，脉率 110 次 /min（坐位）。除黏膜干燥外，体格检查是正常的。患者体重 70kg。实验室检查结果如下。

血　清	尿
Na^+= 168mmol/L	Na^+= 12mmol/L
K^+= 4.6mmol/L	渗透压 =600mOsm/（kg·H_2O）
Cl^-= 114mmol/L	
HCO_3^- = 26mmol/L	
肌酐 = 168.0μmol/L	
BUN= 22.8mmol/L	
葡萄糖 = 6.1mmol/L	

　　问题 1：患者的高钠血症是与缺水有关还是与 Na^+ 摄入增加有关？

　　答：患者的高钠血症是由于缺水而不是 Na^+ 摄入增加，因为患者的生命体征有体位性变化。Na^+ 摄入增加导致的高钠血症，其临床表现为高血压。

　　问题 2：若以血清 [Na^+] 为 140mmol/L 为目标值，请计算该患者的缺水量？

　　答：先前给出的 3 个公式中的任何一个，都可用于计算缺水量。其中一个这样的公式是：

$$缺水量 = 原 TBW×（\frac{原体液总实际 [Na^+]}{目标 [Na^+]}-1）$$

通过该患者数据资料，我们得到缺水量：

$$42×（\frac{168}{140}-1）=8.4L$$

　　问题 3：假设患者没有经口摄入水分，每日尿量 700ml，患者血清 [Na^+] 升高至 **168mmol/L，需要经过了多少天？**

　　答：要回答这个问题，需要计算每日液体丢失总量。这可以从每日尿量和不显性失水量（约 500ml/d）计算。因此，患者的每日体液损失为 700ml + 500ml = 1200ml（1.2L）。

　　患者的总缺水量为 8.4 L，将 8.4 除以 1.2 得到 7。因此，该患者将血清 [Na^+] 从 140mmol/L 升高至 168mmol/L，需要大概 7d。

　　问题 4：初始治疗的首选输液是什么？

　　答：由于容量不足，首选生理盐水。注意，对患者的血清渗透压来说，生理盐水是低渗的。

问题 5：如果在 1h 内输注生理盐水 1L，预计血清 [Na$^+$] 降低多少？

答：血清 [Na$^+$] 的变化可通过以下公式估算：

$$血清 [Na^+] 变化 = \frac{输入液 [Na^+] - 血清 [Na^+]}{体液总量（TBW）+ 输入液量}$$

$$= \frac{154 - 168}{42 + 1} = -0.33$$

因此，血清 [Na$^+$] 仅降低 0.33mmol/L。

问题 6：对该患者的进一步处理是什么？

答：患者需要补足自由水。神志清楚的患者，强烈建议口服途径补充水。对于其他患者，优选静脉输注 5% 葡萄糖。糖尿病患者，优选 0.45% 氯化钠（半生理盐水）。血钠降低速率不应超过 6～8mmol/24h。该患者为慢性高钠血症。因此，血清 [Na$^+$] 应在 24h 内从 168mmol/L 降至 160mmol/L。完全纠正需要 2～3d 内逐渐完成。

按照计算的缺水量补充后，如果血清 [Na$^+$] 没有改善，则说明您没有充分评估总缺水量。

病例 2　患者男性，50 岁，因腹主动脉瘤进行手术治疗。患者有高血压、2 型糖尿病、慢性肾脏病 3 期和冠状动脉疾病。予以输注生理盐水维持血压和尿量。继续使用生理盐水直至患者出现血压升高（156/90mmHg）和外周水肿。患者清醒，定向力正常。在 4d 的时间内发生了高钠血症，请肾内科评估。患者体重 74kg。胸部 X 线片显示轻度血管充血。实验室检验结果如下。

血　清	尿
Na$^+$ = 154mmol/L	Na$^+$ = 90mmol/L
K$^+$ = 4.1mmol/L	K$^+$ = 48mmol/L
Cl$^-$ = 124mmol/L	渗透压 = 560mOsm/（kg·H$_2$O）
HCO$_3^-$ = 19mmol/L	
肌酐 = 176.8μmol/L	
BUN = 18.5mmol/L	
葡萄糖 = 6.1mmol/L	

问题 1：该患者的高钠血症与缺水有关还是钠增加有关，或两者兼而有之？

答：对于该患者，高钠血症的病因既有 Na$^+$ 增加也有水分缺乏。

问题 2：请计算该患者的缺水量。

答：该患者体重 74kg；因此，其体液重量为 44.4L（74×0.6 = 44.4L），总缺水量为 4.4L（见病例 1 中的问题 2）。

问题 3：如何治疗该患者的高钠血症？

答：由于高钠血症的原因有 Na^+ 增加，应该开始使用呋塞米，促进从尿液中排泄 Na^+，而且也可以改善肺充血。但是呋塞米会同时促进 Na^+ 和游离水（低渗液）的排泄，导致高钠血症恶化。因此，使用呋塞米的同时，应开始补充游离水（无电解质水），经口服或静脉注射的方式。由于该患者神志清醒，定向力正常且可以自行饮水，因此通过口服补液是优选的给药途径。

问题 4：如果在 4h 内注入 5% 葡萄糖 1L，预计血清 $[Na^+]$ 会降低多少？

答：血清 $[Na^+]$ 会降低 3.4mmol/L（参见病例 1 中的问题 5）。

病例 3 患者女性，**55 岁**，体型肥胖，因尿频、口渴和食欲不振 **2 周入院**。既往无糖尿病或高血压史。主诉视物模糊 **1 周**。平时未服用任何药物。患者血压 **110/70mmHg**，脉率为 **102 次 /min**，两者均有体位性变化。患者体重 **100kg**。初步实验室检查结果如下。

血 清	尿
Na^+= 140mmol/L	Na^+= 50mmol/L
K^+=5.2mmol/L	K^+= 36mmol/L
Cl^-= 98mmol/L	尿糖 4+
HCO_3^-= 27mmol/L	酮体 = 阴性
肌酐 = 159.1μmol/L	
BUN=21.4mmol/L	
葡萄糖 =61.1mmol/L	

问题 1：这位患者有高钠血症么？

答：有。高血糖症时，水从细胞内转移到细胞外，引起低钠血症。如前章所述，以正常血糖水平（即 5.5mmol/L）为基准，血糖每升高 5.5mmol/L，血清 $[Na^+]$ 就会降低 1.6mmol/L。因此，该患者的实际血清 $[Na^+]$ 为 156mmol/L [（61.1-5.5）/5.5×1.6 = 16mmol/L]。

问题 2：请计算患者的缺水量。

答：基于体液总量 50L 计算（100×0.5 = 50L；肥胖个体含水量为 50% 而不是 60%），缺水量为 5.71 升（见病例 1）。

问题 3：该患者尿液成分的性质是什么？

答：患者有高血糖高渗综合征，会导致渗透性利尿（糖尿）。每升尿液含有 1L 水和 150mOsm 的非再吸收性溶质（葡萄糖）以及 150mOsm 的 Na^+、K^+ 及其阴离子（Cl^-，HCO_3^- 和磷酸盐）。由于尿中含有 150mmol/L 的 Na^+ 及其阴离子，其渗透压相对于血清来讲是低渗的；因此，丢失的液体被认为是低渗的。

问题 4：与正常者相比，该患者的细胞外液（ECF）和细胞内液（ICF）有什么不同？

答：最初，由于高血糖和高渗性，水从 ICF 移动到 ECF。结果，ECF 容量扩张并且 ICF 容量减少。这会导致低钠血症。随着葡萄糖水平的增加，渗透性利尿继续发展，水和电解质都从 ECF 中丢失，这就导致 ECF 容量恢复正常。对于渗透性利尿，水分丢失会同时发生于 ICF（占丢失量 2/3）和 ECF（占丢失量 1/3），导致 ICF 进一步减少。

问题 5：在没有充足的液体补充的情况下给予胰岛素治疗时，液体分布会发生什么变化？

答：给予胰岛素治疗会促进葡萄糖从 ECF 转运至 ICF。由于 ICF 葡萄糖含量高，其渗透压也很高。这导致水从 ECF 移动到 ICF。结果，ECF 容量降低，而 ICF 容量恢复正常，因为葡萄糖会被代谢为 CO_2 和水。由于 ECF 容量降低，血清 $[Na^+]$ 增加。因此，在给予胰岛素之前，应该使用含 Na^+ 液体维持充足的血管内容量。

问题 6：应如何管理患者的液体和电解质平衡？

答：纠正缺水是患者管理中需要立即采取的步骤。由于患者容量不足，首先选择的液体为生理盐水。在 1～2h 内注入生理盐水 1～2L 以提高血压和促进排尿。然后应开始输注半生理盐水。由于补充液体量，患者血糖水平显著下降，然后患者应该接受胰岛素治疗。一旦血糖水平降至约 13.9mmol/L，补充液体类型应更换为 5% 葡萄糖。随着补充液体和血糖控制改善，血清 $[Na^+]$ 逐渐恢复正常。

病例 4　患者男性，50 岁，因头痛和精神状态改变而入院，既往高血压病史。头部 CT 扫描示蛛网膜下腔出血。他正在接受静脉营养治疗，尿量为 4L/d。此外，护士注意到患者持续腹泻 1 天。患者血清 $[Na^+]$ 为 149mmol/L，K^+ 3.3mmol/L，HCO_3^- 26mmol/L，BUN 15.7mmol/L，肌酐 141.4μmol/L，葡萄糖 11.1mmol/L，尿 Na^+ 为 70mmol/L，尿渗透压为 380mOsm/（kg·H₂O），容量状态正常。

问题：以下哪一项最可能导致患者的高钠血症？

A. 肾性尿崩症　　　　　　B. 部分中枢性尿崩症
C. 渗透性腹泻　　　　　　D. 渗透性利尿
E. 用药 7.5%NaCl 以改善脑水肿

答案是选项 D。肾性尿崩症或部分中枢性尿崩症的患者主要表现为水利尿而不是高溶质利尿。尿崩症患者的渗量排出是正常的。即使血清渗透压高或存在高钠血症，尿崩症患者的尿渗透压也是降低的。患者渗量排出为 1520mOsm/d（380×4 L = 1520）。因此，该患者存在溶质性利尿。故该患者不可能为选项 A 或 B。选项 C 也不可能，因为患者尿 $[Na^+]$ 为 70mmol/L，在腹泻等情况下可以升高。在患有腹泻的患者中，肾脏保留 Na^+ 而不是排泄 Na^+。选项 E 也不可能，因为患者输注高渗盐水，没有发生容量增多，患者应该有 Na^+ 利尿。因为静脉营养，患者可以出现渗透性利尿，这是导致高钠血症的原因。通常，渗透性利尿中的尿渗透压相对高于血清渗透压。

病例 5 患儿男性，1 周龄，因为易激惹、多尿、喝奶后很快呕吐、脱水、高钠血症和体温过高被送入急诊室。患者对容量补充反应良好。

问题：以下关于该患儿的陈述，哪一项是错的？

A. 临床表现符合与 X 连锁肾性尿崩症。

B. X 连锁肾性尿崩症是由于加压素 V_2 受体（AVPR2）中的失能性突变引起。

C. 患有 X 连锁肾性尿崩症的婴儿，脱水可能非常严重，导致低血压，肾脏、大脑和其他器官的氧供受损。

D. 由于水孔蛋白 2（AQP2）的基因突变，临床表现与肾性尿崩症一致。

E. 联合应用噻嗪类利尿药和吲哚美辛，对于改善多尿症最为有效。

答案是选项 D。除选项 D 以外，其他所有选项都符合 X 连锁肾性尿崩症的诊断。另一种形式的先天性肾性尿崩症为常染色体显性遗传或隐性遗传（占 10%）。它是由 AQP 基因的失能突变引起的。这种先天性尿崩症中也常常见到多尿、脱水和高钠血症。

病例 6 患者女性，46 岁，因多尿，烦渴多饮和夜尿而入院。她大部分时间用冰水解渴。患者血 $[Na^+]$ 158mmol/L，尿液渗透压为 98mOsm/（kg·H_2O）。

问题：下列哪一种尿渗透压 [mOsm/（kg·H_2O）] 表现符合患者的诊断？

	脱水前渗透压（mOsm）	脱水 12h 后渗透压（mOsm）	使用血管加压素后渗透压（mOsm）
A	600	1100	1080
B	100	120	360
C	180	350	500
D	300	310	314
E	120	500	520

答案是选项 B。根据病史和尿液渗透压，患者为中枢性尿崩症。选项 B 符合中枢性尿崩症表现。选项 A、C、D 和 E 分别符合正常者、部分性中枢性尿崩症、肾源性尿崩症和精神性多饮。

（宋琳琳 译，陈旭岩 校）

参考文献

[1] Miller M, et al. Recognition of partial defects in antidiuretic hormone secretion. Ann Intern Med. 1970;73:721–9.

[2] Sterns RH, Silver SM. Salt and water: read the package insert. QJM. 2003;96:549–52.

[3] Adroguè HJ, Madias NE. Hypernatremia. N Engl J Med. 2000;342:1493–9.

[4] Arieff AI, Ayus CJ. Strategies for diagnosing and managing hypernatremic encephalopathy. When to suspect and how to correct fluid deficits safely. J Crit Care. 1996;11:720–7.

[5] Baylis PH, Thompson CJ. Osmoregulation of vasopressin secretion and thirst in health and disease. Clin Endocrinol. 1988;29:349–76.

[6] Christ-Crain M, Morgenthaler NG, Fenske W. Copeptin as a biomarker and a diagnostic tool in the evaluation of patients with polyuria-polydipsia and hyponatremia. Best Pract Res Clin Endocrinol Metab. 2016;30:235–47.

[7] Feig PU, McCurdy DK. The hypertonic state. N Engl J Med. 1977;297:1444–54.

[8] Oster JR, Singer I, Thatte L, et al. The polyuria of solute diuresis. Arch Intern Med. 1997;157:721–9.

[9] Sands JM, Bichet DG. Nephrogenic diabetes insipidus. Ann Intern Med. 2006;144:186–94.

[10] Sterns RH. Disorders of plasma sodium-causes, consequences, and correction. N Engl J Med. 2015;372: 55–65.

[11] Thurman JM, Berl T. Disorders of water metabolism. In: Mount DB, Sayegh MH, Singh AJ, editors. Core concepts in the disorders of fluid, electrolytes and acid-base balance. New York: Springer; 2013. p. 29–48.

[12] Verbalis JG. Disorders of water balance. In: Skorecki K, et al., editors. Brenner & Rector's the kidney. 10th ed. Philadelphia: Elsevier; 2016. p. 460–510.

第 14 章 钾代谢紊乱：生理学
Disorders of Potassium: Physiology

一、一般特征

血钾（K+）是人体细胞内主要的阳离子，细胞内钾的浓度是 140 ～ 150mmol/L，在血液中浓度是 3.5 ～ 5mmol/L。血清中钾浓度稍高于血浆的原因，是红细胞在形成血凝块时会释放钾离子。维持细胞内较高的钾浓度对很多细胞的功能至关重要，包括细胞生长、核酸和蛋白质合成，细胞体积的调节，pH 以及酶的激活等。另外，对于维持细胞兴奋和收缩所需的细胞膜静息电位，维持细胞内较高的血钾浓度也至关重要。所有动物细胞内都有较高的血钾浓度，都是通过细胞膜上的 Na+/K+-ATP 酶维持，该酶的活性受到多种激素的影响。

肾脏是排出钾离子的主要途径。通常来说，钾离子由尿排出，称为尿钾排泄，排钾情况与饮食摄入量相关。另一个排钾途径是结肠。在肾功能下降的情况下，结肠的排钾能力增强。

肾脏对钾离子的处理包括过滤、重吸收和分泌。大多数滤过的钾离子在肾单位近端被重吸收，尿液中的钾离子由远端肾单位分泌（图 14-1）。

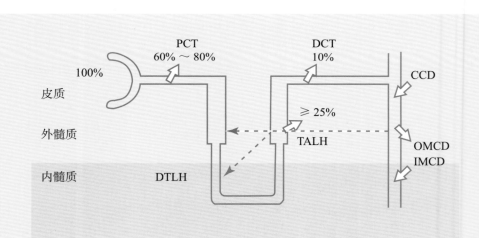

▲ 图 14-1 肾单位的各节段对钾离子的处理

60% ～ 80% 的钾离子被近曲小管（PCT）重吸收，约 20% 被髓襻升支粗段（TALH）重吸收。只有 10% 的滤过钾离子被输送到远曲小管（DCT）。CCD. 皮质集合管；OMCD. 外髓集合管；IMCD. 内髓集合管。虚线箭头表示钾离子分泌到近端小管的后段和髓襻降支细段（DTHL）

二、近端小管

K⁺ 在肾小球内可被自由滤过，其中 60% ~ 80% 在近端小管被重吸收。大部分 K⁺ 的重吸收是被动通过 K⁺ 转运蛋白实现。K⁺ 的被动重吸收也会通过细胞旁路径发生。这种的 K⁺ 被动转运往往伴随着 Na^+ 和水的转运。容量增加和渗透性利尿药（例如甘露醇）会抑制这种 Na^+-K^+ 偶联转运的被动扩散。

三、髓襻

在肾单位的该段部分，同时存在 K⁺ 的分泌和重吸收。K⁺ 进入近端小管的后段及髓襻降支细段。这个观察结果基于以下证据：在髓襻的 U 形反转处的管腔内，[K⁺] 的浓度高于血浆，提示 K⁺ 从髓质间质处被动进入管腔。

髓襻升支粗段可主动重吸收 K⁺，该段还可重吸收 Na^+ 和 Cl^-。K⁺ 重吸收主要发生在髓襻升支粗段，可以占滤过 K⁺ 量的 25%。K⁺ 在肾单位该节段的运输主要靠继发主动转运和细胞旁路径的被动扩散。继发主动转运机制涉及 1 个钠离子，1 个钾离子和 2 个氯离子（图 14-2）。该共同转运的驱动力由位于基底外侧膜的 Na^+/K^+-ATP 酶提供。这种酶降低了细胞内 Na^+ 浓度，从而在顶膜两侧形成了更为显著的

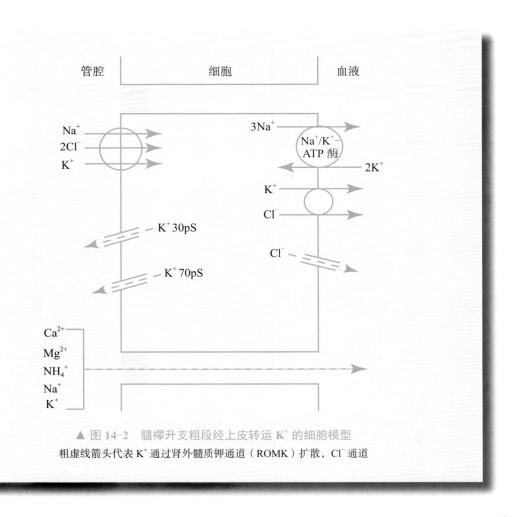

▲ 图 14-2　髓襻升支粗段经上皮转运 K⁺ 的细胞模型
粗虚线箭头代表 K⁺ 通过肾外髓质钾通道（ROMK）扩散，Cl⁻ 通道

Na^+ 梯度。为了刺激钠离子进入细胞内，K^+ 必须回漏至小管腔内。实际上，K^+ 扩散回小管腔是通过 K^+ 传导通道（肾外髓质钾通道，renal outer medullary K，ROMK），源源不断地为 Na^+ 和 Cl^- 的协同转运提供 K^+ 离子。如果没有 K^+ 的回漏，管腔内 K^+ 浓度低，就会限制 Na^+ 和 Cl^- 的重吸收。这种协同转运系统会受到襻利尿药（呋塞米、布美他尼等）的抑制。

目前共发现了三种 K^+ 通道：30pS（picosiemens，皮西门子）的低电导或微电导（small-conductance，SK）通道，70pS 的中电导通道、高电导钙激活的大通道或 BK（150pS）通道。只有 30pS 和 70pS 通道构成 ROMK（钾通道），并负责大部分 K^+ 在髓襻升支粗段向管腔内的扩散。A 型闰细胞中，BK 通道负责泵出 K^+。

四、远端肾单位

（一）远端小管

大约 10% 的滤过 K^+ 会到达远端小管。K^+ 在这一段的分泌是因为管腔内的低 Cl^- 浓度和管腔内的高 Na^+ 浓度。在这段小管内，K^+/Cl^- 协同转运蛋白负责 K^+ 分泌（图 14-3）。该协同转运蛋白与 Na^+/Cl^-

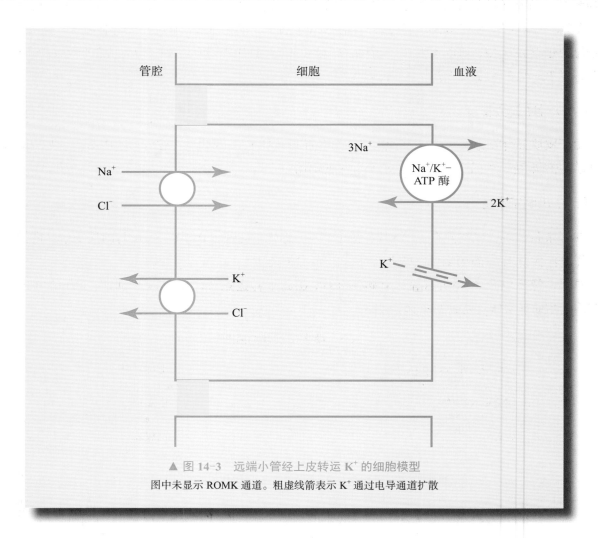

▲ 图 14-3　远端小管经上皮转运 K^+ 的细胞模型
图中未显示 ROMK 通道。粗虚线箭表示 K^+ 通过电导通道扩散

协同转运蛋白共同作用。已证实，转运至远端小管 Na$^+$ 增加，可促进 K$^+$ 通过 K$^+$/Cl$^-$ 协同转运蛋白的分泌。此外，K$^+$ 还可以通过 ROMK 通道分泌。噻嗪类利尿药（氢氯噻嗪）可抑制 Na$^+$/Cl$^-$ 协同转运蛋白。

（二）连接小管

连接小管细胞的顶膜含有上皮 Na$^+$ 通道（ENaC）和 K$^+$ 钾（ROMK）传导通道。Na$^+$ 通过 ENaC 进入细胞，形成了管腔内负电位差，从而促进 K$^+$ 通过 ROMK 分泌。连接小管细胞以高于尿液排泄速率的速度分泌 K$^+$。K$^+$ 分泌对醛固酮敏感。

（三）皮质集合管

集合管被认为是分泌 K$^+$ 的主要部位，近段远端小管和集合管细胞在 K$^+$ 分泌中也起到重要作用。在该节段发现了两种类型的细胞：主细胞和闰细胞。主细胞是分泌 K$^+$ 的主要细胞。K$^+$ 通过 Na$^+$/K$^+$-ATP 酶进入细胞。主细胞在顶膜中具有 2 条 K$^+$ 分泌途径（图 14-4A）。一条途径是 ROMK 通道，另一个是 K/Cl 协同转运蛋白。如上所述，K$^+$ 分泌入管腔与位于基底外侧膜中的 Na$^+$/K$^+$-ATP 酶相关，后者可向细胞内泵入 2 个 K$^+$ 并向细胞外泵出 3 个 Na$^+$。当 Na$^+$ 通过 ENaC 重吸收时，细胞内 K$^+$ 分泌入管腔。用阿米洛利阻断 Na$^+$ 重吸收，就会抑制 K$^+$ 分泌。类似地，由于脱水或低盐饮食，到达皮质集合管的 Na$^+$ 减少，也会可抑制 K$^+$ 分泌。因此，K$^+$ 分泌依赖于 Na$^+$ 从管腔内重吸收。A 型闰细胞参与 K$^+$ 重吸收。该细胞通过 H$^+$/K$^+$-ATP 酶以重吸收 K$^+$ 换取 H$^+$ 分泌（图 14-4B）。每分泌 1 个 H$^+$ 就会产生一个 HCO$_3^-$。因此，H$^+$/K$^+$-ATP 酶可参与酸碱平衡的调节。

（四）外髓集合管

由于皮质集合管分泌 K$^+$，该区段的管腔含有高浓度的 K$^+$。因此，管腔内为正电荷。管腔内高浓度 K$^+$ 与其阳性电荷，共同产生了 K$^+$ 被动重吸收的驱动力。

（五）内髓集合管

在正常条件下，该节段在 K$^+$ 分泌中仅起很小的作用。然而，在予以 K$^+$ 负荷的动物中，内髓集合管可以分泌大量 K$^+$。醛固酮可以增强该节段 K$^+$ 的分泌能力。

总之，肾单位中 K$^+$ 的分泌由以下机制介导：①离子转运蛋白；② ROMK 通道；③通过 ENaC 进行 Na$^+$ 的主动重吸收；④细胞旁途径。

表 14-1　影响 K$^+$ 分泌的因素

饮食摄入和血浆中 [K$^+$]	酸碱平衡
尿量和 Na$^+$ 转运	阴离子
激素	利尿药

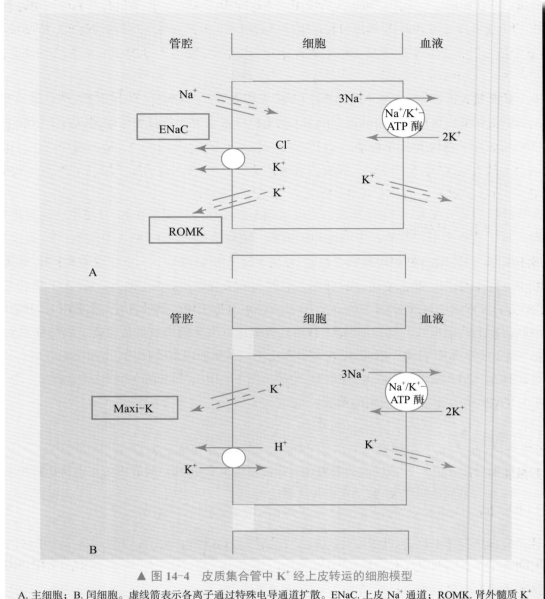

▲ 图 14-4　皮质集合管中 K^+ 经上皮转运的细胞模型

A. 主细胞；B. 闰细胞。虚线箭表示各离子通过特殊电导通道扩散。ENaC. 上皮 Na^+ 通道；ROMK. 肾外髓质 K^+ 通道；Maxi-K. 钙激活的 BK 通道

五、影响 K^+ 分泌的因素

如前所述，K^+ 分泌发生于皮质集合管，导致 K^+ 从尿液中排出。许多因素（表 14-1）影响 K^+ 分泌。

（一）饮食摄入和血浆中 $[K^+]$

已经表明，K^+ 摄入增加可以提高血浆和细胞内的 $[K^+]$。血浆 $[K^+]$ 增加可刺激醛固酮的合成和分泌，

进而增加 K^+ 分泌和排泄。肾脏 K^+ 排泄增加是由于髓襻重吸收减少、皮质集合管和内髓集合管的分泌增加。K^+ 摄入量减少 2 ～ 3d，机体即可将尿 K^+ 排泄量降低至 10 ～ 15mmol/d，而血浆浓度并不降低。K^+ 排泄减少是由于 A 型闰细胞中 H^+/K^+-ATP 酶的活性增加和主细胞中 ROMK 通道的表达降低。因此，若饮食摄入的 K^+ 减少数天，是不会发生严重低钾血症的。

综上，饮食摄入 K^+ 引起的 K^+ 排泄，取决于醛固酮水平。这种机制称为反馈调节。另一种不同的机制称之为前馈调节，即高 K^+ 饮食可促进 K^+ 通过肾脏排泄，而这与血浆 K^+ 水平无关。这种急性反应似乎与醛固酮无关。在饮食摄入 K^+ 后，会诱导产生肠道因子，促进 K^+ 经肾脏和经肾外途径排泄。这种排泄不会导致血浆 K^+ 浓度的变化。因此，这种新类型的 K^+ 稳态是受到前馈机制调节。肠道因子是前馈机制的一个组成部分，似乎可以预防血浆中 [K] 的急性变化。

（二）尿流量和 Na^+ 传递量

K^+ 分泌取决于到达远端肾单位的尿流量。实际上向远端的肾单位的液体传送量很少。因此 Na^+ 的传递量减少，进而 Na^+ 与 K^+ 的交换也减少。由此 K^+ 得以保留。

Na^+ 摄入量的增加或静脉输注盐水，可增加细胞外液容量。GFR 和 Na^+ 向远端肾单位的传送量增加，刺激 K^+ 排泄增加。这种尿钾排泄不依赖于醛固酮作用或血浆 K^+ 浓度增加，但可归因于 Na^+ 向远端肾单位的传递量增加。在这种情况下，Na^+ 排泄也会增加。

六、激素

4 种重要激素参与 K^+ 的分泌和排泄：①醛固酮；②抗利尿激素（ADH）；③血管紧张素 Ⅱ（Ang Ⅱ）；④组织型激肽释放酶。

（一）醛固酮

高钾血症和血容量不足会刺激醛固酮分泌，从而刺激 ENaC 和 Na^+/K^+-ATP 酶。醛固酮的净效应是 K^+ 自基底外侧膜进入量增加，以及由于管腔负电位差而分泌到管腔中钾增加。通过醛固酮诱导的血清 - 糖皮质激素诱导的激酶 -1（serum-glucocorticoid-induced kinase-1，SGK-1），可增强 ENaC 活性。此外，醛固酮可增强 ROMK 与 SGK-1 和 WNK（无赖氨酸激酶，一种丝氨酸 - 苏氨酸蛋白激酶家族）之间的相互作用。

（二）抗利尿激素

抗利尿激素（ADH）除了可以减少尿量，也可促进 K^+ 分泌。ADH 刺激水孔蛋白 2（AQP2）受体，进而激活主细胞中的 ENaC，导致 K^+ 分泌。此外，ADH 激活这些主细胞中的 ROMK 通道。这对于在容量减少状态下防止发生严重高钾血症特别重要。

（三）血管紧张素 Ⅱ

在低血容量条件下，血管紧张素 Ⅱ（angiotensin Ⅱ，A Ⅱ）可抑制连接小管和集合管的主细胞顶膜的 ROMK 通道，导致 K^+ 分泌减少和高钾血症。

（四）组织型激肽释放酶

组织型激肽释放酶（tissue kallikrein，TK）是一种丝氨酸蛋白酶，参与激肽（缓激肽）的产生。口服 KCl 负荷来刺激连接小管细胞分泌 TK。TK 增强 ENaC 的作用，导致 K^+ 分泌增多。

其他激素也会影响 K^+ 分泌。在皮质集合管中，肾上腺素减少 K^+ 分泌，而去甲肾上腺素可增加的 K^+ 分泌。

七、酸碱平衡

许多研究表明，全身 pH 变化会影响 K^+ 排泄。输注 NH_4Cl 导致急性代谢性酸中毒（pH < 7.20），会减少 K^+ 排泄。这种减少可能与皮质集合管对 K^+ 的分泌受到抑制有关，机制可能是关闭了管腔膜中对 pH 敏感的 K^+ 通道。相反，慢性酸中毒促进 K^+ 分泌，这是由于输送到皮质收集管的液体量增加导致的。

通过输注 $NaHCO_3$ 可诱导产生急性代谢性碱中毒（pH > 7.50），会增加 K^+ 排泄。慢性碱中毒也会增加 K^+ 排泄。这种排泄增加可能是由于通过基底外侧膜进入主细胞内的 K^+ 增加、并加速 K^+ 通过顶膜钾通道而进入管腔内。

急性呼吸性酸中毒减少 K^+ 排泄，呼吸性碱中毒增加 K^+ 排泄。然而，慢性酸中毒会增加 K^+ 排泄。在慢性呼吸性酸中毒中，血浆 $[HCO_3^-]$ 升高，这增加了 $NaHCO_3$ 向远端肾单位的运输，从而促进 K^+ 排泄。

八、阴离子

当 Na^+ 与非氯阴离子（如硫酸根或碳酸氢根）一起输入体内时，皮质集合管对 K^+ 排泄明显增强。向远端肾单位输送无通透性的阴离子（硫酸根，一些青霉素等），可产生有利于 K^+ 分泌的管腔负电压梯度。当管腔 $[Cl^-]$ 降低，K^+ 分泌也可以增加，而不依赖于跨上皮电位差时。这种效应表明存在 K^+/Cl^- 协同转运蛋白，细胞与管腔之间梯度增加而刺激其活性。

九、利尿药

通常，利尿药通过增加液体和 Na^+ 向远端肾单位的传递量来促进 K^+ 排泄。渗透性利尿药，例如甘露醇，可抑制 Na^+ 和水在近端小管的重吸收，并增加到达远端小管的滤过液流量。乙酰唑胺是一种碳酸酐酶抑制药，通过减少 $NaHCO_3$ 在近端小管的重吸收，在远端肾单位中产生促进 K^+ 分泌的管腔内负电位差。襻利尿药，如呋塞米或布美他尼，可抑制髓襻升支粗段的 $Na^+/K^+/2Cl^-$ 协同转运蛋白，从而促进尿钾排泄。噻嗪类利尿药作用于远端小管并抑制 NaCl 重吸收。传送到皮质集合管的滤过液增加，促进尿钾排泄。

螺内酯、氨苯蝶啶和阿米洛利可抑制 K^+ 分泌，从而减少尿排 K^+ 量。螺内酯拮抗醛固酮的作用，而氨苯蝶啶和阿米洛利抑制 Na^+ 电导通道（ENaC）并阻止 Na^+ 的进入。由于 Na^+ 进入细胞被阻断，主细胞的管腔膜就变成超极化，导致 K^+ 分泌减少。

（王　琰　译，陈旭岩　校）

参考文献

[1] Giebisch G, Krapf R, Wagner C. Renal and extrarenal regulation of potassium. Kidney Int. 2007;72:397–410.

[2] Mount DB. Transport of sodium, chloride, and potassium. In: Skorecki K, et al., editors. Brenner & Rector's the kidney. 10th ed. Philadelphia: Elsevier; 2016. p. 144–84.

[3] Malnic M, Giebisch G, Muto S. et al. In: Alpern RJ, Moe OW, Caplan M, editors. Seldin and Giebisch's the kidney. Physiology and pathophysiology. 5th ed. San Diego: Academic Press (Elsevier); 2013. p. 1659–715.

[4] Segal A. Potassium and the dyskalemias. In: Mount DB, Sayegh MH, Singh AJ, editors. Core concepts in the disorders of fluid, electrolytes and acid-base balance. New York: Springer; 2013. p. 49–102.

第 15 章　钾代谢紊乱：低钾血症
Disorders of Potassium: Hypokalemia

低钾血症定义为血清 $[K^+]$ < 3.5mmol/L，导致低钾血症的重要病因可以分为 5 大类：①饮食；②细胞摄取 K^+（跨细胞分布）；③经肾丢失；④经胃肠道丢失；⑤经皮肤丢失（表 15-1）。

表 15-1　低钾血症病因

病　因	机　制
饮　食	
低钾饮食	低钾饮食，同时不可避免要经尿排钾
饮食异常	经口摄入减少和机体钾消耗
高糖摄入和饮酒	低钾摄入及向细胞内转移
跨细胞分布	
胰岛素	K^+ 转移到细胞内
β_2 受体激动药（沙丁胺醇、特布他林）	
碱中毒	
茶碱、咖啡因	
注射维生素 B_{12}	蛋白质合成消耗 K^+
家族性低血钾性周期性麻痹	基因突变：骨骼肌 L 型 Ca^{2+} 通道的 α_1 亚单位的编码基因（占 60% ~ 70%）或骨骼肌 Na^+ 通道的编码基因
甲状腺毒性低血钾性周期性麻痹	甲状腺功能亢进
经肾脏丢失	
药物（利尿药除保钾利尿药，青霉素，两性霉素 B，锂，顺铂，甘草，庆大霉素，阿米卡星，妥布霉素，盐皮质激素，西妥昔单抗）	经肾脏失钾过多
低钾血症－高血压疾病	肾素－血管紧张素 II－醛固酮系统激活
恶性高血压	
肾血管性高血压	
肾素分泌瘤	肾上腺分泌过量醛固酮
原发性醛固酮增多症	ENaC 基因突变

（续　表）

病　因	机　制
利德尔（Liddle）综合征	过量醛固酮产生
糖皮质激素可治疗性醛固酮增多症	11β- 羟基类固醇脱氢酶缺乏
表象性盐皮质激素过多综合征	盐皮质激素受体突变
盐皮质激素受体活化变异	11β- 和 17α- 羟化酶的缺乏
先天性肾上腺皮质增生	经肾脏失钾过多
低钾血症－血压正常疾病	
肾小管酸中毒（Ⅰ型、Ⅱ型）	经肾脏失钾过多
巴特（Bartter）综合征	$Na^+/K^+/2Cl^-$ 协同转运蛋白和 ROMK 通道突变
吉特尔曼（Gitelman）综合征	远端小管 Na^+/Cl^- 协同转运蛋白的突变
低镁血症	经肾脏失钾过多
库欣综合征（Cushing syndrome）	
经胃肠道丢失	
腹泻	K^+ 经粪便丢失
呕吐	肾脏失钾
经皮肤丢失	
过热	经皮肤失钾
剧烈运动	经肾脏失钾

ENaC. 上皮钠离子通道；ROMK. 肾外髓质钾通道

一、低钾血症的一些特殊病因

（一）低血钾性周期麻痹

低血钾性周期性麻痹（hypokalemic periodic paralysis，HypoPP）有 2 种主要类型：家族型和甲状腺毒型。

1. 家族型

家族型 HypoPP 是一种常染色体显性遗传疾病，在症状基础上进行基因检测是诊断金标准。

• 60%～70% 家族型 HypoPP 患者，是因为骨骼肌 L 型 Ca^{2+} 通道 α_1 亚基的编码基因突变导致。另 10%～20% 的病例，突变发生在肌肉 Na^+ 通道的编码基因。

• 低钾血症的发生机制完全是由于 K^+ 从细胞外液（ECF）移动到细胞内液（ICF）所致。

• 发病通常在 20 岁之前，发病率为 1/10 万。

- 症状包括严重肌无力，有时会进展为弛缓性麻痹。非连续性发作，症状可持续数小时到数天。
- 诱因或刺激因素包括摄入大量糖类（胰岛素释放），剧烈运动后休息期间的冷暴露（$β_2$ 肾上腺素能激增）和使用糖皮质激素。
- 治疗

　　—在急性发作时，患者接受口服或静脉使用氯化钾治疗。静脉输入速度不应超过 10mmol/h，并警惕发生反弹性高钾血症。

　　—乙酰唑胺（250 ～ 750mg/d）降低发作频率。其作用机制与抑制碳酸酐酶无关。

　　—钾含量高而钠和糖类含量低的食物，可能会降低发作频率和发作时的严重程度。

2. 甲状腺毒型

甲状腺毒型 HypoPP 是因亚临床或临床甲状腺功能亢进而加重的一种获得性周期性麻痹。

- 甲状腺激素对 Na^+/K^+-ATP 酶活性的过度刺激和骨骼肌 K^+ 外流降低，是 HypoPP 急性发作的原因。
- 亚洲和西班牙裔男性（20—50 岁）的发病风险高。
- 症状与诱因与家族型 HypoPP 相似。
- 治疗包括 KCl（口服或静脉应用，根据具体情况使用）和普萘洛尔。口服抗甲状腺药物，应该作为该类患者长期治疗的一部分。

（二）低钾血症 - 高血压疾病

1. 恶性高血压
- 肾素 - 血管紧张素 II（Ang II）- 醛固酮水平增高。
- 以高血压（hypertension，HTN）、低钾血症和代谢性碱中毒为特征。
- 偶尔会出现因压力性排钠增多而导致低钠血症。

2. 肾动脉狭窄
与具有高肾素 - Ang II - 醛固酮水平的恶性高血压相似。
- 患者表现为严重低钾血症、高血压和代谢性碱中毒。
- 血管狭窄的原因，年轻人中是因为于纤维肌性发育不良，老年人中是因为动脉粥样硬化。
- 通过支架或手术治疗血管狭窄可改善低钾血症和高血压。
- 偶尔会出现因压力性排钠增多而导致低钠血症。

3. 原发性醛固酮增多症
- 由肾上腺腺瘤或肾上腺增生引起自主性醛固酮分泌引起。
- 以低钾血症、高血压和代谢性碱中毒为特征。
- 醛固酮促进 Na^+ 重吸收，因而血浆肾素水平低。尽管血容量增加，但醛固酮水平升高。
- 腺瘤切除或用保钾利尿药（螺内酯）可纠正代谢异常和高血压。

4. 利德尔综合征
利德尔综合征（Liddle syndrome）是由 ENaC 突变引起的常染色体显性遗传病。
- 特征为 Na^+ 重吸收增加，低钾血症和低肾素 - 醛固酮性高血压
- 阿米洛利是首选的治疗药物（更多细节请参见病例 3 中的问题）。

5. 糖皮质激素可治疗性醛固酮增多症

糖皮质激素可治疗性醛固酮增多症（glucocorticoid-remediable hyperaldosteronism，GRH）又称为家族性醛固酮增多症 I 型。

• 由 2 种酶的融合引起：醛固酮合成酶和 11β- 羟化酶。

• GRH 患者可有低钾血症、高血压和代谢性碱中毒。

• 血浆肾素被抑制，但醛固酮水平增加。

• 促肾上腺皮质激素（adrenocorticotropic hormone，ACTH）能刺激醛固酮分泌，但血管紧张素 II 不能刺激醛固酮分泌。因此，应用糖皮质激素可以抑制过多分泌醛固酮，改善低钾血症和高血压（更多细节请参见病例 3 中的问题）。

6. 表象性盐皮质激素过多综合征

除醛固酮外，皮质醇也可以与盐皮质激素受体（mineralocorticoid receptor，MR）结合，促进 Na^+ 重吸收。内源性皮质醇（cortisol，氢化可的松）通过 II 型 11β- 羟基类固醇脱氢酶转化为无活性的皮质酮（cortisone，可的松）。

表象性盐皮质激素过多综合征（apparent mineralocorticoid excess syndrome，AME）中，II 型 11β- 羟基类固醇脱氢酶的突变降低了其活性，阻止了皮质醇向皮质酮的转化。因此，皮质醇也表现为盐皮质激素的作用。

• AME 患者存在低钾血症，代谢性碱中毒，高血压，血浆肾素 - 醛固酮水平低。

• 经螺内酯或阿米洛利治疗，可改善低钾血症和高血压（更多细节请参见病例 3 中的问题）。

• 服用甘草，咀嚼烟草，甘珀酸（carbenoxolone，又称生胃酮）可引起获得性 AME。这些药物含有甘草次酸，它是 II 型 11β- 羟基类固醇脱氢酶的竞争性抑制剂。

• 获得性 AME 的临床表现与遗传性 AME 相似。

• 在透析患者中，有人认为甘草次酸是治疗高钾血症的可能治疗方法。

二、盐皮质激素受体活化变异

盐皮质激素受体（mineralocorticoid receptor，MR）基因突变导致受体构象发生变化，使非盐皮质激素（如孕酮或螺内酯）成为有效的激动药。

基因发生突变的患者可在 20 岁之前发病，表现为低钾血症和高血压，肾素 - 醛固酮水平低。

妊娠引起的孕酮水平增高，会加重高血压，而无蛋白尿、水肿或神经系统改变。

螺内酯禁用于非妊娠者的高血压管理（更多细节请参见病例 3 中的问题）。

表 15-2 总结了低钾血症 - 高血压相关疾病中，血浆肾素和醛固酮水平的改变。

表 15-2　低钾血症 - 高血压状态下血浆肾素和醛固酮水平

疾　病	肾　素	醛固酮
恶性高血压	↑	↑
肾血管性高血压	↑	↑

（续　表）

疾　病	肾　素	醛固酮
肾素分泌瘤	↑	↑
原发性醛固酮增多症	↓	↑
利德尔综合征	↓	↓
GRH	↓	↑
AME	↓	↓
甘草摄入	↓	↓
MR 突变激活	↓	↓

GRH. 糖皮质激素可治疗性醛固酮增多症；AME. 表象性盐皮质激素过多综合征；MR. 盐皮质激素受体；↑. 增加；↓. 降低

低钾血症：血压正常的疾病

1. 肾小管酸中毒

肾小管酸中毒（renal tubular acidosis，RTA）Ⅰ型（远曲小管酸中毒）和Ⅱ型（近曲小管酸中毒），都是因为醛固酮水平升高导致尿排钾增多。

2. 巴特综合征

• 巴特综合征（Bartter syndrome）有 5 种类型（见表 3-2），是由于髓襻升支粗段的顶膜或基底外侧膜转运系统的遗传性缺陷引起的疾病。

• 巴特综合征患者的临床表现与应用襻利尿药者相似。

• 所有巴特综合征均表现为低钾血症，代谢性碱中毒，血压正常，或偶有高血压。

• 巴特综合征在围产期或年轻时发病。

• 治疗包括补充 K^+。螺内酯，阿米洛利，血管紧张素转化酶抑制药，非甾体抗炎药均适用于本病，效果不尽相同。

三、吉特尔曼综合征

• 如表 3-2 和表 15-1 所示，吉特尔曼（Gitelman）综合征是由远端小管 Na^+/Cl^- 协同转运蛋白的突变引起的。

• 吉特尔曼综合征患者的临床表现与应用噻嗪类利尿药的患者相似。

• 特征表现为低钾血症、低镁血症、代谢性碱中毒，而血压正常。这些表现类似于巴特综合征，但吉特尔曼综合征发病可见于任何年龄（1—70 岁），多在年轻时得到确诊。

• 鉴别吉特尔曼综合征和巴特综合征的唯一方法是尿 Ca^{2+} 排泄量。在吉特尔曼综合征中，经尿排泄 Ca^{2+} 较低（低钙尿），而在巴特综合征（Bartter syndrome）中，经尿排泄 Ca^{2+} 正常或高（高钙尿）。

• 低尿钙症是由于近端小管对 Ca^{2+} 的重吸收，而低镁血症可能与远端集合管中 Mg^{2+} 通道的下调有关。

• 治疗包括终生自由摄入氯化钠，同时补充 K^+ 和 Mg^{2+} 补充（ KCl、$MgCl_2$ ），以及使用保钾利尿药（ 螺内酯、阿米洛利、螺内酯受体阻滞药 ）。

氨基糖苷类引起的低钾血症

1. 庆大霉素、阿米卡星和妥布霉素是阳离子药物，与髓襻升支粗段的基底外侧膜上的 Ca^{2+} 敏感受体结合，抑制 $Na^+/K^+/2Cl^-$ 协同转运蛋白，从而抑制 ROMK 通道，抑制 K^+ 向管腔内分泌，导致经肾丢失 K^+，Ca^{2+} 和 Mg^{2+}。其他阳离子药物，例如顺铂，作用机制与之类似。

2. 停用这些药物后可改善电解质异常。

四、诊断

第 1 步

病史和体格检查至关重要。血压极度重要，血压的高或低，可以提供低钾血症的病因线索（图 15-1 ）。

第 2 步

排除假性低钾血症。白细胞能够摄取 K^+，因此白血病和白细胞计数 $> 100 \times 10^9 /L$ 的患者可以表现为低钾血症。

第 3 步

排除饮食欠佳和 K^+ 的跨细胞分布（表 15-1 ）引起低钾血症。在跨细胞分布导致的低血钾中，体内总 K^+ 是正常的。在真正的低钾血症中，体内总 K^+ 处于消耗状态。

第 4 步

测定 24h 尿钠和尿钾浓度很重要。

每天不同时间，K^+ 排泄量是会发生变化的，因此随机尿 K^+ 测定没有意义。

如果收集 24h 尿液不可行，可以测定随机尿中的 K^+ / 肌酐比值。该比值 $< 15mmol/g$ 肌酐，提示经肾外丢失，而比值 $> 200mmol / g$ 肌酐，提示经肾丢失。

在 HypoPP 和其他引起跨细胞分布的低钾血症中，尿 K^+ 正常。

如果尿 $Na^+ < 100mmol /d$ 且尿 $K^+ < 20mmol /d$（ 即 24h 尿 ），则怀疑肾外丢失，如经胃肠道或经皮肤丢失。

注意，腹泻，吸收不良或瘘管造成的 K^+ 丢失，会导致阴离子间隙正常的代谢性酸中毒，而呕吐会引起低钾性代谢性碱中毒。

第 5 步

如果尿 $Na^+ > 100mmol/d$ 且尿 $K^+ > 20mmol/d$（ 即 24h 尿 ），则怀疑经肾丢失。

此时，测量血压变化，很有可能会确诊低钾血症的病因。

高血压和血浆肾素和醛固酮水平升高，提示恶性高血压、肾血管性高血压或肾素分泌瘤。

血浆醛固酮高和肾素水平低是原发性醛固酮增多症的特征。

测定低钾血症和血压正常者的血清 HCO_3^-。

血清 HCO_3^- 低提示肾小管酸中毒。

血清 HCO_3^- 高提示代谢性碱中毒。

在代谢性碱中毒的患者，应测定尿中 Cl^- 的浓度，以鉴别低钾血症的肾外病因。尿液 $Cl^- < 10mmol/L$ 提示肾外丢失，而 > 10mmol/L 提示经肾脏丢失。

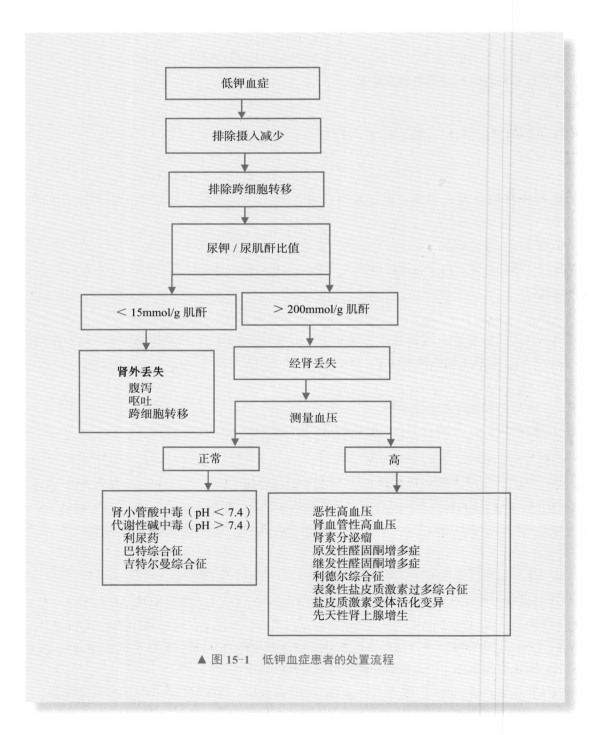

▲ 图 15-1　低钾血症患者的处置流程

五、临床表现

低钾血症的临床表现主要是神经肌肉方面表现和心脏方面表现，需要即可予以关注。另外，低钾血症还会对代谢和肾脏产生一些影响（表15-3）。

六、治疗

低钾血症的治疗措施，取决于以下因素。

（一）严重程度

轻度至中度低钾血症（3～3.5mmol/L）可用口服KCl治疗（40～80mmol/d）。口服途径是补充KCl的首选方式。严重低血症（< 2.5mmol/L）可能会给心脏病患者造成生命危险，需立即治疗，此时，经静脉使用的效果KCl优于口服给药。一般来说，10～20mmol的KCl溶于100ml生理盐水或半张盐水，经外周静脉用药1h的用法是安全的。较高浓度的KCl会导致高钾血症、疼痛和外周静脉血管硬化。治疗初期不应使用葡萄糖溶液配置氯化钾溶液，由于高血糖引起胰岛素释放会加重低钾血症。

（二）基础病因

如果低钾血症是由于向细胞内转移引起，则应首先治疗基础病。但如果发生严重的肌肉乏力、麻痹或瘫痪，则应在监测心电图和血浆 K^+ 的情况下静脉使用KCl（10mmol/h）。如果是由甲状腺毒或过量的 β 肾上腺素能药物引起的向细胞内移位，则应给予非选择性 β 受体阻滞药，如普萘洛尔。腹泻引起的低钾血症，则应寻找腹泻的病因并治疗。对某些疾病，建议长期使用保钾利尿药。

（三）缺钾的程度

K^+ 主要储存在肌肉中，因而不容易评估全身的钾消耗程度。肌肉量随着年龄的增长而减少，男性尤为明显，由于个体间的体重差异，评估全身钾消耗时应该个体化。表15-4提供了与血清 $[K^+]$ 相关的全身钾缺乏的粗略预计值。治疗包括仅口服KCl或联合使用KCl和保钾利尿药。补钾时，需要经常监测血清 $[K^+]$ 以避免高钾血症。

表 15-3　低钾血症临床表现和生理表现

神经肌肉
骨骼肌：无力，手足抽搐，痉挛，瘫痪（弛缓性）
平滑肌：肠梗阻，便秘，尿潴留

心血管
心电图异常（U波、Q-T间期延长、ST段压低）和心律失常
收缩力异常
增强洋地黄毒性

代谢
减少胰岛素释放
糖耐量异常，引起糖尿病
肝糖原和蛋白质合成功能受损
醛固酮和生长激素分泌减少
生长迟缓
维持代谢性碱中毒

肾
肾血流量减少和降低肾小球滤过率（GFR）
尿液浓缩功能受损（肾源性尿崩症）
肾脏生成血氨增加，易发生脑病
肾脏 HCO_3^- 重吸收增加
慢性肾小管间质病
囊肿形成
近端小管空泡化
横纹肌溶解

表 15-4 血钾监测

血清 [K$^+$]（mmol/L）	K$^+$ 缺失（mmol）/70kg
3.5	125～250
3.0	150～400
2.5	300～600
2.0	500～750

引自 Sterns 等[1]

◆习题

病例 1 低血钾性周期性麻痹（HypoPP）可能是家族型或获得型，对于这种疾病，以下哪一项陈述是错误的？

A. 最常见是家族型（60%～70%），是一种常染色体显性遗传病，是由于肌肉 Ca^{2+} 通道 α_1 亚单位的基因发生突变

B. 少部分家族性（10%～20%）是由于骨骼肌 Na$^+$ 通道的突变

C. 碳酸酐酶抑制药可有效减少家族型 HypoPP 患者的麻痹发作次数

D. 甲亢或摄入大量碳水化合物，在很多亚洲人群中会导致麻痹发作

E. 以 20mmol/h 的速率静脉内输注 KCl，可以很好地治疗麻痹发作

答案为选项 E。为了避免反弹性高钾血症，以 10mmol/h 的速度输注 KCl 是明智的。

病例 2 患者男性，18 岁，因严重肌无力和头晕急诊就诊，收缩压为 94mmHg，并有体位性改变。日常喜欢偏咸的中国饮食，无长期用药史，否认使用违禁药品。有与关节炎类似的膝关节痛，X 线检查示膝关节 Ca^{2+} 沉积。相关实验室结果如下。

离 子	尿（24h）
Na$^+$ =137mmol/L	Na$^+$ = 120mmol/L
K$^+$ = 2.9mmol/L	K$^+$ = 80mmol/L
Cl$^-$ = 84mmol/L	Ca^{2+} = 12.5mmol/L
HCO$_3^-$ =30mmol/L	pH = 6.2
Ca^{2+} = 2.125mmol/L	渗透压 =300mOsm/（kg·H$_2$O）
Mg^{2+} = 0.33mmol/L	利尿药筛查：阴性
血 pH = 7.48	

问题 1：该患者最可能诊断是？

A. 伴 ROMK 通道突变的巴特综合征（Bartter syndrome）（Ⅱ型）

B. 利德尔综合征（Liddle syndrome）　　　C. 吉特尔曼综合征（Gitelman syndrome）

D. 遗传性盐皮质激素过多综合征　　　　　E. 获得性盐皮质激素过多综合征

答案为选项 C。基于患者的血压，可以排除选项 B、D 和 E，因为这些疾病的特征是高血压。巴特综合征（Bartter syndrome）Ⅱ型和吉特尔曼综合征（Gitelman syndrome）的特征是低钾血症，代谢性碱中毒，血压低或正常。巴特综合征Ⅱ型通常见于新生儿中，而吉特尔曼综合征（Gitelman syndrome）则发生在青少年中。患者尿 Ca^{2+} 排泄低，而巴特综合征中，尿 Ca^{2+} 排泄正常或升高，因此，该患者为吉特尔曼综合征。吉特尔曼综合征的患者，由于尿液中 Mg^{2+} 的丢失增加而导致低镁血症。患者的头晕与 Na^+ 利尿导致的容量不足有关。

问题 2：该患者如何治疗？

答：该患者需要终身高盐饮食，并补充 KCl 和 $MgCl_2$（硫酸镁或氧化镁，引起腹泻较氯化镁多）。依普利酮（螺内酯受体阻滞剂）在维持血清 $[K^+]$ 方面，优于螺内酯或阿米洛利。

问题 3：为什么该患者的膝关节有 Ca^{2+} 沉积？

答：由于膝关节和其他关节中的焦磷酸钙二水合物（calcium pyrophosphate dihydrate，CPPD）晶体沉积，吉特尔曼综合征（Gitelman syndrome）患者偶尔会出现关节病变，这种情况被称为软骨钙质沉着症，可能是低镁血症导致。Mg^{2+} 是很多焦磷酸酶的辅因子，包括碱性磷酸酶。由低镁血症引起的碱性磷酸酶活性降低，导致血浆离子型无机焦磷酸盐（inorganic pyrophosphate，PPi）水平升高，PPi 通常经过碱性磷酸酶和无机焦磷酸酶水解成为无机磷酸盐。在低镁血症的情况下，软骨细胞合成的 PPi 水平增高，并且该 PPi 与 Ca^{2+} 结合形成 CPPD，纠正低镁血症可以防止 CPPD 晶体沉积。

病例 3　将以下患者的临床病史与分子缺陷相匹配。

A. 患者男性，18 岁，肾素 - 醛固酮水平低，低钾血症和严重高血压，阿米洛利治疗有效，螺内酯治疗无效	1. 细胞质内，上皮钠通道（ENaC）β 和 γ 亚单位的羧基末端基因突变
B. 儿童，肾素 - 醛固酮水平低，低钾血症，严重高血压，生长不良，身材矮小和肾钙质沉着症	2. 11β- 羟基类固醇脱氢酶Ⅱ型（11β-HSD2）发生功能丧失突变
C. 患者男性，16 岁，轻度高血压，轻度低钾血症（3.4mmol/L）和 HCO_3^- 浓度为 29mmol/L。其高血压，应用血管紧张素转化酶抑制剂（ACEI）和 β 受体阻滞药治疗无效应，但对糖皮质激素治疗有效	3. 11β- 羟化酶和醛固酮合成酶基因之间不对等交换出现的嵌合基因重复
D. 20 岁的孕妇在妊娠晚期出现无蛋白尿的严重高血压。她 17 岁的弟弟也患有高血压，口服螺内酯治疗	4. 盐皮质激素受体的错义突变

答：A = 1，B = 2，C = 3，D = 4

A 中描述的患者具有利德尔综合征（Liddle syndrome），这是常染色体显性遗传病，是细胞质内的 ENaC 的 β 亚单位和 γ 亚单位的羧基末端突变引起的。该通道的激活或导致 Na⁺ 重吸收增加，排泄减少，合并低钾血症和具有低肾素 - 醛固酮水平的高血压。氨苯蝶啶及阿米洛利对其高血压的治疗效果较好，但螺内酯治疗无效。患者脑血管疾病和心血管疾病的风险增加。

B 中描述的患者，其诊断是表象性盐皮质激素过多综合征（AME），这是一种罕见的常染色体隐性遗传病，是由于 11β- 羟基类固醇脱氢酶 Ⅱ 型（11β-hydroxysteroid dehydrogenase type 2，11β-HSD2）的编码基因发生功能丧失突变。这种酶可将皮质醇转化为无活性的皮质酮（可的松）。发生该突变后，11β-HSD2 酶活性降低，导致皮质醇蓄积。皮质醇占据盐皮质激素受体而起到类似盐皮质激素的作用，导致 Na⁺ 重吸收增加，低钾血症和代谢性碱中毒，以及具有低肾素 - 醛固酮水平的高血压。水钠潴留导致血容量增加，抑制肾素和醛固酮的分泌。患有 AME 的儿童表现为低出生体重和肾钙质沉着症；后者是由于低血钾性肾病。患者的高血压经过限盐、阿米洛利或氨苯蝶啶治疗有效，而常规剂量的螺内酯无效。服用甘草也会导致类似的综合征。并发症包括心血管疾病，包括脑卒中和肾衰竭。

C 中描述的临床病史，符合糖皮质激素可治疗性醛固酮增多症（GRH）的诊断。这种疾病，也称为家族性醛固酮增多症 Ⅰ 型，是 11β- 羟化酶基因和醛固酮合成酶基因之间发生不对等交换后，出现嵌合基因重复，从而导致疾病发生。一些 GRH 患者可有严重高血压，低钾血症和代谢性碱中毒；也有一些患者可有轻度高血压，血清 K⁺ 正常或降低，血清 HCO₃⁻ 浓度轻度升高。患者血浆肾素被抑制，但醛固酮水平增加。由于 ACTH 可刺激醛固酮分泌，但血管紧张素 Ⅱ 不会刺激醛固酮分泌，因此给予糖皮质激素可抑制过多地分泌醛固酮，改善高血压。

D 中描述的患者，可能诊断是妊娠期间的早发高血压重度恶化。这种疾病的病因为 S810L 突变，即盐皮质激素受体（MR）基因中的活化杂合错义突变。临床上，患者在 20 岁之前就发生高血压，血浆 K⁺、肾素和醛固酮水平降低。妊娠会加重高血压，但不会出现蛋白尿、水肿或神经系统改变。一般在妊娠期间，醛固酮水平会升高，但在 MR 基因突变患者中其水平变化极小。MR 拮抗药（如螺内酯）在 MR 基因突变的患者中，反而成为受体激动药而使高血压升高。因此，螺内酯禁用于这些患者。此外，MR 基因突变患者的孕酮水平极高，也会升高血压。MR 基因功能丧失的杂合性突变（基因座符号 NR3C2）会导致 Ⅰ 型假性醛固酮增多症（pseudohypoaldosteronism type Ⅰ，PHA Ⅰ），这是一种导致耗盐和低血压的常染色体遗传性疾病，病情随年龄增加而缓解。

病例 4　患者男性，30 岁，因哮喘急性发作而急诊就诊。以下哪种药物不会引起低钾血症？

　　A. 胰岛素　　　　　　　　B. β_2 受体激动药　　　　　　　C. 克仑特罗

　　D. 普萘洛尔　　　　　　　E. 庆大霉素

　　答案为选项 D。胰岛素、β_2 受体激动药和克仑特罗促进 K^+ 从细胞外转移到细胞内。庆大霉素与髓袢升支粗段基底外侧膜的 Ca^{2+} 敏感受体结合，抑制 ROMK 通道，导致尿中排钾增多和低钾血症。普萘洛尔是一种非特异性 $\beta-$ 肾上腺素能拮抗药，会引起血清 $[K^+]$ 升高。因此，选项 D 正确。

病例 5　患者男性，26 岁，因与朋友吸食海洛因后出现焦虑、心悸和呼吸频速而急诊就诊。患者神志清楚，定向力正常，无发热，无呼吸窘迫，瞳孔正常。血压和脉率分别为 110/70mmHg 和 114 次 /min。实验室检查结果：Na^+ 140mmol/L，K^+ 2.6mmol/L，Cl^- 106mmol/L，HCO_3^- 24mmol/L，肌酐 79.6μmol/L，BUN 5.7mmol/L，葡萄糖 9.1mmol/L。心电图示 Q-T 间期延长，Q 波，无 ST 段改变。肌钙蛋白水平正常。尿液药物筛选只发现阿片类药物阳性。该患者拒绝纳洛酮治疗，声称其症状与海洛因本身无关。

　　问题：以下哪一项最可能导致患者低钾血症？

　　A. 咖啡因　　　　　　　　B. 茶碱

　　C. 被克仑特罗污染的海洛因　　D. 可卡因和海洛因

　　E. 以上都不是

　　答案为选项 C。患者没有表现出滥用海洛因的典型症状，如中枢神经系统症状和呼吸抑制，瞳孔缩小或心动过缓。咖啡因和茶碱可使钾向细胞内转移而引起低钾血症，但可通过尿药物毒检结果，排除了这两种药物的可能。克仑特罗是一种 β_2 受体激动药，被批准用于治疗马的支气管痉挛。此外，在羔羊、马、肉鸡和肉用牛中，克仑特罗可以增加肌肉重量，并减少脂肪量。克仑特罗作用与沙丁胺醇类似，在欧洲已作为支气管扩张药用于人体。由于克仑特罗的合成代谢和脂肪分解作用，健身者常违规使用克仑特罗来增加肌肉质量。在美国，含有克仑特罗的食品已被禁止使用。

　　2005 年，美国疾病预防控制中心报告了 26 例疑似或确诊为受克仑特罗污染的海洛因病例，这些病例分布于新泽西州、纽约州、康涅狄格州、北卡罗来纳州和南卡罗来纳州。由于其 β_2 肾上腺素能作用，克仑特罗将 K^+ 转移到细胞中而导致严重的低钾血症。尚不明确街面兜售的海洛因实际为海洛因污染的克仑特罗，还是把克仑特罗当成海洛因销售。因此，选项 C 是正确的。

　　联合使用可卡因和海洛因，很少引起低钾血症，除非经 β_2 肾上腺素能药物污染。因此，选项 D 不正确。

病例 6   将以下患者血清值与临床诊断相匹配：

病　例	Na^+	K^+	HCO_3^-	肾　素	醛固酮
A	↑	↓	↑	↓	↑
B	N/ ↑	↓	↑	↓	↑
C	↓	↓	↑	↑	↑
D	N/ ↑	↓	↑	↓	↓

↑ . 增加；↓ . 降低；N. 正常

1. 原发性醛固酮增多症

2. 糖皮质激素可治疗性醛固酮增多症（GRH）

3. 肾动脉狭窄

4. 利德尔综合征（Liddle syndrome）

答：A = 1，B = 2，C = 3，D = 4

高血压合并肾素水平降低和醛固酮水平升高，最常见的病因就是原发性醛固酮增多症。醛固酮水平高，是因为肾上腺皮质腺瘤或双侧肾上腺增生分泌醛固酮增多所致。醛固酮促进远端小管重吸收 Na^+ 和分泌 K^+，血清 Na^+ 浓度增加，血容量增加，出现容量依赖性高血压。血容量增加引起的 ADH 相对抑制，也会导致高钠血症。由于容量增加，血浆肾素水平降低，但醛固酮水平升高，这是因为腺瘤或双侧肾上腺增生自主分泌的醛固酮过多产生的。原发性醛固酮增多症常见于年轻患者，表现为难治性高血压、低钾血症、高钠血症和生理盐水治疗无效的代谢性碱中毒。螺内酯或阿米洛利是高血压管理的首选药物。A 中显示的结果与原发性醛固酮增多症一致。B 中显示的实验室与 GRH 一致（见病例 3）。

肾动脉狭窄患者表现为严重的高血压、低钠血症、低钾血症和生理盐水治疗无效的代谢性碱中毒。低血钠性高血压综合征是单侧肾动脉狭窄的特征，但也见于双侧肾动脉狭窄患者。其病理生理学是，肾脏缺血引起肾素 - 血管紧张素 Ⅱ - 醛固酮水平升高，从而升高血压。血压升高，导致肾动脉无狭窄侧肾脏发生压力性利钠，使容量减少和发生直立性低血压。血管紧张素 Ⅱ 升高引起口渴并饮水，最终导致低钠血症。通过相同的机制，在恶性高血压和肾素分泌瘤的患者中，也可以发生低血钠性高血压。在年轻患者中，肾动脉狭窄主要是由于纤维肌性发育不良，而在年龄 > 50 岁者中，肾动脉粥样硬化是导致高血压的主要原因。C 中显示的实验室结果符合肾动脉狭窄。D 中显示实验室结果符合利德尔综合征（Liddle syndrome）（见病例 3）。

病例 7   患者男性，45 岁，建筑工人，因头痛和乏力就诊于家庭医生，患者认为这两种症状均与自己的职业有关。既往体健，否认服用药物和违禁药品。父母均患有高血压。查体：发育正常，血压 194/98mmHg，心率 64 次 /min。全身轻度水肿，余查体未见异常。检验结果 K^+ 1.8mmol/L 和高 HCO_3^- 30mmol/L，余正常。

问题 1：患者低血钾性高血压，鉴别诊断是什么？

答：至少有 9 种临床疾病症状与低钾血症、HCO_3^- 升高和高血压有关（表 15-1）。

问题 2：在评估该患者病情时，哪些实验室检查有帮助？

答：检测患者血浆肾素和醛固酮水平对于患者诊断最有价值。

患者进行了血浆肾素和醛固酮水平检测，两者都低于正常参考范围。

问题 3：哪些情况可以导致该患者的肾素和醛固酮水平降低？

答：从表 15-2 可以看出，利德尔综合征（Liddle syndrome）、表象性盐皮质激素过多综合征（AME）、甘草摄取和盐皮质激素受体（MR）的激活突变都是以低钾血症、代谢性碱中毒、高血压和低肾素和醛固酮水平为特征的病症。

给予该患者补充氯化钾并服用螺内酯，7d 后随访复查血钾结果为 K^+ 3.6mmol/L，HCO_3^- 25mmol/L。血压为 144/78mmHg，脉率为 74 次 /min。

问题 4：根据上述治疗后的血压和电解质反应，可以排除哪些疾病？

答：可以排除利德尔综合征（Liddle syndrome）和 MR 受体激活突变。因为螺内酯治疗利德尔综合征（Liddle syndrome）无效，而会加重 MR 受体激活突变患者的高血压。

问题 5：该患者的诊断是什么？

答：与低肾素和醛固酮水平相关的其他疾病有遗传性 AME 和甘草摄入。一般来说，遗传性 AME 在童年时期发病，但也有文献报道在 23 岁发病。在进一步询问病史后，患者承认咀嚼烟草，而烟草中含有甘草次酸。数百万人咀嚼烟草，已经有数例报道称咀嚼烟草导致麻痹。考虑患者诊断为甘草摄入引起，停止咀嚼烟草，还可以改善血压。

病例 8　患者女性，70 岁，既往慢性肾脏病（chronic kidney disease，CKD）4 期，摔倒致髋部骨折就诊。在髋关节手术后出现水样泻，禁食 24h 效果不佳，并伴腹痛。腹部 X 线检查示结肠扩张，诊断为急性假性肠梗阻（Ogilvie 综合征）。其便量约 876ml/d。在 4 天的时间内，血清 $[K^+]$ 从 4.2mmol/L 降至 2.2mmol / L。

问题：以下哪一项最有可能在结肠中过度表达？

A. $Na^+/K^+/2Cl^-$ 协同转运蛋白

B. Na^+/Cl^- 协同转运蛋白

C. 大电导 K^+ 通道（Big K，BK）

D. 上皮 Na^+ 通道（ENaC）

E. 以上都不是

答案为选项 C。患者禁食后无缓解，考虑为分泌性腹泻（渗透性腹泻经禁食有效）。一些病例报告表明，假性肠梗阻后会发生分泌性腹泻，粪便失 K^+ 量级在 $130 \sim 170mmol/L$。K^+ 的大量丢失，是由于结肠中 BK 通道的过度表达。因此，选项 C 是正确的。

（张陈光　译，陈旭岩　校）

参考文献

[1] Sterns RH, Cox M, Feig PU, et al. Internal potassium balance and the control of the plasma potassium concentration. Medicine. 1981;60:339–54.

[2] Asmar A, Mohanda R, Wingo CS. A physiologic-based approach to the treatment of a patient with hypokalemia. Am J Kidney Dis. 2012;60:492–7.

[3] Gennari FJ. Hypokalemia. N Engl J Med. 1998;339:451–8.

[4] Lin S-H, Huang C-L. Mechanism of thyrotoxic periodic paralysis. J Am Soc Nephrol. 2012;23:985–8.

[5] Mount DB. Disorders of potassium balance. In: Skorecki K, et al., editors. Brenner & rector's the kidney. 10th ed. Philadelphia: Elsevier; 2016. p. 559–600.

[6] Segal A. Potassium and dyskalemias. In: Mount DB, Sayegh MH, Singh AJ, editors. Core concepts in the disorders of fluid, electrolytes and acid-base balance. New York: Springer; 2013. p. 49–102.

[7] Trepiccione F, Zacchia M, Capasso G. Physiopathology of potassium deficiency. In: Alpern RJ, Moe OW, Caplan M, editors. Seldin and Giebisch's the kidney. Physiology and pathophysiology. 5th ed. San Diego: Academic Press (Elsevier); 2013. p. 1717–39.

[8] Unwin RJ, Luft FC, Shirley DG. Pathophysiology and management of hypokalemia: a clinical perspective. Nat Rev Nephrol. 2011;7:75–84.

第 16 章　钾代谢紊乱：高钾血症
Disorders of Potassium: Hyperkalemia

高钾血症的定义是血清中 $K^+ > 5.5mmol/L$，在住院患者及门诊患者中都很常见。如果未经诊断和治疗，高钾血症可能具有致命危险。高钾血症的正确治疗取决于其原发病。真性高钾血症可能是因摄入钾过量，也可能是因为细胞摄取钾离子减少、细胞溶解后大量释放，或肾排钾减少所致。此外，很多药物也会导致高钾血症（参见表 16-1）。假性高钾血症（pseudohyperkalemia）是指静脉抽取血液样本期间，前臂长时间束缚止血带后抽血，此时钾离子移出细胞而导致钾离子升高。此外，红细胞溶血、白细胞升高（$> 100 \times 10^9/L$）及血小板升高（$1000 \times 10^9/L$），也会促进 K^+ 从细胞内释放，出现假性高钾血症。已经报道了某些家系的高钾血症，是家族性假性高血钾血症的良性形式，原因也是因为 K^+ 从血细胞内释放。

表 16-1　高钾血症的病因

原　因	机　制
外源摄入	
口服	
含钾量高的食物［水果、盐替代品、氯化钾补充剂、河床黏土（如蒙脱石）、燃烧过的火柴头、生椰汁］	口服过量
草药（马尾草、诺丽果汁、蒲公英、紫花苜蓿）	
内源性	
消化道出血	
溶血	
运动	
分解代谢	K^+ 从细胞内释放
红细胞输血	
横纹肌溶解	
肿瘤溶解综合征	
沙利度胺	
跨细胞转移（K^+ 从细胞内转移到细胞外）	
胰岛素缺乏	细胞摄取降低

（续 表）

原　因	机　制
高血糖与高渗	溶剂拖拽，将 K^+ 从细胞内移动到细胞外
β 肾上腺素能阻滞药（普萘洛尔、拉贝洛尔、卡维地洛）	抑制细胞摄取 K^+，抑制肾素 - 血管紧张素 Ⅱ - 醛固酮系统
地高辛	抑制 Na^+/K^+-ATP 酶
中药（丹参、亚洲人参、蟾酥、六神丸）	
洋地黄、铃兰、紫杉果、夹竹桃、红海葱、毒狗草（dogbane）、蟾皮等配制的草药制剂	
琥珀酰胆碱	K^+ 从骨骼肌经 K^+ 通道流出
精氨酸、赖氨酸、ε - 氨基己酸	K^+ 从细胞内转移到细胞外
急性代谢性酸中毒（盐酸或枸橼酸）	
高血钾性周期性瘫痪	骨骼肌 Na^+ 通道突变
肾排泄量减少	
肾衰竭晚期（CKD 5 期），到达远端小管的滤液量减少	分泌 K^+ 的能力减弱
醛固酮减少症	
艾迪生病	糖皮质激素生成减少
先天性肾上腺增生症	21α- 羟化酶缺乏症
假性醛固酮减少症 Ⅰ 型	常染色体显性型：盐皮质激素受体突变 常染色体隐性型：ENaC 所有的亚单位突变
假性醛固酮减少症 Ⅱ 型	无赖氨酸激酶（WNK）1 和 4 的突变
低肾素性低醛固酮综合征	许多疾病（糖尿病、狼疮、多发性骨髓瘤、肾小管间质疾病、艾滋病）和药物（见下文）与低肾素性低醛固酮症有关
药　物	
ACE 抑制药、ARB、肾素抑制药、NSAID、COX-2 抑制药、肝素、酮康唑	醛固酮合成↓
阿米洛利、氨苯蝶啶、甲氧苄啶、喷他脒	阻滞 ENaC
螺内酯、依普利酮	阻断醛固酮受体
屈螺酮	自螺内酯衍生的孕激素（用作联合口服避孕药）
环孢素、他克莫司	①低肾素性低醛固酮增多症；②阻断远端肾单位的 K^+ 排泄通道；③抑制 Na^+/K^+-ATP 酶；④抑制 ROMK 通道；⑤增加远曲小管 Cl^- 分流
可卡因、他汀类	引起横纹肌溶解的间接效应

CKD. 慢性肾脏病；ENaC. 上皮钠通道；NSAID. 非甾体抗炎药；COX-2. 环加氧酶 -2；ARB. 血管紧张素 Ⅱ 受体阻滞药；ACE. 血管紧张素转化酶

一、高钾血症的一些特殊病因

（一）高血钾性周期性麻痹

高血钾性周期性麻痹（hyperkalemic periodic paralysis，HyperPP）是一种常染色体显性遗传病，其特征是间歇性肌肉无力。

- 它是由骨骼肌 Na^+ 通道 α- 亚单位的基因突变引起的。
- 通常发生于暴露在寒冷中、运动后休息、高钾摄入，或使用糖皮质激素之后。
- 治疗包括使用 $β_2$ 激动药（沙丁胺醇）和乙酰唑胺（250 ～ 750mg/d）。

（二）慢性肾脏病 5 期

- 慢性肾脏病（chronic kidney disease，CKD）5 期患者，血清 K^+ 可接近正常，直至肾小球滤过率（glomerular filtration rate，GFR）< 20ml/min。但是在某些条件下，如代谢性酸中毒或严重肾小管间质疾病，即使 GFR 中度下降（> 30ml/min），也会发生高钾血症。
- GFR < 20ml/min 的患者产生高钾血症的部分原因包括：肾单位数量减少，通过肾小管上皮钠离子通道（epithelial sodium channel，ENaC）重吸收 Na^+ 减少而引起远端小管腔内负电压减少，代谢性酸中毒，肾素 - 醛固酮系统功能障碍，服用某些干扰 K^+ 分泌的药物。
- 治疗包括使用利尿药，纠正酸中毒，以及治疗 CKD 的原发病。
- 急性肾损伤伴 GFR 严重下降，也可能会导致高钾血症。

（三）有效动脉血容量减少

- 在充血性心力衰竭、肝硬化和肾病综合征的患者中，因有效血容量减少，偶尔也会出现轻度高钾血症。这种高钾血症的原因是由于运送到远端小管的滤液减少。在这些患者中，应谨慎使用 ACEI、ARB 或醛固酮拮抗药。
- 此外，因摄水不足导致血容量严重不足的患者，特别是老年人，可能出现伴 GFR 降低的高钾血症。对这些患者，纠正容量不足就可以改善 GFR 和高钾血症。

（四）艾迪生病

- 艾迪生病（Addison disease）最常见的病因是自身免疫性肾上腺炎。
- 醛固酮缺乏是导致高钾血症的主要原因，因为 ENaC 活性降低及肾小管腔内负电压减少。
- 除高钾血症外，还可以出现低钠血症、高氯血症、低碳酸氢根血症，有时还出现高钙血症。
- 患者因尿钠增加而出现血容量不足。
- 血浆肾素、醛固酮和皮质醇水平升高。
- 肾上腺危象是一种急症。
- 使用生理盐水和氢化可的松可纠正血容量和电解质紊乱。

（五）肾上腺增生

• 醛固酮减少症的罕见疾病。也可发生糖皮质激素缺乏。

• 肾上腺增生最常见的病因之一是由 21α- 羟化酶缺乏而引起的。该酶在醛固酮的合成过程中，将孕酮转化为 11- 脱氧皮质酮。

• 患者常表现为盐丢失，低钠血症、高钾血症、血容量不足和肾素水平升高。

• 儿童的治疗包括补充氟氢可的松和糖皮质激素。

（六）低肾素性低醛固酮综合征

低肾素性低醛固酮综合征（syndrome of hyporeninemic hypoaldosteronism，SHH）是一种常见病，与许多疾病有关（参见表 16-1）。

• 主要表现为肾素和醛固酮水平低，GFR 尚可（CKD 分期 2 ～ 3 期），高氯血症酸中毒和高钾血症。

• 容量扩张和相关的心房钠尿肽产生增加，似乎是导致肾素和醛固酮水平降低的原因。

• 使用氟氢化可的松、停用导致疾病的药物，可以纠正患者血清钾水平。

（七）假性低醛固酮血症 I 型

假性低醛固酮血症 I 型（pseudohypoaldosteronism type I，PHA I）常在婴儿期发病，其特征是钠盐丢失、低血容量、低钠血症、高钾血症、代谢性酸中毒，但血压正常。

• 血浆肾素和醛固酮水平升高。

• PHA I 可分为常染色体显性遗传型或常染色体隐性遗传型。

• 常染色体显性遗传型：由盐皮质激素受体突变引起。这种疾病只发生在肾脏。建议补充钠盐 1 ～ 3 年和服用甘珀酸钠，纠正电解质紊乱。

• 常染色体隐性遗传型：由 ENaC 的 α、β 或 γ 亚单位突变引起，影响多个器官，包括皮肤。治疗包括终生补充钠盐、限制食用含钾食物。甘珀酸钠对这种病没有治疗作用。

（八）假性低醛固酮血症 II 型

• 这是一种常染色体显性疾病，通常称为家族性高血钾性高血压，或戈登综合征（Gordon syndrome）。

• 被认为是吉特尔曼综合征（Gitelman syndrome）的"镜像"。

• 是由编码丝氨酸 - 苏氨酸激酶家族无赖氨酸激酶（with no lysine kinase，WNK）的基因 WNK 1 和 WNK 4 发生突变而致病。两种激酶均在远端肾小管中表达。

• WNK4 可下调 Na/Cl 共转运蛋白和肾外髓质钾通道（renal outer medullary potassium，ROMK）的表达。

• WNK1 抑制 WNK4 和 ROMK 表达。

• 当 WNK4 发生突变或被 WNK1 抑制其活性时，远端小管对 NaCl 重吸收增加，导致液体潴留和高血压。WNK4 突变则进一步抑制 ROMK 通道，引起高钾血症。

• 患者血浆肾素和醛固酮水平出现不同程度降低。

• 治疗首选噻嗪类利尿药。

（九）移植后高钾血症

• 接受移植术的患者接受环孢霉素或他克莫司治疗，其中 44% ～ 73% 发生高钾血症。机制如下。

① 4 型肾小管酸中毒，由低肾素低醛固酮血症导致；②激活远端小管内的 NaCl 共转运蛋白，使 NaCl 向 ENaC 转运减少，导致 K^+ 分泌减少；③抑制 ROMK 通道；④抑制集合管基底外侧膜 Na^+/K^+-ATP 酶，使 K^+ 不能进入肾小管细胞，影响其向肾小管管腔内分泌。

• 醛固酮激动药可以改善高钾血症。

• 长期使用 ACEI 和 ARB 会使高血钾恶化。

二、诊断

第 1 步

高血钾是一种急症，首先需要检查心电图（图 16-1 和图 16-2）。如果心电图无异常，进入第 2 步。

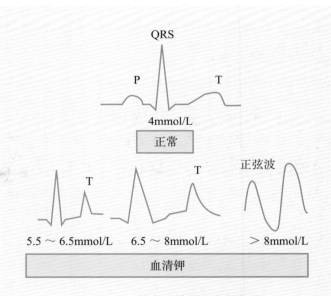

▲ 图 16-1 高钾血症的心电图表现

上图以血钾正常的心电图用作比较。高钾血症早期表现为 T 波高尖（帐篷样 T 波），随着钾离子浓度继续升高，QRS 开始增宽，P 波消失，最后开始出现正弦波，导致心脏骤停

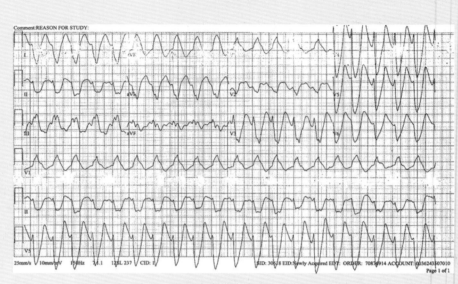

▲ 图 16-2　透析患者的心电图，血钾 8.5mmol/L

第 2 步

（1）病史

• 询问每日饮食习惯和膳食添加剂情况。

• 询问是否使用可引起高钾血症的药物。

• 评估是否存在容易导致高钾血症的危险因素和疾病（表 16-2）。

表 16-2　可能导致高钾血症的因素和疾病

慢性肾脏病 4 ～ 5 期
急性肾损伤
充血性心力衰竭和其他能导致有效动脉血容量下降的疾病
糖尿病
血容量不足
老年人
白种人
代谢性酸中毒
含钾的食物和药物（表 16-1）
ACEI、ARB 或肾素抑制药联合应用下列药物
保钾药物
非甾体抗炎药
β 受体拮抗药
环孢素或他克莫司
肝素
酮康唑
甲氧苄啶
阿米洛利
喷他脒

（2）体格检查

• 检查血压、脉率，若有指征则检查有无体位性变化。

• 评估呼吸状态，是否存在呼吸肌无力。

• 评估循环血容量情况。

• 评估有无肌肉压痛（如横纹肌溶解）和肌无力。

第 3 步

• 检测血生化、血常规，必要时查血气分析

• 测量尿 K^+/ 尿肌酐比值（U_K/U_{Cr}）。高钾血症和肾功能正常患者，该指标预期值＞ 200mmol/g 或 ＞ 20mmol/mmol。在 K^+ 排泄减少的患者（如 CKD、容量减少或低肾素性低醛固酮症患者）中，该比值降低。这些患者需要检测 24h 尿 K^+ 排泄量。

• 除外假性高钾血症和 K^+ 跨细胞转移后确诊为真性高钾血症。若 U_K/U_{Cr} 远低于 200mmol/g，则提示为跨细胞膜转运。

• 获取 GFR，根据 GFR 预计值，排除 K^+ 排泄障碍。

• 测量血浆醛固酮、肾素水平，根据情况获取血浆皮质醇水平。

• 按图 16-3 查找高钾血症的原因。

三、临床表现

与低钾血症一样，高钾血症也会对神经肌肉、心脏和代谢产生影响。表 16-3 总结了这些临床表现，图 16-1 显示了高钾血症时的一些心电图改变。

表 16-3　高钾血症的临床表现

作　用	机　制
神经肌肉	
肌肉无力	细胞内与细胞外钾离子比例降低，导致细胞膜电位降低
瘫痪（上行性）	膜电位从 -90mV 升至阈值电位，产生动作电位
心脏：高钾血症引起的心电图变化 [a]	
5.5 ～ 6.5mmol/L，T 波高尖；基底部尚未增宽	
6.5 ～ 8.0mmol/L，T 波高尖，PR 间期延长，QRS 波群增宽	
＞ 8.0mmol/L，P 波消失，QRS 波进一步增宽，出现束支传导阻滞，正弦波，室颤，心脏停搏	
代　谢	
高氯血症酸中毒（阴离子间隙正常）合并高钾血症（高血钾性肾小管远端酸中毒）	尿路梗阻是主要原因。由于皮质和髓质集合管上 H-ATP 酶活性降低，导致 H^+ 分泌减少。尿液 pH 呈碱性。然而，已有报道，高血钾性远端肾小管酸中毒合并低醛固酮血症

（续 表）

作 用	机 制
Ⅳ型肾小管性酸中毒（RTA）	发生在合并低高肾素和低醛固酮的疾病情况下。尿液 pH 通常呈酸性。其主要机制是高钾血症抑制 NH_4^+ 合成。引起醛固酮抵抗的药物也可诱发Ⅳ型 RTA

a. 并非所有的患者都存在上述心电图改变。心电图的改变在患者之间差异较大。血液透析者，在血 K^+ > 6 ～ 6.5mmol/L 时，甚至没有任何心电图改变

四、治疗

（一）急性期治疗

高钾血症是一种急症，其治疗主要根据血清 K^+ 水平和心电图改变进行。在许多情况下，即使没有心电图改变，高钾血症也需要治疗。急性高钾血症的治疗目标有 3 个：①消除高钾血症对膜电位的影响；②促进细胞摄取 K^+；③通过阳离子交换树脂（聚磺苯乙烯，Kayexalate）或新批准的聚合物帕替罗莫（Patiromer），从体内缓慢地除去 K^+，或使用含钾 1mmol/L 或 2mmol/L 的透析液进行血液透析以快速去除 K^+（表 16-4）。聚磺苯乙烯（Kayexalate）应谨慎使用，因其单独应用或与山梨醇合用可导致肠坏死，不建议应用于有胃肠道疾病患者，如便秘、缺血性结肠炎、肠血管动脉粥样硬化和炎症性肠病的患者。最近，2 种新型口服 K^+ 螯合药物即将上市：帕替罗莫（Patiromer，商品名 Veltassa）和环硅酸锆钠（Sodium zirconium cyclosilicate，ZS-9）。帕替罗莫是一种不吸收的聚合物，它不含钠，以 Ca^{2+} 交换结合 K^+，可以在整个胃肠道中结合 K^+，主要在结肠远端结合 K^+。帕替罗莫可用于 CKD、心血管疾病和正在服用 ACEI 或 ARB 的糖尿病患者的降钾治疗。帕替罗莫耐受性好，最常见的不良反应为胃肠道反应。ZS-9 可有效降低血清 K^+ 水平，正在 FDA 的审批过程中。它以 Na^+ 和 H^+ 交换结合 K^+，对 K^+ 的选择性比聚苯乙烯磺酸钠高 125 倍。

（二）长期治疗

• 患有糖尿病、肾小管间质疾病、心力衰竭和 CKD 4 期 5 期的患者，均存在高钾血症风险。

• 估测 GFR，并询问饮食和膳食补充剂。

• 检查所有服用的药物，包括非处方药。

• 慢性高钾血症的患者排钾功能受损，不能排泄每日摄入 K^+，直至达到一个新的稳态。排钾受损的原因是肾小管远端管腔内负电压减低。

• 在新稳态形成后，会很缓慢地排出摄入的钾离子，而导致血浆钾水平升高。

• 根据 GFR 值，使用襻利尿药（呋塞米）或噻嗪类利尿药，以增加流至远端肾小管的钠离子的量，从而增加 K^+ 分泌。

• 如有必要，谨慎使用聚磺苯乙烯。

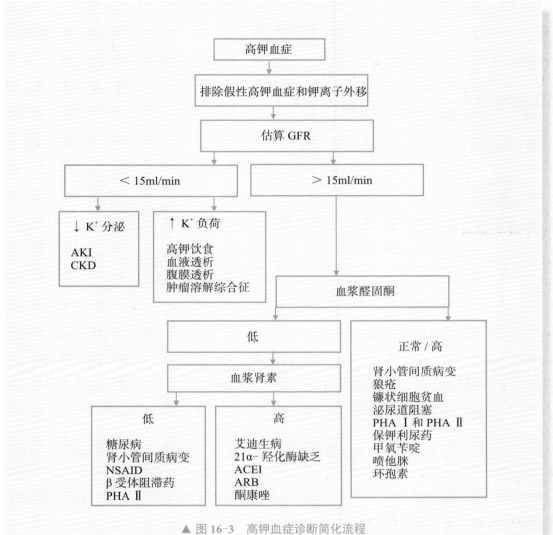

▲ 图 16-3 高钾血症诊断简化流程

GFR. 肾小球滤过率；AKI. 急性肾损伤；PHA. 假性低醛固酮血症；ACEI. 血管紧张素转化酶抑制药；ARB. 血管紧张素Ⅱ受体阻滞药；NSAID. 非甾体抗炎药

表 16-4 高钾血症的急性治疗

治 疗	剂 量	起效时间	持续时间	机 制
拮抗膜效应				
葡萄糖酸钙（10%）	10 ～ 20ml	1 ～ 3min	30 ～ 60min	拮抗高 K^+ 的膜效应
高张生理盐水（3%）	50ml	即刻	不详	膜拮抗作用

（续　表）

治　疗	剂　量	起效时间	持续时间	机　制
促进细胞摄取				
胰岛素和葡萄糖	20 ～ 50g 葡萄糖 +10 ～ 20U 速效胰岛素	小于 30min	4 ～ 6h	促进细胞摄取 K⁺
NaHCO₃（仅在出现明显酸中毒时）	44 ～ 88mmol	5 ～ 10min	1 ～ 6h	促进细胞摄取 K⁺
沙丁胺醇（Albuterol）	通过雾化器 10 ～ 20mg	15 ～ 20min	2 ～ 3h	促进细胞摄取 K⁺
舒喘灵（Salbutamol）	通过雾化器 10mg	15 ～ 20min	2h	促进细胞摄取 K⁺
从身体中去除 K⁺				
聚磺苯乙烯 +30% 山梨糖醇 a	口服（30 ～ 45g）或灌肠（50 ～ 100g）	≥ 2h	2 ～ 6h	用 Na⁺ 交换 K⁺
帕替罗莫 b	口服（8.4g+ 水）1 次或 2 次	> 4h	24h	用 Ca²⁺ 交换 K⁺
血液透析		即刻	2 ～ 8h	立即从 ECF 中移除 K⁺

a. 避免在具有肠坏死、肠梗阻和血容量不足等危险因素的患者、术后第 1 周的患者中使用。口服给药优于灌肠给药（参见 FDA 安全信息）；b. 剂量可用至 16.8g

• 或者将帕替罗莫（Patiromer）8.4g 混合于水中，与食物同服，每日 1 次，与其他药物服用的时间间隔为 3h。

• 单独使用襻利尿药或与氟氢可的松（0.05 ～ 0.1mg 口服）联合使用，治疗低肾素性低醛固酮症，根据需要逐渐减少氟氢可的松用量。

• 口服 NaHCO₃ 片剂纠正酸中毒。

• 在心力衰竭患者中，使用低剂量的 ACEI 或 ARB（不可两者同用）。用药后 3 ～ 5d 内监测血清肌酐和 K⁺。如果肌酐升高 > 30% 且 K⁺ 浓度达到 6.0mmol/L，则停用 ACEI 或 ARB。如果这 2 个指标测量值保持稳定，则在 7 ～ 14d 时复测。如果需要使用螺内酯，则从 12.5mg 开始，逐渐增加至 25mg/d。一些专家建议螺内酯可用至 100mg/d。

◆习题

病例 1　患者男性，名 32 岁，因持续性高钾血症（5.9mmol/L）和高血压就诊。家中有两人有相似的临床表现。实验室检查结果如下：Na^+ 140mmol/L，Cl^- 114mmol/L，HCO_3^- 16mmol/L，肌酐 70.7μmol/L，葡萄糖 5mmol/L。肾素和醛固酮水平较低。尿 Na^+ 水平为 30mmol/L。动脉血气分析示高氯血症酸中毒。患者未服用任何药物。

问题：以下哪种治疗方案适合用于该患者？

A. 呋塞米　　　　　　　　B. 氢氯噻嗪（HCTZ）　　　　　　　C. 螺内酯

D. 乙酰唑胺（Diamox）　　E. 盐替代品

答案是选项 B。任何年轻男性，若存在高钾血症、高血压、高氯血症酸中毒、肾素水平低且醛固酮水平低或正常，肾功能正常，则提示假性醛固酮减少症 II 型（PHA II）（Gordon syndrome，戈登综合征）是最可能的诊断。PHA II 被认为是 Gitelman 综合征的"镜像"。远端小管的 NaCl 协同转运蛋白的过度表达和活性增加，导致了 PHA II，这是一种常染色体显性遗传疾病。它是由编码 WNK 激酶的基因突变引起的。只有 WNK1 和 WNK4 的突变才会引起 PHA II。

在正常情况下，WNK4 抑制 NaCl 协同转运蛋白和 ROMK 的活性，但增强了细胞旁途径 Cl^- 的转运。WNK4 的活性被 WNK1 抑制。当 WNK1 基因发生突变时，产生大量的 WNK1，抑制 WNK4 的活性，抵消 WNK4 对 NaCl 协同转运蛋白活性的抑制作用，导致 NaCl 重吸收增加，从而引起容量依赖性高血压。WNK4 基因突变也可导致 NaCl 重吸收增加。

如前所述，WNK4 通过通道胞吞作用抑制 ROMK 作用。WNK4 的突变，增强了对 ROMK 的抑制作用，从而导致高钾血症。此外，长 WNK1（L-WNK1）也抑制 ROMK，也会引起高钾血症。因此，高钾血症与 WNK4 和 WNK1 的共同作用有关。

WNK4 还可以使密封蛋白（claudin）磷酸化，这种蛋白是参与细胞旁 Cl^- 转运的一种紧密连接蛋白。因此，WNK4 的突变可引起跨细胞 NaCl 转运和细胞旁 Cl^- 转运增强，并且抑制 K^+ 分泌，引起 PHA II 中的血容量增加、高钾血症和高血压表现。容量增加导致肾素抑制，时常也会抑制醛固酮水平。由于钠离子在肾远端小管中的重吸收增强，导致尿 Na^+ 浓度降低。

噻嗪类利尿药如氢氯噻嗪（HCTZ）对 PHA II 有治疗作用，因为其可以抑制 NaCl 协同转运蛋白的活性增加。因此，选项 B 是正确的。呋塞米是一种襻利尿药，但是它不作用于位于远端小管中的 NaCl 协同转运蛋白。螺内酯是一种保 K^+ 利尿药，可进一步升高血清 K^+ 水平。乙酰唑胺是一种碳酸酐酶抑制药，可抑制近端小管中的 HCO_3^- 再生，会进一步加剧高氯血症酸中毒。盐替代品通常会含有 K^+，没有应用于该患者的适应证。因此，选项 A、C、D和 E 不正确。

病例 2 患者男性，55 岁，患有多发性骨髓瘤，因双下肢无力入院。脊髓磁共振显像（MRI）检查结果正常。神经系统查体示下肢肌无力，腱反射消失，锥体束征阴性。他入院时服用的药物包括地塞米松 4mg，每 6 小时 1 次和沙利度胺 200mg/d。血压和脉率正常。除血清 K^+ 为 8.4mmol/L 外，其他实验室检查结果均正常。

问题：患者高钾血症和突然下肢瘫痪的最可能病因是什么？

A. 使用类固醇引起的高钾血症

B. 由多发性骨髓瘤缓解引起的高钾血症

C. 沙利度胺引起的高钾血症

D. 由于血容量减少导致的高钾血症

E. 假性高钾血症

答案是选项 C。沙利度胺目前被一些研究者作为治疗多发性骨髓瘤的一线选择用药。已有报道在透析和 CKD 患者中，沙利度胺可引起严重的高钾血症，可能与其造成细胞裂解或细胞内钾离子移位有关。因此，选项 C 是正确的。类固醇使用和多发性骨髓瘤缓解都不可能是高钾血症的原因。此外，尚无沙利度胺导致假性高钾血症报道。严重的血容量减少可能会减少到达远端肾小管的滤过液流量，从而引起高钾血症，但该患者没有肾功能不全，也没有血容量减少。

病例 3 与低血钾性周期性麻痹（hypokalemic periodic paralysis HypoPP）相比，下列哪一项与高血钾性周期性麻痹（hyperkalemic periodic paralysis，HyperPP）无关？

A. 家族性 HyperPP 是由骨骼肌 Na^+ 通道的突变引起

B. 继发性 HyperPP 与吉兰 – 巴雷（Guillain–Barré）综合征相似，有呼吸衰竭和膈肌麻痹

C. 与继发性 HyperPP 相比，家族性 HyperPP 主要表现为高 K^+ 摄入后或运动后休息时的肌无力

D. 幼年发病（发病年龄＜ 10 岁或婴儿期），发作更频繁，恢复更快，禁食期间发作频繁，可以鉴别家族性 HyperPP 与 HypoPP

E. 高碳水化合物的摄入、胰岛素刺激和肾上腺素释放是 HyperPP 发作的常见原因

答案是选项 E。除选项 E 外，其他所有选项都是 HyperPP 的表现。HyperPP 通常于寒冷、运动后休息、高钾饮食后发病。

病例 4 患者女性，32 岁，患有肾小管间质病，血清 K^+ 5.1mmol/L，心电图正常。

问题：以下哪项与患者血清 K^+ 恶化无关？

A. 甲氧苄啶   B. 阿米洛利

C. 喷他脒   D. 萘莫司他（一种丝氨酸蛋白酶抑制药）

E. 甘草

答案是选项 E。除了甘草（引起低钾血症），所有其他药物都会抑制 ENaC 并引起高钾血症。萘莫司他（nafamostat）是一种丝氨酸蛋白酶抑制药，用于治疗急性胰腺炎和弥散性血管内凝血。

病例 5 患者男性，50 岁，因为虚弱乏力和易疲劳被家人送到急诊室。他错过了 2 次血液透析治疗。血清 K^+ 为 7.6mmol/L。心电图示 T 波增宽增高。

问题：根据患者心电图变化和高血钾进行的治疗措施，下列哪一项没有适应证？

A. 葡萄糖酸钙　　　　　　B. 高张盐水（3%）　　　　C. 沙丁胺醇

D. 血液透析　　　　　　　E. 腹膜透析

答案是选项 E。钙剂并不能降低血钾浓度，而是通过降低心肌细胞的阈电位来拮抗高钾血症的膜效应。选择葡萄糖酸钙（10%）应优先于氯化钙，因为后者渗漏到组织中可导致组织坏死。在未使用洋地黄的患者中，可在 10～15min 内给予钙盐。高钾血症伴有心电图改变的患者，若已经应用洋地黄，需在 30min 内缓慢推注钙剂。有趣的是，一名未被识别的洋地黄中毒患者伴有高钾血症，经氯化钙成功救治。

伴有低钠血症的高钾血症患者，已经证明其心电图改变可以通过高张盐水（3%）治疗而逆转。可一次给予 50ml 静脉推注。但对于血钠正常者，这种治疗方法的效果尚不明确。高张盐水发挥效果并不是通过降低血清 $[K^+]$，而主要是通过改变心肌细胞的电特性。

不管患者肾功能正常或降低，通过雾化吸入沙丁胺醇 10mg 都可使血 K^+ 降低 0.6mmol/L。据报道，沙丁胺醇联合胰岛素 / 葡萄糖具有降 K^+ 效果的相加作用。沙丁胺醇的降钾作用主要通过促进 K^+ 进入细胞内。

血液透析是从体内清除 K^+ 的最有效方法。但是快速清除 K^+ 可能会导致某些患者发生室性心律失常，因此，建议进行持续心电监护。

腹膜透析（peritoneal dialysis，PD）去除体内钾，可用于对维持性腹膜透析患者发生中度高钾血症时，但是，对于伴有心电图改变的严重高钾血症，PD 并不是首选的治疗措施。需要注意的是，腹膜液中的葡萄糖可以将 K^+ 转运到细胞内而不影响全身 K^+ 总量。因此，答案为选项 E。

病例 6 患者女性，46 岁，印度人，患有 2 型糖尿病病史 12 年，随访就诊时发现血 K^+ 5.8mmol/L，HCO_3^- 为 24mmol/L，葡萄糖为 5.5mmol/L。1 个月前，患者血 K^+ 为 4.2mmol/L，eGFR 为 48ml/min，这些指标在过去 1 年内未曾改变。患者服用格列吡嗪（5mg/d）和西格列汀（50mg/d）降糖治疗。否认服用任何膳食补充剂或非甾体抗炎药药物。唯一主诉就是乏力。

问题 1：以下哪一项不可能是患者高钾血症的病因？

A. 诺丽果汁   B. 生椰子汁   C. COX-2 抑制药

D. 口服降糖药   E. 紫花苜蓿

答案是选项 D。除口服降糖药外，所有其他食品补充剂都会引起高钾血症。诺丽果汁含 K^+ 56mmol/L，生椰子汁含 K^+ 44.3mmol/L。COX-2 抑制药可引起醛固酮降低，而紫花苜蓿富含 K^+。因此，答案为选项 D。

问题 2：GFR 降低是否是该患者新发高钾血症的病因？

答案是否定的。GFR < 20ml/min 时才可能发生高钾血症。虽然因为醛固酮降低，糖尿病患者中 Ⅳ 型肾小管酸中毒也有可能会导致高钾血症，但该患者血清 $[HCO_3^-]$ 为 24mmol/L 处于正常值范围，就排除了这种可能性。

问题 3：应该如何解释患者的高钾血症？

答：追问病史，患者承认在过去 3 周内每天都喝新鲜的椰子汁（355ml）。因此，外源性摄入 K^+ 过量是造成患者（GFR 受损）血钾升高的病因。

病例 7 患者女性，22 岁，学生，在每日慢跑后出现乏力和下肢无力至校医院就诊。6 周前开始使用一种新型口服避孕药（oral contraceptive，OC），随后出现症状。既往无特殊病史，除了 OC 之外，没有服用任何药物。除 K^+（5.9mmol/L）升高外，其他血生化结果均正常。

问题：以下哪种口服避孕药可能会导致高钾血症？

A. 炔雌醇和炔诺酮   B. 炔雌醇和炔诺孕酮（甲基炔诺酮）

C. 炔雌醇和去氧孕烯   D. 炔雌醇和屈螺酮

E. 以上都不是

答案是选项 D。全世界数以百万计的女性服用复合避孕药（combined OC，COC）。COC 含有雌激素和孕激素。炔雌醇是 COC 中的雌激素成分，而其中的孕激素成分各不相同，可能包括第一代孕激素（选项 A），第二代孕激素（选项 B），第三代孕激素（选项 C）或新型孕激素（选项 D），屈螺酮是一种螺内酯衍生物。回顾患者 COC 用药记录，确认 COC 中含有屈螺酮，停药之后，患者血清 K^+ 恢复正常。

病例 8 患者男性，22 岁，患 1 型糖尿病，因糖尿病酮症酸中毒入院。查 pH 7.1，临床检查发现血容量不足，血压 100/72mmHg，脉率 100 次 /min，且有体位性变化。实验室检查结果：Na^+ 132mmol/L，K^+ 6.2mmol/L，Cl^- 92mmol/L，HCO_3^- 12mmol/L，肌酐 141.4μmol/L，尿素氮（BUN）29.2mmol/L，葡萄糖 24.4mmol/L。在急诊时，已经开始静脉输注生理盐水并使用速效胰岛素治疗。治疗 6h 后，患者血清 $[K^+]$ 降至 3.4mmol/L。

问题 1：该患者高钾血症的病因是什么？

答：该 1 型糖尿病患者血钾升高的可能病因，是胰岛素缺乏和血糖升高。

问题 2：代谢性酸中毒是否加重患者的高钾血症？

答案是否定的。糖尿病酮症酸中毒是由于乙酰乙酸和 β- 羟基丁酸的蓄积，它们都是有机酸。乳酸也是一种有机酸。输注这些有机酸不会使 K^+ 从细胞内液到细胞外，而无机酸（NH_4Cl 或 HCl）会引起钾离子从细胞内转移到细胞外，从而引起高钾血症。无机酸和有机酸的这种差异，是因为细胞对其阴离子的通透性不同。

在代谢性酸中毒中，H^+ 进入细胞内，从而会提高细胞外液 pH。伴随氢离子的转移，相应的阴离子也会转入细胞内。例如，HCl 的阴离子是 Cl^-，细胞膜对其相对不通透。因此，每进入细胞 1 个 H^+，就会有 1 个 K^+ 离子就会从细胞内转出，以维持电中性。这就导致了高钾血症。另一方面，β- 羟基丁酸或乳酸等有机阴离子会随 H^+ 一同转入细胞内，因此不需要将 K^+ 转出细胞外就可以保持电中性。因此，有机酸酸中毒时一般不会出现高钾血症。

问题 3：该患者的全身钾总量有什么变化？

答：全身钾总量是降低的。高血糖引起渗透性利尿，导致 Na^+、K^+ 和水从尿液中大量丢失。这种情况下，近端小管对这些离子和水的重吸收就会减少。结果，更多的滤过液流至肾小管远端，从而导致 K^+ 分泌增多。容量丢失引起的继发性醛固酮增多，远端小管中不可吸收阴离子增多，进一步促进 K^+ 排泄。因此，在糖尿病酮症酸中毒患者常常会有大量 K^+ 丢失。在补充容量及使用胰岛素治疗之后，该患者发生低钾血症。

由于磷酸盐也在尿液中丢失，并在应用胰岛素后从细胞内转出，因此在糖尿病酮症酸中毒的治疗中，通常使用钾的磷酸盐。

问题 4：将下列引起高钾血症的药物与其作用机制连接配对（不一定是单选）。

药 物	作用机制
1. 洋地黄中毒	A. 钾离子从细胞内转出
2. 精氨酸	B. 抑制 Na^+/K^+-ATP 酶活性
3. 阿米洛利，甲氧苄啶、喷他脒	C. 降低醛固酮合成
4. 血管紧张素转化酶抑制药	D. 抑制肾素 / 醛固酮
5. 非甾体抗炎药	E. 抑制主细胞的 Na^+ 通道
6. 盐替代品	F. 促进 K^+ 摄取
7. 肝素	G. 减少 K^+ 通道活动
8. 环孢素和他克莫司	
9. 蟾酥、蟾蜍皮、夹竹桃	

答：1 = B，2 = A，3 = E，4 = C，5 = D，6 = F，7 = C，8 = B、C、G，9 = B。

已经证明很多药物可以通过多种机制引起高钾血症。Na^+/K^+-ATP 酶将 3 个 Na^+ 转出细胞外并将 2 个 K^+ 转入细胞内。抑制这种转运机制，可以在血容量正常者中引起轻度高钾血症。

输注精氨酸导致 K^+ 从细胞中移出。阿米洛利、甲氧苄啶和喷他脒阻断集合管主细胞 ENaC 对 Na^+ 的重摄取，导致 K^+ 通道（ROMK）泌 K^+ 减少。ACEI 和肝素可引起醛固酮减少和高钾血症。非甾体抗炎药抑制肾素生成，从而导致醛固酮合成减少和高钾血症。高血压患者若服用盐替代品，由于摄入 K^+ 负荷过大而引起高钾血症。环孢素和他克莫司通常会通过多种机制引起高钾血症，包括抑制 Na^+/K^+-ATP 酶活性，减少醛固酮合成。同时环孢素还会抑制 K_{ATP} 通道活性。中药制剂如蟾酥、蟾蜍皮和夹竹桃，可以抑制 Na^+/K^+-ATP 酶活性而引起血钾升高，特别是在 CKD 患者中。

（王 非 译，陈旭岩 校）

参考文献

[1] Evans KJ, Greenberg A. Hyperkalemia: a review. J Intens Care Med. 2005;20:272–90.

[2] Mount DB. Disorders of potassium balance. In: Skorecki K, et al., editors. Brenner & Rector's the kidney. 10th ed. Philadelphia: Elsevier; 2016. p. 559–600.

[3] Lehnhardt A, Kemper MJ. Pathogenesis, diagnosis and management of hyperkalemia. Pediatr Nephrol. 2011;26:377–84.

[4] Nyirenda M, Tang JI, Padfield PL, et al. Hyperkalemia. BMJ. 2009;339:1019–24.

[5] Palmer BF. A physiologic-based approach to the evaluation of a patient with hyperkalemia. Am J Kidney Dis. 2010;56:387–93.

[6] Segal A. Potassium and dyskalemias. In: Mount DB, Sayegh MH, Singh AJ, editors. Core concepts in the disorders of fluid, electrolytes and acid-base balance. New York: Springer; 2013. p. 49–102.

[7] Shingarev R, Allon M. A physiologic-based approach to the treatment of acute hyperkalemia. Am J Kidney Dis. 2010;56:578–84.

[8] Weir MR. Current and future treatment options for managing hyperkalemia. Kidney Int Suppl. 2016;6:29–34.

[9] Weisberg LS. Management of severe hyperkalemia. Crit Care Med. 2008;36:3246–51.

第 17 章　钙代谢紊乱：生理学
Disorders of Calcium: Physiology

一、一般特征

钙（Ca^{2+}）是体内含量最丰富的二价离子。70kg 的成人，含有 1.2 ～ 1.3kg 的 Ca^{2+}。其中 99% 以羟基磷灰石 $[Ca_{10}(PO_4)_6(OH)_2]$ 的形式贮存于骨骼，剩余的 1% 分布于牙齿、软组织、血浆和细胞中。血浆（血清）Ca^{2+} 浓度为 2.5mmol/L（范围 2.125 ～ 2.55mmol/L）。约 50% 的 Ca^{2+} 以游离（离子）形式存在。大约 40% 的 Ca^{2+} 与蛋白质结合，大部分与白蛋白结合，少部分与球蛋白结合。剩余的 10% 与阴离子如磷酸根、碳酸氢根和枸橼酸根结合（表 17-1）。只有离子钙和与阴离子结合的 Ca^{2+} 才能在肾小球滤过。与蛋白质结合的 Ca^{2+} 不能被滤过。只有离子钙 Ca^{2+} 才具有生理活性。细胞外游离的 Ca^{2+} 约细胞内的 10000 倍；该浓度梯度是通过 Ca^{2+} 通道、Ca^{2+}-ATP 酶和 Na^+-Ca^{2+} 交换来维持的。

Ca^{2+} 在细胞代谢功能中起重要作用，例如神经肌肉收缩、酶的活化、血液凝固和细胞生长。因此，低钙血症或高钙血症都可能导致严重的细胞功能障碍。

表 17-1　体内循环形式的 Ca^{2+}

来　源	mmol/L	百分比
总钙	2.5	100
离子钙	1.25	50
蛋白结合钙	1	40
与其他阴离子结合钙	0.25	10

二、钙离子稳态

通过肠道、骨骼和肾脏对钙的重吸收与骨形成之间的相互调节，血浆钙离子浓度维持在很窄的范围内（图 17-1）。人体每日摄入 Ca^{2+} 约为 1000mg（25mmol）。其中，约 400mg 从肠道吸收，200mg 从细胞外 Ca^{2+} 池分泌到肠道中。分泌到肠道的 200mg Ca^{2+} 加上食物中未被吸收的 Ca^{2+}600mg，总共 800mg 从粪便中排出。在骨中，也发生着骨形成（钙沉积，500mg）和骨吸收（钙动员，500mg）。因此一般情况下，不会从骨骼中丢失 Ca^{2+}。在肾脏中，滤过的 Ca^{2+} 约占总 Ca^{2+} 量的 60%。如果 GFR 为

180L/d，且可滤过的 Ca^{2+} 为 60%（即为 60mg/L 或 1.5mmol/L），那么滤过的 Ca^{2+} 负荷为 10800mg（60mg/L × 180L = 10800mg）。为了维持钙离子平衡，98% 的滤过的 Ca^{2+} 被肾脏重吸收，只有 200mg 钙离子（5mmol）随尿排出。因此，三个器官的相互作用，将血浆 Ca^{2+} 水平维持在很小范围内。

3 种激素与 Ca^{2+} 敏感受体共同维持 Ca^{2+} 稳态。3 种激素包括：甲状旁腺激素（parathyroid hormone，PTH）、活性维生素 D_3［1, 25- 二羟胆钙化醇，或骨化三醇或 1, 25（OH）$_2D_3$］、降钙素。

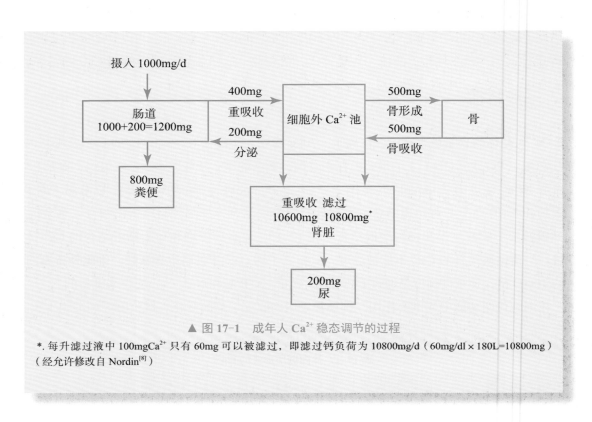

▲ 图 17-1　成年人 Ca^{2+} 稳态调节的过程

*. 每升滤过液中 100mgCa^{2+} 只有 60mg 可以被滤过，即滤过钙负荷为 10800mg/d（60mg/dl × 180L=10800mg）
（经允许修改自 Nordin[8]）

Ca^{2+} 敏感性受体（Ca^{2+}-sensing receptor，CaSR）在参与 Ca^{2+} 稳态调节的细胞中质膜中表达。其在甲状旁腺和肾脏中表达最高。在骨细胞、甲状腺、脑、肠和其他器官中也发现 CaSR 的表达。

CaSR 在甲状旁腺中有 3 个重要作用：①促进 PTH 合成；②促进 PTH 分泌；③促进甲状旁腺细胞增殖。在人类，CaSR 感知循环中的 Ca^{2+} 浓度，将这一信息通过一系列复杂信号通路来抑制或刺激甲状旁腺主细胞对 PTH 的分泌。血 Ca^{2+} 水平降低，就会抑制 CaSR 表达，从而促进 PTH 分泌；而高 Ca^{2+} 激活 CaSR 表达，从而抑制 PTH 分泌。

在肾脏，髓襻升支粗段中 CaSR 激活，会而抑制 Ca^{2+} 的旁细胞转运，从而导致高钙尿症。在内髓集合管，CaSR 位于内小体中，后者含有加压素调节的水通道（即水孔蛋白 2）。CaSR 激活会减低加压素刺激的水重吸收能力，使尿液浓缩功能减退，从而导致多尿症，特别是在高钙血症的情况下，由此可防止肾钙质沉着症和肾结石的形成。

在骨骼中，CaSR 抑制破骨细胞的增生和活性，并刺激成骨细胞。在甲状腺 C 细胞中，血清钙离子升高刺激 CaSR 活化，从而刺激降钙素的分泌，降钙素通过增加 Ca^{2+} 摄取而促进骨形成。因此，CaSR 在 Ca^{2+} 稳态中起重要作用。

三、甲状旁腺激素

活性甲状旁腺激素（parathyroid hormone，PTH）是一种较大的多肽，含有 84 个氨基酸。PTH 由甲状旁腺分泌，其分泌主要受细胞外离子 Ca^{2+} 水平的调节。血浆 $[Ca^{2+}]$ 增加或减少 10%，即可抑制或刺激 PTH 分泌。如前所述，PTH 对 Ca^{2+} 变化的反应是由 CaSR 介导的。其他调节 PTH 分泌的因子是骨化三醇和 Mg^{2+}。骨化三醇和低镁血症既可以抑制 PTH 的分泌，也可以抑制 PTH 的合成。PTH 通过 3 种机制调节血浆 $[Ca^{2+}]$：①通过激活破骨细胞刺激骨的重吸收（去矿化）；②通过提高 25- 羟基维生素 D-1α- 羟化酶（1α- 羟化酶）活性，促进合成骨化三醇；③可促进远曲小管内 Ca^{2+} 的再吸收。骨化三醇与 PTH 共同促进骨吸收，并促进肠内钙的吸收。

四、活性维生素 D_3

如前所述，骨化三醇 [1,25-dihydroxycholecalciferol，1,25（OH）$_2D_3$，calcitriol] 是维生素 D_3 的一种活性形式。它由近端小管细胞中 1α- 羟化酶催化，由 25- 羟基维生素 D[25（OH）D_3] 生成。PTH 促进 1α- 羟化酶的活性，而高钙血症和高磷血症抑制该酶活性。在肠道中，骨化三醇促进 Ca^{2+} 的吸收。

活性维生素 D_3 通过以下 4 种机制调节 Ca^{2+} 代谢：①它促进远曲小管中的 Ca^{2+} 重吸收（见下文）；②增加肠道对 Ca^{2+} 的吸收；③增加骨骼中 Ca^{2+} 的释放（再吸收）；④抑制 PTH 合成，该作用不依赖于血清 $[Ca^{2+}]$。图 17-2 显示了活性维生素 D_3 对 Ca^{2+} 稳态的这些影响。

某些生理条件会影响肠道对 Ca^{2+} 的吸收。妊娠和生长发育促进吸收，随着年龄增长，对钙的吸收减少。含有草酸盐和植酸盐的食物，也会减少肠道对 Ca^{2+} 的吸收。

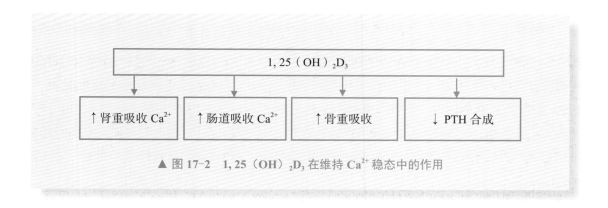

▲ 图 17-2　1,25（OH）$_2D_3$ 在维持 Ca^{2+} 稳态中的作用

五、降钙素

降钙素是由甲状腺的滤泡旁细胞或 C 细胞合成的，由 32 个氨基酸组成。它是在血浆 $[Ca^{2+}]$ 升高时释放。降钙素通过直接抑制破骨细胞活性而抑制骨吸收。

因此，正是通过激素、CaSR、肠吸收、骨转换、肾脏重吸收之间的协调作用，才能使血浆 $[Ca^{2+}]$

保持在正常而狭窄的范围内。

血浆钙升高或降低时，通过几种生理反应机制来维持正常血钙水平。当血浆 [Ca^{2+}] 降低时，通过甲状旁腺上的 CaSR 感受并刺激 PTH 合成和分泌，随后 PTH 作用于骨骼、肾脏和肠道，使血浆 [Ca^{2+}] 升高至正常水平。当血浆 [Ca^{2+}] 升高时，则出现反向调节。CaSR 在高钙血症中起重要作用，高钙血症刺激可促进肾脏通过尿液增加钙的排泄。

六、肾脏对钙离子影响

如前所述，肾小球仅滤过离子钙和与阴离子结合的钙。滤过的 Ca^{2+} 中，大约 65% 被近端小管重吸收，25% 被髓襻升支粗段重吸收，5% ～ 10% 被远曲小管吸收，5% 被集合管重吸收。从尿液中排出的 Ca^{2+} 小于 2%。髓襻降支和升支细段不参与 Ca^{2+} 转运。

（一）近端小管

在近端小管，大部分 Ca^{2+} 是伴随 Na$^+$ 和水的重吸而被动重吸收。Na$^+$ 和水重吸收产生适当的浓度梯度和管腔内正电位差，驱动钙离子通过细胞旁途径吸收。

（二）髓襻升支粗段

在髓襻升支粗段，由于 Na$^+$/K$^+$/2Cl$^-$ 协同转运蛋白活性和 K$^+$ 通过 ROMK 的回漏，使管腔内呈正电位。这使得 Ca^{2+} 通过细胞旁路径被动地扩散到血液中。

（三）远曲小管和连接管

在远曲小管和集合管中，Ca^{2+} 吸收是主动过程，因此是逆电化学梯度转运。这些区段是尿液排泄 Ca^{2+} 的主要调节位点。最近已经证明了 Ca^{2+} 在这些区段中的转运机制。Ca^{2+} 通过顶膜瞬时受体电位香草酸受体 5（transient receptor potential vanilloid 5，TRPV5）Ca^{2+} 通道进入细胞。在细胞内，钙结合蛋白（calbindin）-D$_{28K}$ 结合 Ca^{2+} 并将其转运到基底外侧膜（图 17-3）。另一种钙结合蛋白 -D$_{9K}$ 也参与了这种转运。两种钙结合蛋白都依赖维生素 D。

通过两个转运系统，实现 Ca^{2+} 跨基底膜转出：Ca^{2+}-ATP 酶（1）和 Na$^+$/Ca^{2+} 交换（2）。钙结合蛋白 -D$_{9K}$ 可提高 Ca^{2+}-ATP 酶活性。

（四）集合管

与肾单位的其他部分相比，集合管对 Ca^{2+} 转运较少。Ca^{2+} 在皮质集合管中是主动转运，而在髓质段中是被动转运。

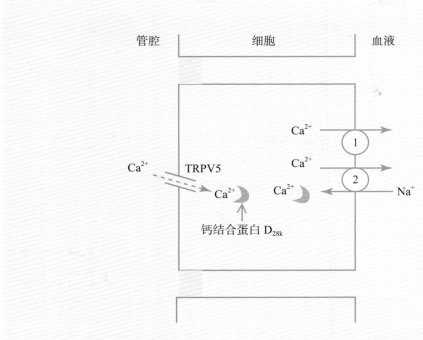

▲ 图 17-3 远曲小管和集合管，Ca^{2+} 通过 TRPV5 进入细胞内的可能细胞机制

Ca^{2+} 跨细胞膜转出细胞是通过两种转运系统介导：Ca^{2+}-ATP 酶和 Na^+/Ca^{2+} 交换。虚线箭所指为 Ca^{2+} 通过瞬时受体电位香草酸受体 5（TRPV5）进入细胞

七、影响钙离子转运的因素

很多因素会影响肾小管不同节段对 Ca^{2+} 重吸收（表 17-2）。因此，尿液中 Ca^{2+} 浓度也并非恒定不变。作为激素，PTH 是一种重要的调节因子，它作用于髓襻升支粗段和远曲小管，促进对 Ca^{2+} 的重吸收。PTH 对近端小管的效应不恒定（可以增加，减少或无影响）。降钙素作用也不是恒定的。维生素 D 通过刺激钙结合蛋白（calbindin）的产生来促进远曲小管对 Ca^{2+} 重吸收。高钙血症通过降低 PTH 分泌来降低 Ca^{2+} 重吸收并增加 Ca^{2+} 排泄。血容量增多可以降低 Ca^{2+} 重吸收，血容量减少促进 Ca^{2+} 重吸收。

代谢性酸中毒抑制近端小管和远曲小管中 Ca^{2+} 的重吸收并促进 Ca^{2+} 排泄。代谢性碱中毒则相反。利尿药可影响 Ca^{2+} 重吸收及排泄。重要的是，襻利尿药如呋塞米和布美他尼等可抑制髓襻升支粗段中 Ca^{2+} 的重吸收，从而促进 Ca^{2+} 排泄。噻嗪类药物的短期用药可促进远曲小管中 Ca^{2+} 的重吸收。若尿钠排泄增加，Ca^{2+} 的尿液排泄可能会暂时性增加。相反，长期服用噻嗪类药物则会导致尿钙减低，这是由于血容量减少引起的近端小管对 Ca^{2+} 重吸收增加。阿米洛利还可促进远曲小管对 Ca^{2+} 的重吸收。

表 17-2　影响肾单位 Ca^{2+} 重吸收的各种因素的效应

因 素	近端小管	髓襻升支粗段	远曲小管	经尿排泄
甲状旁腺激素	不恒定	↑	↑	↓
维生素 D	?	无影响	↑	↓
高钙血症	↓	↓	↑	↑
容量扩张	↓	?	↓	↑
容量浓缩	↑	?	?	↓
代谢性酸中毒	↓	?	↓	↑
代谢性碱中毒	↑	?	↑	↓
髓襻利尿药	?	↓	无影响	↑
噻嗪类利尿药（急性）	?	?	↑	↓
噻嗪类利尿药（长期服用）	↑	无影响	?	↓
阿米洛利	无影响	无影响	↑	↓

八、影响 Ca^{2+} 通道的因素

研究表明，许多因素影响瞬时受体电位香草酸受体 5（TRPV5），导致远曲小管和连接小管中 Ca^{2+} 重吸收的变化（表 17-3）

表 17-3　影响 TRPV5 活性的因素

增加 TRPV5 活性的因素	降低 TRPV5 活性的因素
PTH 活性维生素 D_3 Klotho 低钙血症 WNK4	高钙血症 代谢性酸中毒

TRPV5. 瞬时受体电位香草酸受体 5；Klotho. 克老素；WNK. 无赖氨酸激酶

（王　非　译，陈旭岩　校）

参考文献

[1] Berndt TJ, Thompson JR, Kumar R. The regulation of calcium, magnesium, and phosphate excretion by the kidney. In: Skorecki K, et al., editors. Brenner & Rector's the kidney. 10th ed. Philadelphia: Elsevier; 2016. p. 185–203.

[2] Bindels RJM, Hoenderop GJ, Biber J. Transport of calcium, magnesium, and phosphate. In: Taal MW, Chertow GM, Marsden PA, editors. Brenner & Rector's the kidney. 9th ed. Philadelphia: Saunders; 2012. p. 226–51.

[3] Hoenderrop JG, Nilius B, Bindels RJM. Calcium absorption across epithelia. Phys Rev. 2005;85:373–422.

[4] Mensenkamp AR, Hoenderop JGJ, Bindels RJM. Recent advances in renal tubular calcium absorption. Curr Opin Nephrol Hypertens. 2006;15:524–9.

[5] Riccardi D, Brown EM. Physiology and pathophysiology of the calcium-sensing receptor in the kidney. Am J Physiol Renal Physiol. 2010;298:F485–F99.

[6] Riccardi D, Kemp PJ. The calcium-sensing receptor beyond extracellular calcium homeostasis: conception, development, adult physiology, and disease. Ann Rev Physiol. 2012;74:271–97.

[7] Trepiccione F. Capasso G. Calcium homeostasis. In: Turner N, et al., editors. Oxford textbook of clinical nephrology. 4th ed. Oxford: Oxford University Press; 2016. p. 231–42.

[8] Nordin BEC, editor. Calcium, phosphate, and magnesium metabolism. Edinburgh: Churchill Livingstone; 1976.

第18章 钙代谢紊乱：低钙血症
Disorders of Calcium: Hypocalcemia

正如第 17 章所述，维持 Ca^{2+} 代谢稳态是通过肠吸收、骨转换和肾排泄之间的相互作用实现的。其中任何一种的功能改变都可能导致细胞外 $[Ca^{2+}]$ 的变化。血浆 $[Ca^{2+}] < 2.125mmol / L$ 为低钙血症（hypocalcemia）。

低钙血症不如高钙血症常见，其病因见表 18-1。由于 Ca^{2+} 与白蛋白结合，血浆白蛋白降低可以导致低钙血症。按白蛋白正常值（40g/L）计算，白蛋白每减少 10g/L，$[Ca^{2+}]$ 降低 0.2mmol/L。

表 18-1 低钙血症的原因

原　因	机　制
假性低钙血症	MRI 造影剂（钆双胺和钆布胺）干扰 Ca^{2+} 比色测定
血清白蛋白水平低 [按正常值（40g/L）计算，白蛋白每减少 10g/L，Ca^{2+} 浓度降低 0.2mmol /L]	合成减少（摄入不良、肝脏疾病、感染或炎症）
	肾病综合征
	蛋白质丢失的肠病
甲状旁腺激素（PTH）水平低或缺乏	
甲状旁腺功能减退症	
遗传性	
甲状旁腺发育不全	胚胎鳃弓发育不良（DiGeorge 综合征）
自身免疫性	自身免疫性多内分泌腺综合征 I 型
钙敏感受体（CaSR）的激活突变	一种常染色体显性遗传病，以低钙血症，低 PTH 水平，新生儿癫痫发作和腕足痉挛为特征
获得性	
甲状旁腺毁损	甲状旁腺手术，浸润性疾病，辐照
低镁血症	抑制 PTH 分泌和或对 PTH 的骨吸收作用抵抗
新生儿低钙血症	母体功能性甲状旁腺功能减退症；母体高钙血症抑制 PTH 水平
高 PTH 水平	
假性甲状旁腺功能亢进	对 PTH 作用抵抗

（续　表）

原　因	机　制
维生素 D 代谢紊乱	
口服摄入量减少	营养不良
肠道吸收减少	胃切除术，肠道旁路术
25（OH）D_3 生成减少	肝病
1,25（OH）$_2D_3$ 合成减少	肾衰竭，高磷血症（抑制 1α- 羟化酶）
尿液中 25（OH）D_3 排出增加	肾病综合征
药　物	
抗惊厥药	增加 25（OH）D_3 的代谢，减少骨骼中 Ca^{2+} 的释放，减少肠道对 Ca^{2+} 的吸收
双膦酸盐	抑制骨吸收（↓破骨细胞活性）
地诺单抗（狄诺塞麦）	抑制骨吸收
降钙素	抑制骨吸收
枸橼酸盐	螯合物 Ca^{2+}
膦甲酸盐，氟化物	螯合 Ca^{2+}
抗生素	低钙血症（低镁血症的后果）
西那卡塞	激活 CaSR 抑制 PTH 分泌
磷酸盐结合药（醋酸钙）	在肠道中结合磷酸盐并减少 Ca^{2+} 吸收
其　他	
胰腺炎	Ca^{2+} 沉积在脂肪坏死部位，如钙皂斑，甲状旁腺功能相对减退，胰高血糖素水平高，低镁血症，以及通过儿茶酚胺作用使 Ca^{2+} 从细胞外向细胞内转移
脓毒症和中毒性休克综合征	确切的机制未明（TNF、IL-2 可能参与介导）
骨饥饿综合征	甲状旁腺手术后骨骼对 Ca^{2+} 的摄取
成骨细胞活性增加	在乳腺癌和前列腺癌中观察到的低钙血症是由于骨形成而消耗、转移性成骨细胞活性增加
慢性呼吸性碱中毒或代谢性碱中毒	Ca^{2+} 与白蛋白结合，导致低钙血症
横纹肌溶解症或肿瘤溶解综合征	高磷血症引起低钙血症

MRI. 磁共振成像；PTH. 甲状旁腺激素；TNF. 肿瘤坏死因子；IL. 白细胞介素；CaSR. Ca^{2+} 敏感受体

一、低钙血症的一些特殊原因

（一）甲状旁腺功能减退症

• 甲状旁腺功能减退症可以是遗传性的，也可以是后天性的。遗传性甲状旁腺功能减退症包括发育性和自身免疫性甲状旁腺功能减退症和 Ca^{2+} 敏感受体的突变。

• 发育性甲状旁腺功能减退症发生于新生儿，因为胚胎鳃弓发育不良（branchial dysembryogenesis），导致甲状旁腺和胸腺缺如。

• 一个常见的例子是迪格奥尔格综合征［DiGeorge syndrome，译者注：22 号染色体长臂（22q11）缺失引起的兼具腭裂、心脏、面部畸形的一种多发性畸形，还可有学习能力低、行为异常、肌肉松弛、免疫缺陷等，罕见］，其特点是低血钙，心脏异常和 T 细胞介导的免疫缺陷。

• 自身免疫性甲状旁腺功能减退症，称为自身免疫性多内分泌腺综合征 I 型（polyglandular autoimmune syndrome type I），是由于染色体 21q22.3 上的自身免疫调节基因（autoimmune regulatory gene，AIRE）突变引起的。

• 以甲状腺功能减退症、肾上腺功能减退症和黏膜皮肤念珠菌病三联征为特征。

• Ca^{2+} 敏感受体（Ca^{2+}-sensing receptor，CaSR）激活突变的特征，是 CaSR 自身抗体、低钙血症、低镁血症、高钙尿症、甲状旁腺激素（PTH）水平低或正常。

• 治疗上述 3 种遗传性甲状旁腺功能减退症的方法，包括补充钙剂和足够的维生素 D 来抑制症状。噻嗪类利尿药和 PTH 注射剂也有使用，结果不尽相同。

• 获得性甲状旁腺功能减退症可以采取手术或非手术的方法治疗。

• 手术切除甲状腺（癌症、Graves 病、头颈部癌）或甲状旁腺（腺瘤或增生）腺体，是成人罹患甲状旁腺功能减退的最常见病因。

• 术后短暂性低钙血症极为常见，是由于骨骼对 Ca^{2+} 的摄取所致（骨饥饿综合征），该综合征见于患有严重高钙血症的甲状旁腺功能亢进的患者。患者需要静脉注射葡萄糖酸钙或氯化钙、活性维生素 D_3 来改善症状性低钙血症。

• 非手术原因包括浸润性疾病，如血色素沉着症，重症地中海贫血，肝豆状核变性，感染或转移性癌症。对颈部辐照也可出现为甲状旁腺功能减退的症状。

（二）假性甲状旁腺功能减退症

假性甲状旁腺功能减退症（pseudohypoparathyroidism，PsHPT）是一种对 PTH 抵抗的疾病。Albright 及其同事在 1942 年首先报道了第 1 个病例。这些患者患有低血钙和高磷酸盐血症，用输注牛 PTH 的方法治疗无效。该患者有一些面部和骨骼异常，包括肥胖、身材矮小、短指和精神发育迟滞。随后的研究表明，这些患者的 PTH 水平升高。这些特征现在被认为是称为奥尔布赖特遗传性骨营养不良症（Albright's hereditary osteodystrophy，AHO）的特征。

• AHO 由 GNAS1 基因的失能突变引起，该基因编码兴奋性 G 蛋白 α- 亚单位。

• PsHPT 被认为是异质性疾病，具有不同的临床特征和生化特征，并且分为 I a、I b、II 型和假性 -PsHPT。

• I a 型 PsHPT 患者与 AHO 患者相似。

• I b 型 PsHPT 患者外观正常但对 PTH 作用具有抗性。

• II 型 PsHPT 患者具有正常的发育特征，但具有低钙血症。输注 PTH 使 cAMP 的排泄正常，但尿液排磷减少。

• 假性 PsHPT 患者具有与 I a 型 PsHPT 类似的特征，但没有 PTH 抗性，因为输注 PTH 后尿排泄 cAMP 和磷酸盐均正常。

• 输注合成 PTH 后的尿 cAMP 反应，可用于确立 PTH 耐药性诊断。

（三）维生素 D 缺乏症

• 维生素 D 缺乏可能是由于维生素 D 绝对缺乏或维生素 D 代谢异常。

• 绝对缺乏通常与经口摄入不足、缺乏阳光暴露、使用防晒霜或脂肪吸收不良有关，因为维生素 D 的吸收取决于脂肪摄入量。老年人特别容易患维生素 D 缺乏症。

• 药物和疾病导致的新陈代谢改变，可能是维生素 D 缺乏的常见原因（表 18-1）。

• 儿童维生素 D 依赖性佝偻病或成人骨软化症，是一种罕见的先天性维生素 D 代谢缺陷，类似于维生素 D 缺乏症。

• 已经描述了 2 种类型的维生素 D 依赖性佝偻病

－ I 型为常染色体隐性遗传疾病，这是由于该酶基因突变引起的 1α- 羟化酶活性缺陷所致。患者表现为低钙血症，骨化三醇 [1, 25（OH）$_2$D$_3$] 水平低，对骨化三醇治疗有反应。

－ II 型的特征在于骨化三醇水平增加，但对药理剂量的骨化三醇没有反应。因此，这些患者由于骨化三醇抗性而发生低钙血症。这种抗性是由维生素 D 受体突变引起的。

二、诊断

第 1 步
获得详细病史，包括手术、营养、药物、遗传和发育异常。
体格检查应侧重于血压（通常为低血压）、心动过缓及神经和眼部（白内障）的变化。

第 2 步
排除应用磁共振成像（MRI）造影剂后的假性低钙血症。

第 3 步
通过测定血清离子 Ca^{2+} 来确诊真性低钙血症。

第 4 步
测量血清白蛋白，并按照正常白蛋白水平来校正 Ca^{2+} 浓度。

第 5 步
测量血清 Mg^{2+} 和磷酸盐。纠正低镁血症和高磷血症。

第 6 步
检查有无改变 25（OH）D$_3$（骨化二醇）代谢的药物，并换用其他替代药物。

第 7 步
检查肝 / 肾功能。

第 8 步
测量血清 PTH 和维生素 D 水平。维生素 D 缺乏症时，开始使用维生素 D 制剂治疗。

第 9 步

如果 PTH 升高，则评估甲状旁腺。如果怀疑 PTH 抗性，则应测量 PTH 输注后的尿 cAMP 水平变化。图 18-1 为低钙血症患者的诊断检查建议。

表 18-2 为各种原因的低钙血症中的生化改变。

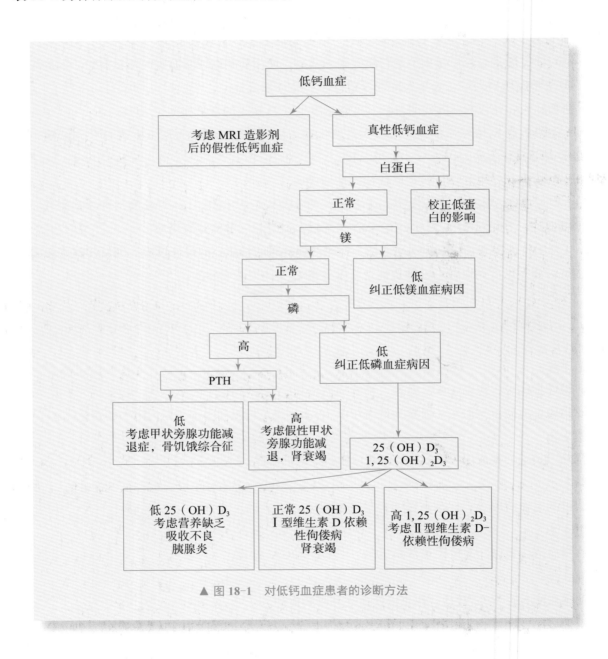

▲ 图 18-1 对低钙血症患者的诊断方法

表 18-2　各种低血钙条件下的相关生化异常

紊　乱	磷酸盐	PTH	25（OH）D_3	1, 25（OH）$_2D_3$
低镁血症	↑／N	↓	N	↓／N
维生素 D 缺乏症	↓	↑	↓	↑／↓／N
甲状旁腺功能减退症	↑	↓	N	↓
假性甲状旁腺功能减退症	↑	↑	N	↓
肝衰竭	↓	↑	↓	↓／N
肾衰竭	↑	↑	N	↓
肾病综合征	↓	↑	↓	↓／N
维生素 D 依赖性佝偻病 I	↓	↑	↑／N	↓
维生素 D 依赖性佝偻病 II	↓	↑	↑／N	↑／N

↑. 增加；↓. 减少；N. 正常；PTH. 甲状旁腺激素

三、临床表现

临床表现取决于低钙血症的严重程度及其发病持续时间。此外，相关疾病如碱性 pH、低镁血症和低钾血症，可能会导致低钙血症的症状和体征的突然发作。通常，这些症状与神经肌肉系统、心脏和中枢神经系统有关。表 18-3 总结了低钙血症的症状和体征。

表 18-3　低钙血症的临床表现

神经肌肉	肌无力和疲劳
	口周、手指和脚趾刺痛
	Chvostek 征（轻拍耳旁面部神经区域引起手足抽搐或面部抽搐）
	Trousseau 征（腕足痉挛：血压袖带加压至超过收缩压 20mmHg 持续 3min，出现手腕、拇指和掌指关节屈曲，手指屈曲）
心血管系统	Q-T 间期延长
	心律失常
	低血压
	心肌病变伴充血性心力衰竭
中枢神经系统	精神状态改变
	易激惹
	大脑假瘤
	强直 - 阵挛发作
	基底神经节血管钙化

四、治疗

（一）急性低钙血症

急性低钙血症的症状和体征通常发生在医院环境中：术后（甲状腺、甲状旁腺、颈部），输入枸橼酸盐抗凝的血液、血浆置换期间。

- 静脉注射葡萄糖酸钙（1g，10ml 安瓿，浓度 10%）是症状性低钙血症的首选治疗用药。
- 每克葡萄糖酸钙含有 93mg 元素钙。
- 最初，予 1 ~ 2 安瓿的葡萄糖酸钙溶入 15% 葡萄糖 50ml 中，缓慢推注，用时 10 ~ 20min。如果需要，后续加入元素钙 0.3 ~ 1mg/（kg·h）（1mmol 元素钙 =40mg）。一旦症状改善，患者可以开始口服钙片剂（表 18-4）。
- 为了使总血清 Ca^{2+} 增加 0.5 ~ 0.75mmol/L，体重 70kg 的患者需要 1g 元素 钙（约 10 安瓿 10% 葡萄糖酸钙）。
- 1g 氯化钙（10%）含有 273mg 元素钙；然而，由于它对静脉的刺激导致无法忍受，因此并不总是首选用药。但是，它可用于治疗症状极其明显的严重低钙血症患者。

表 18-4　口服钙制剂

化合物	剂量规格（mg）	元素钙（mg）
葡萄糖酸钙	500	45
碳酸钙	1250	500
乳酸钙	650	84
枸橼酸钙	950	200
磷酸钙	1565	600
醋酸钙	668	167
葡乳醛酸钙	5ml	115

表 18-5　口服维生素 D 制剂

名　称	简　称	商品名	有效剂量
胆钙化醇	维生素 D_3		400 ~ 1000U/d
麦角钙化醇	维生素 D_2	Calciferol	膳食缺乏：400 ~ 1 000U/d
			维生素 D 缺乏症：25 000 ~ 50 000U/ 次，每周 3 次
骨化二醇	25（OH）D_3	Calderol	20 ~ 50μg，每周 3 次或每日 1 次
二氢速甾醇	DHT	Dihydrotachysterol	0.1 ~ 1mg/d

（续　表）

名　　称	简　　称	商品名	有效剂量
骨化三醇	1, 25（OH）$_2$D$_3$	Rocaltrol	0.25 ～ 2μg/d
帕立骨化醇	19- 去甲 -1α, 25（OH）$_2$D$_3$	Zemplar	1 ～ 2μg/d
度骨化醇	1α（OH）D$_3$	Hectorol	1 ～ 3.5μg/d

• 1g 葡庚糖酸钙（5% 安瓿，22% 溶液）含有 90mg 元素钙。

• 如果低镁血症是低钙血症的病因，应给予静脉注射硫酸镁（8mmol）。

• 高磷血症引起的低钙血症，对磷酸盐结合剂或血液透析反应良好。

• 因原发性甲状旁腺功能亢进、慢性肾脏病（chronic kidney disease，CKD）第 5 阶段的甲状旁腺功能亢进伴肾性骨营养不良，而立即进行甲状旁腺手术的患者，需要口服 1 ～ 2μg 的骨化三醇或 1 ～ 2μg，静脉注射，同时静脉补充钙剂。一旦患者病情保持稳定，应遵嘱口服维生素 D（表 18-5）。

（二）慢性低钙血症

• 如果可能，针对病因治疗。

• 口服补钙（500 ～ 1500mg 元素钙）和骨化三醇 0.5 ～ 1μg/d，一般用于甲状旁腺功能减退症或对 PTH 抵抗的患者、慢性肾脏病和骨软化症。

• 少数甲状旁腺功能减退症患者，噻嗪类利尿药治疗可能有益。

• 对营养性维生素 D 缺乏的患者，可以使用维生素 D$_3$（有效剂量 400 ～ 1000U /d）或维生素 D$_2$（有效剂量 25000 ～ 50000U，每周 3 次）。对很多患者来讲，较低剂量就足够。

• 维持血清 [Ca^{2+}] 略低于正常值，以避免高钙尿症和随后的肾结石。

◆习题

病例 1　患者女性，46 岁，长期血液透析，为行甲状旁腺切除术入院。她已经维持性血液透析 6 年，不接受饮食控制和药物治疗。患者血压正常，唯一主诉是骨痛。相关实验室检查结果：血清 [Ca^{2+}] 3.1mmol/L，磷酸盐 2.64mmol/L，PTH 3940pg / ml。由于胃肠道问题，她无法忍受西那卡塞（Cinacalcet）。甲状旁腺司他比锝（Sestamibi，甲氧基异丁基异腈）扫描显示双侧腺瘤。她实施了甲状旁腺全切除术。术后血清 [Ca^{2+}] 为 1.05mmol/L，离子 Ca^{2+} 为 0.48mmol/L。诉下肢发麻刺痛和感觉异常，Trousseau 征和 Chvostek 体征均呈阳性。

问题 1：如何治疗该患者的急性低钙血症？

答：由于骨骼对 Ca^{2+} 的摄取，她患上了骨饥饿综合征。此外，破骨细胞活性受到抑制。

结果，她出现了症状性低钙血症，需要紧急治疗。首选的药物是静脉注射葡萄糖酸钙（10%），溶解于5%葡萄糖中，输注时间10～15min，然后1mg/（kg·h）元素钙口服，直至症状改善。

问题2：该患者是否需要给予骨化三醇？

答：是的。她需要输注骨化三醇1μg，输注时间20～30min，然后在24h内口服骨化三醇1μg。

问题3：如何处理慢性低钙血症？

答：她需要口服补充钙和维生素D。由于她正在进行血液透析，需要每天服用2～3片碳酸钙（元素钙1000～1500mg），透析当日用帕立骨化醇2μg，静脉注射，每周3次。

病例2 患者女性，70岁，常年居住在养老院，血清 Ca^{2+} 水平为1.8mmol/L，磷酸盐水平为0.61mmol/L，血清白蛋白和 Mg^{2+} 水平正常。除碱性磷酸酶外，肾功能和肝功能正常。她有2型糖尿病史，通过饮食控制。除了骨痛，无其他主诉。在体检时，她显得很疲乏。血压为146/84mmHg，脉率为82次/min。Trousseau 和 Chvostek 的体征均为阴性，但小腿和股部肌肉的压痛明显。

问题1：其他哪些实验室检测有助于确诊？

答：血清离子 Ca^{2+}，PTH，25（OH）D_3 和1, 25（OH）$_2D_3$。碱性磷酸酶也对该患者的诊断有帮助。实验室检查结果如下。

检测项目	结 果	范 围
离子 Ca^{2+}	0.875mmol/L	1.125～1.25mmol/L
PTH	74pg/ml	10～65pg/ml
25（OH）D_3	10ng/ml	＞30ng/ml
1, 25（OH）$_2D_3$	80pg/ml	20～75pg/ml
碱性磷酸酶	300U/L	30～120U/L

问题2：最可能的诊断是哪一项？

A. 甲状旁腺功能亢进　　　B. 假性甲状腺功能减退症　　　C. 维生素 D 缺乏症

D. 低 Ca^{2+} 摄入量　　　E. 2 型糖尿病

答案是选项C。在甲状旁腺功能亢进症中，PTH、1, 25（OH）$_2D_3$ 和碱性磷酸酶水平升高；然而，高钙血症通常与这种疾病有关。假性甲状旁腺功能减退症的特征是磷酸盐和PTH水平升高，25（OH）D_3 正常和1, 25（OH）$_2D_3$ 水平降低（表18-2）。低 Ca^{2+} 摄入不会导致低钙血症，是因为通过骨吸收可以维持 Ca^{2+} 水平。2型糖尿病与维生素 D 缺乏有关，但该患者的其他生化异常不太可能是由糖尿病所引起。因此，选项 A、B、D 和 E 不正确。

该患者的诊断是维生素 D 缺乏症，因为 25（OH）D_3 降低。活性维生素 D_3[1, 25（OH）$_2$ D_3] 水平可能正常、轻度升高或降低。当所有 25（OH）D_3 代谢为 1, 25（OH）$_2D_3$ 时，其水平可以维持正常；老年人的 1α- 羟化酶活性降低，故 1, 25（OH）$_2D_3$ 为低水平。一些继发于低磷血症的 1α- 羟化酶活性增加，则可以出现 1, 25（OH）$_2D_3$ 水平升高

在该患者中，维生素 D 缺乏与阳光照射减少、年龄增加以及缺乏足够的牛奶和奶制品摄入量有关。据报道，疗养院居民中 50% 会发生维生素 D 缺乏症。缺乏维生素 D 会导致从肠道吸收 Ca^{2+} 和磷酸盐减少。由此产生的低钙血症刺激 PTH 分泌，从而促进磷酸盐通过尿排泄，导致低磷血症。升高的 PTH 也会增加骨转换，导致碱性磷酸酶活性增高和骨痛。

问题 3：如何治疗她的维生素 D 缺乏症？

答：由于患者没有出现低钙血症的症状，应该接受口服钙和维生素 D 制剂。最初每天服用碳酸钙片剂 1250mg，每日 2 次（元素钙 1000mg）和胆钙化醇 1000U /d 即可。应经常对患者进行随访，每 2 周一次，监测 Ca^{2+} 和磷酸盐测量，并根据需要调整药物。应在 2～3 个月内测定 PTH，25（OH）D_3 和 1, 25（OH）$_2D_3$。

病例 3　患者男子，70 岁，因肺部肿块可能而入院。除了肌酐为 106.1μmol/L[肾小球滤过率预计值（eGFR）60ml/min]，其血压，体格检查和实验室检查结果正常。心电图（EKG）也正常。胸部 MRI 显示肺部肿块，边界清楚。次日，实验室电话报告血清 Ca^{2+} 浓度为 1.625mmol/L，磷酸盐和白蛋白水平正常。患者无任何症状。

问题：关于低钙血症的评估，下列哪一项选择是正确的？

A. 检查心电图　　　　　　　　B. 呼叫内分泌科医师或肾脏病科医师评估 Ca^{2+}

C. 检测 Ca^{2+}　　　　　　　　D. 立即重复检测 Ca^{2+}

E. 以上都不是

答案是选项 C。这是继发于 MRI 造影剂的假性低钙血症。血清 Ca^{2+} 通常通过比色法测定，其中使用产色剂。该试剂与 Ca^{2+} 结合，颜色的改变与 Ca^{2+} 浓度有关。在 4 种 MRI 造影剂中，钆双胺（Omniscan）和钆弗塞胺（OptiMARK）与 Ca^{2+} 竞争与比色试剂结合，并与和 Ca^{2+} 络合，导致 Ca^{2+} 浓度假性降低。只要血液中还有造影剂，这种"低钙血症"就会持续存在。其余的造影剂，即钆喷酸二葡甲胺（Magnevist）或钆特醇（ProHance）不会发生这种假性低钙血症。一旦识别出假性低钙血症，就不需要 EKG 和请内分泌科医师或肾脏科医师会诊。为了证实为假性低钙血症，可以检测 Ca^{2+}，该检测通常是通过离子特异性电极法测量。因此，选项 C 是正确的。

病例 4　患者男性，71 岁，酗酒，因大量下消化道出血入院，6h 内输注 12U 红细胞。血红蛋白有所改善，但血压略低，神志清楚，定向力正常，主诉提到有口腔刺痛感。其血清 Ca^{2+} 从

2.3mmol/L 降至 1.5mmol/L，Mg^{2+} 水平正常。Ca^{2+} 水平处于正常下限。肝功能检查结果略有升高。

问题：以下哪一项是导致低钙血症的最可能原因？

A. 由低钾血症引起的输血后低钙血症

B. 肝病引起的低钙血症

C. 输血引起的低钙血症

D. 输血相关的凝血功能障碍病引起的低钙血症

E. 以上都不是

答案是选项 C。除选项 C 外，其他选项都不正确。储存的血液通常用枸橼酸盐抗凝（每单位 3g 枸橼酸盐）。虽然健康的肝脏每 5min 就能代谢 3g 枸橼酸盐，但输注的红细胞给患者带来大量的枸橼酸盐负荷。患者有轻微的肝脏疾病，可能会损害枸橼酸盐代谢功能，导致枸橼酸盐中毒。由于大量输血导致自身血液稀释，测定总 Ca^{2+} 的价值不大，但 Ca^{2+} 检测会有帮助。

枸橼酸盐毒性导致手足抽搐，Q-T 间期延长，外周血管阻力降低导致低血压，心肌收缩力下降和肌肉震颤。静脉注射 Ca^{2+} 是治疗输血诱导的低钙血症的合适方法。

一般来说，高钾血症是输血的常见问题，由于枸橼酸盐转化为 HCO_3^-，一旦发生代谢性碱中毒，不大会发生低钾血症。轻度肝病可能不会引起症状性低钙血症。凝血功能障碍也是大量输血的并发症，但与低钙血症无关。

病例 5 患者男子，50 岁，因酒精戒断发作入院。主诉口唇周围刺痛并且全身无力。患者血压为 150/88mmHg，脉率为 96 次/min。实验室异常结果包括 K^+ 2.8mmol/L，Ca^{2+} 1.7mmol/L，Mg^{2+} 0.58mmol/L，磷酸盐 0.68mmol/L 和白蛋白 32g/L。心电图显示 Q-T 间期延长。

问题：以下哪种治疗方法可缓解口腔刺痛感？

A. 氯化钾   B. 葡萄糖酸钙

C. 硫酸镁   D. 氯化钾溶于 5% 葡萄糖溶液中给药

E. 给予氯化钾，葡萄糖酸钙和硫酸镁

答案是选项 C。低钾血症、低钙血症、低镁血症和低磷血症是急性或慢性酒精中毒患者的典型电解质异常。在酗酒患者中存在几种导致低镁血症的机制，其反过来可导致低钾血症和低钙血症。

酒精患者的低钾血症可能是由于饮食摄入不良、呼吸性碱中毒、腹泻、酒精戒断期间的 β 肾上腺素能刺激和 Mg^{2+} 缺乏所致。

低镁血症引起低钙血症有 2 种机制。首先，低镁血症会抑制 PTH 分泌；其次，低镁血症会导致骨骼对 PTH 作用的抵抗。两种机制都导致 PTH 和 Ca^{2+} 水平降低。此外，由于在低镁血症中 25（OH）D_3 的转化率降低，1,25（OH）$_2D_3$ 的水平较低。

　　酒精中毒导致低磷血症的原因，是饮食摄入不足、呼吸性碱中毒和葡萄糖摄入引起的跨细胞分布、低镁血症。由于低镁血症是导致其他电解质异常的原因，因此应用 Mg^{2+} 制剂可以纠正低钾血症、低钙血症和低磷酸盐血症。因此，选项 C 是正确的。

　　与 Mg^{2+} 缺乏引起的低钙血症不同，由庆大霉素诱导的低镁血症相关的低钙血症，单独用 Mg^{2+} 治疗对改善症状的意义不大。

（陈心培　译，陈旭岩　校）

参考文献

[1]　Dumitru C, Wysolmerski J. Disorders of calcium metabolism. In: Alpern RJ, Moe OW, Caplan M, editors. Seldin and Giebisch's the kidney. Physiology and pathophysiology. 5th ed. San Diego: Academic Press (Elsevier); 2013. p. 2273–309.

[2]　Hariri A, Mount DB, Rastegar A. Disorders of calcium, phosphorus, and magnesium metabolism. In: Mount DB, Sayegh MH, Singh AJ, editors. Core concepts in the disorders of fluid, electrolytes and acid-base balance. New York: Springer; 2013. p. 103–46.

[3]　Hoorn EJ, Zietse R. Disorders of calcium and magnesium balance: a physiology-based approach. Pediatr Nephrol. 2013;28:1195–206. doi:10.1007/s00467-012-2350-2.

[4]　Smogorzewski MJ, Stubbs JR, Yu ASL. Disorders of calcium, magnesium, and phosphate balance. In: Skorecki K, et al., editors. Brenner & Rector's the kidney. 10th ed. Philadelphia: Elsevier; 2016. p. 601–35.

第 19 章 钙代谢紊乱：高钙血症
Disorders of Calcium: Hypercalcemia

在血清白蛋白浓度正常者中，高钙血症为血清钙离子 > 2.55mmol/L。一般认为，血清钙高于 3.5mmol/L 时为严重的高钙血症。这是初级保健医师经常会遇到的一种电解质紊乱。高钙血症影响身体的多个器官，包括肾脏、心脏、大脑、周围神经和肠道。尽管高钙血症的原因各不相同，但主要分为 4 大类（表 19-1）：①骨中钙动员增加引起的高钙血症；②胃肠道吸收钙增加引起的高钙血症；③尿中钙排泄减少引起的高钙血症；④药物导致的高钙血症。

表 19-1 高钙血症的原因

病　因	机　制
高钙血症：继发于骨骼中的钙动员增加	
原发性甲状旁腺功能亢进	骨吸收增加
多发性内分泌肿瘤 I 型和 II A 型	
假性甲状旁腺功能亢进	
肾衰竭	
继发性甲状旁腺功能亢进	
三发性甲状旁腺功能亢进	
急性肾损伤恢复期	
恶性肿瘤	
甲状腺功能亢进	
制动	
艾迪生病（Addison disease）	血液浓缩，白蛋白增高，骨吸收
高钙血症：胃肠道吸收钙增加	
肉芽肿性疾病（结节病、结核病、组织胞浆菌病、球孢子菌病、铍中毒、麻风病、硅酮相关）	1α- 羟化酶活性升高而增加骨化三醇的产生；胃肠道和肾脏吸收钙增加
维生素 D 中毒	
乳（钙）碱综合征	
高钙血症：尿中钙排泄减少	
噻嗪类利尿药	近端小管钙重吸收增加

（续 表）

病　因	机　制
家族性低尿钙性高血钙	钙敏感受体（CaSR）的失活突变
高钙血症：药物（噻嗪类利尿药除外）	
锂	增加 PTH 分泌
维生素 D	增加胃肠道对钙的吸收
维生素 A	增加骨质吸收
生长激素	不明
雌激素 / 抗雌激素	增加骨质吸收；降低甲状旁腺对钙的敏感性
茶碱	β_2 受体激动药

PTH. 甲状旁腺激素

一、高钙血症的一些特殊病因

（一）原发性甲状旁腺功能亢进

• 在一般人群中，原发性甲状旁腺功能亢进（primary hyperparathyroidism，PHPT）是高钙血症最根本和最主要的病因。

• 老年女性比男性更常见。绝经后妇女患高钙血症的风险增加。

• PHPT 中 80% ～ 85% 是由单个腺瘤引起，15% ～ 20% 是由 4 个腺体增生引起。

• 临床上，PHPT 表现为轻度高钙血症（定义见临床表现部分），症状轻微或无症状，中度高钙血症（20% ～ 25%）出现肾结石和复发性结石，或重度高钙血症（5% ～ 19%）伴肾脏疾病、骨疾病或胃肠道疾病等症状。

• 通过测量血清甲状旁腺激素（PTH）水平和电解质来进行诊断。PTH 有时正常，但通常是升高的。生化检查发现高钙血症、低磷血症、高氯代谢性酸中毒、碱性磷酸酶升高，偶尔也可以发现尿酸升高。肌酐和血尿素氮（blood urea nitrogen，BUN）水平升高，多见于多年未经治疗的患者。高钙尿、高磷尿和尿环腺苷—磷酸（cyclic adenosine monophosphate，cAMP）水平升高是 PHPT 的特征。

• 骨病，称为纤维囊性骨炎（osteitis fibrosa cystica），是由于骨中破骨细胞活性普遍增强，钙离子和磷酸盐动员（骨的重吸收）增加所致。病理性骨折常见。

• 重度和有症状（肾结石、骨病和重度高钙血症）的 PHPT 的标准治疗方法仍是外科手术。然而对于无症状患者，仍不清楚应采取手术治疗还是药物治疗。

• 术前甲状旁腺定位通常采用司他比锝（Sestamibi，甲氧基异丁基异腈）扫描，特异性为 90%。颈部超声检查对某些患者也很帮助。

• 一些无症状的 PHPT 患者，可能有骨量减少和隐性神经认知异常的表现。这些患者可能会从手术治疗中获益。已经修订并发布了无症状患者的手术适应证标准。表 19-2 列出了这些适应证。

• 由于高钙尿不再被认为是结石形成的危险因素，因此从适应证列表中删除。

• 50 岁以上无症状的患者，应监测骨密度测量 1～2 年，并随访肾功能和血清 Ca^{2+} 水平。25- 羟维生素 D 水平应保持在＞ 25ng/ml。

• 对于不适合外科手术或拒绝外科手术者，需要进行药物治疗。有 4 类药物可用：

① Ca^{2+} 敏感受体（CaSR）激动药，如西那卡塞（Cinacalcet）。CaSR 激活后会抑制 PTH 分泌。

②二膦酸盐类，有很多药物可供使用，这些药物不影响 PTH 分泌，但可以通过抑制破骨细胞活性来维持骨密度。

③雌激素类和孕激素类，有很多药物可供使用，这些药物可降低血清和尿中 Ca^{2+} 水平和骨的重吸收。因为很少使用这类药物，不良反应较少引起关注。

④选择性雌激素调节药，如雷洛昔芬（Raloxifene）。它可以降低血清 Ca^{2+} 水平和骨转换，但不良反应可能会限制其使用。

• 通过适当的方法测定甲状旁腺素水平，对于 PHPT 和慢性肾脏病患者都非常重要（见习题部分）。

表 19-2　无症状性原发性甲状旁腺功能亢进的手术适应证

血清钙离子水平比正常值高 0.25mmol/L 以上
GFR ＜ 60ml/min
骨密度减低（任何部位 T 值＜－2.5）
骨折史
年龄＜ 50 岁

GFR. 肾小球滤过率

（二）多发性内分泌肿瘤 I 型和 II A 型

• 多发性内分泌肿瘤（multiple endocrine neoplasia，MEN）I 型
　—包括甲状旁腺、垂体前叶和胰腺的肿瘤。
　—这些肿瘤中，甲状旁腺肿瘤更普遍。
　—由编码 menin 蛋白的肿瘤抑制基因发生突变导致。
　—甲状旁腺功能亢进导致的高钙血症，发生于 10—30 岁之间。甲状旁腺切除术可改善高钙血症。

• MEN II a 型
　—包括甲状腺髓样癌，嗜铬细胞瘤，由于甲状旁腺腺瘤和增生引起的甲状旁腺功能亢进。
　—由 RET 原癌基因突变引起。
　—临床上，MEN 2a 相关甲状旁腺功能亢进患者，其临床表现与 PHPT 患者相似。
　—切除甲状腺和或甲状旁腺会改善甲状旁腺功能亢进。

（三）让森病

让森病（Jansen's disease）是一种罕见的遗传性疾病，是由 PTH 受体基因的激活突变而引起。该病以侏儒症、高钙血症、低磷血症和干骺端软骨发育不良为特征。它也被称为假性甲状旁腺功能亢进症。

（四）家族性低尿钙性高钙血症

• 家族性低尿钙性高钙血症（familial hypocalciuric hypercalcemia，FHH）的特征是轻度高钙血症、

高镁血症、低钙尿症（钙／肌酐清除率＜ 0.01）、低磷血症，PTH 水平正常或轻微升高。

- 需要更高水平的钙来抑制 PTH 分泌。
- 患者一直没有症状，甚至从儿童时期到成人时期都是如此。
- FHH 是由 CaSR 基因的失活突变引起，是一种常染色体显性遗传病。
- 无症状性 FHH 患者无须治疗。在复发性胰腺炎和血清钙＞ 3.5mmol/L 的成人患者，可能需要考虑甲状旁腺切除术。

（五）新生儿严重甲状旁腺功能亢进

FHH 纯合子（父母双方均为 FHH）是一种威胁生命的高钙血症，伴有甲状旁腺的大量增生。除非进行甲状旁腺完全切除术，否则是一种致命性疾病。

（六）肾衰竭

1. 继发性甲状旁腺功能亢进

因低钙血症导致的 PTH 分泌相应增加，称之为继发性甲状旁腺功能亢进，通常发生于慢性肾脏病（chronic kidney disease，CKD）4 ～ 5 期。其机制包括由于甲状旁腺增生引起的甲状旁腺功能亢进、骨病、钙剂补充和服用维生素 D 等。

2. 三发性甲状旁腺功能亢进

- 发生在一部分 CKD 患者（CKD 5 期和透析患者）和肾脏移植术后。尽管补充钙剂和活性维生素 D 制剂进行充分治疗，仍然存在甲状旁腺功能亢进。
- 甲状旁腺细胞多克隆性增殖和腺瘤样组织的单克隆性肥大，导致甲状旁腺肿块增大和 PTH 持续分泌，可能是甲状旁腺功能亢进的基本机制。
- 肾脏移植术后，血清 Ca^{2+} 水平呈双相模式，术后期间出现低钙血症，随后出现高钙血症。
- 高钙血症持续存在，是由于增生的甲状旁腺缓慢消退和移植的肾脏产生骨化三醇，会在 6 个月内缓慢改善。
- 三发性甲状旁腺功能亢进的治疗管理包括西那卡塞（Cinacalcet）等拟钙剂。
- 透析患者伴难治性高钙血症、严重骨病、难治性瘙痒、钙化性尿毒性小动脉病（calcific uremic arteriolopathy，calciphylaxis）和进行性骨外钙化、适用于甲状旁腺切除术。

3. 急性肾损伤

- 急性肾损伤（acute kidney injury，AKI）的多尿期可见高钙血症。
- 虽然高钙血症常见于横纹肌溶解症，其他病因导致的 AKI 也可能发生高钙血症。
- 高钙血症的机制包括：肌肉坏死释放 Ca^{2+}，肾功能改善，骨化三醇的合成，由于对 PTH 作用抵抗作用减轻而引起的骨重吸收。

（七）乳（钙）- 碱性综合征

- 这种综合征最初描述于消化性溃疡患者，他们多年来一直食用钙盐和牛奶。随着治疗消化性溃疡病的新药推出，钙盐和牛奶的使用已大幅降低。单独使用钙盐或联合维生素 D 用于预防和（或）治疗骨质疏松症，导致近期的乳碱综合征发病率开始增加。

· 由于不再使用牛奶来预防消化性溃疡或骨病，而是建议补充钙剂，因此最好是将该术语更改为钙碱综合征（calcium-alkali syndrome）。

· 钙碱综合征的特征性三联征：高钙血症，代谢性碱中毒和一定程度的肾功能不全。

· 高钙血症的产生和维持取决于几个因素：①肠道吸收增加，在数天到数周内摄入足够多的 Ca^{2+}；②肾小球滤过率（glomerular filtration rate，GFR）降低，Ca^{2+} 滤过负荷降低，导致高钙血症和低钙尿；③高钙血症引起的肾性尿崩症（diabetes insipidus，DI）和容量消耗；④由于容量消耗，近端小管中 Ca^{2+} 的重吸收增加。后两种因素和代谢性碱中毒一起，有维持高钙血症的趋势。

· 值得注意的是，即使抑制 PTH 和 1, 25（OH）$_2D_3$，也会发生高钙血症。

· 初始治疗应用生理盐水进行水化，既可以改善钙异常也可以改善代谢性碱中毒，但肌酐升高可能会持续存在。

（八）恶性肿瘤

· 恶性肿瘤是导致高钙血症的第二大原因，20%～30% 的患者会发生高钙血症。与高钙血症相关的最常见恶性肿瘤，其发生部位是肺脏（35%），其次是乳腺（25%）、血液（14%）和其他器官（3%～7%）。恶性肿瘤引起高钙血症的机制分为 4 种类型（表 19-3）。

表 19-3 恶性肿瘤相关性高钙血症的类型

类 型	发生率（%）	骨转移	致病因素	相关肿瘤
恶性肿瘤体液性高钙血症	80	很少或无	PTH 相关蛋白（PTHrP）	鳞状细胞癌（肺、头颈、食管、宫颈）、乳腺癌、肾细胞癌、卵巢癌和子宫内膜癌、HTLV 相关性淋巴瘤
局部溶骨性高钙血症	20	广泛	细胞因子，PTHrP，趋化因子	乳腺癌、多发骨髓瘤、淋巴瘤
1, 25（OH）$_2D_3$（骨化三醇）分泌性淋巴瘤	< 1	不定	1, 25（OH）$_2D_3$	淋巴瘤（所有类型）
异位甲状旁腺功能亢进	< 1	不定	PTH	不定

PTH. 甲状旁腺激素；HTLV. 人 T 淋巴细胞病毒

1. 甲状旁腺激素相关蛋白（或肽）和高钙血症

· 80% 以上的肿瘤发生高钙血症的主要因素。

· PTH 相关蛋白（PTH-related protein，PTHrP）与 PTH 相似，N 末端起始的 8 个氨基酸是相同的。在骨中，PTHrP 与 PTH-PTHrP 受体相互作用并激活骨的重吸收。在肾小管中，PTHrP 占据 PTH-PTHrP 受体并增加 Ca^{2+} 重吸收。这两种机制均可以维持高钙血症。

· PTHrP 还会引起低磷血症，并增加尿液中磷酸盐和 cAMP 的排泄。

· 在正常者中，血液中的 PTHrP 水平可忽略不计，并且它们在高鸟氨酸血症—高氨血症—同型瓜氨酸尿综合征（hyperornithinemia–hyperammonemia–homocitrullinuria syndrome，HHH）中升高。

· 与 PTH 不同，PTHrP 可减少 1, 25（OH）$_2D_3$ 的产生，从而降低胃肠道吸收 Ca^{2+}。

2. 细胞因子和高钙血症

许多肿瘤，如乳腺癌、前列腺癌以及血液系统恶性肿瘤（多发性骨髓瘤），通过产生破骨细胞激活细胞因子而引起高钙血症，如 IL-1、IL-6、IL-8、肿瘤坏死因子 -α（tumor necrosis factor α，TNF-α），巨噬细胞炎症肽（趋化因子）和 PTHrP。这些因子会导致骨的重吸收。PTHrP 和其他细胞因子诱导核因子 κB（RANK）配体的受体激活药，介导破骨细胞对骨的吸收，从而导致高钙血症。

3. 1,25（OH）$_2$D$_3$ 和高钙血症

所有淋巴瘤细胞会增加 1α- 羟化酶生成，从而导致 25- 羟维生素 D$_3$ 转化至 1,25（OH）$_2$D$_3$（骨化三醇）增多。结果，肠道吸收 Ca^{2+} 增加。肠道吸收 Ca^{2+} 和骨的重吸收增加引起高钙血症。

（九）肉芽肿性疾病

- 结节病和其他肉芽肿性疾病（包括硅酮诱导的肉芽肿），分泌 1,25（OH）$_2$D$_3$，导致高钙血症。
- 请注意，在某些肉芽肿性疾病中，1,25（OH）$_2$D$_3$ 可能是正常的。
- 1,25（OH）$_2$D$_3$ 高的情况下，1α- 羟化酶是升高的。
- 类固醇可以通过降低 1,25（OH）$_2$D$_3$ 水平来改善高钙血症。
- 氯喹和酮康唑通过抑制 1α- 羟化酶活性来降低 1,25（OH）$_2$D$_3$。

（十）维生素 D 过量

- 25- 羟基维生素 D 剂量＞ 100000U/d，可引起高血钙，这是由于肠道吸收 Ca^{2+} 和 1,25（OH）$_2$D$_3$ 诱导的骨重吸收。
- 因此，大部分维生素 D 过量的病例都是医源性病因。
- PTH 水平较低，25(OH)D$_3$ 水平升高。然而，1,25(OH)$_2$D$_3$ 水平可能轻微升高，也可降低或正常。其水平降低可能是由于低 PTH 抑制 1α- 羟化酶，高水平则可能是与维生素 D 受体结合的骨化三醇被代谢物取代，这些代谢产物具有较弱维生素 D 作用。
- 停用维生素 D，水化，双膦酸盐和低钙饮食可改善高钙血症。

二、临床表现

由于 Ca^{2+} 是所有器官发挥正常功能所必需的，因此高钙血症会影响所有器官系统。高钙血症的症状和体征取决于 Ca^{2+} 水平升高的快慢和严重程度。根据血清 Ca^{2+} 水平，高钙血症分为轻度（2.6 ～ 2.9mmol/L）、中度（3.0 ～ 3.5mmol/L）和重度（＞ 3.5mmol/L）高钙血症。随着高钙血症严重程度的增加，肾脏和神经系统的表现恶化。此外，由轻度高钙血症快速发展成为至中度高钙血症，也会导致严重的神经功能障碍。相反，慢性高钙血症可能只有轻微的神经症状和体征。轻度高钙血症在年轻者中可以没有症状表现，但在老年患者中，由于先前存在神经和认知功能障碍，则会表现得较为明显。表 19-4 列出了高钙血症的症状和体征。

表 19-4　高钙血症的临床表现

全身性	虚弱、不适、疲倦
神经肌肉（精神性）	意识模糊、记忆力减退、嗜睡、昏睡、昏迷、肌肉无力、肌张力减退
心脏	短 Q-T 间期、心律失常、束支传导阻滞和高血压
肾脏	脱水、多尿、烦渴多饮、夜尿（肾源性尿崩症）、肾钙质沉着症、肾结石、肾小管间质疾病、急慢性肾脏病
胃肠道	恶心、呕吐、食欲不振、体重减轻、便秘、腹痛和胰腺炎
骨骼	骨痛、关节炎、骨质疏松、纤维囊性骨炎
钙化	带状角膜病变、红眼综合征、结膜和血管钙化

三、诊断

步骤 1　在除外血液浓缩、Ca^{2+} 结合副蛋白血症或血小板增多症相关的高钙血症（血小板释放 Ca^{2+}）后，检测血清钙和离子钙，确诊为真性高钙血症。

步骤 2　检验电解质，肌酐，BUN，白蛋白，磷酸盐和碱性磷酸酶水平，以及血常规。

记录高钙血症的症状和体征、用药史。询问有无呼吸困难，并评估最近的胸部 X 线检查心电图检查。此外，询问有无尿频、腹痛、便秘，下背部痛、骨痛，溃疡病和肾结石的病史，提示慢性高钙血症。区分高钙血症是急性或慢性。

步骤 3　体格检查应包括评估血压和脉率，容量状态，眼部钙化检查和神经系统状态。

步骤 4　测定全段 PTH（intact PTH，iPTH）是高钙血症鉴别诊断中最重要的一项测试（图 19-1）。此外，PTHrP 和维生素 D 水平也抽查需要检测（表 19-5）。

表 19-5　各种高钙血症的异常生化结果

疾　病	PO_4	PTH	PTHrP	25（OH）D_3	1, 25（OH）$_2D_3$	U_{Ca}	U_{cAMP}
原发性甲状旁腺功能亢进	↓	↑	UD	N	↑	↑	↑
继发性甲状旁腺功能亢进	↑	↑	N	N	↓	NS	NS
家族性低尿钙性高钙血症	↑	N/↑	UD	N	N	↓	N
肿瘤引起的骨重吸收	N/↑	↓	N/↑	N	N/↓	N/↑	N/↓
恶性肿瘤体液性高钙血症	N/↓	↓	↑	N	N/↓	↑	↑
肉芽肿性疾病	N/↑	↓	UD	N	↑	↑	N
维生素 D 中毒	N/↑	↓	UD	↑	N/↑/↓	↑	↓
乳碱综合征	N/↓	↓	UD	↑	↓	↓	N/↓

PTH. 甲状旁腺激素；PTHrP. PTH 相关蛋白；U_{Ca}. 尿钙；U_{cAMP}. 尿环磷酸腺苷；↑增加；↓. 减少；UD. 检测不到；N. 正常；NS. 无显著性

步骤 5 此外，24h 尿 Ca^{2+} 排泄量（表 19-5）或 Ca^{2+} 的排泄分数对高钙血症的鉴别诊断也有帮助。

步骤 6 如果有甲状旁腺切除术指征，可以进行司他比锝（Sestamibi）扫描。如果怀疑有恶性肿瘤，应该获得尿液和血清免疫电泳结果、进行胸部和腹部的计算机断层扫描（CT）以及乳房 X 线检查结果。

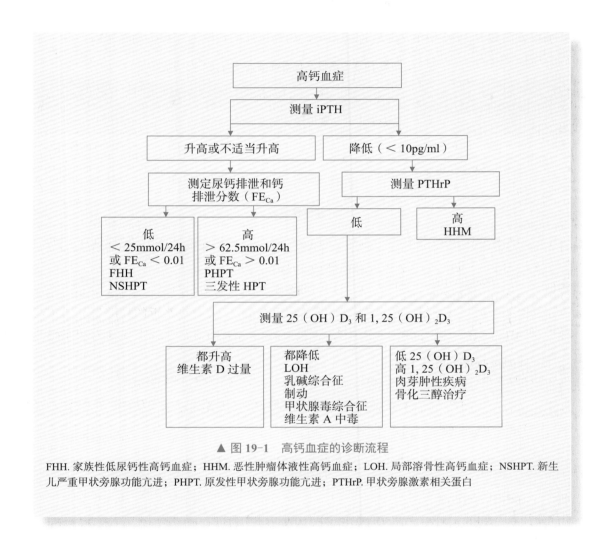

▲ 图 19-1 高钙血症的诊断流程

FHH. 家族性低尿钙性高钙血症；HHM. 恶性肿瘤体液性高钙血症；LOH. 局部溶骨性高钙血症；NSHPT. 新生儿严重甲状旁腺功能亢进；PHPT. 原发性甲状旁腺功能亢进；PTHrP. 甲状旁腺激素相关蛋白

四、治疗

治疗高钙血症的主要目标是纠正基础病因。例如，甲状旁腺切除术是 PHPT 的确切治疗方法。类似地，恶性疾病化疗可以改善高钙血症。然而，有高钙血症和体征的患者需要紧急（急性）治疗。一般来说，这些症状和体征主要与神经精神和胃肠道系统有关。

（一）急性治疗

急性高钙血症的治疗包括以下几个方面。

1. 生理盐水水化，然后对容量超负荷者谨慎给予呋塞米。注意呋塞米诱导的容量减少可能会使近端小管对 Ca^{2+} 的重吸收增加。因此，治疗急性高钙血症中使用呋塞米，很多临床医师对此产生质疑。

2. 抑制骨的重吸收钙。

3. 减少肠道对 Ca^{2+} 的吸收。

4. 使用含有低 Ca^{2+} 的透析液，通过血液透析去除 Ca^{2+}。

这些治疗方法如表 19-6 所示。急性期纠正后，高钙血症的长期治疗包括消除病因。

表 19-6　急性高钙血症的治疗方法

治　疗	剂　量	途　径	作用时间	机　制
促进钙排泄				
生理盐水	1 ～ 2L，每 6 小时 1 次	IV	4 ～ 6h	改善 GFR，促进钙排泄
呋塞米	40 ～ 120mg，每 2 ～ 4 小时 1 次	IV	2 ～ 4h	抑制钙在 TALH 的重吸收
减少骨吸收				
降钙素	2 ～ 4MRC U/kg，每 4 ～ 8 小时 1 次	IV	4 ～ 12h	抑制骨吸收
帕米膦酸钠 [a]	30 ～ 90mg 入 100 ～ 200ml 盐水或 5% 葡萄糖，1 次	IV，4 ～ 24h 及以上	2 ～ 3 周	抑制骨吸收 临床效果需要 2 ～ 3d
唑来膦酸钠 [a]	4mg 入 50ml 盐水或 5% 葡萄糖，1 次	IV，15 ～ 20min 及以上	2 ～ 3 周	抑制骨吸收 临床效果需要 2 ～ 3d
枸橼酸镓	200mg/（$m^2 \cdot d$）入 1L 盐水 ×5d	IV	1 ～ 2 周	抑制骨吸收
减少肠吸收				
泼尼松	20 ～ 30mg，每 12 小时 1 次	口服	2 ～ 4d	抑制肠道吸收
降低血浆 Ca^{2+}				
血液透析	使用低钙透析液		数小时	从血中去除

IV. 静脉注射；MRC. 医学研究委员会；TALH. 髓襻升支粗段；GFR. 肾小球滤过率
a. 急性肾损伤或透析患者剂量减少剂量或停用

（二）长期治疗

治疗目标包括以下几个方面。

1. 纠正基础原因：甲状旁腺切除术和化疗。使用西那卡塞（30 ～ 120mg/d）治疗继发性甲状旁腺功能亢进。建议在某些 PHPT 患者中谨慎使用西那卡塞。

2. 维持血容量正常：充分补液，液量应该等于或略高于尿量和不显性失水量的总和。

3. 减少 1, 25（OH）$_2$D$_3$ 的生成：低钙饮食，避免摄入维生素 D，类固醇，氯喹（250mg/d），羟氯喹（400 ～ 600mg/d）和酮康唑（100 ～ 200mg/d）。

4. 减少肠道对 Ca^{2+} 的吸收：低钙饮食，类固醇，避免使用含维生素 D 制剂。

5. 减少骨吸收：类固醇，降低 PTH 水平，避免使用维生素 D、双膦酸盐、核因子 κB 配体（RANKL）激活药的抑制药如地诺单抗（Denosumab）。

6. 双膦酸盐用于治疗恶性肿瘤患者的高钙血症。它们抑制破骨细胞诱导的骨重吸收。在可用的双膦酸盐中，美国只批准帕米膦酸盐和唑来膦酸盐用于治疗恶性肿瘤的急性高钙血症。欧洲批准应用伊班膦酸盐（Ibandronate）。全部药物均经肾脏排泄。肾衰竭患者建议减少剂量并缓慢输注。唑来膦酸盐比帕米膦酸盐更为有效。双膦酸盐的效果在 48 ～ 72h 后显现，持续 2 ～ 3 周。如有必要，重复剂量应用。

7. 地诺单抗是一种人源化单克隆抗体，可抑制破骨细胞活性，从而抑制骨吸收。它最初被批准用于绝经后妇女的骨质疏松症。它可以降低血清 Ca^{2+} 水平。随后，它被批准用于骨骼相关事件，例如实体瘤骨转移者的高钙血症。因此，肿瘤诱导的高钙血症使用双膦酸盐无效时，推荐使用地诺单抗。

◆ 习题

病例 1 患者男性，47 岁，24 年前自新几内亚移民到美国。因腹痛 4 个月，咳嗽咳痰，痰中带血、呼吸困难 1 周入院。患者还有恶心、呕吐和头晕 1 周。其家人注意到患者逐渐消瘦和精神状态发生改变。患者既往无肾结石病史，14 岁时诊断为肺结核，进行了充分治疗。他没有服用任何处方药物。因为"烧心"饮用牛奶并服用抗酸药。胸部 X 线检查示双肺浸润。心电图示左束支传导阻滞。患者血压 130/62mmHg，脉率为 84 次 /min（坐位）和 100/50mmHg，脉率 102 次 /min（立位）。没有血管钙化的证据。他的实验室检查结果如下。

Na^+=140mmol/L	P=1.7mmol/L
K^+=4.1mmol/L	Mg^{2+}=0.9mmol/L
Cl^-=96mmol/L	总蛋白 =72g/L
HCO_3^-=28mmol/L	白蛋白 =40g/L
肌酐 =238.7μmol/L	碱性磷酸酶 =105U/L
BUN=18.5mmol/L	白细胞 =15×10^9/L
葡萄糖 =4.6mmol/L	血红蛋白 =138g/L
Ca^{2+}=5.4mmol/L	血小板 =327×10^9/L

问题 1：该患者高钙血症应进行哪些鉴别诊断？

答：首先应考虑鉴别恶性肿瘤、PHPT 和肉芽肿性疾病（结核病再发作）。

问题 2：哪些实验室检查可以排除 PHPT？

答：Cl^- 正常，HCO_3^- 和磷酸盐轻微升高，以及碱性磷酸酶正常，可以除外 PHPT 诊断。

问题 3：此时还需要哪些其他相关实验室检查？

答：检测 iPTH，PTHrP，25（OH）D_3，1, 25（OH）$_2D_3$ 和血清蛋白免疫电泳（serum protein immunoelectrophoresis，SPEP）是目前应进行适当实验室检查。

2d 后获取上述检查结果，PTH < 10pg/ml，PTHrP 20pmol/L（参考< 2pmol/L），25（OH）D$_3$正常，1, 25（OH）$_2$D$_3$ 低于正常，SPEP 正常。

问题 4：该高钙血症应如何诊断？

答：恶性肿瘤体液性高钙血症。

对患者肺部、腹部和脑部进行 CT 扫描显示腹部淋巴结肿大。肺部或脑部均未发现恶性病变。尽管实施了充分水化作用和其他适当治疗方法，患者血清肌酐依然在 4d 内从 238.7μmol/L 增长至 503.9μmol/L。进行肾活组织检查以用于诊断和治疗的目的。肾脏病理学家建议进行 HIV 和人类 T 淋巴细胞病毒 -1（HTLV-1）测试。HIV 检测结果为阴性，但 HTLV-1 检测在血清和肾组织中均为阳性。患者肾活检还发现急性肾小管坏死。

最终的诊断是与 HTLV-1 诱导的成人 T 细胞淋巴瘤 / 白血病相关的高钙血症。虽然化疗改善了高钙血症，但患者最终死亡。

问题 5：请解释高钙血症相关容量不足的病理生理学。

答：高钙血症诱发肾性尿崩症，致使丢失盐和水分。此外，患者出现恶心和呕吐，从而限制了其液体摄入量。两种机制均导致容量不足。由于 GFR 降低和肾小管对 Ca^{2+} 的重吸收增强，高钙血症持续存在。

问题 6：讨论 HTLV-1 诱导的 T 细胞淋巴瘤 / 白血病流行病学和临床特征。

答：成人 T 细胞淋巴瘤 / 白血病是一种罕见的侵袭性肿瘤，与 HTLV-1（一种属于 HIV / AIDS 病毒的逆转录病毒）的感染有关。HTLV-1 感染在日本、加勒比海、中南美洲、非洲部分地区和美国东南部流行。感染途径是性接触、受病毒污染的输血、受感染母亲的母乳喂养。没有用于 HTLV-1 诱导的淋巴瘤的标准治疗方案。一般来说，预后很差。

高钙血症是这些患者中显著的电解质异常。PTH 被抑制，但 PTHrP 水平升高。

病例 2　患者男性，62 岁，因精神状态改变送往急诊室。体格检查发现患者发育良好，意识模糊，呼吸困难。进行气管插管以保护呼吸道。患者血压 132/78mmHg，脉率为 100 次 /min。下肢溃疡，已经用含有白色粉末的绷带包扎，其余检查均正常。其实验室检查结果如下。

Na$^+$	148mmol/L
K$^+$	1.8mmol/L
Cl$^-$	73mmol/L
HCO$_3^-$	54mmol/L
肌酐	300.6μmol/L

（续　表）

BUN	7.8mmol/L
葡萄糖	6.1mmol/L
Ca^{2+}	2.3mmol/L
磷酸盐	1.8mmol/L
总蛋白	71g/L
白蛋白	27g/L
心电图	窦性心律，长 Q–T 间期
动脉血气	pH 7.69，$PO_2=45$，$PCO_2=48$，$HCO_3^-=53mmol/L$
尿	pH 5.8，$Na^+=81mmol/L$，$K^+=58mmol/L$，$Cl^-<10mmol/L$，$Ca^{2+}=37.5mmol/L$
尿毒检	阴性
胸部 X 线	正常

在积极应用生理盐水水化并补充 K^+ 后，电解质、肌酐和 pH 均得到改善。血压升至 160/90mmHg。患者成功拔除气管插管。全段甲状旁腺激素（iPTH）和 1, 25（OH）$_2$D$_3$ 在正常范围内偏低。

问题：以下哪一项最可能是其高钙血症的诊断？

A. 结节病　　　　　　　　　　B. 与含钙药物有关的高钙血症（乳碱综合征）

C. 家族性低尿钙性高钙血症（FHH）　　D. 隐匿性恶性肿瘤

E. 噻嗪类治疗

答案是选项 B。根据 1, 25（OH）$_2$D$_3$ 水平正常，排除结节病，虽然在某些情况下结节病中其水平也可正常。此外，由于 Ca^{2+} 排泄正常，不可能为 FHH。FHH 中的高钙血症几乎无症状。有隐匿性恶性肿瘤可能，但是该患者没有任何恶性肿瘤的证据。他的胸部 X 线检查和总蛋白浓度正常。需要进一步检查以完全排除隐匿性恶性肿瘤。尿液 $Cl^-<10mmol/L$ 和尿液 Ca^{2+} 37.5mmol/L，排除了使用噻嗪类药物的选项。考虑到覆盖腿部溃疡的白色粉末，患者可能正在使用含有 Ca^{2+} 的物质。实际上，患者承认在过去的 6 个月中使用小苏打（NaHCO$_3$）作为腿部溃疡的补救措施。因此，选项 B 是正确的。

许多疾病的家庭治疗方案中包含有小苏打，如消化性溃疡病和伤口愈合。小苏打过量摄入或皮肤应用，会导致代谢性碱中毒、低钾血症、高钙血症、容量不足和 AKI。高钙血症会损害 HCO_3^- 排泄，导致代谢性碱中毒、容量不足和肾功能不全，导致乳汁（钙）–碱综合征。

没有肾功能不全的情况下，也可以发生钙碱综合征。PTH 和 1, 25（OH）$_2$D$_3$ 通常被抑制而降低，但也有正常值的报道。根据需要，进行水化和电解质替代，通常足以治疗钙碱综合征。有时，肾功能不全和高钙血症可能会慢慢缓解。最终的长期治疗是停用相关不适当的药物。

病例 3 患者女性，45 岁，因血尿和频繁尿道感染而到肾脏门诊进行评估；发现患有肾结石。在肾结石检查期间，发现 PTH 水平 96pg/ml（高于正常）。

问题：关于 PTH 测定，以下哪一项陈述是错误的？

A. 第一代放射免疫测定（radioimmunoassay，RIA）测量 C- 末端（53～84）或 PTH 分子的中间区域（48～68）

B. 第二代免疫放射测定（immunoradiometric assay，IRMA）测量全段（1～84）和其他降解片段（7～84）

C. 全段 PTH（1～84）的作用不同于片段（7～84）的作用

D. 片段（1～84）与片段（7～84）的比率可以鉴别透析患者的低转运性和高转运性骨病

E. 第三代 IRMA 测量 PTH 的完整片段（1～84）而不是片段（7～84）

答案是选项 D。全段 PTH 是含有 84 氨基酸的单链肽类激素。肾脏疾病预后质量倡议（kidney disease outcomes quality initiative，K / DOQI）指南建议，CKD 患者应定期测量血清 PTH 水平并保持在目标范围内。因此，PTH 的检测方法应该准确，因为是根据 PTH 水平做出治疗决策的。

第一代 RIA 使用针对 PTH 分子的 C 末端或中间区域的多克隆抗体。此外，还测量了 PTH 片段。因此，PTH 水平大大升高。因此，第一代测定方法已经过时。

第二代 PTH 测定法在 20 世纪 80 年代中期引入，有第一代和第二代测定法。第一代和第二代 IRMA 使用 2 种不同的抗体，一种针对 PTH 分子的片段 39～84，另一种针对 PTH 分子的片段 15～20。这些第二代测定被称为"全段 PTH"（INTACT PTH）测定，因为它们被认为是仅测量全长 PTH 1～84。很快就意识到这些测定具有一定的局限性，特别是它们的值很高并且被高估（在 400～500pg/ml 范围内），是因为识别出另一种 PTH 分子片段，含有 7～84 氨基酸。透析患者中全段 PTH 水平较高，促使医生采取药物治疗或者或手术措施予以干预，使骨病转变为低转运（turn-over）型。

进一步的研究表明，新测量的片段（7～84）的作用与全段 PTH（1～84）的相反，例如降低血清 Ca^{2+} 和尿磷酸盐排泄、抑制骨重吸收。片段 7～84 的这些抑制作用，似乎是通过称为 PTHR1 的受体介导的，其与 PTH-PTHrP 受体不同。

第三代 PTH 检测方法最初是在 1999 年开发的。它也使用了 2 种抗体，一种针对 C- 末端氨基酸，另一种针对第一部分氨基酸（1～4）。因此，第三代 IRMA 不识别片段（7～84），而是测量的生物活性的全段 PTH（1～84）。

后来，一些作者提出，PTH 的(1～84)：(7～84)（分别通过第三代和第二代测定法测量）

比值，可以区分低转运型和高转运型骨病，效果优于单用其中一种。然而，后来证明该比率对骨病的鉴别作用很小。因此，选项 D 是错误的。

病例 4　患者男性，20 岁，血清 Ca^{2+} 浓度为 2.73mmol/L，通过常规体检测定离子钙结果证实了这一点。患者 Mg^{2+} 也略微升高，磷含量水平低。全段 PTH 水平为 70pg/ml，维生素 D 水平正常。其他实验室结果都是正常的。他没有服用任何药物。体检结果正常。他 10 年前因咳嗽和咳痰入院，住院时发现血清 Ca^{2+} 水平升高。

问题：以下哪一项是该患者最可能的诊断？

A. 原发性甲状旁腺功能亢进（PHPT）　　　　B. 继发性甲状旁腺功能亢进

C. 家族性低尿钙性高钙血症（FHH）　　　　　D. 乳（钙）- 碱综合征

E. 亚临床肉芽肿性疾病

答案是选项 C。实验室检查结果符合无症状的 PHPT 和 FHH。很难鉴别成人中 PHPT 和 FHH。甲状旁腺切除术可以治愈 PHPT，而在 FHH 患者，早期的生化异常在术后仍然存在。鉴别 PHPT 和 FHH 的一种方法是计算 Ca^{2+} 的排泄分数，其在 FHH 中 < 0.01% 而在 PHPT 中 > 0.01%。肾功能正常；因此，不太可能是继发性甲状旁腺功能亢进。此外，骨化三醇水平正常和 PTH 水平升高，排除了乳（钙）- 碱综合征和肉芽肿性疾病的诊断。

进行 24h 尿液 Ca^{2+} 和肌酐的测定，显示 Ca^{2+} 水平为 13.5mmol/L，Ca^{2+} 的排泄分数 < 0.01%。因此，该成人患者的诊断是 FHH。故选项 C 是正确的。

病例 5　患者男性，30 岁，艾滋病，发现有高钙血症，认为是药物引起的。

问题：以下哪种药物与高钙血症无关？

A. 维生素 A　　　　　　　　　B. 奥美拉唑

C. 硅酮　　　　　　　　　　　D. 锂

E. 氯喹

答案是选项 E。除了氯喹外，其他所有药物都会引起高钙血症。维生素 A 中毒导致骨重吸收并升高血清 $[Ca^{2+}]$。此外，维生素 A 类似物(用于皮肤病和恶性疾病)也会导致高钙血症。

奥美拉唑是一种质子泵抑制药（proton pump inhibitor，PPI），已被证明可导致急性肾小管间质肉芽肿性疾病和高钙血症，且 PTH 水平正常。PPI 也可能导致低钙血症。

液体硅酮用于软组织填充（乳房和臀部），已被证明硅酮可以诱导产生肉芽肿和高钙血症。某些患者确实发生肾结石和由于梗阻和高钙血症引起的肾衰竭。高钙血症可通过类固醇治疗获得改善。TNF-α 抑制药也被用于预防肉芽肿形成，因为 TNF-α 可以诱导肉芽肿形成。氯喹和地诺单抗可用于治疗高钙血症。

多年来已经知晓，锂刺激 PTH 分泌引起高钙血症。这种效应可能通过与 CaSR 的相互作用发生，改变与血浆 $[Ca^{2+}]$ 相关的 PTH 分泌调定点。

氯喹通过减少 1, 25（OH）$_2$D$_3$ 的产生而引起低钙血症。因此，选项 E 是正确的。

（龚晓杰　译，陈旭岩　校）

参考文献

[1] Bilezikian JP, Khan AA, Potts JT Jr, on behalf of the Third International Workshop on the Management of Asymptomatic Primary Hyperthyroidism. Guidelines for the management of asymptomatic primary hyperparathyroidism: summary statement from the third international workshop. J Clin Endocrinol Metab. 2009;94:335–9.

[2] Dumitru C, Wysolmerski J. Disorders of calcium metabolism. In: Alpern RJ, Moe OW, Caplan M, editors. Seldin and Giebisch's the kidney. Physiology and pathophysiology. 5th ed. San Diego: Academic Press (Elsevier); 2013. p. 2273–309.

[3] Hariri A, Mount DB, Rastegar A. Disorders of calcium, phosphorus, and magnesium metabolism. In: Mount DB, Sayegh MH, Singh AJ, editors. Core concepts in the disorders of fluid, electrolytes and acid-base balance. New York: Springer; 2013. p. 103–46.

[4] Hoorn EJ, Zietse R. Disorders of calcium and magnesium balance: a physiology-based approach. Pediatr Nephrol. 2013;28:1195–206. doi:10.1007/s00467-012-2350-2.

[5] Rosner MH, Dalkin AC. Onco-nephrology: the pathophysiology and treatment of malignancy-associated hypercalcemia. Clin J Am Soc Nephrol. 2012;7:1722–9.

[6] Smogorzewski MJ, Stubbs JR, Yu ASL. Disorders of calcium, magnesium, and phosphate balance. In: Skorecki K, et al., editors. Brenner and Rector's the kidney. 10th ed. Philadelphia: Elsevier; 2016. p. 601–35.

[7] Stewart AF. Hypercalcemia associated with cancer. N Engl J Med. 2005;352:373–8.

[8] Wysolmerski JJ. Parathyroid hormone-related protein: an update. J Clin Endocrinol Metab. 2012;97:2947–56.

第 20 章　磷代谢紊乱：生理学
Disorders of Phosphate: Physiology

一、一般特征

"磷酸盐"和"磷"两个词语通常可以互换使用。磷酸盐虽然不如 Ca^{2+} 含量丰富，但却是人体的重要组成部分。它在线粒体呼吸链和氧化磷酸化中起重要作用。磷酸盐占体重的 1% 左右。70kg 重的人含有约 700g 磷酸盐。其中，85% 存在于骨骼和牙齿中，14% 存在于软组织中，其余 1% 存在于细胞外液中。

在生物体液中，磷酸盐按照元素磷来测量。但是，体内的元素磷是以磷酸盐的形式参与生物功能的。例如，它以磷酸盐形式在肾小球滤过或通过肾小管转运。磷的浓度，血浆中表示为 mg/dl，运输和其他过程中通常表示为 mEq 或 mmol/L（译文中，视情况，一般统一使用 mmol/L，译者注）。

在血浆中，磷酸盐以有机（70%）和无机（30%）形式存在。无机形式具有生理活性。只有 10% 的无机磷酸盐与白蛋白结合。然而，与 Ca^{2+} 不同，磷酸盐浓度不受血浆白蛋白浓度变化的影响。在 pH 7.4 时，无机磷酸盐主要以二价磷酸盐（HPO_4^{2-}）和一价磷酸盐（$H_2PO_4^-$）的形式存在，比例为 4：1。然而，在 pH 6.8（该缓冲液对的 pK_a）情况下，该比例降至 1：1。

细胞内磷酸盐的浓度比血浆浓度高几倍。在细胞内，75% 的磷酸盐以有机磷酸盐化合物的形式存在，如三磷腺苷（adenosine triphosphate，ATP），磷酸肌酸和单磷酸腺苷（adenosine monophosphate，AMP）。在红细胞中，它主要以 2，3- 二磷酸甘油酸的形式存在。细胞质中的游离磷酸盐占细胞内磷酸盐浓度的 25%，并且只有该部分可用于运输。

二、磷稳态

和钙稳态类似，主要有 3 个脏器参与磷稳态调节：肠道、肾脏和骨骼（图 20-1）。每天从食物摄取磷酸盐的量为 1000 ～ 1400mg 不等。其中 300 ～ 500mg 经粪便排泄，700 ～ 900mg 在尿中排泄以维持血浆磷浓度，缩写为 [Pi]，在 0.78 ～ 1.40mmol/L 之间。虽然细胞外液和骨骼之间存在磷酸盐交换，但肠道吸收量和肾排泄量之间的平衡才是能维持磷酸盐稳态的关键。例如，当肠道吸收磷酸盐增加时，血浆中 [Pi] 就会暂时增加。肾脏排出过量的磷以维持血浆正常 [Pi]。

肠道既可以吸收磷酸盐也可以分泌磷酸盐。大部分膳食中的磷酸盐被十二指肠和空肠吸收。大约 200mg 磷酸盐分泌到胃肠道中，主要分泌到唾液和胆汁中。最终结果是约 65% 的磷酸盐在胃肠道中被吸收。似有 2 个重要机制参与这一过程。一种是位于十二指肠中的 Na^+ 依赖性继发主动转运系统。参与磷酸盐转运的转运蛋白 Na^+/Pi 协同转运蛋白 II b 型，它受到许多因素的影响。砷酸盐、汞和降钙素会对之产生抑制作用，而 1, 25（OH）₂D₃ 和低磷酸饮食会对之产生刺激作用。第二种机制是磷酸盐依赖性系统，位于空肠和回肠。肠道这些区段对磷的吸收取决于肠腔内的磷酸盐浓度。在正常情况下，吸收以被动形式为主，并且通过细胞旁路径发生。如上所述，当膳食中磷酸盐极低时，主动转运为主要的吸收方式。钙、镁和铝是与磷酸盐形成化合物的重要元素，可以减少磷的肠吸收。因此，在临床实践中利用这些化合物的特点来治疗血浆 [Pi] 升高。

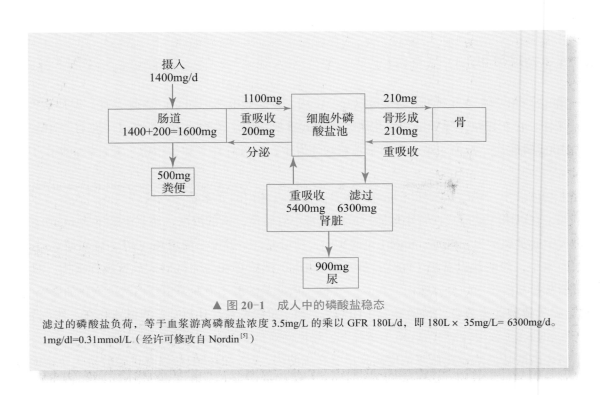

▲ 图 20-1　成人中的磷酸盐稳态

滤过的磷酸盐负荷，等于血浆游离磷酸盐浓度 3.5mg/L 的乘以 GFR 180L/d，即 180L × 35mg/L= 6300mg/d。1mg/dl=0.31mmol/L（经许可修改自 Nordin[5]）

在正常条件下，骨骼与细胞外池之间磷酸盐的交换量相当少（图 20-1），而且磷酸盐的释放总是伴随着 Ca^{2+} 的释放。因此，刺激磷酸盐释放的激素，也刺激 Ca^{2+} 释放。

肾脏在维持磷酸盐稳态中起重要作用。由于每天膳食摄入磷酸盐的量每天都在变化，如果没有肾脏进行调节，体内磷酸盐的浓度就会变化很大。肾脏排泄磷酸盐的量，因肠道磷酸盐的吸收量的变化而发生改变，以维持正常的血清 [Pi]。

三、肾脏对磷酸盐的处理

磷酸盐的肾脏处理包括滤过和重吸收。人体中可能不会发生磷酸盐分泌。血浆磷酸盐可以在肾小球自由滤过。在总滤过量中，80% ～ 90% 被近端小管重吸收。大约 10% 被远曲小管重吸收。髓襻和集合管中的重吸收很少，或者几乎不会发生磷酸盐转运。因此，尿液仅含有磷酸盐滤过量的 10%。在磷酸盐摄入量高的情况下，尿液排泄量可达 20%。

四、近端小管

磷酸盐通过近端小管管腔膜的转运是跨细胞的主动过程（图 20-2）。这种转运是单向的，不存在被动扩散。已经明确磷酸盐的转运机制，发现了 3 种类型的 Na$^+$/Pi 协同转运蛋白：Ⅰ型、Ⅱ型和Ⅲ型。Ⅱ型协同转运蛋白包含 3 种亚型：Ⅱ$_a$型、Ⅱ$_b$型和Ⅱ$_c$型。只有Ⅱ$_a$和Ⅱ$_c$型在顶膜中表达，参与肾脏中磷酸盐的转运。另一方面，Ⅱ$_b$型参与肠道和其他器官的磷酸盐转运。在近端小管中，2 或 3 个 Na$^+$离子与 1 个磷酸根离子一起转运（图 20-2）。该共转运系统的驱动能量，由位于基底外侧膜中的 Na$^+$/K$^+$-ATP 酶提供。

磷酸盐转出基底外侧膜，是通过 Na$^+$ 依赖性和非 Na$^+$ 依赖性机制进行的（图 20-2）。非 Na$^+$ 依赖性机制可能涉及阴离子（Cl$^-$、乳酸等）交换。磷酸盐也可以基于电化学梯度、通过简单扩散进入血液。

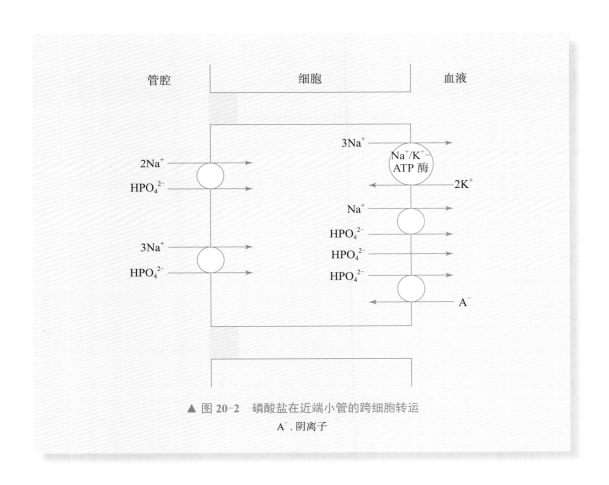

▲ 图 20-2　磷酸盐在近端小管的跨细胞转运
A$^-$. 阴离子

五、肾脏对于磷处理的调节

近端小管具有调节磷酸盐重吸收的内在能力，这种能力是根据磷酸盐的机体需求和管腔内供给而发挥作用的。很多因素和激素影响磷酸盐的重吸收和排泄（表 20-1）。其中，PTH 和成纤维细胞生长因子（fibroblast growth factor，FGF）-23 是磷酸盐稳态的重要调节剂，在此进行特别讨论。

PTH：PTH 通过减少磷酸盐协同转运蛋白的数量来减少 Na^+/Pi 协同转运，而甲状旁腺切除术则会使刷状缘囊泡内的 $Na^+/Pi-II_a$ 和 II_b 蛋白含量增加 2～3 倍。通过 cAMP/PKA 途径调节 $Na^+/Pi-II_a$ 蛋白。

PTH 对磷酸盐稳态具有两种相反的作用。首先，它促进经尿排磷；第二，它刺激 $1, 25 (OH)_2D_3$ 的合成，后者增加磷酸盐在肠道和肾脏的重吸收。最终结果导致磷酸盐的排泄减少。

FGF-23：与 PTH 一样，FGF-23 也是一种重要的调节因子。最初它被认为是降磷素（phosphatonin）的一种，在肿瘤性骨软化（tumor-induced osteomalacia）患者中发挥降低血磷、促进肾排磷、降低 $1, 25 (OH)_2D_3$ 或骨化三醇的作用。该激素由骨骼的成骨细胞和骨细胞分泌。FGF-23 在磷酸盐代谢方面具有 3 个重要功能：首先，FGF-23 抑制近端小管中 Na^+ 依赖性磷酸盐协同转运蛋白，促进磷酸盐排泄。其次，FGF-23 抑制 1α- 羟化酶活性，导致 $1, 25 (OH)_2D_3$ 水平降低。由于 $1, 25 (OH)_2D_3$ 促进肠道和肾脏对磷酸盐重吸收，这种活性维生素 D 水平降低可导致磷酸盐排泄增加。最后，FGF-23 抑制甲状旁腺 PTH 的合成和分泌，间接导致低钙血症。因此，通过直接和间接方式，FGF-23 对肾脏和甲状旁腺产生协同作用，降低血清磷酸盐和 Ca^{2+} 水平。

表 20-1　近端小管调节磷重吸收及分泌的调节因素

因　子	机　制
抑制磷重吸收和促进其排泄的因素	
PTH	抑制 $Na^+/Pi-II_a$、II_c 共转运蛋白和 Na^+/K^+-ATP 酶
FGF-23	抑制 II_a 型共转运蛋白，通过抑制 1α- 羟化酶降低骨化三醇形成
骨化三醇	抑制 II_a 型共转运蛋白
多巴胺	抑制 II_a 型共转运蛋白和 Na^+/K^+-ATP 酶
糖皮质激素	抑制 II_a 型共转运蛋白
容量增加	增加 GFR，降低 Na^+ 重吸收
慢性代谢性酸中毒	抑制 II_a 型共转运蛋白和骨骼磷酸盐的重吸收
高磷酸盐摄入	抑制 II_a 型和 II_c 型共转运蛋白
利尿药	可能与降低 Na^+ 重吸收相关。磷酸酐酶抑制药降低 II_a 型共转运蛋白
慢性高钙血症	未知
低钾血症	抑制 II_c 型共转运蛋白
促进磷酸盐重吸收和降低其排泄的因素	
甲状旁腺切除术	促进 II_a 型共转运蛋白活性
胰岛素	促进 II_a 型共转运蛋白活性

（续　表）

因　子	机　制
生长激素	促进 Ⅱ a 型共转运蛋白活性
容量减少	降低 GFR 同时增加 Na^+ 重吸收
代谢性酸中毒	促进 Ⅱ a 型共转运蛋白活性
低磷酸盐摄入	促进 Ⅱ a 和 Ⅱ c 共转运蛋白活性
低钙血症	未知
高镁血症	促进 Ⅱ a 和 Ⅱ c 型共转运蛋白活性

　　大多数 FGF 家族成员通过与 FGF 受体（FGFR）相互作用而发挥功效。已经鉴定出至少 4 种 FGFR 的不同亚型。研究表明 FGF-23 可与 FGFR1c、3c 和 4c 相互作用。然而，FGF-23 介导的受体激活需要被称为克老素（Klotho）的辅因子的作用。Klotho 基因是一种抑制衰老的基因，其缺乏会导致早衰。该基因的过度表达会延长动物的寿命。在没有 Klotho 的情况下，FGF-23 不能发挥作用。因此，FGF-23 发挥利尿排磷及其他作用，必须有 Klotho 存在。Klotho 也是肾脏中尿排磷的独立作用因子，Klotho 缺乏在慢性肾脏病（CKD）引起的高磷血症及其进展中起重要作用。

　　FGF-23 受磷酸盐、维生素 D_3 和 PTH 调节。研究表明，高磷饮食会诱导 FGF-23 分泌，而低磷饮食则会抑制 FGF-23 分泌。外源性给予 1, 25（OH）$_2D_3$ 可以增加 FGF-23 的表达和分泌，因为通过位于 FGF-23 启动子上游的维生素 D 反应元件，这种维生素 D 可以直接对 FGF-23 发挥作用。PTH 似乎也通过刺激骨骼释放 FGF-23 来增加 FGF-23 水平，但其机制尚不清楚。

　　克老素（Klotho）有 2 种形式：跨膜形式和分泌形式。跨膜形式充当 FGF-23 的辅因子，而分泌形式以独立于 FGF-23 的方式促进磷酸盐排泄。它还促进远端小管中的 Ca^{2+} 重吸收。因此，Klotho 参与磷酸盐稳态调节。

　　饮食摄入磷酸盐：尽管膳食中磷酸盐摄入量发生变化，但血清磷酸盐水平维持在 0.78 ～ 1.40mmol/L 之间。当由于饮食摄入不足导致血清磷酸盐水平较低时，会发生某些生理变化以维持正常的磷酸盐水平。低磷酸盐水平导致两种生理变化。第一，它增加了离子钙，由此抑制了 PTH，由此导致近端小管重吸收磷减少；第二，低磷血症刺激 1, 25（OH）$_2D_3$ 的产生，增加磷酸盐在肠道和肾脏的重吸收。这两个过程都会有助于维持血清磷酸盐的正常水平（图 20-3）。

　　当食物中摄入磷酸盐过高导致血清磷酸盐水平升高时，会发生如图 20-4 所示的变化，并维持正常的血清磷酸盐水平。

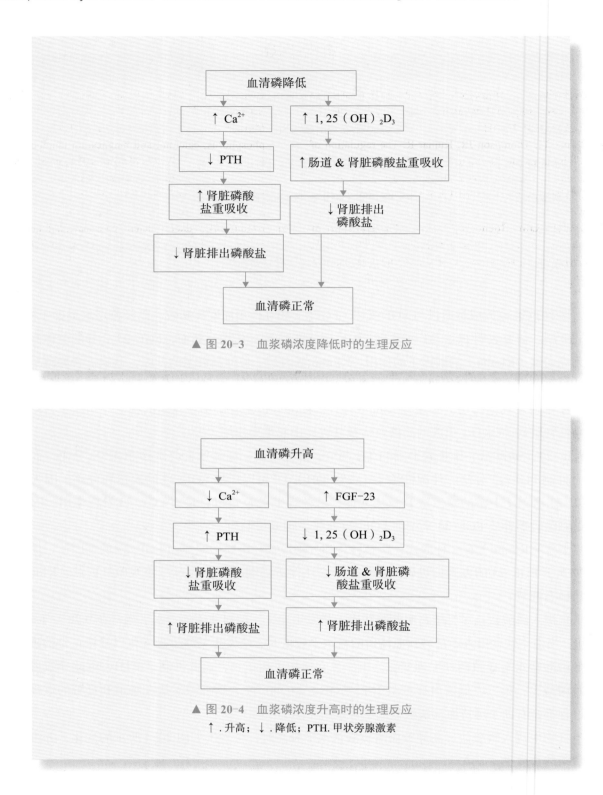

▲ 图 20-3　血浆磷浓度降低时的生理反应

▲ 图 20-4　血浆磷浓度升高时的生理反应
↑. 升高；↓. 降低；PTH. 甲状旁腺激素

（王　琰　译，陈旭岩　校）

参考文献

[1] Bergwitz CJ, Jüppner H. Regulation of phosphate homeostasis by PTH, vitamin D, and FGF23. Annu Rev Med. 2010;61:91–104.

[2] Berndt TJ, Thompson JR, Kumar R. The regulation of calcium, magnesium, and phosphate excretion by the kidney. In: Skorecki K, et al., editors. Brenner and Rector's the kidney. 10th ed. Philadelphia: Elsevier; 2016. p. 185–203.

[3] Bindels RJM, Hoenderop GJ, Biber J. Transport of calcium, magnesium, and phosphate. In: Taal MW, Chertow GM, Marsden PA, et al., editors. Herausgeber.

Brenner and Rector's the kidney. 9th ed. Philadelphia: Saunders; 2012. p. 226–51.

[4] Hruska KA, Levi M, Slatopolsky E. Disorders of phosphorus, calcium, and magnesium metabolism. In: Coffman TM, Falk RJ, Molitoris BA, et al., editors. Herausgeber. Schrier's diseases of the kidney. 9th ed. Philadelphia: Lippincott Williams & Wilkins; 2013. p. 2116–81.

[5] Nordin BEC, editor. Calcium, phosphate, and magnesium metabolism. Edinburgh: Churchill Livingstone; 1976.

第 21 章　磷代谢紊乱：低磷血症
Disorders of Phosphate: Hypophosphatemia

低磷血症定义为血清 [Pi] ＜ 0.81mmol/L。接受甘露醇治疗的患者会出现假性低磷血症（pseudohypophosphatemia，），这是由于甘露醇与测定血清 [Pi] 所使用的钼酸盐结合所致。低磷血症可以分为重度（血清 Pi 浓度 ＜ 0.32mmol/L）、中度（血清 Pi 浓度 0.32 ～ 0.64mmol/L）或轻度（血清 Pi 浓度 0.64 ～ 0.81mmol/L）。严重的低磷血症可发生于长期使用抑酸药的患者，如氢氧化铝、氢氧化镁、碳酸钙或醋酸钙。中度低磷血症可能有症状或无症状。

一般人群中，低磷血症相当少见。因脓毒症、慢性酒精中毒以及慢性阻塞性肺疾病（chronic obstructive pulmonary disease，COPD）的住院患者中，低磷血症的发生率很高。外伤患者中低磷血症的发生率也很高。病因各不相同，为了方便阐述可分为 4 类（表 21-1）。

表 21-1　低磷血症的病因

原　因	机　制
从细胞外转移到细胞内	
葡萄糖	跨细胞分布
胰岛素	跨细胞分布
儿茶酚胺	跨细胞分布
静脉输入营养液	糖诱导细胞吸收
呼吸性碱中毒	跨细胞分布
再喂养综合征	葡萄糖和胰岛素诱导的跨细胞外分布，葡萄糖代谢过程中消耗，产生 ATP
细胞快速增殖	细胞吸收
减少肠道吸收	
摄入差 / 饥饿	↓肠道吸收
吸收不良	十二指肠和空肠疾病（乳糜泻，热带和非热带口炎性腹泻，局限性肠炎），↓肠道吸收
磷酸盐结合剂	醋酸钙或碳酸氢钙、氢氧化铝和镁盐在肠道中与磷酸盐结合
维生素缺乏	↓肠道吸收
维生素 D 依赖性（VDD）佝偻病	
Ⅰ 型 VDD 佝偻病	$1, 25(OH)_2D_3$ 降低或缺乏

（续　表）

原　因	机　制
Ⅱ型 VDD 佝偻病	抗 1, 25（OH）$_2$D$_3$ 作用
增加肾排泄	
原发性和继发性甲状旁腺功能亢进	↓肾吸收
成纤维细胞生长因子（FGF）-23 产生增加或活性增加	↓肾吸收
遗传性疾病	
X 连锁低磷血症	PHEX 基因突变
常染色体显性低磷血症	FGF-23 基因突变
常染色体隐性低磷血症	DMP1 和 ENPP1 基因突变
获得性疾病	
肿瘤引起的骨软化	增加 FGF-23 的分泌和活性
近端小管对磷的重吸收功能缺陷	↓肾吸收
遗传性低磷佝偻病伴高尿钙症	编码 Na$^+$/Pi-Ⅱc 协同转运蛋白的基因突变
常染色体隐性肾脏磷酸盐丢失	编码 Na$^+$/Pi-Ⅱa 协同转运蛋白的基因突变
范科尼综合征	一种引起葡萄糖、磷酸盐、氨基酸、尿酸、碳酸氢盐、钙和钾的重吸收减少的疾病。可以是遗传性的也可以是获得性的
肾移植	三发性甲状旁腺功能亢进，FGF-23 过多，抑制免疫的药物，25（OH）D$_3$ 和 1, 25（OH）$_2$D$_3$ 水平偏低
容量扩张，梗阻解除后利尿，肝切除术	↓肾脏重吸收和高磷尿
药　物	
渗透性利尿药	↓肾脏重吸收和高磷酸盐尿
碳酸酐酶抑制剂	↓肾脏重吸收和高磷酸盐尿
襻利尿药	↓肾脏重吸收和高磷酸盐尿
美托拉宗	↓肾脏重吸收和高磷酸盐尿
阿昔洛韦	抑制 Na$^+$/Pi-Ⅱa 协同转运蛋白
对乙酰氨基酚中毒	↓肾脏重吸收和高磷尿
静脉注射铁剂	通过抑制 FGF-23 的分泌和活性，增加 1α-羟化酶
酪氨酸激酶抑制药（伊马替尼、索拉非尼）	↓Ca^{2+} 和磷的重吸收，继发性甲状旁腺功能亢进
糖皮质激素	↓肠道吸收磷和高磷尿
双膦酸盐	抑制骨吸收

（续　表）

原　因	机　制
环磷酰胺、顺铂	↑高磷尿
链佐星、异环磷酰胺、苏拉明	诱发范科尼综合征
氨基糖苷类、四环素	诱发范科尼综合征
丙戊酸	诱发范科尼综合征
泰诺福韦、西多福韦、阿德福韦	诱发范科尼综合征
其他原因	
酗酒	摄入差，频繁使用磷酸盐结合剂，维生素 D 缺乏，呼吸性碱中毒，近端小管功能缺陷，↓肠道吸收
糖尿病酮症酸中毒	↓全身磷总量，由于发病时的渗透性利尿和使用胰岛素后的低磷血症
中毒性休克综合征	可能是由于呼吸性碱中毒导致细胞摄取

↑. 增加；↓. 下降；ATP. 三磷腺苷；VDD. 维生素 D 依赖性；FGF. 成纤维细胞生长因子；PHEX. X 染色体内肽酶同源性磷调节基因；DMP. 牙本质基质蛋白；ENPP. 膜内核苷酸焦磷酸酶 / 磷酸二酯酶；$Na^+/Pi-IIa$. Na^+/Pi 转运蛋白 II a 型

一、低磷血症的一些特殊原因

（一）X 染色体连锁性低磷血症

1. 它是一种最常见的常染色体显性遗传疾病，由 X 染色体内肽酶同源性磷调节基因（phosphate-regulating gene with homologies to endopeptidases on the X chromosome，PHEX）基因的失活突变引起。

2. 患儿 2 岁以内发病。

3. 以低磷血症、高磷酸盐尿、身材矮小、佝偻病、骨软化和牙周脓肿为特征。肠道吸收钙离子和磷酸盐减少，肾吸收磷酸盐减少。

4. 特征性表现为成纤维细胞生长因子（fibroblast growth factor，FGF）-23 水平升高。血清 Ca^{2+} 和甲状旁腺激素（parathyroid hormone，PTH）水平正常，但 1, 25（OH）$_2D_3$ 水平较低，其原因是由于 FGF-23 活性高。

5. 口服骨化三醇（活性维生素 D_3）和磷酸盐可以改善生长迟缓。

（二）常染色体显性低磷佝偻病

1. 常染色体显性低磷佝偻病（autosomal dominant hypophosphatemic rickets，ADHR）是一种罕见疾病，由 FGF-23 基因的活化突变引起，这些突变阻止了 FGF-23 蛋白水解裂解从而导致该激素在血液循环中水平升高。

2. 其表型与 X- 连锁低磷血症相似。

3. 治疗包括补充骨化三醇和磷酸盐。

（三）常染色体隐性低磷佝偻病

1. 常染色体隐性低磷佝偻病（autosomal recessive hypophosphatemic rickets，ARHR）是由牙本质基质蛋白（dentin matrix protein，DMP）1 基因失活突变引起的。DMP 1 来源于成骨细胞和骨细胞，参与细胞外基质的骨矿化。

2. DMP 1 缺失导致 FGF-23 表达升高浓度增加，临床表现与 ADHR 相似。

3. 已证明，内核苷酸焦磷酸酶 / 磷酸二酯酶（endonucleotide pyrophosphatase/phosphodiesterase Ⅰ，ENPP）Ⅰ 基因的失活突变可引起 ARHR。

4. 治疗方法是补充骨化三醇和磷酸盐。

（四）肿瘤性骨软化

1. 肿瘤性骨软化（tumor-induced osteomalacia，TIO）是一种获得性副肿瘤综合征（通常是间质细胞肿瘤），发生在 60—69 岁。

2. 除 FGF-23 外，其他 3 种磷酸盐尿因子，即分泌型卷曲相关蛋白（secretory frizzled-related protein-4，sFRP-4）、细胞外基质磷酸糖蛋白（matrix extracellular phosphoglycoprotein，MEPE）、FGF-7 均在肿瘤患者中发现。

3. 生化检测结果类似于 ADHR（磷酸尿，FGF-23 升高，Ca^{2+} 正常，以及 PTH 水平）。

4. 治疗包括肿瘤的诊断与定位，然后切除或化疗，补充骨化三醇和磷酸盐。

（五）Ⅱ c 型突变引起的遗传性低磷血症性佝偻病伴高钙尿症

1. 遗传性低磷血症性佝偻病伴高钙尿症（hereditary hypophosphatemic rickets with hypercalciuria，HHRH）是一种罕见的常染色体隐性遗传病，是由于编码 $Na^+/Pi - Ⅱ c$ 型协同转运蛋白的基因突变引起的。

2. 临床表现为生长迟缓、佝偻病、肾磷酸盐和钙离子排泄增加。

3. 与其他低磷性佝偻病不同，HHRH 的特点是 $1,25(OH)_2D_3$ 水平升高，可引起高钙尿和高钙血症。

4. 治疗方法仅有补充磷酸盐。

5. 注意：不建议使用骨化三醇，因为它会进一步导致高钙血症和肾结石形成。

（六）Ⅱ a 型突变引起的遗传性低磷血症性佝偻病伴高钙尿症

1. Ⅱ a 型突变引起的遗传性低磷血症性佝偻病伴高钙尿症（hereditary hypophosphatemic rickets with hypercalciuria，HHRH）是另一种隐性遗传病，与上述疾病类似，$Na^+/Pi - Ⅱ a$ 型协同转运蛋白的基因突变引起的。

2. 与 Ⅱ c 型疾病不同，Ⅱ a 型疾病与范科尼综合征有关。

（七）再喂养综合征

1. 营养不良者在经口、肠内或肠外补充营养时发生再喂养综合征（refeeding syndrome，RFS）。

2. 常见于住院患者，因口服摄入量不足、饥饿、神经性厌食症、恶性肿瘤等系统性疾病而导致营养不良。

3. 低磷血症是由 RFS 引起的最常见电解质异常。

4. 以下多种机制可导致低磷血症：①高糖饮食可引起磷向细胞内转移；②糖酵解使磷消耗增加；③经口摄入磷酸盐不足导致体内贮存的磷消耗增加；④因生成 ATP 而消耗，生成肌酸激酶和 2，3- 二磷酸甘油酸的增加也会使磷酸盐的消耗增加。

5. 据报道，低磷血症患者在高热量饮食后引发的 RFS，可能会导致猝死。几乎所有的器官系统都会发生衰竭。

6. 为预防低磷血症，喂养时应以低热量饮食为主，并逐渐增加热量，最终达到并维持目标摄入热量。

7. 除了低磷血症，其他电解质异常如低钾血症和低镁血症，也可发生由于高葡萄糖饮食后。

8. 在补充营养的同时要补充 K^+、Mg^{2+} 和磷酸盐，可以预防 RFS。

（八）重症监护病房的低磷血症

1. 危重患者入住重症监护病房期间，电解质紊乱很常见。

2. 低磷血症是一种常见的电解质紊乱。

3. 常见病因包括含糖溶液、输注胰岛素、饥饿、再喂养、脓毒症、休克、创伤、术后状态、呼吸性碱中毒、代谢性酸中毒、儿茶酚胺和利尿药等药物、肾脏替代疗法。

二、临床表现

低磷血症的临床表现取决于其起病快慢及其严重程度。磷酸盐缺乏的临床表现有 2 种生化异常基础。一是 ATP 的消耗，二是红细胞 2, 3- 二磷酸甘油酸的减少。这两种异常都会导致细胞功能改变和缺氧。表 21-2 为重度低磷血症的临床及生化表现。

三、诊断

步骤 1

(1) 首先，应从病史、体格检查和发生低磷血症的临床状况判定低磷血症的病因。

(2) 病史：询问症状体征，如表 21-2 所示。酒精中毒史和药物治疗史很重要。在住院患者中，询问饮食摄入、静脉输液和目前的诊断也很重要。

步骤 2

(1) 体格检查应重点检查肌肉骨骼系统。

(2) 肌肉疼痛和压痛——横纹肌溶解。

(3) 儿童的病理性或假性骨折、骨骼畸形——儿童佝偻病。

表 21-2　低磷血症的临床及生化异常

神经系统	意识模糊		血液系统	趋化功能受损
	易激惹			血小板
	厌食			血小板减少
	共济失调、构音障碍、感觉异常			血小板寿命缩短
	癫痫、昏迷			巨核细胞增多
心脑血管	心肌病		糖代谢	葡萄糖代谢减少
	心输出量降低			胰岛素抵抗
	膜电位改变		生 化	肌酸激酶增加
骨骼肌	肌无力			醛缩酶增加
	横纹肌溶解症			甲状旁腺素减少
骨	骨痛			低镁血症
	佝偻病		肾 脏	肾小球滤过率下降
	软骨病			高钙尿
	假性骨折			高镁尿
	骨质减少			低磷尿
血液系统	红细胞			$1,25(OH)_2D_3$ 增加
	2,3-二磷酸甘油酸含量减少			肾脏糖异生减少
	ATP 生成减少			肾脏 HCO_3^- 阈值降低
	氧亲和力增加			排酸减少
	溶血反应		呼吸系统	呼吸肌无力
	红细胞寿命变短			膈肌收缩功能受损
	白细胞			呼吸衰竭
	吞噬作用受损			脱机困难
	杀菌活性受损			低氧血症

(4) 成人佝偻病特征——慢性低磷血症。

(5) 身材矮小，上半身和下半身的比例增加——既往儿童佝偻病。

(6) 窦肿瘤——肿瘤性骨软化（TIO）。

(7) 肝大——慢性酒精中毒，肿瘤。

(8) 成人中脊柱、关节和髋关节活动受限——X 染色体连锁性低磷血症。

步骤 3

(1) 测定血清电解质、Ca^{2+}、磷酸盐、Mg^{2+}、碱性磷酸酶、GFR。

(2) 测量尿磷和尿肌酐。

(3) 计算磷的排泄分数（fractional excretion of phosphate，FE_{PO_4}），提示肾性或非肾性途径的磷酸盐损失。

(4) 如果 FE_{PO_4} < 5%，则低磷血症是非肾性的，提示细胞跨细胞分布异常或胃肠道吸收减少。

(5) 如果 FE_{PO_4} 为 > 5%，则低磷血症为肾性。

步骤 4

血清和尿液 Ca^{2+}、PTH、25（OH）D_3 和 1, 25（OH）$_2D_3$ 水平通常有助于鉴别各种低磷血症的病因。

步骤 5

(1) 碱性磷酸酶和甲状旁腺素水平升高，提示原发性和继发性甲状旁腺功能亢进、FGF -23 介导的低磷血症。

(2) 血清 FGF-23 水平升高见于 X 染色体连锁性低磷血症、常染色体显性低磷佝偻病、常染色体显性低磷佝偻病、肿瘤性骨软化、移植术后患者。

步骤 6

慢性低磷血症的影像学检查如下。

(1) X 线平片——骨折和骨骼异常。

(2) 双能 X 线骨密度——骨密度和骨软化。

(3) 骨扫描——骨软化的多个部位，^{99m}TC 的摄取增加。

(4) 计算机断层扫描（CT）、磁共振成像（MRI）、正电子发射断层扫描（PET）——肿瘤性骨软化。

四、治疗

低磷血症的治疗取决于疾病发作快慢和症状严重程度，旨在尽可能消除病因，如药物或饮食缺乏等原因（图 21-1）。

（一）急性重症低磷血症

1. 常见于住院患者，具有较高的发病率和死亡率。

2. 虽然口服途径是最安全，但静脉滴注磷酸钠或磷酸钾，并经常监测血清 [Pi] 是很有必要的。

3. 表 21-3 列出静脉和口服磷酸盐制剂。

4. 重症监护病房患者在静脉营养导致的低磷血症（< 0.48mmol/L）时，将 1mmol/kg（1mmol = 3.1mg/dl）磷稀释于 100ml 或 250ml 生理盐水或 5% 葡萄糖水中，以不超过 7.5mmol/h 输液速度静脉滴注，血磷水平一般会在 48h 内恢复正常。

5. 在外科重症监护患者中，Taylor 等使用基于体重和血清磷酸盐水平的方案，静脉补充磷酸盐（表 21-4）。重度低磷血症或中度低磷血症患者，根据血清 K^+ 水平采用磷酸钠或磷酸钾，溶于 5% 葡萄糖 250ml，单次给药，静脉输注时间 6h 以上。这个方法可成功治疗 63% 的重度低磷血症患者和 78% 的中度低磷血症患者。因此，更积极的个性化静脉输注磷酸盐方案，可能会使严重低磷血症患者获益更多。

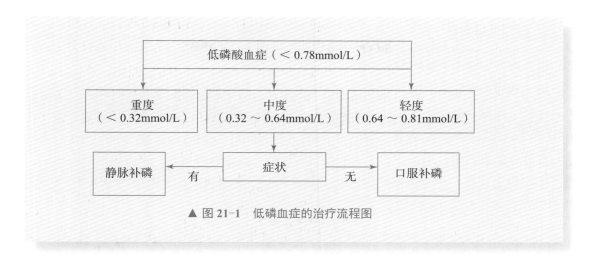

▲ 图 21-1　低磷血症的治疗流程图

表 21-3　磷酸盐静脉制剂和口服制剂

制　剂	磷酸（PO₄）	Na⁺（mmol/L）	K⁺（mmol/L）
静脉注射			
中性磷酸钠 / 钾（Neutral Na/K PO₄）	1.1mmol/ml	0.2	0.02
中性磷酸钠（Neutral NaPO₄）	0.09mmol/ml	0.2	0
磷酸钠	3mmol/ml	4	0
磷酸钾	3mmol/ml	0	4.4
口　服			
脱脂牛奶	1g/L	28	38
中性磷酸盐粉（Neutra-phos，含磷酸钠磷酸钾）	250mg/ 包	7.1/ 包	7.1/ 包
中性磷酸钾粉（Neutra-phos K，磷酸二氢钾和磷酸二氢钠、磷酸氢二钠）	250mg/ 胶囊	0	14.25/ 胶囊
磷酸钠盐（Phospho soda，磷酸氢二钠和磷酸二氢钠）	150mg/ml	4.8	0
磷酸二氢钾（K-Phos Original）	150mg/ 胶囊	0	3.65/ 胶囊
中性磷酸钾盐（K-Phos Neutral，磷酸二氢钾和磷酸二氢钠、磷酸氢二钠）	250mg/ 片	13	1.1

磷酸盐：1mmol/L =3.1mg/dl

表 21-4　静脉补磷（mmol）方案

血清磷	体　重（40 ~ 60kg）	体　重（61 ~ 80kg）	体　重（81 ~ 120kg）
< 0.32mmol/L（< 1mg/dl）	30	40	50
0.32 ~ 0.54mmol/L（1 ~ 1.7mg/dl）	20	30	40
0.58 ~ 0.7mmol/L（1.8 ~ 2.2mg/dl）	10	15	20

① 注意，静脉磷酸盐给药与低钙血症和高磷血症有关。充血性心力衰竭患者重点在于体液超负荷。一般来说，中度低磷血症不需要静脉磷酸盐给药，除非症状需要静脉治疗

② 同时存在低磷血症和低钙血症的患者需要静脉补钙。在这种情况下，不要在含钙溶液中添加碳酸氢盐或磷酸盐

（二）慢性低磷血症

1. 患者处置取决于基础病因。

2. 建议进行口服补磷治疗。

3. 注意，长期口服补磷治疗可能会抑制 1, 25（OH）$_2$D$_3$ 水平，提高 PTH 和 FGF-23 水平。为了抑制 PTH 水平，建议同时给予骨化三醇。

4. 在肾移植患者中，增加饮食中磷酸盐摄入可能会改善低磷血症。重度低磷血症可以口服磷酸盐治疗，但高磷血症是一个主要问题。因此，可以在密切监测的条件下服用西那卡塞（Cinacalcet）。图 21-1 总结了低磷血症的治疗方法。

◆ 习题

问题 1：在住院患者和临床实践中，低磷血症是一种常见的电解质紊乱。下列哪一种药物不会引起低磷血症？

A. 伊马替尼   B. 替诺福韦

C. 糖皮质激素   D. 葡萄糖

E. 骨化三醇

答案是选项 E。除了骨化三醇，所有其他药物都会引起低磷血症。伊马替尼是一种酪氨酸激酶抑制剂，用于治疗多种恶性疾病。长期使用伊马替尼会导致低磷血症和继发性甲状旁腺功能亢进。替诺福韦是一种具有抑制逆转录酶作用的核苷酸，由于范科尼综合征而引起短暂的低磷血症。

糖皮质激素会降低肠道对磷的吸收，并促进肾脏对磷的排泄。这两个过程都是低磷血症的原因。静脉注射葡萄糖或摄入碳水化合物会将磷转运至细胞内，导致低磷血症。

骨化三醇增加胃肠道对磷的吸收，引起相对高磷酸盐血症。因此，选项 E 是正确的。

问题 2：以下哪种代谢异常与严重低磷血症（< 0.32mmol/L）无关？

A. 横纹肌溶解   B. 代谢性酸中毒

C. 感染易感性增加   D. 心输出量下降

E. 代谢性碱中毒

答案是选项 E。中度低磷血症定义为血清磷酸盐水平在 0.32 ~ 0.64mmol/L 之间，而重度低磷血症定义为血清磷酸盐水平 < 0.32mmol/L。严重的低磷血症会出现明显的代谢并发症。肌肉的活动需要足够的 ATP 和磷酸肌酸。磷酸损耗会导致细胞内磷酸降低和 Na$^+$、Cl$^-$、水增加，导致肌病、虚弱和肌肉损伤。横纹肌溶解症是低磷酸盐血症的一种并发症，可伴有急性肾损伤。

由严重低磷血症引起的代谢性酸中毒，与酸排泄（可滴定酸和氨）减少有关，导致 H^+ 滞留。此外，低磷血症可减少肾小管对 HCO_3^- 的重吸收。因此，这些都是严重低磷血症代谢性酸中毒的机制。

感染易感性增加与白细胞功能障碍有关，后者是因为 ATP 生成减少引起的。

严重的低磷血症与心肌病和心输出量降低有关，这是由于细胞内磷酸、ATP 和磷酸肌酸的浓度低。代谢性碱中毒不是严重低磷血症的并发症，因此选项 E 是正确的。

问题 3：关于低磷血症的治疗，下列哪个陈述是错误的？

A. 无症状的门诊患者，中度低磷血症（0.38 ～ 0.41mmol/L）可通过口服补磷

B. 高静脉营养诱导的严重低磷血症（< 0.32mmol/L）需要积极静脉输液补充，剂量 1mmol/kg，输注时间 10h

C. 静脉补磷需要根据患者缺磷的严重程度和体重决定

D. 高碳水化合物饮食后的中度低磷血症，不需要补磷治疗

E. 中度低磷血症（> 0.32mmol/L）一般会引起严重的代谢并发症，需要积极静脉补磷

答案是选项 E。低磷血症的治疗取决于症状和体征以及磷酸盐缺乏的程度（严重程度）。无症状患者应口服磷制剂治疗（表 21-3）。口服元素磷 1g 经过 60 ～ 120min 后，血清磷水平可升高 0.48mmol/L。对于儿童和营养不良者，脱脂牛奶含有足够的磷含量，因为每升含有元素磷 1g，而且比普通牛奶耐受性更好。

有症状的严重低磷血症（< 0.32mmol/L）患者、高营养摄入患者和危重患者，才使用静脉补磷。在外科重症监护患者中，Taylor 等使用的静脉补磷方案是基于体重和血清磷水平决定的（表 21-4）。

磷酸盐从细胞外液（ECF）向细胞内液（ICF）的跨细胞分布，是在碳水化合物负荷或葡萄糖输注后发生的，不需要立即处理。血清磷酸盐水平 > 0.32mmol/L，一般不会引起严重的代谢并发症，不需要积极静脉补磷治疗。因此，选项 E 说法是错误的。

问题 4：以下哪一种人体磷消耗疾病与高水平活性维生素 D[1, 25（OH）$_2$D$_3$] 相关？

A. 常染色体显性遗传性低磷佝偻病（ADHR）

B. 常染色体隐性遗传性低磷佝偻病（ARHR）

C. X 染色体连锁性低磷血症（XLH）

D. 肿瘤性骨软化（TIO）

E. 原发性甲状旁腺功能亢进

答案是选项 E。除原发性甲状旁腺功能亢进外，上述选项中的低磷血症的病因是 FGF-23 水平升高。这些疾病中，活性维生素 D 水平一般较低或为正常水平，但在甲状旁腺功能亢进症中，活性维生素 D 水平是升高的。因此，选项 E 是正确的。表 21-5 列出了上述所有疾病中磷、Ca^{2+}、维生素 D、PTH、FGF-23 的水平。

表 21-5 低磷血症患者血清化学指标

疾 病	磷 酸	Ca^{2+}	$1, 25 (OH)_2D_3$	PTH	FGF-23
ADHR	↓	N	↓	N	↑
ARHR	↓	N	N	N	↑
XLH	↓	N	↓ / N	N	↑
TIO	↓	N	↓ / N	N	↑
原发性甲状旁腺功能亢进	↓	↑	↑	↑	↑ /N

↑.增加；↓.减少，；N.正常；↓/N.减少/正常；↑/N.增加/正常；ADHR.常染色体显性遗传性低磷佝偻病；ARHR.常染色体隐性低磷佝偻病；XLH X 染色体连锁性低磷血症；TIO.肿瘤性骨软化；PTH.甲状旁腺激素；FGF-23.成纤维细胞生长因子 23

问题 5：将下列血清值与患者病史相匹配。

选 项	磷	Ca^{2+}	$1, 25 (OH)_2D_3$	PTH	FGF-23
A	↓	↑	↑	↑	N ↑
B	↓	↑	↓	N ↓	↑
C	N	↑	↑	↓	↑
D	↓	↓	N ↓	↑	↑ (?)
E	↑	↓	↓	↑	↑

↑.增加；↓.减少；N.正常；PTH.甲状旁腺激素；FGF-23.成纤维细胞生长因子 23

1. 患者女性，45 岁，非裔美国人，胸部 X 线检查示肺门淋巴结病变，肺功能测试示肺弥散能力下降

2. 患者女性，30 岁，肥胖，短肠综合征术后脂肪吸收不良

3. 患者男性，60 岁，长期吸烟史，胸部 X 线检查发现肺部肿块

4. 患者女性，24 岁，双侧腰痛，尿路感染，伴有血尿，尿镜检可见信封样晶体（envelope-like crystal）

5. 患者女性，50 岁，家庭主妇，关节疼痛、头痛、高血压和夜尿症，尿检显示异型红细胞和蛋白尿（＋）

答：A = 4；B = 3；C = 1；D = 2；E = 5

选项 A 中描述的患者似乎有结节病。结节病患者由于肉芽肿分泌的骨化三醇升高，常伴有高钙血症。PTH 一般较低，因为它受到高水平的骨化三醇和高钙血症的抑制。磷水平正常，FGF-23 可能升高或保持正常。选项 C 所示的实验室结果符合结节病。

患有短肠综合征的患者会出现维生素 D 缺乏，导致低骨化三醇、低钙血症和低磷血症。

低钙血症和低骨化三醇均刺激 PTH 分泌，导致 PTH 水平升高。低骨化三醇刺激 FGF-23，FGF-23 又引起磷尿和低磷血症。高 PTH 也可能导致低磷血症。在选项 D 中显示的实验室结果提示维生素 D 缺乏。

肺肿块患者可能为肺癌，可分泌 PTH 相关蛋白（PTH-related protein，PTHrP），引起高钙血症。体液性高钙血症患者还表现为低磷血症，低骨化三醇和低骨化三醇诱导 FGF-23 水平升高，后者引起低磷血症。PTH 可能正常，也可能略低。选项 B 的实验室结果与肺部恶性疾病一致。

尿路感染的年轻女性，尿检见信封样结晶（草酸钙），提示原发性甲状旁腺功能亢进，导致 PTH 升高、高钙血症和低磷血症。FGF-23 水平在原发性甲状旁腺功能亢进中正常或升高。选项 A 的实验室结果与原发性甲状腺功能亢进一致。

该家庭主妇的临床表现（选项 5）提示为 3 ～ 4 期慢性肾脏病（CKD），可能与镇痛药物有关。低钙血症、高磷血症、甲状旁腺功能亢进和 FGF-23 水平升高与肾功能下降有关。选项 E 中显示的值符合 CKD。

病例　患者女性，67 岁，消瘦，患有结肠癌和结肠造口术，因口服食物量少、虚弱、头晕和体重减轻而入院。她正在接受化疗。肿瘤科医师开始给予她每天 2000kcal 肠外营养。血清化学正常，包括 Ca^{2+}、Mg^{2+}、磷酸盐。2d 后，患者主诉身体越来越虚弱。重复检查实验结果显示 K^+ 3.1mmol/L，Ca^{2+} 1.95mmol/L，Mg^{2+} 0.8mmol/L，磷酸盐 0.35mmol/L。

问题：以下哪一项描述最适合上述实验室结果异常？

A. 代谢性酸中毒　　　　B. 呼吸性碱中毒　　　　C. 再喂养综合征

D. 化疗　　　　　　　　E. 以上都不是

答案是选项 C。再喂养综合征（RFS）常发生于营养不良者经口服、肠内或肠外补充营养时。RFS 引起的电解质异常中，低磷血症是最常见的一种。除了低磷血症，其他电解质异常，如低钾血症和低镁血症也发生由于摄入高葡萄糖以后。与补充营养一起补充 K^+、Mg^{2+}、磷，则可预防 RFS。其他选项不能充分描述患者的临床情况。

（徐　婷　译，张向阳　校）

参考文献

[1] Taylor BE, Huey WY, Buchman TG, et al. Treatment of hypophosphatemia using a protocol based on patient weight and serum phosphorus level in a surgical intensive care unit (see comment). J Am Coll Surg. 2004;198:198–204.

[2] Amanjadeh J, Reilly RF Jr. Hypophosphatemia: an evidence-based approach to its clinical consequences and management. Nat Clin Pract Nephrol. 2006;2:136–48.

[3] Bacchetta I, Salusky I. Evaluation of hypophosphatemia:

lesions from patients with genetic disorders. Am J Kidney Dis. 2012;59:152–9.

[4] Brunelli SM, Goldfarb S. Hypophosphatemia: clinical consequences and management. J Am Soc Nephrol. 2007;18:1999–2003.

[5] Felsenfeld AJ, Levine BS. Approach to treatment of hypophosphatemia. Am J Kidney Dis. 2012;60:655–61.

[6] Geerse DA, Bindels AJ, Kuiper MA, et al. Treatment of hypophosphatemia in the intensive care unit: a review. Crit Care. 2010;14:R147.

[7] Hruska KA, Levi M, Slatopolsky E. Disorders of phosphorus, calcium, and magnesium metabolism. In: Coffman TM, Falk RJ, Molitoris BA, et al., editors. Schrier's diseases of the kidney. 9th ed. Philadelphia: Lippincott Williams & Wilkins; 2013. p. 2116–81.

[8] Imel EA, Econs MJ. Approach to the hypophosphatemic patient. J Clin Endocrinol Metab. 2012;97:696–706.

[9] Liams G, Milionis HJ, Elisaf M. Medication-induced hypophosphatemia: a review. Q J Med. 2010;103:449–59.

[10] Smogorzewski MJ, Stubbs JR, Yu ASL. Disorders of calcium, magnesium, and phosphate balance. In: Skorecki K, et al., editors. Brenner and Rector's the kidney. 10th ed. Philadelphia: Elsevier; 2016. p. 601–35.

[11] Subramanian R, Khardori R. Severe hypophosphatemia. Pathophysiologic implications, clinical presentations, and treatment. Medicine. 2000;79:1–8.

[12] Tennenhouse HS, Murer H. Disorders of renal tubular phosphate transport. J Am Soc Nephrol. 2003;14:240–7.

第 22 章　磷代谢紊乱：高磷血症
Disorders of Phosphate: Hyperphosphatemia

高磷血症定义为血清无机磷（Pi）> 1.45mmol/L。血清 [Pi] 的假性增高称之为假性高磷酸盐血症（pseudohyperphosphatemia）。这种情况相当罕见，见于高球蛋白血症、高甘油三酯血症和高胆红素血症。这种检测结果假性增高的原因是蛋白质或和甘油三酯对磷的比色测定造成干扰。真性高磷血症的原因主要有 3 种：①磷酸盐从细胞内液（intracellular fluid，ICF）转移到细胞外液（extracellular fluid，ECF）；②肾脏排泄磷酸盐减少；③药物（表 22-1）。在临床工作中，急性和慢性肾脏病可能是导致高磷血症的最重要原因。

表 22-1　导致高磷血症的主要原因

原　因	机　制
磷转移到细胞外液	
内源性	
溶血	从溶血的红细胞中释放出来
横纹肌溶解	肌肉细胞释放
肿瘤溶解综合征	化疗或细胞更新而从肿瘤细胞中释放
高分解代谢状态	从细胞中释放出来
外源性	
口服摄入或通过静脉途径	住院患者服用磷酸钠进行肠道准备，或静脉应用磷酸钠或磷酸钾
含磷酸盐的灌肠剂	从灌肠剂中吸收磷酸盐（快速灌肠剂）
呼吸性酸中毒	从细胞中释放
乳酸酸中毒	糖酵解过程中利用磷酸盐，导致其消耗并随后从细胞中释放
糖尿病酮症酸中毒	由于胰岛素缺乏和代谢性酸中毒，磷酸盐从细胞内液转移到细胞外液
肾脏排泄减少	
慢性肾脏病 4 期和 5 期	肾脏无法排出磷酸盐
急性肾损伤	在横纹肌溶解过程中，无法排出磷酸盐，以及从肌肉中释放
甲状旁腺功能减退	增加肾脏对磷酸盐的重吸收
假性甲状旁腺功能减退	肾脏和骨骼对甲状旁腺激素作用的抵抗

（续 表）

原 因	机 制
家族性肿瘤性钙质沉着症	GALNT3、FGF-23 和 Klotho 的基因突变
药 物	
维生素 D 过量	增加胃肠道（GI）对磷酸盐的吸收
双膦酸盐	减少磷酸盐排泄；向细胞外转移
生长激素	增加近端小管的重吸收
两性霉素 B 脂质体	含有磷脂酰胆碱和磷脂酰丝氨酸
磷酸钠（口服）	胃肠道吸收磷酸盐

GALNT.N- 乙酰氨基半乳糖转移酶；FGF. 成纤维细胞生长因子；Klotho. 克老素

一、高磷血症的一些特殊原因

（一）急性肾损伤

急性肾损伤（AKI）患者，血磷水平一般在 1.61 ～ 3.22mmol/L。然而，当 AKI 的病因为横纹肌溶解症、肿瘤溶解综合征、溶血或严重烧伤时，血磷水平可能高达 6.44mmol/L。AKI 中高磷血症的发生机制包括：① 1, 25（OH）$_2$D$_3$ 的产生减少；②骨骼对甲状旁腺激素（parathyroid hormone，PTH）作用的抵抗；③在软组织中以磷酸钙的形式转移性沉积（metastatic deposition）。

（二）慢性肾脏病

在慢性肾脏病（chronic kidney disease，CKD）的早期阶段 [肾小球滤过率（glomerular filtration rate，GFR）30 ～ 60ml/min]，通过存活肾单位逐渐增加对磷酸盐的排泄来维持磷酸盐稳态。结果，FE$_{PO_4}$ 增加至＞ 35%（正常 5% ～ 7%）。

磷酸盐排泄增加，是由于成纤维细胞生长因子（fibroblast growth factor，FGF）-23 水平升高，随后抑制 1, 25（OH）$_2$D$_3$ 的产生。1, 25（OH）$_2$D$_3$ 产生减少，刺激 PTH 分泌，引起继发性甲状旁腺功能亢进。FGF-23 和 PTH 均抑制近端小管中磷酸盐的重吸收，增强其尿排泄。因此，FE$_{PO_4}$ 增加＞ 35% 以维持正常的血清磷酸盐水平，代价是 FGF-23 和 PTH 的水平升高。

在 CKD 4 期和 5 期中，GFR ＜ 30ml/min。在此阶段，由于磷酸盐排泄减少、磷酸盐从骨中释放，而导致高磷血症。同时，随着 CKD 的发展，克老素（Klotho）缺乏。这种 Klotho 表达缺陷导致 FGF-23 分泌增加，从而降低 1, 25（OH）$_2$D$_3$。活性维生素 D 的减少会刺激 PTH 分泌。增加的 PTH 诱导产生更多的 FGF-23，从而进一步降低 1, 25（OH）$_2$D$_3$ 水平。Klotho 缺乏导致 FGF-23 对磷酸盐排泄作用的抵抗，因为 Klotho 是 FGF-23 的辅因子。

Klotho 缺乏并对 FGF-23 作用的抵抗、磷酸盐排泄减少，两者之间的循环导致了 CKD 4 期和 5 期的高磷血症。

Klotho 缺乏也可通过 FGF-23 引起继发性甲状旁腺功能亢进。在正常者中，Klotho 不仅在肾脏中表达，而且在甲状旁腺中也有表达。在 CKD 4 期和 5 期中，甲状旁腺中缺乏 Klotho。Klotho 缺乏导致对 FGF-23 作用抵抗，并且使 PTH 不受抑制，引起继发性甲状旁腺功能亢进。因此，可以通过降低 1, 25（OH）$_2$D$_3$ 水平、使 PTH 不受 FGF-23 抑制，从而发生继发性甲状旁腺功能亢进。此外，Klotho 具有独立的磷酸盐效应，但因 Klotho 自身水平降低，其功能丧失，导致 CKD 中的高磷血症。图 22-1 总结了 CKD 4 和 5 期患者中高磷血症和继发性甲状旁腺功能亢进的致病机制。

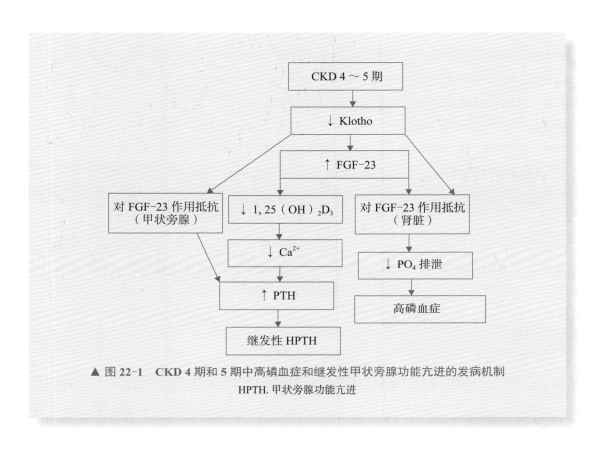

▲ 图 22-1　CKD 4 期和 5 期中高磷血症和继发性甲状旁腺功能亢进的发病机制
HPTH. 甲状旁腺功能亢进

（三）应用磷酸钠和高磷血症

口服磷酸钠（oral sodium phosphate，OSP）溶液是结肠镜检查前肠道准备中最常用的制剂。先予以 45ml 口服，间隔 9～12h 再给予第 2 剂。90ml 口服溶液含有磷酸二氢钠 43.2g 和磷酸一氢钠 16.2g。由于磷酸盐含量高，高磷血症是早期观察到的电解质异常。已有报道严重高磷血症会导致死亡。

高磷血症会导致低钙血症。由于摄入过多水分，低钠血症也是常见的电解质异常，特别是服用噻嗪类利尿药、抗抑郁药或血管紧张素转化酶抑制药的老年女性。由于胃肠道和肾脏中的 K$^+$ 损失，也可以观察到低钾血症。某些患者可发现高钠血症，这是因为 OSP 溶液中 Na$^+$ 含量高。

1%～4% 的患者可发展成为急性磷酸盐肾病，肾功能正常或接近正常。除了电解质异常外，服用 OSP 后也可发生 AKI。

（四）家族性肿瘤样钙质沉着症

- 家族性肿瘤样钙质沉着症（familial tumor calcinosis，FTC）是一种罕见的常染色体隐性遗传疾病。
- 已有报道，在非洲和地中海地区的家庭中发现这种疾病。
- 高磷血症与近端肾小管对磷酸盐的重吸收增加有关。
- 该疾病是由 3 种基因的失能性突变引起：
  - GALNT3（N-acetyl galactosamine transferase 3，N- 乙酰基氨基半乳糖转移酶 3），引起 FGF-23 异常糖基化。
  - FGF-23，一种抑制 FGF-23 分泌的基因的错义突变。
  - Klotho，导致对 FGF-23 作用的抵抗。
- 临床上，患者的臀部、肘部或肩部有磷酸钙晶体沉积。
- 血清 Ca^{2+}、PTH 和碱性磷酸酶水平正常，但 1, 25（OH）$_2D_3$ 水平略有升高。
- 治疗包括低磷饮食、磷酸盐结合剂和乙酰唑胺。偶尔可能需要手术。

二、临床表现

临床表现与高磷血症诱导的低钙血症（感觉异常，手足抽搐）有关。对于 CKD 5 期患者和透析患者，高磷血症很常见，血管和肌肉系统中会出现磷酸钙沉淀。在皮肤出现沉积也很常见。高磷血症是 CKD 4 期、5 期全因或心血管死亡的独立危险因素（见问题 1）。

三、诊断

步骤 1　根据病史和体格检查结果，获得完整的代谢信息，血红蛋白和铁指数。获得 PTH 和 1, 25（OH）$_2D_3$ 水平。

步骤 2　排除假性高磷血症，确认为真性高磷血症。

步骤 3　确认高磷血症的严重程度和发病时间。

步骤 4　检查血尿素氮（blood urea nitrogen，BUN）和肌酐。如果正常，寻找急性磷酸盐负荷的原因（外源性或内源性）和促进肾脏重吸收磷酸盐的原因。如果 BUN 和肌酐升高，则需鉴别 AKI 和 CKD。

四、治疗

高磷血症是心血管疾病发病和死亡的危险因素，血管钙化和继发性甲状旁腺功能亢进的危险因素。因此，控制高磷血症非常重要。治疗策略包括控制膳食摄入磷酸盐，磷酸盐结合剂和透析。

（一）饮食

CKD 4 期和 5 期或透析患者，治疗高磷血症的最佳方法是限制饮食蛋白质和避免含磷食物。需要营养师进行咨询，以便配制适当的饮食以防发生营养不良。在制定 CKD 患者的饮食计划时，应尽量减少含有磷酸盐的加工食品（processed foods）和饮料。然而，由于适口性低，患者依从性差。因此，需要用肠内磷酸盐结合剂来控制高磷血症。

（二）磷酸盐结合剂

表 22-2 列出了当前可用的磷酸盐结合剂及其分类。

• 历史上，氢氧化铝用作磷酸盐结合剂。然而，它在很多患者中引起了无力性骨病伴骨痛和骨折、小红细胞性贫血和痴呆。因此，已经不再使用氢氧化铝来治疗。

• 随后，出现了含钙的结合剂，例如碳酸钙（Caltrate，Os-Cal）和醋酸钙（PhosLo）。虽然它们可以降低血清磷酸盐水平，但很明显它们会引起高钙血症和血管钙化。这些并发症促使肾脏科医师使用不含钙的结合剂，如盐酸司维拉姆。

表 22-2 磷酸盐结合剂

结合剂	商品名	规 格	起始剂量
含钙结合剂			
碳酸钙	Caltrate，Tums，Os-Cal，Calcichew	不定	500 ～ 2000mg/d
醋酸钙	PhosLo，Phoslyra	667mg 或 667mg/5ml	1 ～ 2 片或 5 ～ 10ml，进餐时服用
不含钙的结合剂			
盐酸司维拉姆	Renagel	400 ～ 800mg	400 或 800mg 片剂，进餐时服用 1 ～ 2 片
碳酸司维拉姆	Renvela	800mg 片剂或粉剂	进餐时服用 1 ～ 2 片
含其他金属的结合剂			
碳酸镧	Fosrenol	500、750、1000mg 咀嚼片或 750 或 100mg 粉剂	500mg 进餐时服用
氢氧化铝（非长期使用）	Amphogel 或其他名称	不定	30 ～ 50ml 两餐之间或进餐时服用
含铁结合剂			
羟基氧化蔗糖铁	Velphoro	500mg 咀嚼片	500mg 进餐时服用
枸橼酸铁	Aurychia	100mg 片剂	2 片，进餐时服用
新型结合剂			
考来替兰 [a]	BindRen	1000mg 片剂	1 片，进餐时服用

a. 在英国有售

• 盐酸司维拉姆（Sevelamer HCl，磷结合剂）已被证明其控制高磷血症的作用与含钙结合剂一样，但不会引起高钙血症。研究还表明，与含钙结合剂相比，司维拉姆减缓了冠状动脉血管钙化的进展。

此外，司维拉姆降低了透析患者的低密度脂蛋白（low-density lipoprotein，LDL）胆固醇水平，也有提高生存率的报道。然而，该制剂价格昂贵，且可以导致高氯性代谢性酸中毒。为了改善代谢性酸中毒，已经发展了下一代的司维拉姆化合物，即碳酸司维拉姆（Renvela）。结果表明，碳酸司维拉姆盐不仅具有盐酸司维拉姆的生理和生化作用特点，还可以使血清碳酸氢根离子水平增加约 2mmol/L。

• 另一种不含钙的磷酸盐结合剂是碳酸镧（Lanthanum carbonate，Fosrenol），它与磷酸盐以离子形式结合。与其他结合剂不同，碳酸镧结合磷的效能很强，这就可以降低患者的服用药物数量负担（pill burden），有助于改善患者的依从性。由于镧在元素周期表中属于铝族，因此对其长期安全性有一些担忧。然而，研究表明，透析患者应用该药物，随访 6 年没有发现不良反应。在一项研究中，镧剂治疗组高钙血症发生率为 0.4%，而钙剂治疗组的发生率为 20.2%。

• 近年来发展了 2 种铁结合剂，羟基氧化蔗糖铁（Sucroferric oxyhydroxide，商品名 Velphoro）和枸橼酸铁（Ferric citrate，商品名 Auryxia）。在降低磷酸盐水平方面，这两种药物似与司维拉姆一样有效。

表 22-3 高磷血症时常用一些磷酸盐（PO₄）结合剂及其对骨盐代谢紊乱相关生化参数的影响

结合剂	Ca²⁺	PO₄	PTH	LDL-C	血管钙化	说 明
碳酸钙	↑↑	↓↓	↓↓	↔	↑	高钙血症，↑血管并发症，费用低
醋酸钙	↑↑	↓↓	↓↓	↔	↑	高钙血症，血管并发症增多，费用低（1000～2000 美元 / 年）
盐酸司维拉姆	↔	↓	↓	↓	↓	代谢性酸中毒，更高的药物数量负担，腹痛腹胀，恶心呕吐，昂贵（4400～8800 美元 / 年）
碳酸司维拉姆	↔	↓	↓	↓	↓	代谢性酸中毒，更高的药物数量负担，腹痛和腹胀，恶心呕吐，昂贵（5500～11000 美元 / 年）
碳酸镧	↔	↓↓	↓	↔	↔	恶心呕吐，腹泻，便秘，高钙血症，长期安全（？），昂贵（7000～14000 美元 / 年）

↔. 无明显变化；↑. 轻度增加；↑↑. 中度增加；↓. 轻度下降；↓↓. 中度减少；PTH. 甲状旁腺激素；LDL-C. 低密度脂蛋白胆固醇

• 碳酸镁不如含钙结合剂有效，但由于担心腹泻和加重高镁血症，因此较少用于透析患者。但碳酸镁可以改善血管钙化。尽管有这种有益效果，但现阶段碳酸镁并不是首选药物。表 22-3 总结了在 CKD 5 期（血液透析）患者，高磷血症时常用的一些磷酸盐（PO₄）结合剂及其对骨盐代谢紊乱相关生化参数的影响。

（三）急性高磷血症

消除病因。根据需要使用磷酸盐结合剂。虽然不建议长期使用氢氧化铝，但在肾功能正常的住院患者中，可以有效控制中度高磷血症。有时，横纹肌溶解或肿瘤溶解综合征导致的高磷酸盐血症，需要血液透析。

（四）慢性高磷血症

• 主要见于 CKD 5 期和透析患者。

• 限制饮食摄入磷酸盐，非常重要。

• 建议限制摄入牛奶、奶制品、肉类、谷物和加工食品，但需要咨询营养师。

• 除了饮食限制外，几乎所有透析患者都需要使用磷酸盐结合剂。

• 应选择易用、花费低、能够提供的益处最大，且不良反应低的磷酸盐结合剂。很不幸，没有一种磷酸盐结合剂（表 22-2）能符合所有上述标准。

• 在含钙结合剂和不含钙的结合剂之间进行选择用药，难度很大。

• 盐酸司维拉姆或碳酸司维拉姆的优点是预防和改善血管钙化（表 22-2）。

• 镧剂的优点是减轻药物数量负担（3 ～ 4 片 / 天）。需要增加第二种药物时，该药是良好的选择。

• 西那卡塞（Cinacalcet），一种拟钙剂，在继发性甲状旁腺功能亢进的透析患者中，可降低的 Ca^{2+} 和磷的水平。

◆习题

问题 1：血清磷酸盐（PO_4）水平升高是 CKD 4 期和透析患者心血管发病率和死亡率的独立危险因素。下列关于高磷血症的叙述中，哪一项因素是错误的？

A. 高磷血症刺激 PTH 分泌的作用不依赖于 Ca^{2+} 水平

B. 通过转化生长因子 -α（transforming growth factor，TGF-α），高磷血症可促进甲状旁腺细胞增殖和的生长

C. 高磷血症可降低钙敏感受体（calcium-sensing receptor，CaSR）的表达，并降低甲状旁腺对离子钙变化的反应能力

D. 通过抑制 1α- 羟化酶活性，高磷血症间接增加 PTH，从而减少活性维生素 D_3 的产生

E. 没有高钙血症的情况下，仅仅高磷血症不足以引起血管钙化

答案是选项 E。研究表明，高磷血症可直接或间接刺激 PTH 分泌。限制 PO_4 饮食的 CKD 动物模型中证实，PO_4 本身就可以调节 PTH 的分泌。在这些研究中，低 PO_4 饮食降低了 PTH 分泌，而与血清 Ca^{2+} 和血清 1, 25（OH）$_2D_3$ 水平无关。这些结果也同样见于 CKD 患者。看似通过磷脂酶 A_2 激活的信号转导机制，在分泌、基因表达和细胞增殖水平，甲状旁腺可以对血清 PO_4 水平变化有所反应。还表明通过 TGF-α 和表皮生长因子，高磷酸血症可以促进甲状旁腺细胞增殖和生长。

已证明高磷血症可以降低钙敏感受体（CaSR）的表达，从而降低甲状旁腺对离子钙水平变化的反应能力。限制饮食中 PO_4 的摄入，可以使受体表达和敏感性得到恢复。

高磷血症通过抑制肾脏中的 1α- 羟化酶、进而降低 $25（OH）_2$ 至 $1,25（OH）_2D_3$ 的转化率而降低 Ca^{2+}，从而间接刺激 PTH 分泌。此外，一些研究表明，仅仅高磷酸盐血症本身就可以导致 CKD 患者的血管钙化，而不需要其与高钙血症和维生素 D 联合作用。因此，选项 E 说法是错误的。

问题 2：关于 PO_4 结合剂和血管钙化，下列哪一项陈述是错误的？

A. RIND（Renagel in new dialysis study，新接受透析患者中的盐酸司维拉姆磷结合剂的作用）研究结果显示，在血液透析患者中，使用含钙结合剂者的冠状动脉钙化（coronary artery calcification，CAC）评分的绝对中位数增加，比使用盐酸司维拉姆者高 11 倍

B. 治疗达标研究（treat-to-goal，TTG）的研究结果，在血液透析患者中，使用含钙结合剂者与使用司维拉姆者，可以使 iPTH 低于 $150 \sim 300pg/ml$ 的目标范围

C. CARE-2（Calcium Acetate Renagel Evaluation 2，醋酸钙 - 盐酸司维拉姆评估 2）的研究结论是，对于血液透析患者的 CAC 评分，司维拉姆的效果不劣于醋酸钙

D. 磷酸盐结合剂对 BRiC（bone remodeling and coronary calcification，骨重构和冠状动脉钙化评分）的影响，显示醋酸钙和司维拉姆治疗的血液透析患者中，CAC 评分无显著差异

E. 透析前患者使用碳酸钙或司维拉姆治疗，对 CAC 评分没有有益影响

答案是选项 E。有几项研究评估了钙基和非钙基磷结合剂对血管钙化的影响，其中 6 项的研究对象是血液透析患者，1 项的研究对象为透析前患者。表 22-4 总结了这些研究的结果。

表 22-4　钙基和非钙基结合剂对血管钙化的影响

研究 （参考文献）	研究对象	研究持续时间（月）	随机分组例数	结　果
TTG（Chertow 等[1]）	血液透析患者	12	101Ca/99S	Ca 比 S：CAC 和主动脉钙化增加
Braun 等[2]	血液透析患者	12	$59CaCO_3/55S$	Ca 比 S：CAC 增加
RIND（Block 等[3]）	血液透析患者	18	75Ca/73S	Ca 比 S：CAC 迅速严重增加
Russo 等[4]	透析前（既往未用结合剂治疗患者）	24	30 低磷饮食；30 低磷饮食 +Ca；30 低磷饮食 +S	CAC 进展最大的是低磷饮食，随后是 Ca，再次是 S
BRiC（Barreto 等[5]）	血液透析患者	12	49Ca/52S	Ca 比 S：CAC 没有差异
CARE-2（Quniby 等[6]）	血液透析患者	12	103Ca+ 阿托伐他汀 /100S+ 阿托伐他汀	Ca 比 S：CAC 没有差异
Takei 等[7]	血液透析患者	6	$20CaCO_3/22S$	Ca 比 S：Ca 组进展更大

CAC. 冠状动脉钙化；Ca. 碳酸钙或醋酸钙；S. 司维拉姆

问题 3：关于磷酸盐（PO$_4$）结合剂和死亡率，下列哪一项陈述是错误的？

A. 一项前瞻性研究显示，在血液透析患者中，与非钙基结合剂治疗相比，Ca^{2+} 基结合剂治疗者的死亡率更高

B. 一项回顾性研究报道，在血液透析患者中，与使用钙基结合剂治疗相比，使用司维拉姆治疗者的生存率有所提高

C. 在血液透析患者中，非钙基结合剂治疗可以增加 PO$_4$ 和 Ca^{2+} 两者水平，并改善存活率

D. 在血液透析患者中，非钙基结合剂降低 PO$_4$ 和 Ca×PO$_4$ 乘积，对患者血 Ca^{2+} 没有任何影响，并且可以提高存活率

E. DCOR（Dialysis Clinical Outcomes Revisited，血液透析临床结果回访）试验显示，在血液透析患者中，钙基结合剂与非钙基结合剂的全因死亡率没有差异

答案是选项 C。一些研究是分析血液透析患者 PO$_4$ 结合剂和死亡率的问题，正如 Molony 和 Stephens 所综述的那样。例如，RIND 研究显示，在 4 年期间，钙基结合剂治疗患者的全因死亡率高于司维拉姆治疗患者。回顾性 VA 研究还显示，在长达 2 年期间，司维拉姆相对于碳酸钙有改善存活率的优势。相比之下，DCOR 研究显示，长达 2 年期间，与醋酸钙相比，司维拉姆的总体死亡率没有优势。但是，接受司维拉姆治疗的 65 岁以上患者，其死亡率降低了 20%。此外，多个研究中，司维拉姆组的全因住院率和住院天数都降低了很多。总体而言，这些研究证明了司维拉姆治疗的生存优势。

许多研究人员的经验是，司维拉姆降低了 PO$_4$ 的效果与含钙结合剂相似，并不增加血清钙离子浓度。因此，选项 C 是错误的。

病例 1 女性，68 岁，糖尿病患者，因左耳毛霉菌病入院。她开始服用高剂量的两性霉素 B 脂质体（Liposomal amphotericin，L-AMP）。1 周后，血清磷从 1.35mmol/L 增加到 3.48mmol/L，复查磷为 3.61mmol/L。患者肌酐、Ca^{2+}、尿酸和肌酸激酶（creatine kinase，CK）均正常。

问题：以下哪一项最可能是导致患者高磷血症的病因？

A. 横纹肌溶解　　　　B. 呼吸性碱中毒　　　　C. 两性霉素 B 脂质体
D. 肿瘤钙质沉着症　　　　E. 以上都不是

答案是选项 C。未接受磷酸盐替代治疗的患者，血清磷突然升高可能是实验室检测误差。该患者经过复检证实高磷血症。患者无症状，根据肌酐、Ca^{2+}、尿酸和 CK 水平正常，可以排除横纹肌溶解。动脉血气显示慢性呼吸性碱中毒，可以通过磷酸盐的细胞内外再分布而引起低磷血症。肿瘤性钙质沉着症是一种罕见的遗传性疾病，其特征在于高磷血症、1,25(OH)$_2$D$_3$ 水平升高、肾脏排泄磷酸盐减少。因此，选项 A，B，D 和 E 不正确。

两性霉素 B 脂质体（L-AMP）是一种抗真菌制剂，其中两性霉素 B 被单室脂质体的磷脂双层包被。用特殊自动分析仪 Synchron LX20（Beckman Coulter）来检测应用 L-AMP 治

疗患者的磷酸盐，结果发现血清磷酸盐水平升高，Ca^{2+} 水平正常。该自动分析仪可以测量低 pH（< 1.0）时的磷酸盐水平。在该酸性 pH 条件下，脂质体的脂质双层中含有的有机磷酸盐被水解，产生"血清磷酸盐水平高"假性结果。因此，当用 LX20 系统进行检测时，高剂量的 L-AMP 将会导致假性高磷血症。其他自动分析仪测量的是高 pH 环境下的反应，不会产生假性高磷血症。但有作者认为，通过脂质体中的磷脂酰胆碱和磷脂酰丝氨酸中衍生的磷，L-AMP 可以增加血磷水平。因此，选项 C 是正确的。

病例 2 患者男性，56 岁，GFR 预计值（eGFR）为 16ml/min，每餐服用 1 片醋酸钙 667mg，发现血清 Ca^{2+} 浓度为 2.7mmol/L，磷酸盐水平为 2.32mmol/L。他说已经严格遵循医生和营养师的医嘱。复测 eGFR 为 16ml/min。

问题 1：请解释该患者的高磷血症的机制。

答：如前文 CKD 4 期和 5 期所述，高磷血症有几种机制：①由于 GFR 降低，减少了磷酸盐的排泄。② Klotho 表达减少。③肾脏对 FGF-23 的作用抵抗而导致 FGF-23 水平升高。④ PTH 水平升高。⑤降低 1, 25（OH）$_2$D$_3$ 的合成和其水平。

问题 2：为什么患者的血清 Ca^{2+} 水平升高？

答：无论是在透析前患者或透析患者中，应用醋酸钙治疗者中发生高钙血症的情况并不少见。这是钙基磷酸盐结合剂的不良反应之一。

问题 3：在患有 eGFR 为 30 ~ 60ml/min 的 CKD 患者中，是如何维持磷酸盐稳态的？

答：CKD 早期，FGF-23 是调节磷酸盐稳态的重要因子。血清磷酸盐的小幅上升即可刺激骨细胞中的 FGF-23 合成，FGF-23 水平增加。FGF-23 抑制肾脏对磷酸盐的重吸收。结果，尚存活的肾单位就会在尿液中排出大量磷酸盐。

FGF-23 还降低了 1, 25（OH）$_2$D$_3$ 的合成，导致低钙血症。低钙血症是 PTH 合成和分泌的刺激因素。高 PTH 水平还抑制肾脏对磷酸盐的重吸收，促进其经尿液排泄。因此，FGF-23 和 PTH 可以维持正常的磷酸盐稳态，直至 GFR 下降至 < 30ml / min。

问题 4：该患者的高磷血症应该如何治疗？

答：首先应停止使用醋酸钙。根据血清 HCO_3^- 浓度，应开始使用盐酸司维拉姆或碳酸司维拉姆。降低磷酸盐水平的同时也会升高 Ca^{2+}。如果患者服用维生素 D，应该停药。此外，如果血清 PTH 水平 > 600μg/ ml，西那卡塞降低 PTH、Ca^{2+} 和磷酸盐，但西那卡塞不建议用于 CKD 3 期和 4 期患者。该患者的 eGFR 为 16ml/min，接近于 CKD 5 期。

（陈心培 译，张向阳 校）

参考文献

[1] Chertow GM, Burke SK, Raggi P. Treat to goal working group. Sevelamer attenuates the progression of coronary and aortic calcification in hemodialysis patients. Kidney Int. 2002;62:245–52.

[2] Braun J, Asmus H-G, Holzer H, et al. Long term comparison of a calcium free phosphate binder and calcium carbonate-phosphorus metabolism and cardiovascular calcification. Clin Nephrol. 2004;62:104–15.

[3] Block GA, Spiegel DM, Ehrlich J, et al. Effects of sevelamer and calcium on coronary artery calcification in patients new to dialysis. Kidney Int. 2005;68:1815–24.

[4] Russo D, Miranda I, Ruocco C, et al. The progression of coronary artery calcification in predialysis patients on calcium calbonate or sevelamer. Kidney Int. 2007;72:1255–61.

[5] Barreto DV, Barreto Fde C, de Carvalho AB, Cuppari L, Draibe SA, Dalboni MA, et al. Phosphate binder impact on bone remodeling and coronary calcification–results from the BRiC study. Nephron Clin Pract. 2008;110:273–83.

[6] Qunibi W, Moustafa M, Muenz LR, et al. A 1-year randomized trial of calcium acetate versus sevelamer on progression of coronary artery calcification in hemodialysis patients with comparable lipid control: the calcium acetate renagel evaluation-2 (CARE-2) study. Am J Kidney Dis. 2008;51:952–65.

[7] Takei T, Otsubo S, Uchida K, Matsugami K, Mimuro T, Kabaya T, et al. Effects of sevelamer on the progression of vascular calcification in patients on chronic haemodialysis. Nephron Clin Pract. 2008;108:c278–83.

[8] Molony DA, Stephens BW. Derangements in phosphate metabolism in chronic kidney diseases/endstage renal disease: therapeutic considerations. Adv Chronic Kidney Dis. 2011;18:120–31.

[9] St Peter WL, Liu J, Weinhandl E, Fan Q. A comparison of sevelamer and calcium-based phosphate binders on mortality, hospitalization, and morbidity in hemodialysis: a secondary analysis of the dialysis clinical outcomes revisited (DCOR) randomized trial using claims data. Am J Kidney Dis. 2008;51:445–54.

[10] Hruska KA, Levi M, Slatopolsky E. Disorders of phosphorus, calcium, and magnesium metabolism. In: Coffman TM, Falk RJ, Molitoris BA, et al., editors. Schrier's diseases of the kidney. 9th ed. Philadelphia: Lippincott Williams & Wilkins; 2013. p. 2116–81.

[11] Komaba H, Lanske B. Vitamin D and Klotho in chronic kidney disease. In: Ureňa Torres PA, et al., editors. Vitamin D in chronic kidney disease. Switzerland: Springer; 2016. p. 179–94.

[12] Kuro-O M. Phosphate and KLOTHO. Kidney Int. 2011;79(suppl 121):S20–3.

[13] Razzaque MS. Bone-kidney axis in systemic phosphate turnover. Arch Biochem Biophys. 2014;561:154–8.

[14] Smogorzewski MJ, Stubbs JR, Yu ASL. Disorders of calcium, magnesium, and phosphate balance. In: Skorecki K, et al., editors. Brenner and Rector's the kidney. 10th ed. Philadelphia: Elsevier; 2016. p. 601–35.

[15] Tonelli M, Pannu N. Oral phosphate binders in patients with kidney failure. N Engl J Med. 2010;362:1312–24.

[16] Gutièrrez OM. Fibroblast growth factor 23, Klotho, and phosphorus metabolism in kidney disease. Turner N et al. Oxford textbook of clinical nephrology. 4 Oxford. Oxford University Press; 2016. 947–56.

第 23 章 镁代谢紊乱：生理学
Disorders of Magnesium: Physiology

镁离子（Mg^{2+}）是人体细胞内含量第二的阳离子，仅次于钾离子（K^+）。70kg 成年人体内，大约含 25g 镁。其中，约 67% 存在于骨骼中，约 20% 存在于肌肉中，约 12% 存在于其他组织，如肝脏。仅有 1% ～ 2% 存在于细胞外。在血浆中，Mg^{2+} 以游离（60%）和结合（40%）的形式存在。约 10% 与 HCO_3^-、乳酸、枸橼酸、磷酸结合，30% 与白蛋白结合。仅游离和非蛋白结合形式的 Mg^{2+} 可经肾小球滤过。

Mg^{2+} 在细胞代谢中起重要作用，参与多种酶的活化，如磷酸激酶、磷酸酶。Mg^{2+}-ATP 酶也参与 ATP 的水解，为数个离子泵供能。此外，Mg^{2+} 在蛋白合成和细胞容量调控中起重要作用。鉴于其在细胞生理中重要作用，Mg^{2+} 缺乏会对很多细胞功能产生不良影响。

一、镁离子稳态

每日通过饮食摄入的 Mg^{2+} 约 300mg（200 ～ 340mg）。然而 Mg^{2+} 血清浓度（简写为 $[Mg^{2+}]$）保持在 1.7 ～ 2.7mg/dl（0.7 ～ 1.13mmol/L）之间。与钙磷的稳态平衡类似，Mg^{2+} 平衡也是通过肠道、骨骼、肾脏的共同调节完成的。进入消化道的 Mg^{2+}，30% ～ 40% 经空肠、回肠吸收（图 23-1）。每日约 30mg 镁离子分泌至消化道。粪便排泄量，即每日摄入量 + 分泌量 - 吸收量，每日可达 200mg。肠道通过跨细胞和细胞旁通路吸收 Mg^{2+}。主动形式的 Mg^{2+} 转运是通过 TRPM6（transient receptor potential melastatin 6，瞬时受体电位 M6 型）通道，细胞旁途径伴随水和 Na^+ 吸收后通过紧密连接转运。活化的维生素 D_3（1, 25（OH）$_2D_3$）增加 Mg^{2+} 的肠道吸收，而富含钙磷的饮食可减少其吸收。

Mg^{2+} 稳态亦取决于细胞外池和骨骼之间的交换。骨骼表面的 Mg^{2+} 池参与细胞外 Mg^{2+} 稳态的调节。

肾脏根据 Mg^{2+} 浓度调节其排泄速率，故肾脏也参与 Mg^{2+} 稳态的调节。正常情况下，Mg^{2+} 排泄分数为 5%。Mg^{2+} 缺乏时，排泄分数可低至 0.5%。镁离子过量时或慢性肾脏病患者，排泄分数可高达 50%。

二、肾脏对 Mg^{2+} 的调节

游离状态和非蛋白结合的 Mg^{2+} 经肾小球滤过。约有 2000mg 的 Mg^{2+} 经肾小球滤过，仅 100mg 经尿液排泄，即 95% 的滤过 Mg^{2+} 被重吸收。近端小管重吸收约 20% 滤过的 Mg^{2+}。与同在近端小管重吸

收的 Na^+、K^+、Ca^{2+} 或磷酸盐相比，该重吸收量较低。Mg^{2+} 重吸收最主要部位是髓襻升支粗段皮质部。在该节段，40% ～ 70% Mg^{2+} 被重吸收。远曲小管重吸收 5% ～ 10% 的滤过 Mg^{2+}，集合管重吸收极少量 Mg^{2+}。在稳定情况下，尿中 Mg^{2+} 排泄量约为滤过负荷 5%。

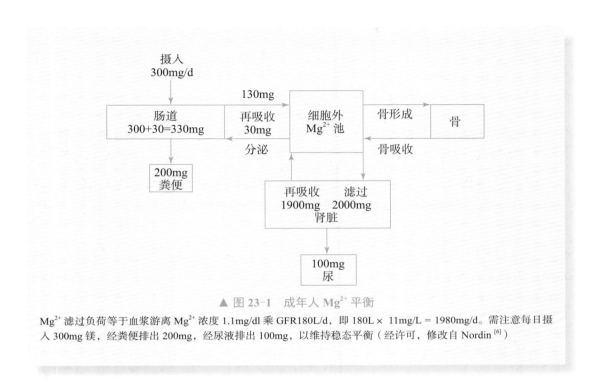

▲ 图 23-1 成年人 Mg^{2+} 平衡

Mg^{2+} 滤过负荷等于血浆游离 Mg^{2+} 浓度 1.1mg/dl 乘 GFR180L/d，即 180L × 11mg/L = 1980mg/d。需注意每日摄入 300mg 镁，经粪便排出 200mg，经尿液排出 100mg，以维持稳态平衡（经许可，修改自 Nordin[6]）

1. 近端小管

近端小管的 Mg^{2+} 转运是被动转运，是顺电化学梯度单向进行的。其转运取决于管腔液中 Mg^{2+} 的浓度。Mg^{2+} 重吸收与 Na^+ 重吸收同步进行，故受到细胞外液体容量的影响。

2. 髓襻升支粗段

Mg^{2+} 在皮质髓襻升支粗段（thick ascending limb of Henle's loop，TALH）既有主动转运亦有被动转运。被动转运取决于管腔内正向电位差，该正向电位差由 $Na^+/K^+/2Cl^-$ 联合转运蛋白活性及通过 ROMK 回漏入管腔的 K^+ 所致（图 23-2）。正向电位差促进 Mg^{2+} 细胞旁转运。襻利尿药可抑制 $Na^+/K^+/2Cl^-$ 联合转运蛋白，进而减少 Mg^{2+} 重吸收。容量扩张时也可观察到类似的 Mg^{2+} 重吸收量减少现象。

Mg^{2+} 细胞旁转运由紧密连接的密封蛋白家族（claudin family）蛋白介导。密封蛋白家族中，旁细胞蛋白（paracellin）-1 或密封蛋白（claudin）-16 是重要的蛋白。编码旁细胞蛋白的基因突变会导致低镁血症（见下文）。

亦有证据提示在皮质 TALH 中存在 Mg^{2+} 的主动转运。该机制的提出，是因为有人观察到，抗利尿激素及胰高血糖素可以在不改变电位差的情况下刺激 Mg^{2+} 转运。

通过基底外侧膜，Mg^{2+} 可逆电化学梯度主动转运出细胞。尽管该机制在上皮细胞中尚未得到研究，有报道指出在其他类型细胞中存在 Mg^{2+}-ATP 酶排出 Mg^{2+}。类似的，有研究报道在红细胞中存在 Na^+/Mg^{2+} 交换体（图 23-2）。

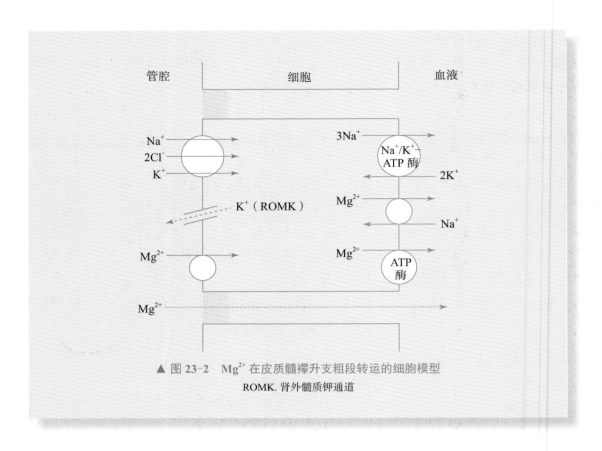

▲ 图 23-2　Mg^{2+} 在皮质髓襻升支粗段转运的细胞模型

ROMK. 肾外髓质钾通道

表 23-1　不同因素对瞬时受体电位 M6 型（TRPM6）通道活性和尿 Mg^{2+} 的影响

因　素	影　响	尿 Mg^{2+}
表皮生长因子	↑	↓
雌二醇	↑	↓
低镁血症	↑	↓
高镁血症	↓	↑
慢性代谢性酸中毒	↓	↑
代谢性碱中毒	↑	↓
环孢素	↓	↑
他克莫司	↓	↑
噻嗪类利尿药	↓	↑

↑. 增加；↓. 减少

3. 远曲小管

如前所述，远曲小管（distal convoluted tubule，DCT）重吸收 5% ～ 10% Mg^{2+}，转运以主动、跨细胞方式进行。Mg^{2+} 通过上皮 Mg^{2+} 通道从管腔转运到细胞，该通道称为瞬时受体电位 M6 型（TRPM6）。DCT 节段远端 Mg^{2+} 重吸收极少或没有 Mg^{2+} 重吸收，故 DCT 决定最终尿 Mg^{2+} 的排泄量。多个因素可以影响 TRMP6 表达和活性，最终影响尿 Mg^{2+} 的排泄量（表 23-1）。

三、影响髓襻升支粗段和远曲小管调控 Mg^{2+} 的因素

多个因素可以影响肾小管对 Mg^{2+} 重吸收，总结于表 23-2。容量扩张可降低近端小管对 Na^+ 和水的重吸收，进而减少 Mg^{2+} 重吸收。相反，容量不足可导致 Mg^{2+} 重吸收增加。高镁血症抑制 Mg^{2+} 重吸收，而低镁血症导致肾脏保留 Mg^{2+}。高钙血症可抑制近端小管和髓襻升支粗段（TALH）重吸收，显著增加 Mg^{2+} 排泄。低钙血症的作用相反。磷酸盐缺乏通过减少 TALH 和远曲小管（DCT）重吸收而增加 Mg^{2+} 排泄。急性酸中毒似可抑制 Mg^{2+} 在 TALH 重吸收而增加其排泄。慢性代谢性酸中毒抑制 DCT 中 TRPM6 表达和活性，增加 Mg^{2+} 排泄。另一方面，代谢性碱中毒通过增加 Mg^{2+} 在近端直小管和 DCT 的重吸收，减少尿 Mg^{2+} 排泄。cAMP 介导的激素，如甲状旁腺素和 ADH，增加 Mg^{2+} 在 TALH 和 DCT 重吸收，减少尿 Mg^{2+} 排泄。渗透性利尿药，如甘露醇和尿素，主要通过抑制 Mg^{2+} 在 TALH 的重吸收、一定程度上抑制 Mg^{2+} 在近端小管的重吸收，促进 Mg^{2+} 排泄。襻利尿药，如呋塞米，抑制 Mg^{2+} 在 TALH 重吸收，导致镁尿。噻嗪类利尿药（氢氯噻嗪）作用于 DCT 可能导致 Mg^{2+} 排泄轻度增加。

表 23-2　影响 Mg^{2+} 重吸收和排泄的因素

因　　素	TALH	DCT	尿液排泄
容量扩张	↓	↓	↑
容量减少	↑	↑	↑
高镁血症	↓	↓	↑
低镁血症	↑	↑	↓
高钙血症	↓	↓	↑
低钙血症	↑	↑	↓
低磷酸血症	↓	↓	↑
代谢性酸中毒	↓	↓	↑
代谢性碱中毒	↑	↑	↓
PTH	↑	↑	↓
ADH	↑	↑	↓
胰高血糖素	↑	↑	↓
渗透性利尿药	↓	↓	↑
襻利尿药	↓	NC	↑
噻嗪类利尿药	NC	↓	↑
阿米洛利	NC	↑	↓

↑. 增加；↓. 降低；NC. 无变化；DCT. 远曲小管；TALH. 髓襻升支粗段；PTH. 甲状旁腺激素；ADH. 抗利尿激素

（马士程　译，张向阳　校）

参考文献

[1] Alexander RT, Hoenderop JG, Bindels RJ. Molecular determinants of magnesium homeostasis: insights from human disease. J am Soc Nephrol. 2008;19:1451–8.

[2] Berndt TJ, Thompson JR, Kumar R. The regulation of calcium, magnesium, and phosphate excretion by the kidney. In: Skorecki K, et al., editors. Brenner & Rector's the kidney. 10th ed. Philadelphia: Elsevier; 2016. p. 185–203.

[3] Houillier P. Magnesium homeostasis. Turner N et al. Oxford textbook of clinical nephrology. 4th ed. Oxford. Oxford University Press; 2016. 243–248.

[4] Hruska KA, Levi M, Slatopolsky E. Disorders of phosphorus, calcium, and magnesium metabolism. In: Coffman TM, Falk RJ, Molitoris BA, et al., editors. Herausgeber. Schrier's diseases of the kidney. 9th ed. Philadelphia: Lippincott Williams & Wilkins; 2013. p. 2116–81.

[5] Schlingmann KP, Quamme GA, Konrad M. Mechanisms and disorders of magnesium metabolism. In: Alpern RJ, Moe OW, Caplan M, editors. Seldin and Giebisch's the kidney. Physiology and pathophysiology. 5th ed. San Diego: Academic Press (Elsevier); 2013. p. 2139–65.

[6] Nordin BEC, editor. Calcium, phosphate, and magnesium metabolism. Edinburgh: Churchill Livingstone; 1976.

第 24 章　镁代谢紊乱：低镁血症
Disorders of Magnesium: Hypomagnesemia

低镁血症是指血清 $[Mg^{2+}] < 0.70mmol/L$。门诊和住院患者发生低镁血症的患病率为 6% ～ 12%。低镁血症的发生率约为 65%。导致低镁血症的原因主要有 4 大类：① Mg^{2+} 摄入量减少；②肠道吸收减少；③经尿丢失增加；④药物影响（表 24-1）。此外，葡萄糖或肾上腺素可促使 Mg^{2+} 向细胞内转移。

表 24-1　低镁血症的病因

原　因	机　制
Mg^{2+} 摄入量减少	
蛋白质 - 热量营养不良	缺少 Mg^{2+} 摄入
饥饿	
长期静脉输液中无 Mg^{2+} 补充	
长期酗酒	可能的机制包括：①膳食摄入少；②酒精引起的肾丢失 Mg^{2+}；③腹泻；④饥饿酮症引起的肾丢失 Mg^{2+}
肠道吸收减少	
长期胃管负压吸引	从唾液和胃分泌物中取出
吸收不良（乳糜泻或脂肪泻）	肠道丢失
腹泻	粪便和尿中丢失
肠胆道瘘	大小便中丢失
过度使用通便药	腹泻导致从粪便中丢失
小肠切除	Mg^{2+} 吸收障碍
家族性低镁血症伴继发性低钙血症	肠 TRPM6 基因突变
经尿丢失增加	
◆髓襻升支粗段遗传性疾病	
家族性低镁血症伴高钙尿和肾钙质沉积症	紧密连接蛋白的 CLDN 16 基因 [密封蛋白（claudin）-16 或旁细胞蛋白（paracellin）-1] 突变
家族性低镁血症伴高钙尿症及肾结石伴眼部表现	紧密连接蛋白 CLDN19 基因（claudin-19）突变
Ca^{2+}/Mg^{2+} 敏感受体紊乱	髓襻升支粗段 / 远曲小管的 Ca^{2+}/Mg^{2+} 敏感受体的失活突变

（续　表）

原　因	机　制
巴特（Batter）综合征	$Na^+/K^+/2Cl^-$、ROMK、CIC-Ka/Kb-Barttin 的突变
◆远曲小管遗传性疾病	
家族性低镁血症伴继发性低钙血症	TRPM6 基因突变
孤立性隐性低镁血症伴正常钙化尿	表皮生长因子（epidermal growth factor，EGF）基因突变
孤立性显性低镁血症伴低钙尿	编码 Na^+/K^+-ATP 酶的 γ- 亚单位 FXYD2 基因突变
◆非药物性获得性因素	
容量增加	随着 Na^+、水和 Mg^{2+} 排出量的增加，肾小球滤过率增加
高钙血症	
糖尿病酮症酸中毒	Mg^{2+} 排出量增加
高醛固酮血症	
药物因素	
◆利尿药	
渗透性利尿药、襻利尿药、噻嗪类利尿药	肾排泄 Mg^{2+} 增多，噻嗪类抑制 TRPM6
◆抗生素	
氨基糖苷类抗生素	激活 CaSR 受体，肾排泄 Mg^{2+} 增多
两性霉素 B	肾排泄 Mg^{2+} 增多（分子机制未明）
喷他脒	Mg^{2+} 在 DCT 中再吸收减少
膦甲酸	Mg^{2+} 和 Ca^{2+} 的复合物 ?Fanconi 综合征
◆抗肿瘤药	
顺铂	肾排泄 Mg^{2+} 增多
EGF 受体拮抗药（西妥昔单抗）	抑制 TRPM6 激活
质子泵抑制药	可能的机制包括：①胃酸缺乏引起肠道吸收减少；②肠道分泌增多，经粪便丢失；③通过抑制 H^+/K^+-ATP 酶，降低肠道 TRPM6 活性；④通过细胞旁通路的转运降低
◆免疫抑制药	
环孢素和他克莫司	细胞转移
西罗莫司	肾排泄 Mg^{2+}，通过抑制 H^+/K^+-ATP 酶，降低肠道 TRPM6 活性
其　他	
甲状腺功能亢进	向细胞内转移
骨饥饿综合征	甲状旁腺切除术后骨吸收 Mg^{2+}
新生儿低镁血症	妊娠糖尿病导致肾衰竭，孕妇使用粪便软化剂，或孕妇吸收不良 / 甲状旁腺功能亢进

一、低镁血症的一些特殊病因

（一）家族性低镁血症伴高钙尿和肾钙质沉积症

• 家族性低镁血症伴高钙尿和肾钙质沉积症（familial hypomagnesemia with hypercalciuria and nephrocalcinosis，FHHNC）是常染色体隐性遗传病。

• 病因为紧密连接中编码密封蛋白（claudin）-16 或旁细胞蛋白（paracellin）-1）的 CLAN16 基因的失能突变。

• 临床表现为低镁血症、肾脏排泄 Mg^{2+} 和 Ca^{2+} 增多、肾钙质沉积症、肾衰竭（30%）。

• 常见多饮、多尿症和尿道感染。

• 治疗包括口服枸橼酸盐、噻嗪类利尿药和肠内补充 Mg^{2+} 盐。

（二）家族性低镁血症伴高钙尿及肾钙质沉积症伴眼部表现

• 这些患者中的一部分还表现出眼部异常，如近视、脉络膜视网膜炎、眼球震颤和听力障碍。这类患者是因为编码密封蛋白（claudin）-19 蛋白的基因 CLAN19 发生了突变。

• 治疗方法类似于 FHHNC。

（三）家族性低镁血症伴继发性低钙血症

• 常染色体显性遗传病。

• 病因为远曲小管和肠道中由编码 Mg^{2+} 通道的 TRPM6 基因突变。

• 患者在出生后的最初几个月，出现严重的低镁血症和全身性癫痫发作。低钙血症也很明显。

• 治疗方法，癫痫发作时静脉输注 Mg^{2+}，随后终身口服补充治疗。

（四）孤立性显性低镁血症伴低钙尿

• 常染色体显性遗传病。

• 由于远曲小管编码 Na^+/K^+-ATP 酶 γ- 亚单位的 FXYD2 基因突变引起。

• Na^+/K^+-ATP 酶功能障碍导致细胞内 Na^+ 积累，抑制 Mg^{2+} 转运，导致低镁血症。

• 临床表现包括全身性癫痫发作、伴有严重低镁血症的智力障碍和低尿钙。

• 低尿钙与吉特尔曼（Gitelman）综合征相似，但本病没有低钾血症和代谢性碱中毒。

• 发生于婴儿和成人。

（五）孤立隐性低镁血症伴正常尿钙

• 孤立隐性低镁血症（isolated recessive hypomagnesemia，IRH）伴正常尿钙是一种罕见的疾病，其特征是儿童时期癫痫发作和精神运动迟缓，成年时期智力发育迟缓。

• 由编码前表皮生长因子（pro-epidermal growth factor，pro-EGF）的 EGF 基因突变引起。pro-EGF 在肾脏中被蛋白酶裂解成 EGF。在正常的远曲小管，EGF 结合受体激活 TRPM6 通道，增加 Mg^{2+}

的再吸收。

- 前 EGF 基因突变阻止了 EGF 的完整合成，导致 TRPM6 活性降低，Mg^{2+} 再吸收降低。
- 仅有低镁血症。Ca^{2+} 排泄正常。

（六）巴特综合征和吉特曼综合征

参见第 3 章和第 15 章。一些遗传性低镁血症的临床和生化特征见表 24-2 所示。

（七）低镁血症诱导的低钙血症

- 在低镁血症患者中常见。
- 低镁血症抑制甲状旁腺素（PTH）的释放，也导致骨骼对 PTH 的作用产生抵抗。
- 在低镁血症 - 低钙血症患者中，只有充分补充 Mg^{2+} 才能纠正低钙血症。

表 24-2　遗传性低镁血症的临床及生化特征

疾　病	发　病	血清 Mg^{2+}	血清 Ca^{2+}	血清 K^+	尿 Mg^{2+}	尿 Ca^{2+}	血 pH	肾钙质沉着症	肾结石	临床特征
家族性低镁血症伴高钙尿和肾钙质沉着症	成人 / 儿童	↓	N	N	↑↑	↑↑	N	是	是	多尿症、肾衰竭
家族性低镁血症伴继发性低钙血症	婴儿	↓↓	↓	N	↑	N	N	否	否	手足抽搐、癫痫
孤立性低镁血症伴继发性低钙血症	儿童	↓	N	N	↑	↓	N	否	否	癫痫，软骨钙质沉着病
孤立性隐性低镁血症伴正常钙尿	儿童	↓	N	N	↑	N	N	否	否	手足抽搐、癫痫发作
吉特尔曼综合征	不定	↓	N	↓↓	↑	↓↓	↑	否	否	乏力，软骨钙质沉着病，低钠血症
经典巴特综合征	婴儿	↓	N	↓↓	↑ /N	↑ / ↓ /N	↑	罕见	否	乏力

↑. 增多；↓. 降低；N. 正常

（八）低镁血症诱发的低钾血症

- 低钾血症在低镁血症患者中很常见。
- 在低镁饮食的人群中，常出现了尿钾增多和低钾血症。
- Mg^{2+} 缺乏致低钾血症的机制尚不清楚。已有研究表明，Mg^{2+} 对骨骼肌 Na^+/K^+-ATP 酶具有抑制作用，导致细胞内 K^+ 外流，尿钾增多。
- 目前提出的机制是细胞内 Mg^{2+} 浓度的变化，影响远曲小管中的 K^+ 通过肾外髓质钾（renal outer medullary potassium，ROMK）通道分泌。在细胞内 Mg^{2+} 的生理性浓度（如 1mmol/L）下，K^+ 通过

ROMK 进入量多于其排出量，因为细胞内 Mg^{2+} 与 ROMK 结合，阻断了 K^+ 的排出。看来 Mg^{2+} 缺乏能降低细胞内 Mg^{2+} 浓度，减少了细胞内的结合，促进 K^+ 分泌，引起低钾血症。

- 除非治疗低镁血症，否则低钾血症难以纠正。

二、临床表现

低镁血症的临床表现见表 24-3。这些表现往往难以与低钙血症相鉴别。主要是由于低镁血症既可以引起低钙血症，也可以引起低钾血症。临床表现大部分与神经肌肉系统和心血管系统有关。

表 24-3　低镁血症的临床表现

表　现	症　状
低钙击面征（Chvostek 征）	恶心
低钙束臂征（Trousseau 征）	呕吐
震颤	淡漠
肌束震颤	乏力
反射亢进	食欲缺乏
癫痫	智力障碍
抑郁	
精神错乱	
长 Q-T 间期	
心律失常	
心肌收缩力减低	
高血压	
猝死	

三、诊断

1. 第 1 步

(1) 病史：低镁血症最常见的 2 种原因是经胃肠道和肾脏丢失。因此，应询问有无腹泻或吸收不良，或是否应用导致肾 Mg^{2+} 丢失的药物（图 24-1）。

(2) 对于儿童来说，家族史非常重要。

2. 第 2 步

体格检查很重要，引出或诱发低镁血症的体征和症状。

3. 第 3 步

(1) 获得相关的实验室检查结果，包括 Ca^{2+}、磷酸盐和白蛋白。

(2) 如果病因不明显，则检测 24h 尿 Mg^{2+} 和肌酐。如果不能 24h 收集尿液，计算随机尿标本的 FE_{Mg}。

(3) 如果 $FE_{Mg} < 5\%$，考虑经胃肠道丢失或细胞内摄取增加。

(4) 如果 FE_{Mg} 是 $> 5\%$，考虑经肾丢失。

(5) 即使身体的 Mg^{2+} 总量减少，血清 $[Mg^{2+}]$ 也可能是正常的。在这种情况下，一些医师建议进行 Mg^{2+} 负荷试验来估计体内是否缺镁（在 5% 葡萄糖中加入 2.4mg/kg 的 Mg^{2+}，持续 4h，尿镁排泄 $< 70\%$ 的表明体内 Mg^{2+} 缺乏）。但因为假阳性高（腹泻、吸收不良）和假阴性（经肾 Mg^{2+} 丢失），不推荐常规进行该负荷试验。下述流程图可以帮助评估低镁血症（图 24-1）。

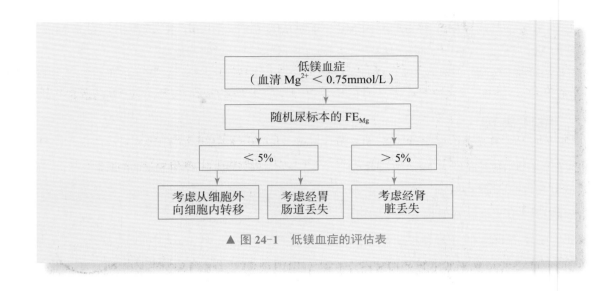

▲ 图 24-1　低镁血症的评估表

四、治疗

低镁血症的治疗取决于症状的严重程度。症状通常出现于血清 $[Mg^{2+}]$ ＜ 0.42mmol/L 时。由于低钙、低钾与低镁血症并存，临床上常难以区分与低镁血症相关的临床表现。因此，建议先治疗低镁血症，再治疗其他电解质异常。在某些患者中，补镁同时要同时补充葡萄糖酸钙和氯化钾，以纠正补镁后的低钾血症和低钙血症。多种镁盐可用于口服治疗，只有硫酸镁制剂可供肠外途径使用（表 24-4）。

表 24-4　治疗低镁血症可用镁盐

化合物	分子量[a]	元素镁（%）[a]
口服		
六水氯化镁（$MgCl_2 \cdot 6H_2O$）	203	12
氧化镁（MgO）	40	60
氢氧化镁 [Mg（OH）$_2$]	58	42
碳酸镁（$MgCO_3$）	84	29
四水醋酸镁 [Mg（$C_2H_3O_2$）$_2 \cdot 4H_2O$]	214	11
葡萄糖酸镁（$MgCl_2H_{22}O_{14}$）	415	17
枸橼酸镁（$MgC_6H_6O_7$）	214	11
乳酸镁（$MgC_6H_{10}O_6$）	202	10
肠外		
七水硫酸镁（$MgSO_4 \cdot 7H_2O$）[b]	247	10

硫酸镁也可以制成粉剂；a. 四舍五入；b. 2ml 的 50% 硫酸镁溶液中含量为 8Eq/L 或 4mmol

（一）急性治疗

1. 症状严重的低镁血症

• 有心律失常、癫痫发作或严重神经肌肉易激惹症状及血流动力学不稳定的患者，静脉注射硫酸镁（2ml 溶于 100ml 生理盐水中），用药时间 10min。

• 每间隔 3 ～ 4h 继续用 2ml 硫酸镁静脉注射，直到血清 $[Mg^{2+}]$ 达到 0.42mmol/L 以上。

• 请注意，对于肾功能正常的患者，所给予的镁，大多数被肾脏排泄。因此，应注意血清肌酐水平，以避免发生高镁血症。

• 肾功能损害患者需要降低剂量（50%）。

2. 血流动力学稳定的症状性低镁血症（≥ 0.42mmol/L）

• 静脉注射硫酸镁（4 ～ 8ml 溶于 1L 生理盐水或 5% 葡萄糖），用药时间 12 ～ 24h。此剂量可根据需要重复使用，直至血清 $[Mg^{2+}]$ 达到 0.42mmol/L 以上。

3. 需要静脉注射硫酸镁的特殊人群

• 接受全肠外营养的患者、术后患者和腹泻性疾病患者，需要静脉输注镁剂来维持血清 $[Mg^{2+}]$ 接近正常。此外，那些经肾脏大量丢失镁的患者，需要静脉补镁。

（二）长期治疗

• 鼓励食用富含镁的食物，如绿叶蔬菜、肉类、海产品、坚果等。

• 如果需要药物治疗，建议口服治疗。

• 有几种口服制剂可供选择（表 24-4）。所有这些都有不良反应，如腹泻和腹部绞痛或疼痛。

• 口服制剂的选择取决于医师和患者双方。

• 剂量和用药频率取决于患者的耐受性。

• 对于肾功能正常的患者，常规剂量为每日分次服用 240 ～ 1000mg 元素镁（240mg 元素镁相当于无水硫酸镁 1.2g）。

• 缓释制剂 [氯化镁如 Mag Delay 和 Slow-Mag（两者还含有碳酸钙）或乳酸镁如 Mag-Tab SR] 是首选剂型，因为吸收缓慢导致肾排泄 Mg^{2+} 量降至最低。

• 如果没有缓释制剂可用，可用氧化镁（每日 400 ～ 1200mg）。

• 经肾丢失 Mg^{2+} 和肾功能正常的患者，可用阿米洛利。

• 谨慎使用促进 Mg^{2+} 排泄的药物。

◆习题

病例 1　患者男性，62 岁，因小细胞肺癌（燕麦细胞肺癌）接受顺铂化疗而入院。患者在开

始化疗前用 **3L** 生理盐水补水。随后他出现呼吸困难，予以静脉注射呋塞米 **80mg**，**24h** 内尿量 **4L**。**7d** 后，患者开始感到虚弱。体格检查有手足抽搐，**Chvostek** 征和 **Trouasseau** 征均为阳性。实验室检查结果如下。

Na^+ = 135mmol/L $\qquad$ K^+ = 2.9mmol/L $\qquad$ Cl^- = 100mmol/L

HCO_3^- = 26mmol/L $\qquad$ BUN = 10.7mmol/L $\qquad$ 肌酐 = 141.4μmol/L

Ca^{2+} = 1.75mmol/L $\qquad$ 磷 = 0.97mmol/L $\qquad$ 白蛋白 = 35g/L

Mg^{2+} = 0.35mmol/L

问题 1：**Chvostek** 征和 **Trousseau** 征的最可能的病因是什么？

答：低钙血症和低镁血症均可导致手足抽搐、手足痉挛、Chvostek 征和 Trousseau 征阳性。但在该患者 Mg^{2+} 缺乏比 Ca^{2+} 缺乏更严重，因而考虑为低镁血症。

问题 2：是什么原因导致了该患者的低镁血症？

答：虽然襻利尿药（呋塞米）会引起严重的镁尿，但是顺铂导致的大量经尿失镁，导致了继发性低镁血症。其作用机制可能是顺铂抑制 Mg^{2+} 在髓襻的重吸收，也可能是顺铂引起的间质性肾炎破坏了髓襻。顺铂治疗也可以导致低钾血症和低钙血症。

问题 3：该患者应如何治疗？

答：单纯补 K^+ 和 Ca^{2+} 不能预防手足抽搐。适当的治疗方法是静脉注射 $MgSO_4$。七水硫酸镁（$MgSO_4 \cdot 7H_2O$）1g 含元素镁 97.6mg 或 4mmol。其制剂为 2ml 50% 溶液，可以加入 100ml 生理盐水，给药时间 30 ~ 60min；可以继续重复剂量给药治疗，直至血浆 $[Mg^{2+}]$ 恢复正常。血浆 $[Mg^{2+}]$ 正常可纠正低 Ca^{2+} 和低 K^+，磷酸钾可同时纠正磷酸盐的缺乏。

病例 2　患者女性，**20** 岁，患有复发性尿路感染。腹部 **X** 线平片显示肾结石。经过询问，患者 **10** 岁起就患有肾结石，其父母有低镁血症史。没有眼部疾病。相关实验室检查结果：**K^+ 3.4mmol/L**；**Ca^{2+} 1.8mmmo/L**；**Mg^{2+} 0.6mmol/L**；**磷 1.0mmol/L**；**白蛋白 39g/L**。

习题 1：基于上述病史和实验室检查结果，以下哪一种基因缺陷是最有可能是导致该患者疾病表现的原因？

A. TRPM6 $\qquad$ B. CLDN-16 $\qquad$ C. CLDN-19

D. FXYD2 $\qquad$ E. Pro-EGF

答案是选项 B。该患者被诊断为家族性低镁血症合并高钙尿和肾钙质沉着症。这种疾病是由 CLDN-16 基因突变引起的，它编码一种紧密连接蛋白—密封蛋白 16（claudin-16）。其余选项中的基因缺陷会导致其他疾病的低镁血症，但与肾结石无关。

习题 2：如何治疗该患者的电解质异常？

答：该患者需要终身补充 Mg^{2+} 和枸橼酸钾，并定期随访实验室检查结果。

习题 3：除了肾绞痛和泌尿道感染外，该患者的严重长期并发症有哪些？

答：大约 30% 的患者会发展为 CKD，因此该患者需要定期复查肾功能。

研究习题 1：关于肾单位对 Mg^{2+} 的处理，下列哪项陈述不正确？

A. Mg^{2+} 重吸收仅为近端小管滤过量的 20%

B. Na^+ 和 Mg^{2+} 在近端小管中均被等量重吸收

C. 约 70% 的滤出 Mg^{2+} 在髓襻升支重吸收

D. 镁的滤过量中，仅有 10% 在远曲小管重吸收

E. Mg^{2+} 的排泄分数为 5%，低镁血症时可降至 < 0.5%

答案是选项 B。体内细胞内阳离子中，Mg^{2+} 是第二位最多的阳离子，仅次于 K^+。一位 70kg 的人大约有 25g 镁，其中 67% 存在于骨骼中，约 20% 存在于肌肉中，12% 存在于肝脏等其他组织中，只有 1%～2% 存在于细胞外间隙。在血浆中 Mg^{2+} 以游离（60%）和结合（40%）形式存在，约 10% 与 HCO_3^-、枸橼酸和磷酸结合，30% 与白蛋白结合。只有游离 Mg^{2+} 和非蛋白结合 Mg^{2+} 可以在肾小球滤过。

大约 2000mg 镁被滤过，只有 100mg 被排泄到尿液中，这意味着滤出的 Mg^{2+}，有 95% 被重吸收，近端小管重吸收约 20%。与近端小管重吸收 Na^+、K^+、Ca^{2+} 或磷酸盐相比，对镁重吸收率相对较低。因此，选项 B 是不正确的。

Mg^{2+} 重吸收最重要的部分是皮质髓襻升支粗段，大约 70% 的 Mg^{2+} 在此被重吸收，其转运机制既有被动形式也有主动形式。被动转运依赖于管腔内正电位差，后者是因为 Na^+/K^+/$2Cl^-$ 协同转运和 K^+ 通过肾外髓质钾通道（ROMK）回流至管腔产生的。这种电位差促进了 Mg^{2+} 的细胞旁转运。也有证据表明在皮质髓襻升支粗段中存在 Mg^{2+} 主动转运机制，是因为观察发现，Mg^{2+} 的转运受抗利尿激素和胰高血糖素的影响，而此时电位差并没有发生变化。

远曲小管对滤过 Mg^{2+} 的重吸收为 5%～10%，在集合管中的重吸收相当少。因此，远曲小管是肾单位重吸收 Mg^{2+} 的最后一个位点，是通过主动跨细胞机制完成的。在管腔内，Mg^{2+} 通过 TRPM6（瞬时受体电位 melastatin6）进入细胞。在稳态条件下，Mg^{2+} 的尿排量约为滤过量的 5%，在重度低镁血症时可下降至 < 0.5%。

研究习题 2：以下哪种药物不会引起低镁血症？

A. 顺铂　　　　　　B. 两性霉素 B　　　　　　C. 质子泵抑制药

D. 酒精　　　　　　E. 万古霉素

答案是选项 E。除了万古霉素，其他药物都会导致低镁血症。顺铂和两性霉素 B 引起肾排泄 Mg^{2+} 增多。这两种药物也会导致低钙尿。已知质子泵抑制药可以通过多种机制产生低镁血症。质子泵抑制药不仅引起低镁血症，还可以引起低钾血症和低钙血症。低钾血症是由于肾排泄 K^+ 增多引起的。慢性酒精中毒患者可能通过几种机制发展为低镁血症，包括饮食摄入不足，脂肪泻，腹泻，磷酸盐缺乏，脂肪酸或 ATP-Mg 复合物的形成，以及酒精引起的镁尿增多导致。迄今为止，还没有发现万古霉素会导致低镁血症，因此 E 选项是正确答案。

研究习题 3：最近提出的低镁血症诱发低钾血症的机制是什么？

A. 抑制 $Na^+/K^+/2Cl^-$ 协同转运蛋白

B. 抑制 Na/Cl 协同转运蛋白

C. Mg^{2+} 阻断远曲小管肾外髓质钾通道（ROMK）

D. 抑制上皮细胞 Na^+ 通道（ENaC）

E. 没有上述机制

答案是选项 C。低镁血症和低钾血症可见于多种情况：比如应用襻利尿药或噻嗪类利尿药、酒精中毒、腹泻、巴特（Bartter）综合征和吉特尔曼（Gitelman）综合征、氨基糖苷类药物、两性霉素 B 和顺铂等。$Na^+/K^+/2Cl^-$ 和 Na^+/Cl^- 协同转运蛋白的抑制，分别导致 Bartter 综合征和 Gitelman 综合征。补充 KCl 可以在一定程度上纠正低钾血症。然而，低镁血症诱发低钾血症，仅仅应用氯化钾是不能纠正低钾血症的。低镁血症导致低钾血症的机制尚不清楚。然而，多项证据表明，补充 Mg^{2+} 可降低 K^+ 的排泄，而 Mg^{2+} 缺乏可促进 K^+ 的排泄。这些效应不需要 $Na^+/K^+/2Cl^-$、Na^+/Cl^- 和 ENaC 的参与。已有研究认为 Mg^{2+} 缺乏对骨骼肌 Na^+/K^+-ATP 酶具有抑制作用，导致 K^+ 流出细胞和继发性尿钾增多。

目前提出的机制是细胞内 Mg^{2+} 浓度的变化，影响远曲小管通过 ROMK 通道排泌 K^+。在细胞内 Mg^{2+} 生理浓度下（如 1mmol/L），K^+ 通过 ROMK 的流入量超过了其排出量，因为细胞内 Mg^{2+} 与 ROMK 结合，阻碍了 K^+ 的流出。在 Mg^{2+} 缺乏下，细胞内 Mg^{2+} 浓度降低。Mg^{2+} 与 ROMK 的结合减少，从而促进了 K^+ 的排泌。因此，选项 C 是正确的。

（张朋书　译，张向阳　校）

参考文献

[1] Alexander RT, Hoenderop JG, Bindels RJ. Molecular determinants of magnesium homeostasis: insights from human disease. J Am Soc Nephrol. 2008;19:1451–8.

[2] Hruska KA, Levi M, Slatopolsky E. Disorders of phosphorus, calcium, and magnesium metabolism. In: Coffman TM, Falk RJ, Molitoris BA, et al., editors. Schrier's diseases of the kidney. 9th ed. Philadelphia: Lippincott Williams & Wilkins; 2013. p. 2116–81.

[3] Knoers NVA. Inherited forms of renal hypomagnesemia: an update. Pediatr Nephrol. 2009;24:697–705.

[4] Konrad M, Weber S. Recent advances in molecular genetics of hereditary magnesium-losing disorders. J am Soc Nephrol. 2003;14:249–60.

[5] Lameris AL, Monnens LA, Bindels RJ, et al. Drug-induced alterations in Mg^{2+} homeostasis. Clin Sci. 2012;123:1–14.

[6] Naderi ASA, Reilly RF Jr. Hereditory etiologies of hypomagnesemia. Nat Clin Pract Nephrol. 2008;4:80–9.

[7] Schlingmann KP, Quamme GA, Konrad M. Mechanisms and disorders of magnesium metabolism. In: Alpern RJ, Moe OW, Caplan M, editors. Seldin and Giebisch's the kidney. Physiology and pathophysiology. 5th ed. San Diego: Academic Press (Elsevier); 2013. p. 2139–65.

[8] Smogorzewski MJ, Stubbs JR, Yu ASL. Disorders of calcium, magnesium, and phosphate balance. In: Skorecki K, et al., editors. Brenner & Rector's the kidney. 10th ed. Philadelphia: Elsevier; 2016. p. 601–35.

第 25 章　镁代谢紊乱：高镁血症
Disorders of Magnesium: Hypermagnesemia

高镁血症是指血清中镁离子 $[Mg^{2+}]$ > 1.125mmol/L 的一种电解质紊乱，在肾功能正常者中并不常见。在第 23 章中提到，在镁离子摄入过多时，肾脏可通过增加镁离子的排泄以维持血清中 $[Mg^{2+}]$ 处于正常范围。因此，肾小球滤过率（glomerular filtration rate，GFR）降低是导致高镁血症的最常见原因，如慢性肾脏病。另一个主要原因是外源性 Mg^{2+} 负荷过大。例如患有先兆子痫的患者（在妊娠晚期出现蛋白尿、高血压等表现）应用硫酸镁治疗或患者服用含有 Mg^{2+} 的抗酸药或灌肠药，Mg^{2+} 过量摄入导致血清 $[Mg^{2+}]$ 升高。应用镁剂治疗先兆子痫或子痫的母亲所娩出的婴儿，也有可能会出现高镁血症。其次，老年人由于肾功能随年龄增长而下降，或大量使用含 Mg^{2+} 的药物和维生素，更容易受到 Mg^{2+} 毒性的影响。此外，患有家族性低尿钙性高钙血症的患者也可能合并血清 Mg^{2+} 水平升高。肢端肥大症和肾上腺皮质功能不全患者也可能患有高镁血症。表 25-1 总结了导致高镁血症的不同病因。

表 25-1　高镁血症的病因

病　因	机　制
系统性疾病	
急性肾损伤	排泄↓
慢性肾脏病（CKD）Ⅳ～Ⅴ期	排泄↓
家族性低尿钙性高钙血症	排泄↓
肾上腺皮质功能不全	肾脏重吸收↑
肢端肥大症	排泄↓
GFR 降低患者的 Mg^{2+} 负荷增加	
予 Mg^{2+} 治疗低镁血症	外源负荷和排泄↓
含 Mg^{2+} 的泻药	外源负荷和排泄↓
含 Mg^{2+} 的抗酸剂	外源负荷和排泄↓
泻盐（硫酸镁）	外源负荷和排泄↓
GFR 正常患者的 Mg^{2+} 负荷增加	
治疗先兆子痫 / 子痫	外源负荷
治疗妊高症	外源负荷和排泄↓
经 Mg^{2+} 治疗先兆子痫 / 子痫的母亲所娩出的婴儿	从母体转移到胎儿
海水摄入或溺水	外源负荷（正常海水 5.8mmol/L；死海海水 164.2mmol/L）

一、临床表现

高镁血症的临床表现与血清中 $[Mg^{2+}]$ 水平相关，如表 25-2 所示。受高镁血症的影响最大的两个系统是神经肌肉系统和心血管系统。

表 25-2　高镁血症的临床表现

体征 / 症状	血清 Mg^{2+}（mmol/L）
恶心、呕吐	1.5～2.5
镇静状态、反射减退、肌无力	2.0～3.5
心动过缓、低血压	2.5～5.0
反射消失、呼吸麻痹、昏迷	5.0～7.5
心脏骤停	＞ 7.5

二、治疗

（一）无症状患者

• 去除病因可使血浆 $[Mg^{2+}]$ 正常化。
• 如果血浆 $[Mg^{2+}]$ 浓度未恢复正常，扩容并应用襻利尿药，可增加 GFR 正常的患者 Mg^{2+} 排泄。

（二）有症状患者

• 静脉注射葡萄糖酸钙，剂量 15mg/kg，用药时间 4h。钙离子可拮抗高镁血症对神经肌肉和心血管的影响。
• 对于肾功能不全患者，首选治疗方法使用无 Mg^{2+} 透析液进行血液透析。通过血液透析除去 Mg^{2+}，可短时间内有效降低血浆 $[Mg^{2+}]$ 浓度。

◆习题

病例 1　孕妇，22 岁，在妊娠晚期因严重高血压（180/110mmHg）和蛋白尿入院。开始服用硫酸镁（$MgSO_4$）和拉贝洛尔（一种抗高血压药），血压控制在 140/90mmHg。4d 后，出现恶心和呕吐，逐渐出现嗜睡，血压下降至 100/70mmHg。深腱反射减退。化验结果示血清肌酐 176.8μmol/L，Mg^{2+} 为 3.1mmol/L。

　　问题 1： 患者为什么会出现高镁血症？
　　答：该患者血清 $[Mg^{2+}]$ 升高的原因是外源负荷增加和肾脏排泄减少。为降低孕妇血压给

予 $MgSO_4$，增加了 Mg^{2+} 摄入。同时，该患者中度肾衰竭，血清肌酐值 176.8μmol/L（正常孕妇血清肌酐通常 < 70.7μmol/L），肾脏排泄减少。

问题 2：如何床边识别 Mg^{2+} 中毒？

答：除了低血压和中枢神经系统抑制表现外，深腱反射的减退也提醒医生应注意 Mg^{2+} 中毒的可能。

问题 3：如何治疗这名患者？

答：①应停止使用硫酸镁。②应静脉注射 10% 葡萄糖酸钙溶液 20ml，推注时间 10min，以拮抗高镁血症的表现。③如果症状持续存在，应该用含有低 Mg^{2+} 浓度的透析液进行血液透析，以清除 Mg^{2+}。

病例 2 患者男性，18 岁，学生，在常规体检中发现血清 $[Mg^{2+}]$ 为 1.29mmol/L，肾功能正常。否认应用任何药物，否认应用违禁药品。患者血压正常。相关实验室检查结果：Ca^{2+} 2.78mmol/L，磷酸盐正常，甲状旁腺激素（parathyroid hormone，PTH）84pg/ml（正常 10 ~ 65pg/ml）。24h 尿 Ca^{2+} 排泄量为 14mmol。

问题：以下哪一项最有可能是导致高镁血症的原因？

A. 在漱口水中使用过量镁盐　　　B. 过量使用抗酸药　　　C. 过量使用含 Mg^{2+} 通便药

D. 肾上腺皮质功能不全　　　E. 家族性低钙尿症高钙血症

答案是选项 E。镁盐(用于漱口水)、含 Mg^{2+} 的抗酸药和通便药，仅会在 GFR < 30ml/min 的患者中引起高镁血症。该学生的肾功能正常。因此，选项 A、B 和 C 不正确。肾上腺皮质功能不全的患者，缺乏盐皮质激素，会导致肾脏对 Mg^{2+} 的重吸收增加。但这名学生血压正常，肾功能正常。因此，选项 D 不正确。

该学生符合家族性低钙性高钙血症（familial hypocalciuric hypercalcemia，FHH）的诊断，该疾病是由于钙敏感受体的失活突变导致的。具有这种突变的患者没有任何甲状旁腺功能亢进的临床表现。高镁血症通常是这些患者异常实验室指标之一。

（段　敏　译，张向阳　校）

参考文献

[1] Hruska KA, Levi M, Slatopolsky E. Disorders of phosphorus, calcium, and magnesium metabolism. In: Coffman TM, Falk RJ, Molitoris BA, et al., editors. Schrier's diseases of the kidney. 9th ed. Philadelphia: Lippincott Williams & Wilkins; 2013. p. 2116–81.

[2] Smogorzewski MJ, Stubbs JR, Yu ASL. Disorders of calcium, magnesium, and phosphate balance. In: Skorecki K, et al., editors. Brenner & Rector's the kidney. 10th ed. Philadelphia: Elsevier; 2016. p. 601–35.

[3] Topf JM, Murray PT. Hypomagnesemia and hypermagnesesemia. Rev Endocrinol Metab Disord. 2003;4:195–206.

第 26 章　酸碱生理学
Acid – Base Physiology

酸碱生理学主要涉及的是维持体液中正常的氢离子浓度（简写为 [H⁺]）。细胞外液中的正常 [H⁺] 约为 40nmol/L（范围 38 ～ 42nmol/L），可通过身体缓冲系统、肺和肾之间的相互作用进行精细调节。由于细胞的许多功能依赖于最佳 [H⁺]，因此将血液中的 [H⁺] 维持在～ 40nmol/L 是极其重要的。[H⁺] 偏离正常范围都会导致酸血症（[H⁺] > 40nmol/L）或碱血症（[H⁺] < 40nmol/L）。本章概述了缓冲系统、肺和肾在调节体液中 [H⁺] 中的作用。血液中的 [H⁺] 非常低，以至于不做常规测量。然而，[H⁺] 可以用 pH 来测量，表示为：

$$pH = -\log[H^+]$$

（公式 26-1）

因此，pH 定义为 [H⁺] 的负对数。pH 和 [H⁺] 之间存在反向关系。换句话说，随着 pH 增加，[H⁺] 减少，反之亦然。pH 低于 6.8 和高于 7.8 时，细胞不能发挥作用。动脉血 pH 的正常范围为 7.38 ～ 7.42，相当于 [H⁺] 为 38 ～ 42nmol/L。

内源性产生的酸碱负荷会持续威胁血液 pH 的稳定。如果不去除这些负荷，就会导致血液 pH 严重紊乱，从而损害细胞功能。机体有 3 个重要的调节系统防止 pH 发生大幅度变化，从而将血液 pH 保持在正常范围内。如前所述，这些保护系统是缓冲系统、肺脏和肾脏。

一、内源性酸碱的产生

酸是质子供体，而碱是质子受体。在生理条件下，饮食是内源性酸碱产生的主要原因。

（一）内源性酸

饮食中糖类、脂肪和氨基酸的氧化都会产生二氧化碳（CO_2）。每天通过细胞代谢产生 CO_2 约为 15000mmol。二氧化碳与血液中的水结合形成碳酸（H_2CO_3）：

$$CO_2 + H_2O \overset{CA}{\longleftrightarrow} H_2CO_3 \leftrightarrow H^+ + HCO_3^-$$

（公式 26-2）

该反应由碳酸酐酶（carbonic anhydrase，CA）催化，碳酸酐酶存在于组织和红细胞中，但不存在于血浆中。当 H_2CO_3 分解成 CO_2 和 H_2O（这个过程称为脱水）时，CO_2 会被肺部消除。因此，H_2CO_3 为挥发性酸。

除挥发性酸外，身体还会从细胞代谢中产生非挥发性酸（nonvolatile acid，fixed acid），这些非挥发性酸由含硫氨基酸（即半胱氨酸和蛋氨酸）和磷蛋白产生，产生的酸分别是硫酸和磷酸。内源性非挥发性酸的其他来源，如葡萄糖会产生乳酸和丙酮酸；甘油三酯会产生乙酰乙酸和 β- 羟基丁酸；核蛋白会产生尿酸。盐酸也由阳离子氨基酸（即赖氨酸、精氨酸和组氨酸）代谢形成。硫酸占所有产生酸的50%。典型的北美饮食，每天会产生 1mmol/kg 的内源性非挥发性酸。

在某些条件下，酸是从饮食以外的来源产生的。例如，饥饿会产生酮酸，酮酸可以积聚在血液中。同样，剧烈运动会产生乳酸。皮质类固醇等药物通过增强肌肉蛋白质的分解代谢而产生内源性酸。

（二）内源性碱

内源性碱（HCO_3^-）由饮食中的阴离子氨基酸（谷氨酸和天冬氨酸）产生。此外，在糖类代谢过程中产生的枸橼酸盐或乳酸盐可以产生 HCO_3^-。素食饮食含有大量阴离子氨基酸和少量含硫和磷酸盐的蛋白质，因此，这些饮食产生的碱要多于产生的酸。通常，在典型北美饮食的人中，酸的产量超过了碱的产量。

二、维持正常 pH

（一）缓冲系统

体内产生的所有酸必须被排出以维持正常的血液 pH。尽管肾脏可以消除了大部分酸，但完成该过程需要数小时到数天。缓冲系统（包括细胞内和细胞外）是防止 pH 发生大幅波动的第一道防线。

血液中最重要的缓冲系统是碳酸氢盐 / 二氧化碳（HCO_3^-/CO_2）。其他缓冲系统是磷酸一氢钠 / 磷酸二氢钠（Na_2HPO_4/NaH_2PO_4）和血浆蛋白。此外，红细胞含有重要的血红蛋白（hemoglobin，Hb）系统，还原 Hb（HHb^-）和氧合血红蛋白（HbO_2^{2-}）。骨骼也参与缓冲。

HCO_3^-/CO_2 系统为维持 pH 稳定提供了第一道防线。其作为缓冲系统的作用，可以通过将其结合到亨德森 - 哈塞尔巴尔赫方程（Henderson-Hasselbalch）中来描述：

$$pH=pKa+\log \frac{[HCO_3^-]}{H_2CO_3}$$ （公式 26-3）

H_2CO_3 不能被直接测量，但其浓度可以通过 CO_2 分压（partial pressure，PCO_2）和已知温度和 pH 下的 CO_2 的溶解度系数（α）来估算。在常温 37℃和 pH7.4 的条件下，PCO_2 为 40mmHg，α 为 0.03，pKa 为 6.1。Henderson-Hasselbalch 方程可以适当地写成：

$$pH=6.1+\log \frac{[HCO_3^-]}{0.03 \times pCO_2}$$ （公式 26-4）

正常血浆 $[HCO_3^-]$ 为 24mmol/L。因此，

$$pH=6.1+\log \frac{24}{0.03 \times 40}=6.1+\log \frac{24}{1.2}=6.1+\log \frac{20}{1}=6.1+1.3=7.4$$

从 Henderson-Hasselbalch 方程中应该注意到，溶液的 pH 由 pKa 和 $[HCO_3^-]$ 与 PCO_2 的比值决定，而不是由它们的绝对值决定。由于肾脏调节 $[HCO_3^-]$ 和肺调节 PCO_2，故而肾脏和肺脏决定细胞外液的 pH。

相对于调节细胞外液 pH 而言，磷酸盐缓冲对调节细胞内液 pH 更加有效，这是由于它们在细胞内液中的浓度更高。此外，该系统的 pKa 为 6.8，接近细胞内液 pH。

血浆蛋白的氨基酸中含有几个可电离基团，可以发挥缓冲酸或碱的作用。例如，组氨酸咪唑基团和 N- 末端氨基基团的 pKa 接近于细胞外 pH，因此起到有效的缓冲作用。在血液中，Hb 是一种重要的蛋白质缓冲系统，因为其在红细胞中含量丰富。

细胞外液对酸负荷的缓冲作用在 30min 内就可完成。随后的缓冲作用发生在细胞内，需要几个小时才能完成。大部分细胞内缓冲是发生在骨骼中。通过摄取 H^+ 以换取 Na^+、K^+ 和骨矿物质，骨骼成为快速缓冲酸负荷的重要来源。在严重酸中毒时，这些骨骼矿物质是 HCO_3^-/CO_2 缓冲系统的后援。

从 Henderson-Hasselbalch 方程（方程 26-3）可以明显看出，$[HCO_3^-]$ 或 PCO_2 的任何变化都会引起血液 pH 的变化。由血浆 $[HCO_3^-]$ 的变化引起的酸碱紊乱被称为代谢性酸碱紊乱（metabolic acid-base disorder），而由于 PCO_2 的变化导致的酸碱紊乱被称为呼吸性酸碱紊乱（respiratory acid-base disorder）。

（二）肺脏

肺脏是抵御酸碱紊乱的第二道防线，排在缓冲系统之后。在正常个体中，PCO_2 维持在 40mmHg 左右。细胞代谢产生的 CO_2 通过肺排出，从而维持 PCO_2 水平。任何影响二氧化碳排出的因素都可能会导致血液 pH 变化。通过肺泡通气维持正常的 PCO_2，以防止 pH 急剧变化。肺泡通气由化学感受器控制，这些化学感受器位于中枢的延髓和外周的颈动脉体和主动脉弓。血液 $[H^+]$ 和 PCO_2 是肺泡通气的重要调节因素。化学感受器感知 $[H^+]$ 或 PCO_2 的变化并改变肺泡通气率。例如，$[H^+]$ 增加，即 pH 降低，刺激通气速率并降低 PCO_2。这些反应会提高 pH（方程 26-4）。相反，$[H^+]$ 降低或 pH 升高会抑制肺泡通气，导致 PCO_2 升高，使 pH 恢复到正常水平附近。PCO_2 增加会刺激通气频率，而 PCO_2 降低则会降低通气频率。呼吸对 $[H^+]$ 变化的反应需要几小时才能完成。

（三）肾脏

如前所述，每天从饮食中产生 1mmol/kg 的非挥发性酸。如果不能除去这些酸，血浆 $[HCO_3^-]$ 就会降低，结果造成代谢性酸中毒。在健康个体中，不会发生代谢性酸中毒，因为肾脏可以排出酸负荷从而将血浆 $[HCO_3^-]$ 维持在 24mmol/L 左右。$[HCO_3^-]$ 的维持是通过肾脏的 3 种机制实现的。

1. 滤过 HCO_3^- 的重吸收。
2. 通过排出可滴定酸（titratable acid，TA）产生新的 HCO_3^-。
3. 通过 NH_4^+ 的产生形成 HCO_3^-。

三、滤过 HCO_3^- 的重吸收

HCO_3^- 在肾小球自由滤过。HCO_3^- 每日滤过负荷为 4320mmol（血浆浓度 × 肾小球滤过率：24mmol/L × 180L/d = 4320mmol/d）。几乎所有 HCO_3^- 都被肾单位的肾小管重吸收，且尿中排泄 HCO_3^-

的量可忽略不计（＜ 3mmol）。肾单位的各段肾小管对 HCO_3^- 重吸收比例，总结如下。

- 近端小管 80%。
- 髓襻 10%。
- 远端小管 6%。
- 集合管 4%。

四、近端小管

如前所述，近端小管具有较高的 HCO_3^- 重吸收能力。这种重吸收的发生是由于 H^+ 通过 Na^+/H^+ 交换体分泌到管腔中（图 26-1）。另一种转运蛋白称为 H^+-ATPase，也负责将一些 H^+ 转运到管腔中（见图 26-1）。H^+ 与滤过液中的 HCO_3^- 结合形成 H_2CO_3，小管上皮细胞顶膜富含碳酸酐酶 IV，该酶将 H_2CO_3 分解成 H_2O 和 CO_2。CO_2 扩散到细胞内，在碳酸酐酶 II 作用下，与水合形成 H_2CO_3。H_2CO_3 脱氢形成 H^+ 和 HCO_3^-。随后通过 Na^+/H^+ 交换体和 H^+-ATP 酶将 H^+ 分泌到小管腔中以开始再次循环。

通过小管上皮细胞基底外侧膜的 Na/HCO_3 同向转运蛋白，HCO_3^- 转运至细胞间液，每一个 Na^+ 离子对应 2 ～ 3 个 HCO_3^- 离子转运。另一种机制是通过 Cl^-/HCO_3^- 逆向转运蛋白，每一个 HCO_3^- 交换一个 Cl^-。H^+ 分泌和 HCO_3^- 转运所需要的能量和电化学梯度，均由位于基底外侧膜的 Na^+/K^+-ATP 酶泵提供。

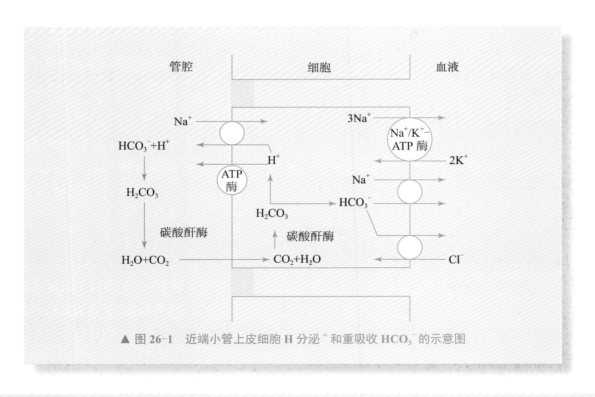

▲ 图 26-1　近端小管上皮细胞 H 分泌 $^+$ 和重吸收 HCO_3^- 的示意图

五、髓襻

大部分的 HCO_3^- 重吸收发生在髓襻升支粗段，H^+ 分泌到小管腔内和 HCO_3^- 穿过基底外侧膜的机制，与前述近端小管的机制相似。

六、远端小管

为了有助于理解 HCO_3^- 的重吸收，将远端小管分成 3 个不同的区段：①远曲小管；②连接管；③皮质集合管。对远曲小管 H^+ 分泌和 HCO_3^- 重吸收知之甚少，该小管仅由一种类型的细胞组成，其顶膜中含有 H^+-ATP 酶。远端小管的另外 2 个区段由主细胞和闰细胞组成，闰细胞负责酸碱转运。皮质集合管中的闰细胞有 3 种类型：A 型，B 型和 C 型。

A 型闰细胞在顶膜中含有 H^+-ATP 酶和 K^+/H^+ 交换体。在细胞内由 H_2CO_3 脱氢形成的 H^+，经这些转运蛋白分泌到小管腔中（图 26-2）。Cl^-/HCO_3^- 交换体促进 HCO_3^- 转运至细胞间液。

B 型闰细胞将 HCO_3^- 分泌到小管腔内（图 26-3）。这些细胞在顶膜中具有潘蛋白（pendrin），这是是一种 Cl^-/HCO_3^- 交换体；而在基底外侧膜中具有 H^+-ATP 酶。碱负荷可刺激 HCO_3^- 的分泌，而小管腔内 Cl^- 的消耗则抑制其分泌。

C 型（以前称为非 A 非 B）细胞在顶膜中表达 H^+-ATP 酶和潘蛋白（Cl^-/HCO_3^- 交换体）。这些细胞也参与 HCO_3^- 的处理。

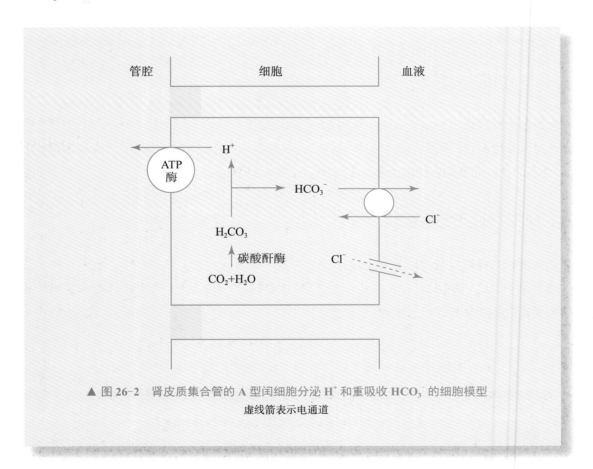

▲ 图 26-2　肾皮质集合管的 A 型闰细胞分泌 H^+ 和重吸收 HCO_3 的细胞模型
虚线箭表示电通道

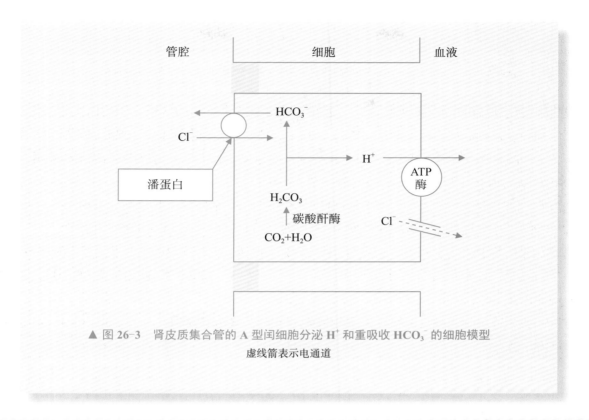

▲ 图 26-3　肾皮质集合管的 A 型闰细胞分泌 H^+ 和重吸收 HCO_3^- 的细胞模型

虚线箭表示电通道

七、集合管

集合管包括皮质部、外髓部和内髓部 3 部分。在前一段中已经讨论了皮质集合管中 HCO_3^- 重吸收的细胞机制。外髓部和内髓部集合管的闰细胞重吸收 HCO_3^- 并分泌 H^+，类似于 A 型闰细胞机制（见图 26-2）。外髓部和内髓部集合管的细胞不会将 HCO_3^- 分泌到管腔中。

八、HCO_3^- 重吸收的调节

许多因素影响肾单位近端小管和远端小管对 HCO_3^- 的重吸收，在表 26-1 和表 26-2 中对这些因素做了总结。由于 Na^+/H^+ 逆向转运蛋白是 H^+ 分泌的主要机制，因此任何增强或抑制该逆向转运蛋白的因素，都会刺激或减少 HCO_3^- 重吸收。

表 26-1　影响近端小管 HCO_3^- 重吸收（或 H^+ 分泌）的因素

因　素	HCO_3^- 重吸收	可能机制
增加 HCO_3^- 滤过负荷	↑	维持球管平衡，HCO_3^- 滤过负荷以恒定比例被重吸收
容量不足	↑	通过增加 Na^+/H^+ 交换促进 HCO_3^- 重吸收
低钾血症	↑	降低细胞内 pH，增加 [H^+] 并通过刺激 Na^+/H^+ 逆向转运蛋白促进 H^+ 分泌
PCO_2 ↑	↑	降低细胞内 pH，增加 Na^+/H^+ 逆向转运

（续　表）

因　素	HCO₃⁻ 重吸收	可能机制
↑血浆 [H⁺]	↑	降低细胞内 pH，增加 Na^+/H^+ 逆向转运
Cl⁻ 消耗	↑	降低容量和 GFR
高钙血症	↑	可能降低容量和 GFR
容量增加	↓	增加 GFR，虽然保持了球管平衡，但仍然有些 HCO₃⁻ 未被重吸收
PTH	↓	可能增加细胞质中 Ca^{2+}，对 GFR 没有影响
↓ PCO_2	↓	增加细胞内 pH
低磷血症	↓	增加细胞内 pH
乙酰唑胺	↓	降低碳酸酐酶活性

↑.增加；↓.减少

表 26-2　影响远端小管 HCO₃⁻ 重吸收的因素

因　素	HCO₃⁻ 重吸收	可能机制
醛固酮	↑	H⁺ 分泌↑
↑ PCO_2	↑	细胞内 pH ↓
↑血浆 [H⁺]	↑	细胞内 pH ↓
阴离子（硫酸盐，磷酸盐）	↑	H⁺ 排泄↑
低钾血症（人和大鼠）	↑	GFR ↓
↓ PCO_2	↓	细胞内 pH ↑
↓血浆 [H⁺]	↓	细胞内 pH ↑
肾上腺切除术	↓	H⁺ 分泌↓

↑.增加；↓.减少

　　醛固酮在闰细胞（A 型）的 HCO₃⁻ 重吸收和 H⁺ 分泌中起重要作用。它还刺激主细胞对 Na⁺ 重吸收。由于 Na⁺ 重吸收，小管管腔电势变为负性，可促进 H⁺ 分泌。醛固酮似乎对近端小管中的 HCO₃⁻ 重吸收影响很小。

九、通过排出可滴定酸产生新的 HCO₃⁻

　　通常，每分泌 1 个 H⁺ 到小管腔，都对应 1 个 HCO₃⁻ 重吸收。仅靠这种机制本身，因缓冲日常酸负荷而损失的 HCO₃⁻，还不足以得到补充，需要另生成新的 HCO₃⁻。这些新的 HCO₃⁻ 是如何形成呢？答案如下：每当 H⁺ 分泌到小管中时，它与滤过的 HCO₃⁻ 或另外 2 种重要的尿液缓冲系统，即 HPO_4^{2-} 和 NH_3 结合，分别形成 $H_2PO_4^-$ 和 NH_4^+。每 1 个 H⁺ 与 HPO_4^{2-} 结合，都形成并重吸收一个新的 HCO₃⁻。当与 NH_3 结合时，转换成 NH_4^+，在这个转换过程中，通过谷氨酰胺代谢产生 HCO₃⁻。该过程将在下一节中讨论。除了产生新的 HCO_3^- 之外，尿液缓冲系统还有助于维持尿液酸性（即 pH 4.5 ～ 6.0）。如果这些缓冲系统不存在，则每日酸负荷将排泄到尿液中，使其 pH < 4.5。尿液中游离 H^+ 的量约为 0.04mmol/L。在没有尿液缓冲系统的情况下，机体必须排泄 1750L 尿液才能排出 70mmol/L 的酸负荷。显然，这种尿液排泄量是不可能的。现在让我们看看尿液缓冲液是如何补充 HCO_3^- 负荷的。

如前所述，2 种主要的尿液缓冲系统是 $HPO_4^{2-}/H_2PO_4^-$ 和 NH_3/NH_4^+。大约 40% 的 H^+ 以磷酸盐形式排出，剩余的 60% 以铵盐形式排出。其中尿液中以磷酸盐形式排出的酸，称之为可滴定酸（titratable acidity），后者的定义是将单位体积的酸性尿液滴定至血液 pH（即 pH 7.4）所需的氢氧根离子（OH^-）的量。因此，滴定所使用的氢氧根离子的量，等于在管状腔中被缓冲的 H^+ 的量。如果需要使用 30mmol 氢氧根离子将尿液 pH 升至 7.4，则滴定了 30mmol 的 H^+，并产生 30mmol HCO_3^-。其他有机物质，如肌酐和尿酸盐，也有助于可滴定酸排泄，只是程度较小。与肌酐和尿酸盐相比，磷酸盐缓冲液对的 pKa 为 6.8，因此看起来是理想的尿液缓冲系统。图 26-4 显示了在集合管细胞排泄可滴定酸的机制。滤过的磷酸盐（HPO_4^{2-}）与通过 H^+-ATP 酶分泌到小管腔内的 H^+ 结合形成 $H_2PO_4^-$。由于碳酸酐酶 II 的催化作用使细胞内 H_2CO_3 脱水形成 H^+。注意，对于每分泌 1 个 H^+ 就形成 1 个 HCO_3^- 离子。

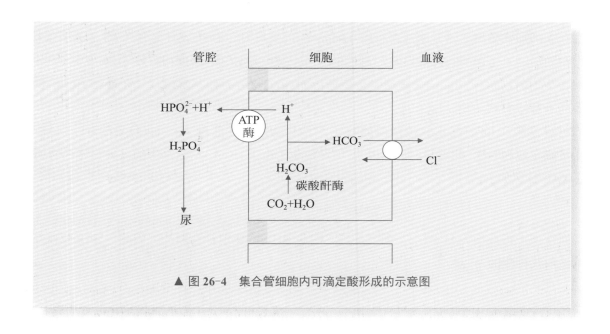

▲ 图 26-4　集合管细胞内可滴定酸形成的示意图

十、由 NH_4^+ 生成 HCO_3^-

肾脏对 NH_4^+ 的处理总结如下。

1. NH_4^+ 由近端小管中的谷氨酰胺形成。它通过 Na^+/H^+ 逆向转运蛋白分泌到小管管腔中，在该逆向转运蛋白中取代 H^+ 的位置。

2. 随后在髓襻升支粗段通过 $Na^+/K^+/2Cl^-$ 协同转运蛋白重吸收 NH_4^+，在该协同转运蛋白中取代 K^+ 的位置。在髓质中，NH_4^+ 分解成 NH_3 和 H^+。因此，NH_3 积聚起来，然后扩散到集合管，在集合管与

H^+ 结合形成 NH_4^+，NH_4^+ 在尿液中排出。

3. NH_4^+ 的排泄本身不会产生 HCO_3^-。而是由谷氨酰胺及其有机阴离子（α- 酮戊二酸）的代谢来形成新的 HCO_3^-。NH_4^+ 的形成和排泄都是防止 HCO_3^- 丢失所必需的。如果在近端小管中形成的所有 NH_4^+ 都返回到血液循环，它将用于肝脏的尿素合成。在尿素合成期间，形成的 H^+ 将中和由谷氨酰胺产生的 HCO_3^-。这种中和会降低 $[HCO_3^-]$，从而抵消了 NH_4^+ 生成的有益效果。

由谷氨酰胺形成 HCO_3^- 的反应如下。

$$谷氨酰胺 \overset{(1)}{\leftrightarrow} 谷氨酸 + 谷氨酰胺 \overset{(2)}{\leftrightarrow} 谷氨酸 + α- 酮戊二酸 \leftrightarrow 2HCO_3^-$$

第一个反应（1）由磷酸盐依赖的谷氨酰胺酶催化，第二个反应（2）由谷氨酸脱氢酶催化。最终结果是形成 2 个 NH_4^+ 和 2 个 HCO_3^- 离子。

十一、净酸排泄量（尿液酸化）

如前所述，每天以非挥发性酸的形式产生的氢离子必须在尿液中排出，以维持正常的酸碱平衡。这些 H^+ 不是以自由离子的形式排出的，而是以可滴定酸（TA）和 NH_4^+ 的形式排出。只有少量的 H^+ 以自由离子的形式排出。每升尿液含有约 0.04mmol 的游离 H^+。由于该游离 H^+ 的量少至可以忽略，尿液 pH 保持在 4.5 ～ 6.0。维持尿液 pH 呈酸性的另一个原因是 HCO_3^- 浓度相对较低（尿液中 < 3mmol/L）。若尿液丢失 HCO_3^- 大于 5mmol，则通常会使尿液 pH 高于 6.0 并使其呈碱性。尿液中 HCO_3^- 的丢失量通常等同于身体中 H^+ 的增加量。

以可滴定酸和 NH_4^+ 的形式被排泄的 H^+，可量化为净酸排泄量（net acid excretion，NAE）。NAE 定义为可滴定酸和 NH_4^+ 的总和，再减去 H^+ 的增加量（由于 HCO_3^- 从尿液中的丢失，体内增加的 H^+）。因此，NAE 计算如下。

$$NAE = TA + NH_4^+ - HCO_3^-$$

代谢性酸中毒会使 NAE 增加，因为可滴定酸和 NH_4^+ 的排泄都会增加，因此，NAE 反映了尿液中以缓冲液形式排泄的 H^+ 量。

（孔冰冰　译，张向阳　校）

参考文献

[1] DuBose TD. Disorders of acid-base balance. In: Skorecki K, et al., editors. Brenner & Rector's the kidney. 10th ed. Philadelphia: Elsevier; 2016. p. 511–58.

[2] Hamm LL. Renal regulation of hydrogen ion balance. In: Gennari FJ, Adrogué HJ, Galla JH, Madias NE, editors. Acid–base disorders and their treatment. Boca Raton: Taylor & Francis; 2005. p. 79–117.

[3] Hamm LL, Nakhoul N, Hering-Smith KS. Acid-base homeostasis. Clin J Am Soc Nephrol 2015;10:2232–42.

[4] Palmer BF. Normal acid-base balance. In: Johnson RJ, Feehally J, Floege J, editors. Comprehensive clinical nephrology. 5th ed. Philadelphia: Mosby; 2015. p. 142–8.

[5] Weiner ID, Verlander JW, Wingo CS. Renal acidification mechanisms. In: Mount DB, Sayegh MH, Singh AK, editors. Core concepts in the disorders of fluid, electrolytes and acid–base balance. New York: Springer; 2013. p. 203–33.

第 27 章　酸碱平衡紊乱的评估
Evaluation of an Acid - Base Disorder

在第 26 章中已经叙述，血浆 $[HCO_3^-]$ 的变化会导致代谢性酸碱紊乱，而动脉 PCO_2 的变化会导致呼吸性酸碱紊乱。临床上有 4 种原发性酸碱紊乱：①代谢性酸中毒；②代谢性碱中毒；③呼吸性酸中毒；④呼吸性碱中毒。表 27-1 显示了每种原发性酸碱紊乱的动脉血气（arterial blood gas，ABG）值。

表 27-1　原发性酸碱紊乱及其代偿反应

酸碱紊乱	pH	原发改变	继发改变	继发改变机制
代谢性酸中毒	< 7.40	↓ HCO_3^-	↓ PCO_2	过度通气
代谢性碱中毒	> 7.40	↑ HCO_3^-	↑ PCO_2	低通气
呼吸性酸中毒	< 7.40	↑ PCO_2	↑ HCO_3^-	↑ HCO_3^- 重吸收
呼吸性碱中毒	> 7.40	↓ PCO_2	↓ HCO_3^-	↓ HCO_3^- 重吸收

↑. 增加；↓. 下降

在我们分析上述每种酸碱紊乱之前，必须了解这些酸碱紊乱中经常使用的一些术语（表 27-2）。

表 27-2　酸碱紊乱术语

酸血症：血 $[H^+]$ 升高
碱血症：血 $[H^+]$ 降低
酸中毒：导致体液酸化的病理生理过程
碱中毒：导致体液碱化的病理生理过程
动脉血气（ABG）：包括 pH、PCO_2 和计算的血 $[HCO_3^-]$
正常碳酸血症：正常动脉 PCO_2（40mmHg）
低碳酸血症：动脉 PCO_2 降低
高碳酸血症：动脉 PCO_2 升高
正常碳酸盐血症：正常血浆 $[HCO_3^-]$（24mmol/L）
低碳酸盐血症：血浆 $[HCO_3^-]$ 降低
高碳酸盐血症：血浆 $[HCO_3^-]$ 升高

（续　表）

原发性改变：由于机体功能 / 代谢或体液增加或减少导致的血 $[HCO_3^-]$ 或动脉 PCO_2 的异常改变	
继发改变：继发性（或代偿性）改变是为了使原发性酸碱紊乱造成的 pH 改变降至最低。这也被称为代偿	
单纯酸碱紊乱：存在一种原发性酸碱紊乱和适当的继发性反应	
混合酸碱异常：存在两种或多种原发性酸碱紊乱	

一、动脉血和静脉血的血气分析

大多数时候使用动脉血来评估酸碱紊乱。使用静脉血同样可以来评估酸碱紊乱，因为这两种血液样本之间的 ABG 值没有显著性差异（表 27-3）。

虽然正常个体中，动静脉血样本之间没有太大差异，但在病理条件下可以观察到显著性差异。例如，在心输出量减少和机械通气的患者中可以发现动静脉血样之间的差异较大。在这样的患者中，动脉 PCO_2 保持正常，但是中心静脉 PCO_2 可升高十分明显，因为更多的 CO_2 来自外周灌注组织。在低心输出量状态下，动脉血 ABG 可用于评估肺部的气体交换，中心静脉血 ABG 可用于评估 pH 和组织氧合。

表 27-3　动脉血标本和静脉血标本的差异

ABG 项目	动脉血	静脉血
$[H^+]$（nmol/L）	40	44
pH	7.40	7.36
PCO_2（mmHg）	40	48
$[HCO_3^-]$（mmol/L）	24	26

二、动脉血气的调节

有 3 个概念可帮助评估酸碱紊乱（其中两个未在表 27-2 中显示），分别是亨德森方程（Henderson equation），阴离子间隙（anion gap，AG）和继发生理反应（代偿）。

三、亨德森方程

在临床实践中，亨德森－哈塞尔巴尔赫方程（Henderson–Hasselbalch equation）是使用对数方法计算 pH，过程相当烦琐。通过亨德森方程可以获得相同的信息，该方程将 $[H^+]$ 与 pH 相关联。这个计算 $[H^+]$ 的方程表示为：

$$H^+（nmol/L）=24 \times \frac{pCO_2}{[HCO_3^-]}$$

下面举例说明如何应用该方程，ABG 结果如下：

pH=7.40

PCO_2=40mmHg

HCO_3^- = 24mmol/L

$$H^+（nmol/L）=24 \times \frac{40}{24}=40$$

该 [H^+] 为 40 时对应的 pH 为 7.40。因此，亨德森方程在临床上用于检查临床实验室 pH 结果的有效性。

请记住，以下 [H^+] 与对相关 pH 值之间的大致相关关系：

pH 7.50=30	pH 7.40=40	pH 7.30=50
pH 7.20=60	pH 7.10=80	pH 7.00=100

亨德森方程同样可用于计算 [HCO_3^-]：

$$[HCO_3^-]（mmol/L）=24 \times \frac{pCO_2}{[H^+]}$$

在 ABG 报告单中的 HCO_3^- 是根据上述公式计算得到的结果，并且该值比测量的血清 HCO_3^- 低 1 ～ 2mmol/L，实测值通常被称为总二氧化碳（TCO_2）。TCO_2 包括 HCO_3^-，碳酸和溶解的 CO_2。因此，HCO_3^- 实测值比 HCO_3^- 的计算值高 1 ～ 2mmol。在 ABG 的评估中，如果 HCO_3^- 测量值和计算值之间的差异超过该限度，则 ABG 和电解质应该同时重复测量或在几分钟内重复测量。

四、阴离子间隙

在血浆（血清）中，阳离子的数量必须等于阴离子的数量才能保持电中性。但是，并不常规测量所有的阳离子和阴离子。在所有电解质中，通常测量的是 Na^+、K^+、Cl^- 和 HCO_3^-。根据这些测量结果，可以计算出未测量阴离子的数量（表 27-4）。通常，血浆 [Na^+] 超过血浆 [Cl^-] 和 [HCO_3^-] 的总和，之间的差值被称为阴离子间隙（anion gap，AG）。由于健康者或患者血清 [K^+] 的变化幅度都很小，因此钾离子通常不包括在 AG 的计算公式中。因此，AG 计算如下：

$$AG（mmol/L）=[（Na^+）-（Cl^-+HCO_3^-）]$$

（一）阴离子间隙正常值

如表 27-4 所示，AG 的正常参考范围是 12±4。该值来自使用比色法和火焰光度法测定，这些电解质测定方法较为陈旧。随着离子选择性电极方法的引入，正常的 AG 水平比原测定方法结果要低得多，从 3 到 11 不等。AG 正常值的这种降低，与 Cl⁻ 测定值较高有关。各实验室之间 AG 正常值范围不尽相同，临床医师应该遵循所在实验室的测定值范围来正确解释临床中的 AG 结果。为简单起见，AG 的正常值被定为 10mmol/L。

表 27-4　未测量阴离子和阳离子（特别是阴离子）

未测量阳离子 mEq/L（mmol/L）	未测量阴离子 mEq/L（mmol/L）
K^+: 4.5（4.5） Ca^{2+}: 5.0（2.5） Mg^{2+}: 1.5（0.75）	白蛋白：12 其他蛋白质：3 PO_4^{3-}: 2（0.67） SO_4^{2-}: 1（0.5） 有机酸：5
总和：11	总和：23
AG=23–11=12 ± 4	

（二）高血糖症和阴离子间隙

在患有严重高血糖的患者中，是使用血清 Na^+ 的测量值还是 Na^+ 的校正值来计算 AG，一直存在争议。建议只应用 Na^+ 的测量值来计算 AG，而不是使用 Na^+ 的校正值。该建议的提出，是基于以下假设：高血糖引起水从细胞内部转移到细胞外，Cl^- 和 HCO_3^- 被稀释的程度与 Na^+ 相同。当仅使用 Na^+ 的校正值而不使用未校正的 Cl^- 和 HCO_3^- 来计算高血糖情况下的 AG 时，AG 就会被高估，会以为存在高 AG 代谢性酸中毒。以正常葡萄糖水平（5.5mmol/L）为标准，血糖每升高 5.5mmol/L，血 Na^+ 降低 1.6mmol/L。但是目前对于 Cl^- 或 HCO_3^- 却没有这样的校正系数。因此强调，只应使用 Na^+ 的测量值来计算血清 AG。

（三）阴离子间隙的临床应用

传统上，通过 AG 可将代谢性酸中毒分为高 AG 代谢性酸中毒、正常 AG 代谢性酸中毒及低 AG 代谢性酸中毒。高 AG 是由于未测量阴离子的集聚，而正常 AG 通常与高 Cl⁻ 水平有关。低 AG 意味着未测量阴离子显著减少，或未测量阳离子增加、[Na^+] 假性减少、[Cl^-] 或 [HCO_3^-] 假性增加。

（四）阴离子间隙增高性代谢性酸中毒的记忆方法

GOLD MARK 可用于辅助 AG 记忆，分别代表二醇类 [乙二醇和丙二醇；Glycols（Ethylene and propylene glycols）]，羟脯氨酸（焦谷氨酸）[Oxoproline（Pyroglutamic acid）]，L- 乳酸（L-lactate），D- 乳酸（D-lactate），甲醇（Methanol），阿司匹林（Aspirin），肾衰竭（renal failure），酮症酸中毒（ketoacidosis）。表 27-5 显示了导致高 AG 代谢酸的各种原因。

（五）正常 AG 代谢性酸中毒

表 27-6 列出了正常（高氯性）AG 代谢性酸中毒的病因。

表 27-5　高 AG 代谢性酸中毒的最主要病因

病　　因	导致高 AG 的未测量阴离子
尿毒症酸中毒（肾衰竭）	硫酸盐、磷酸盐、尿酸盐
酮症酸中毒（糖尿病，饥饿，酒精）	乙酰乙酸、β- 羟基丁酸
乳酸酸中毒	L- 乳酸
小肠切除术	D- 乳酸
毒性物质	
甲醇	甲酸
乙二醇	乙醇酸、草酸
阿司匹林	水杨酸、L- 乳酸、酮酸
对乙酰氨基酚（泰诺）	焦谷氨酸
副醛	乙醛或乙酸
甲苯	马尿酸、苯甲酸

表 27-6　正常 AG 代谢性酸中毒的最主要病因

病　　因	机　　制
腹泻	经粪便排 HCO_3^-
输尿管乙状结肠吻合术，回肠导管	经粪便排 HCO_3^-
碳酸酐酶抑制药	经尿液排 HCO_3^-
酮症酸中毒的恢复期	由于可利用的酮体减少导致 HCO_3^- 合成减少
慢性肾脏病（Ⅳ～Ⅴ期）	降低 NH_3 排泄
近端肾小管酸中毒（Ⅱ型）	经尿液排 HCO_3^-
远端肾小管酸中毒（Ⅱ型）	减少肾脏排酸
远端肾小管酸中毒（Ⅳ型）	减少肾脏排酸和降低 NH_3 产生
稀释性酸中毒	由于输注生理盐水导致 Cl^- 增加
考来烯胺	释放 Cl^- 来交换 HCO_3^-

（六）低 AG 代谢性酸中毒和血清低蛋白校正

除实验室误差外，住院患者中低 AG 酸中毒最常见病因是低蛋白血症。如表 27-4 所示，白蛋白是未测量阴离子和 AG 的主要成分。白蛋白从 40g/L 降低至 20g/L 可使 AG 降低 5mmol/L（白蛋白从正常值每降低 10g/L，AG 降低 2.5mmol/L）。因此，慢性肾脏病（chronic kidney disease，CKD）Ⅳ～Ⅴ期患者若合并低白蛋白，则可以表现为正常 AG 代谢性酸中毒，但是当校正白蛋白后，酸碱紊乱则表现为高 AG 代谢性酸中毒。例如，上述 CKD Ⅳ～Ⅴ期患者，AG 计算值为 12，蛋白质为 20g/L 时，实验室参考 AG 为 10。这表明患者仅有 2 个过量的阴离子（12-10= 2）。然而，当低蛋白血症校正时，AG 为 17，ΔAG 为 7（17-10=7）。因此，无论何时计算 ABG，都应考虑白蛋白水平，特别是危重症患者。

除了未测量的阴离子减少外，未测量阳离子的增加也会导致 AG 降低。例如，患有 IgG 骨髓瘤者 AG 降低，是因为 IgG 分子在 pH 为 7.4 时携带正电荷。此外，摄入含溴或碘的药物，或这些卤化物中毒使未测量阴离子的浓度升高，并且由于将这些卤化物的测定值全部当作了 Cl⁻，也可以导致 AG 降低。水杨酸过量通常会产生 AG 负值，这是由于某些氯离子敏感性离子选择电极的特性，把高浓度水杨酸的当作 Cl⁻ 测定，使 Cl⁻ 假性升高。

有时，由于不同的实验室检测方法，严重高甘油三酯血症可表现为低 AG。严重的高钙血症、高镁血症或锂中毒也可能导致 AG 降低。一些病例报告显示，低渗性低钠血症患者，AG 降低。因此，低 AG 也是由许多情况引起的。

（七）ΔAG/ΔHCO₃⁻ 的作用

AG 不仅可用于代谢性酸中毒的分类，而且对于分析混合性酸碱紊乱，也有间接辅助作用，如高 AG 代谢性酸中毒、代谢性碱中毒、高 AG 和正常 AG 性代谢性酸中毒。在单纯性高 AG 代谢性酸中毒中，AG 高于正常值的增量（称为 ΔAG）等于 HCO₃⁻ 从正常值降低的降低量（称为 ΔHCO₃⁻）。换句话说，AG 每升高 1mmol/L，伴随 HCO₃⁻ 下降 1mmol/L。这被定义为 ΔAG/ΔHCO₃⁻。在单纯性高 AG 代谢性酸中毒中，ΔAG/ΔHCO₃⁻ 比值为 1。若数值明显偏离于 1，则提示存在混合性酸碱紊乱。例如，腹泻患者通常会出现高氯性或 AG 正常性代谢性酸中毒。在这种情况下，HCO₃⁻ 的减少导致 Cl⁻ 的增加，因此 AG 不会改变。因此，ΔAG/ΔHCO₃⁻ 比值为 1。如果该患者出现低血压，进而出现乳酸酸中毒，则 HCO₃⁻ 会进一步降低。换句话说，也就是 ΔHCO₃⁻ 高于 ΔAG，则 ΔAG/ΔHCO₃⁻ 比值 < 1（高于 0 但低于 1），提示存在混合性高 AG 性代谢性酸中毒和正常 AG 性代谢性酸中毒。

在单纯乳酸酸中毒中，ΔAG/ΔHCO₃⁻ 比率通常为 1.6，因为乳酸阴离子的尿排泄低而保留在细胞外区域。这会导致 AG 升高。然而，HCO₃⁻ 浓度不会降低，因为非 HCO₃⁻ 缓冲系统参与乳酸根阴离子的缓冲。以笔者观点，ΔAG/ΔHCO₃⁻ 比值通常对单纯乳酸酸中毒没有辅助意义，因为乳酸水平可以通过检测获得，并且 ΔAG/ΔHCO₃⁻ 比值可波动在 0.8～1.8 之间。

在混合性高 AG 代谢性酸中毒和代谢性碱中毒中，相对于 AG 的增加，HCO₃⁻ 水平升高不明显。结果使得 ΔAG/ΔHCO₃⁻ 比率 > 2。

尽管 ΔAG/ΔHCO₃⁻ 比值是一种有价值的工具，但不应单独用于混合性酸碱紊乱的识别。在分析混合酸碱紊乱时，应考虑其他证据，例如患者的临床资料，正常 AG 范围，校正白蛋白后的 AG，以及在治疗期间发现的"隐性"酸碱紊乱。此外，容量评估很重要，因为 ECF 中的总 HCO₃⁻ 含量可能会发生变化。以糖尿病酮症酸中毒（diabetic ketoacidosis，DKA）为例，在发展为 DKA 之前，70kg 患者的 ECF 含水量为 14L，总 HCO₃⁻ 含量为 336mmol（14L×24mmol/L= 336mmol）。DKA 会使得水分丢失，患者会出现体液容量减少。结果使得 ECF 水含量可以降低到 10L。同时由于缓冲酮酸，可能使 HCO₃⁻ 含量降低至 15mmol/L。则总 HCO₃⁻ 含量变为 150mmol（10L×15mmol=150mmol），减少了 186mmol

（336mmol-150mmol=186mmol）。请注意，由于酮酸的加入，AG 会继续增加，HCO_3^- 的浓度会降低。结果，$\Delta AG/\Delta HCO_3^-$ 比值将＞ 2，提示存在假性代谢性碱中毒。因此，必须谨慎解释 $\Delta AG/\Delta HCO_3^-$ 比值。

五、继发性生理反应（或代偿反应）

继发性生理反应（或代偿反应）是一种生理过程，以尽可能减少原发性改变所导致的 $[H^+]$ 变化。在临床实践中，通常使用术语"代偿"而不是"继发性生理反应"。共涉及 2 种类型的代偿反应（继发性生理反应）：呼吸性的和肾性的。在代谢性酸碱紊乱中，代偿性反应是呼吸性的。例如，在代谢性酸中毒中，原发变化是血浆 $[HCO_3^-]$ 减少和 $[H^+]$ 增加。代偿反应是由于过度通气导致 PCO_2 降低。PCO_2 降低限制了 $[H^+]$ 升高，因此 pH 恢复到正常。过度通气代表对 $[H^+]$ 增加的正常生理反应。相反，通气不足是对代谢性碱中毒的适当生理反应（表 27-7）。而在呼吸性酸碱紊乱中，代偿反应是肾性的。在呼吸性酸中毒中，原发改变是 PCO_2 增加和 pH 降低或 $[H^+]$ 增加。肾脏代偿会增加血浆 $[HCO_3^-]$，导致 pH 升高至正常值。应该指出的是，这些代偿机制不足以将 pH 提高到正常值，而是将 pH 恢复到接近正常值水平。

表 27-7　对原发性酸碱紊乱的正常代偿反应

酸碱紊乱	代偿反应
代谢性酸中毒	$PCO_2=HCO_3^-\times1.5+8\pm2$ 或 HCO_3^- 每下降 1mmol/L，PCO_2 降低 1.2mmHg
代谢性碱中毒	HCO_3^- 每下降 1mmol/L，PCO_2 增加 0.7mmHg
呼吸性酸中毒	
急性	PCO_2 每升高 1mmHg，HCO_3^- 增加 0.1mmol/L
慢性	PCO_2 每升高 1mmHg，HCO_3^- 增加 0.4mmol/L
呼吸性碱中毒	
急性	PCO_2 每降低 1mmHg，HCO_3^- 增加 0.2mmol/L
慢性	PCO_2 每降低 1mmHg，HCO_3^- 增加 0.4mmol/L

六、酸碱紊乱的发病机制

为正确解释原发性酸碱紊乱，了解酸碱紊乱的发生发展就十分重要。以下分别是 4 种原发性酸碱紊乱病理生理学基础。

在以下情况下会出现代谢性酸中毒（第 28 ～ 30 章）。

• 从胃肠道或肾脏丢失 HCO_3^-。

• 由于肾功能受损导致 H^+ 潴留。

• 外源性或内源性强酸。

由于 HCO_3^- 升高和（或）H^+ 丢失，导致代谢性碱中毒（第 31 章）。

由于 PCO_2 升高导致呼吸性酸中毒（第 32 章）。

由于过度通气导致的呼吸性碱中毒（第 33 章）。

基于上述背景，所有酸碱紊乱都可通过下述步骤分析。

• 同时或在几分钟内测量电解质和 ABG。

• 检查血液 pH 的有效性——使用 Henderson 方程。

• 确定原发性酸碱紊乱——使用表 27-1。

• 计算 AG *（若有指征，校正低蛋白）。

• 确定原发性酸碱紊乱的病因。

• 计算预期代偿值（也称为继发反应）——使用表 27-7。

• 确定混合性酸碱紊乱（如果存在的话）。

• 合理应用 $\Delta AG/\Delta HCO_3^-$ 比值。

• 确定适当的治疗方法。

* 尿液 AG，尿液 pH 和血浆渗透压间隙，将在其他章节中予以讨论。

七、如何评估酸碱紊乱

例：患者男性，30 岁，因虚弱和腹痛就诊，有长期静脉药物滥用史。他的呼吸次数为 24 次 / 分（正常 =12 ～ 14 次 / 分）。初始电解质和 ABG 结果如下。

Na^+=136mmol/L	pH=7.28	BUN=42.7mmol/L
K^+=5.1mmol/L	PCO_2=30mmHg	肌酐 =884μmol/L
Cl^-= 100mmol/L	PO_2=100mmHg	血糖 =5mmol/L
HCO_3^-= 14mmol/L	HCO_3^-=13mmol/L	

步骤 1：同时测定电解质和 ABG。

步骤 2：检验血液 pH 的有效性。

使用 Henderson 方程，我们可得到如下结果。

$$[H^+]（nmol/L）=24 \times \frac{30}{14}=51.4$$

从 Henderson 方程的讨论部分可以看出，$[H^+]$ 为 51.4 时对应的 pH 约为 7.28。因此，患者报告的 pH 是正确的。

步骤 3：确定原发酸碱紊乱。

从表 27-1 可见，由于 pH 和 HCO_3^- 均低于正常，原发酸碱紊乱是代谢性酸中毒。

步骤 4：计算 AG。

$$（Na^+）-（Cl^-+HCO_3^-）$$
$$136-（100+14）=22（血白蛋白数值未知）$$

步骤 5：确定原发性酸碱紊乱的病因。

由于 AG 为 22，该疾病是高 AG 代谢性酸中毒。根据表 27-5 中列出的原因和患者的实验室检查结果，很明显，病因为肾衰竭。

步骤 6：计算预期代偿值。

由于过度通气是一种适当的代偿性（继发性生理反应）反应，因此 PCO_2 应低于正常值 40mmHg。该患者的 PCO_2 为 30mmHg。以下公式用于确定此值是否为 PCO_2 预期值（或预测值）（表 27-7）：

$$PCO_2= HCO_3^- \times 1.5+8\pm2$$
$$=14 \times 1.5+8\pm2=29\pm2$$

对 $[H^+]$ 为 51.4nmol/L 的酸中毒，如果患者表现出合适的呼吸代偿，则预期 PCO_2 应介于 27mmHg 和 31mmHg 之间。由于患者的 PCO_2 为 30mmHg，因此其呼吸代偿是适当的。因此，该患者的酸碱紊乱是一种单纯性高 AG 代谢性酸中毒，具有适当的代偿性反应。

如果患者的 PCO_2 与 PCO_2 预期值不同，则同时存在呼吸性酸碱紊乱。例如，如果患者的 PCO_2 低于 PCO_2 预期值，则除了代谢性酸中毒外，还存在呼吸性碱中毒；如果患者的 PCO_2 高于 PCO_2 预期值，则同时存在呼吸性酸中毒。

步骤 7：确定混合性酸碱紊乱。

没有混合性酸碱紊乱（该患者不需要该步骤，因为在步骤 6 已经显示患者仅有一种原发酸碱紊乱）。

步骤 8：合理应用 $\Delta AG/\Delta HCO_3^-$ 比值。

该患者不需要该步骤。

步骤 9：确定适当的治疗方法。

通常，对于 pH < 7.20 的代谢性酸中毒的治疗是使用 $NaHCO_3$。该患者 pH > 7.20，因此不需要治疗。患者因肾衰竭而出现症状，需要透析以缓解症状。透析还可以改善他的血浆 $[HCO_3^-]$ 和血 pH。

八、如何评估混合性酸碱紊乱

住院患者中同时存在 2 种或 3 种单纯性或原发性酸碱紊乱的情况并不罕见。任何时候都应该考虑到存在混合性酸碱紊乱的可能（详情见第 34 章）：

1. 对于原发性单纯性酸碱紊乱，无代偿性反应或过度代偿。

2. pH 和 $[HCO_3^-]$ 正常，但 AG 很高（混合代谢性酸中毒和代谢性碱中毒）。

3. pH 接近正常，但 $[HCO_3^-]$ 高（混合代谢性碱中毒和呼吸性酸中毒）。

4. pH 接近正常，但 $[HCO_3^-]$ 低（混合代谢性酸中毒和呼吸性碱中毒）。

5. pH 低（< 7.4），但 $[HCO_3^-]$ 正常（混合代谢性酸中毒和呼吸性酸中毒）。

6. pH 高（> 7.4），但 [HCO_3^-] 正常（混合呼吸性碱中毒和代谢性碱中毒）。

例：患者女性，31 岁，因虚弱和食欲不振就诊，既往艾滋病。她的呼吸次数为 26 次 / 分。肺听诊提示双侧湿啰音，胸部 X 线检查证实肺水肿。患者电解质和 ABG 结果如下。

Na^+=129mmol/L	pH=7.36
K^+=3.4mmol/L	PCO_2=22mmHg
Cl^-= 90mmol/L	PO_2=90mmHg
HCO_3^-= 12mmol/L	HCO_3^-= 11mmol/L
BUN=29.2mmol/L	
肌酐 =724.9μmol/L	
血糖 =5.5mmol/L	

根据之前的步骤 1 ~ 9，分析此酸碱紊乱。

步骤 1 实验室检查和 ABG 结果已有。

步骤 2 检验血液 pH 的有效性。

应用 Henderson 方程，[H^+] 是 44nmol/L，对应的 pH 为 7.36。

步骤 3 确定原发酸碱紊乱。

因 pH < 7.40 以及 HCO_3^- < 24mmol/L，故主要的酸碱紊乱是代谢性酸中毒。

步骤 4 计算 AG。

经计算，AG 为 27，高于正常范围。

步骤 5 确定原发性酸碱紊乱的病因。

根据实验室结果，该患者代谢性酸中毒的病因是肾衰竭。

步骤 6 计算预期代偿值。

对于单纯性代谢性酸中毒，PCO_2 预期值在 24mmHg 和 28mmHg 之间。然而该患者的 PCO_2 低于 24mmHg，表明同时存在呼吸性碱中毒。因此，该患者具有混合性高 AG 代谢性酸中毒和呼吸性碱中毒。

步骤 7 确定混合性酸碱紊乱。

因步骤 6 中已显示出酸碱紊乱的性质，故不需要该步骤。

步骤 8 合理应用 Δ AG/ Δ HCO_3^- 比值。

假设正常 AG 为 10，Δ AG 为 17，Δ HCO_3^- 为 12；因此，Δ AG/ Δ HCO_3^- 比值为 1.41。故该患者没有"隐性"的代谢性碱中毒。

步骤 9 确定适当的治疗方法。

由于存在肺水肿，给予 $NaHCO_3$ 来升高血清 [HCO_3^-] 是不合适的。适当的治疗方法是肾脏替代，例如血液透析，不仅可减轻肺水肿，还能提高血清 [HCO_3^-] 和血 pH。

九、水化和酸碱紊乱导致的血清 [Na⁺] 和 [Cl⁻] 改变

正常血清[Na⁺]为140mmol/L，血清[Cl⁻]为100mmol/L，比例为1.4∶1。该比例在水化状态（水分充足状态）下保持不变，但在酸碱紊乱中会发生改变。

例：在水化条件下，血清[Na⁺]和血清[Cl⁻]应成比例减少或增加，以保持正常比例1.4∶1，如下。

• 过度水化（两者成比例减少）

Na^+ 改变：140 → 126mmol/L=14mmol，下降了 10%

Cl^- 改变：100 → 90mmol/L=10mmol，下降了 10%

• 脱水（两者成比例增加）

Na^+ 改变：140 → 154mmol/L=14mmol，增加了 10%

Cl^- 改变：100 → 110mmol/L=10mmol，增加了 10%

另一方面，[Cl⁻]的变化而[Na⁺]没有变化，总是提示存在单纯性酸碱紊乱。因此，不能维持1.4∶1的比例，如下。

• 代谢性酸中毒或呼吸性酸中毒（与 Na^+ 比较，Cl^- 不成比例减少）

Na^+ 改变：140 → 140mmol/L=0mmol，不变

Cl^- 改变：100 → 90mmol/L=10mmol，下降了 10%

• 呼吸性碱中毒或高氯性酸中毒（与 Na^+ 比较，Cl^- 不成比例增加）

Na^+ 改变：140 → 140mmol/L=0mmol，不变

Cl^- 改变：100 → 110mmol/L=10mmol/L，增加了 10%

基于上述例子，可以结合水化条件和酸碱紊乱来追踪血清 [Na⁺] 和 [Cl⁻] 的变化。

• 过度水化和代谢性碱中毒（两者不成比例下降；Cl^- 下降更明显）

Na^+ 改变：140 → 126mmol/L=14mmol，下降 10%

Cl^- 改变：100 → 80mmol/L=20mmol，下降 20%

• 脱水和代谢性碱中毒（两者不成比例升高；Na^+ 升高＞ Cl^- 升高）

Na^+ 改变：140 → 168mmol/L=28mmol，升高 20%

Cl^- 改变：100 → 90mmol/L=10mmol，下降 10%

◆ 习题

病例 1　患者男性，**50** 岁，因急性前壁心肌梗死收住重症监护病房。**6h** 后，他出现呼吸困难。体格检查和胸部 **X** 线检查均提示肺水肿。电解质和 **ABG** 结果如下。

Na$^+$=140mmol/L	pH=7.36
K$^+$=5.2mmol/L	PCO$_2$=34mmHg
Cl$^-$=94mmol/L	PO$_2$=80mmHg
HCO$_3^-$=16mmol/L	HCO$_3^-$=22mmol/L
BUN=10.7mmol/L	
肌酐=123.8μmol/L	
血糖=11.1mmol/L	

问题：以下哪个选项最适合描述患者的酸碱紊乱？

A. 代谢性酸中毒和呼吸性碱中毒　　B. 代谢性碱中毒和代谢性酸中毒

C. 呼吸性酸中毒和代谢性酸中毒　　D. 呼吸性碱中毒和代谢性碱中毒

E. 以上均不是

答案是选项 E。应系统地分析酸碱紊乱。一旦获得实验室化验结果，下一步就是检查 pH 是否正确。必须使用 Henderson 方程来获得 [H$^+$] 然后获得 pH。Henderson 方程是：

$$[H^+]=24 \times \frac{pCO_2}{[HCO_3^-]}$$

代入化验结果数值

$$[H^+]=24 \times \frac{34}{16}=51$$

[H$^+$] 为 51nmol/L 对应 pH7.30。因此，实验室报告的 pH 不正确。此外，HCO$_3^-$ 的测量值和计算值之间存在很大差异。鉴于此，很难正确解释该 ABG 结果。电解质和 ABG 应在几分钟内重复检查。该病例强调需要检查 pH 的准确性或内部一致性。

病例 2　患者男性，42 岁，因头晕和无力入院。患者坐位血压为 120/80mmHg，脉率为 90/min；立位血压 100/64mmHg，脉率为 110/min。他未服用任何药物，但承认存在呕吐。获得的电解质和 ABG 结果如下。

Na$^+$=129mmol/L	pH=7.53
K$^+$=2.5mmol/L	PCO$_2$=63mmHg
Cl$^-$=58mmol/L	PO$_2$=62mmHg
HCO$_3^-$=58mmol/L	HCO$_3^-$=58mmol/L
肌酐=167.9μmol/L	
BUN=11.4mmol/L	
血糖=5.2mmol/L	

问题 1：分析该患者的酸碱紊乱（应用必要的步骤）。

答：应用必要的合适步骤分析此酸碱紊乱。

步骤 1：检查血液 pH 的有效性。

根据 Henderson 方程，[H$^+$] 为 26nmol/L，对应的 pH 为 7.53。因此报告中的 pH 是正确的。

步骤 2：确定原发性酸碱紊乱。

根据表 27-1，原发性酸碱紊乱是代谢性碱中毒。

步骤 3：计算 AG。

AG 是 13，在正常范围内（对于所有的原发性酸碱紊乱都需要计算 AG，以免遗漏"隐性"代谢性酸中毒）。

步骤 4：确定原发性酸碱紊乱的病因。

导致代谢性碱中毒的病因是呕吐。

步骤 5：计算预期代偿值。

呼吸代偿是适当的（表 27-7），表明这种酸碱紊乱是一种单纯的代谢性碱中毒。

问题 2：如何治疗这种酸碱紊乱？

答：给予生理盐水治疗，并补充 KCl。

病例 3　患者女性，**72 岁**，因恶心，呕吐和呼吸困难而入院，既往患有 **2 型糖尿病**，充血性心力衰竭（**congestive heart failure，CHF**）和肾衰竭病史。她的用药史包括胰岛素和呋塞米。患者体重是 **60kg**。获得的电解质和 **ABG** 结果如下。

Na$^+$=140mmol/L	pH=7.40
K$^+$=4.1mmol/L	PCO$_2$=40mmHg
Cl$^-$= 95mmol/L	PO$_2$=90mmHg
HCO$_3^-$= 24mmol/L	HCO$_3^-$= 24mmol/L
肌酐 =362.4μmol/L	
BUN=16.9mmol/L	
血糖 =8.1mmol/L	

问题 1：该患者酸碱紊乱的特点是什么？

答：电解质和 ABG 显示没有异常。但是逐步法表明存在混合性酸碱紊乱。

步骤 1：检查血液 pH 的有效性。

根据 Henderson 方程，[H$^+$] 为 40nmol/L，对应的 pH 为 7.40。

步骤 2：确定原发性酸碱紊乱。

根据 ABG 结果，不存在明显的酸碱紊乱。

步骤 3：计算 AG。

AG 为 21，表明存在高 AG 代谢性酸中毒（本病例表明计算 AG 的重要性）。

步骤 4：确定原发性酸碱紊乱的病因。

此代谢性酸中毒的病因是肾衰竭。

步骤 5：计算预期代偿值。

如果这是单纯性代谢性酸中毒，则 pH、血清 $[HCO_3^-]$ 和 PCO_2 水平将低于正常水平。由于患者呕吐，也因 CHF 服用呋塞米，因此存在代谢性碱中毒。代谢性酸中毒和代谢性碱中毒的共存使 ABG 结果正常化，并表现为没有酸碱紊乱的印象。诊断这种混合代谢性酸中毒和代谢性碱中毒的线索是存在高 AG。因此，本例强调了在分析任何酸碱紊乱时，计算 AG 都十分重要。

问题 2：应该如何治疗？

答：由于 CHF 导致呼吸困难，可以尝试静脉注射呋塞米。如果效果欠佳，可以单独或与多巴酚丁胺联合使用奈西利肽。如果仍然没有效果，给予 2～3 次血液透析治疗可以改善其 CHF（患者的症状通过 2 次低血流速血液透析治疗得到缓解）。

病例 4　患者男性，65 岁，因呼吸困难而入院，有慢性阻塞性肺疾病（COPD）病史。入院时，他的电解质和 ABG 结果如下。

Na^+=134mmol/L	pH=7.35
K^+=3.6mmol/L	PCO_2=64mmHg
Cl^-=90mmol/L	PO_2=70mmHg
HCO_3^-=34mmol/L	HCO_3^-=33mmol/L
肌酐 =97.2μmol/L	
BUN=4.3mmol/L	
血糖 =5.5mmol/L	

问题：该酸碱紊乱的特点是什么？

答：同之前一样，按照逐步法分析该酸碱紊乱。

步骤 1：检查血液 pH 的有效性。

根据 Henderson 方程，$[H^+]$ 为 45nmol/L，其对应的 pH 为 7.35。

步骤 2：确定原发性酸碱紊乱。

从表 27-1 可以看出，原发性酸碱紊乱是呼吸性酸中毒。

步骤 3：计算 AG。

AG 是 10，处于正常范围。

步骤 4：确定原发性酸碱紊乱的病因。

该患者呼吸性酸中毒的原因是 COPD。

步骤 5：计算预期代偿值。

呼吸性酸中毒的代偿是肾重吸收 HCO_3^-。从表 27-7 中可看出，患者有原发性慢性呼吸性酸中毒，而非急性呼吸性酸中毒。

步骤 6：确定适当的治疗方法。

治疗是立即通过鼻导管给予氧气，随后纠正诱发因素。

病例 5　患者男性，51 岁，因右侧颞区无痛性肿块 3 周入院。他唯一的主诉是食欲不振，体重减轻了 **1.8kg**。否认其他慢性疾病的病史，也没有服用任何药物，已经 **10** 年没看过医生。获得的电解质和 **ABG** 结果如下。

Na^+=124mmol/L	pH=7.39
K^+=3.9mmol/L	PCO_2=39mmHg
Cl^-=100mmol/L	PO_2=94mmHg
HCO_3^-=23mmol/L	HCO_3^-=22mmol/L
肌酐 =88.4μmol/L	
BUN=5.7mmol/L	
血糖 =5.67mmol/L	
血浆渗透压 =284mOsm/（kg·H_2O）	

问题 1：在评估该患者酸碱紊乱时，最明显的异常临床特征是什么？

答：计算 AG 对该患者非常重要。从电解质来看，很明显 AG 只有 1。这是不正常的，值得进一步检查。低钠血症不会将 AG 降低到这个水平。

问题 2：还有哪些其他检查有助于分析低 AG？

答：血清白蛋白是住院和门诊患者中低 AG 的最常见原因。血清白蛋白水平为 45g/L。因此，低蛋白血症不是导致患者低 AG 的病因。

问题 3：鉴于低钠血症和正常血清渗透压，还需要进行哪些其他相关的实验室检查？

答：此时监测血清总蛋白非常重要。患者总蛋白含量为 142g/L，高于正常。

血清和尿蛋白的免疫电泳结果显示出，IgG 水平非常高，提示 IgG 多发性骨髓瘤。

问题 4：骨髓瘤如何导致 AG 降低？

答：IgG 分子在 pH 7.4 时带正电荷，因此未测定的阳离子增加。从表 27-4 可以看出，未测量阳离子的增加会导致 AG 降低。

（王琰　译，张向阳　校）

参考文献

[1] Abelow B. Understanding acid-base. Baltimore: Williams & Wilkins; 1997.

[2] Adrogué HJ, Gennari JF, Galla JH, et al. Assessing acid–base disorders. Kidney Int. 2009;76:1239–47.

[3] DuBose TD. Disorders of acid-base balance. In: Skorecki K, et al., editors. Brenner & Rector's the kidney. 10th ed. Philadelphia: Elsevier; 2016. p. 511–58.

[4] Emmett M. Approach to the patient with a negative anion gap. Am J Kidney Dis. 2016;67:143–50.

[5] Gennari JF, Adrogué HJ, Galla JH, Madias NE, editors. Acid-base disorders and their treatment. Boca Raton: Taylor & Francis; 2005.

[6] Kamel KS, Halperin ML. Fluid, electrolyte, and acid-base physiology. A problem-based approach. 5th ed. Philadelphia: Elsevier; 2017.

[7] Kraut JA, Madias NE. Serum anion gap: its uses and limitations in clinical medicine. Clin J Am Soc Med. 2007;2:162–74.

[8] Kurtz I. Acid-base case studies. 2nd ed. Victoria: Trafford Publishing; 2006.

第28章 阴离子间隙增高性代谢性酸中毒

High Anion Gap Metabolic Acidosis

在前一章中，我们介绍了导致阴离子间隙（anion gap，AG）增高性代谢性酸中毒（高 AG 性代谢性酸中毒）的各种病因。为方便讨论，这些病因可以分为以下几类。

1. 肾脏损伤引起的酸中毒

• 急性肾损伤。

• 慢性肾脏病（chronic kidney disease，CKD）Ⅳ～Ⅴ期。

2. 有机酸蓄积引起的酸中毒

• L- 乳酸酸中毒。

• D- 乳酸酸中毒。

• 糖尿病酮症酸中毒。

• 酒精性酮症酸中毒。

• 饥饿性酮症酸中毒。

3. 毒素引起的酸中毒

• 甲醇。

• 乙二醇。

• 丙二醇。

• 异丙醇。

• 水杨酸盐。

• 5- 羟脯氨酸（焦谷氨酸）。

• 副醛。

除了由 CKD Ⅳ 和 Ⅴ 期引起的酸中毒是慢性病程以外，上述所有酸中毒都是急性病程。急性代谢性酸中毒在数小时至数天内发生，从中度到重度，经过适当的治疗可以得到改善。除了出现急性血流动力学不稳定外（参见"临床表现"），度过危险期的患者不会出现任何长期并发症。另一方面，患有慢性代谢性酸中毒的患者出现骨病、肌无力、肾病的进展和电解质紊乱。补碱治疗可改善很多并发症。

一、代谢性酸中毒的临床表现

代谢性酸中毒几乎影响所有系统。然而，以下是最重要的临床表现。

1. 心血管系统

- pH＜7.2 时，心率增快和心肌收缩力增加。
- pH＜7.1 时，心肌收缩力下降。
- 降低心脏对儿茶酚胺的反应性。
- 降低肾脏和肝脏的血流量。
- 降低室颤阈值。
- 外周血管扩张引起低血压。

2. 神经系统

- 增加交感神经兴奋性。
- 精神状态改变。
- 脑血流量增加。
- 脑代谢降低。

3. 呼吸系统

- 增加分钟通气量。
- 呼吸困难。
- 膈肌收缩力减低。

4. 其他

- 抑制无氧代谢。
- 增加蛋白质分解代谢。
- 增加代谢率。
- 吞噬作用受损。
- ATP 产生减少。
- 骨骼生长受损。
- 骨性疼痛。

让我们简单复习一下这些高阴离子间隙（AG）性代谢酸中毒的表现。

二、肾损伤引起的酸中毒

（一）急性肾损伤

1. 除肾前性氮质血症外，其他原因导致的急性肾损伤（acute kidney injury，AKI）通常会引起高 AG 性代谢性酸中毒。

2. H^+ 排泄减少以及硫酸盐和磷酸盐蓄积导致的正 H^+ 平衡，导致高 AG 性代谢性酸中毒。

3. 治疗上，如果血浆 HCO_3^- < 10mmol/L，给予 $NaHCO_3$ 可改善血液 pH。没有充血性心力衰竭（congestive heart failure，CHF）的患者对 $NaHCO_3$ 耐受性良好。肾脏替代疗法亦可改善酸中毒。

（二）慢性肾脏病Ⅳ～Ⅴ期

1. 只有当 GFR < 15ml/min 时才会出现高 AG 性代谢性酸中毒。

2. 由于骨的缓冲作用，GFR < 10ml/min 的患者，血浆 HCO_3^- 不低于 < 16mmol/L。

3. 高 AG 性代谢性酸中毒的可能病因包括以下几点。

• 肾衰竭（GFR < 10ml/min）导致 NH_4^+ 生成和排泄减少，发生 H^+ 正平衡作用。

• 高钾血症使 NH_4^+ 的合成减少。

• 肾衰竭使 HCO_3^- 的保留减少。

• 可滴定酸（磷酸盐）排泄可能正常或轻度降低。

• 阴离子（硫酸盐，磷酸盐）的生成增多。

• 一些营养不良患者的分解代谢增加，产生硫酸盐和磷酸盐。

• 由于糖尿病、高血压、间质性疾病或药物（如 ACEI，血管紧张素受体阻滞药，保钾利尿药和 NSAID），引起相对醛固酮减少，通过进一步降低 GFR 而加重高 AG 性代谢性酸中毒。

4. 治疗：包括限制蛋白质摄入，$NaHCO_3$，枸橼酸钠，碳酸钙或肾脏替代疗法，根据适应证进行选择。

5. 在 CKD 患者中，血浆 HCO_3^- 应保持 ≥ 22mmol/L。

（三）有机酸蓄积引起的酸中毒

1. L^- 乳酸酸中毒

(1) 生成：当乳酸生成量超过利用量时，就会发生乳酸酸中毒。

在糖酵解过程中由丙酮酸形成乳酸。在 NADH 存在的情况下，由乳酸脱氢酶（lactate dehydrogenase，LDH）催化反应。$NADH/NAD^+$ 比率决定了丙酮酸和乳酸之间的转化。正常的乳酸 / 丙酮酸的比例为 10 ∶ 1。

$$丙酮酸 + NADH + H^+ \xrightleftharpoons{LDH} 乳酸 + NAD^+$$

依据上述反应式可以得知，以下病理生理过程可以产生过量的乳酸。

• 由静脉给予葡萄糖、肾上腺素输注或呼吸性碱中毒，引起丙酮酸产生增加。

• 由于缺氧条件导致 $NADH/NAD^+$ 比率增加。

• 以上两个过程同时存在。

(2) 病因

• 如表 28-1 和表 28-2 所示，在某些情况下会生成过量的乳酸。

• 乳酸酸中毒分为 2 种类型：A 型和 B 型乳酸酸中毒。

• A 型酸中毒是由全身或局部组织缺氧引起的。

表 28-1　A 型乳酸酸中毒的病因

病　因	机　制
休克	
脓毒性休克	低血压
低血容量性休克	O_2 运输↓，糖酵解↑，ATP↓，丙酮酸生产↑→乳酸生产↑
心源性休克	O_2 运输↓，糖酵解↑，ATP↓，丙酮酸生产↑→乳酸生产↑
出血	O_2 运输↓，糖酵解↑，ATP↓，丙酮酸生产↑→乳酸生产↑
严重组织缺氧	O_2 运输↓，糖酵解↑，ATP↓，丙酮酸生产↑→乳酸生产↑
低血压导致严重的局部灌注不足	O_2 运输↓，糖酵解↑，ATP↓，丙酮酸生产↑→乳酸生产↑
严重贫血（＜ 40g/L）	组织缺氧
重症哮喘	呼吸性碱中毒刺激糖酵解和乳酸生成，组织缺氧、β- 肾上腺素能刺激，导致乳酸生成增多
一氧化碳中毒	一氧化碳对 Hb 的结合力比 O_2 更强烈，导致低氧血症和组织缺氧，抑制电子传递系统，ATP↓，无氧糖酵解↑

表 28-2　B 型乳酸酸中毒的病因

病　因	机　制
肝病	乳酸代谢↓，丙酮酸脱氢酶复合物（PDC）[a] 活性↓，呼吸性碱中毒和低血糖可使乳酸产生增加
糖尿病	存在微血管疾病和动脉粥样硬化，累及血液循环，药物如二甲双胍，PDC 活性↓
肾衰竭和肾脏替代治疗	HCO_3^- 碱化而刺激乳酸生成，含有乳酸盐的透析液
恶性肿瘤	淋巴瘤，白血病和肿瘤（乳腺，肺，结肠，胰腺等部位），肿瘤细胞通过无氧糖酵解产生乳酸↑，细胞因子产生↑，缺氧诱导产生的因子
ATP 耗竭	无氧糖酵解↑
硫胺素（维生素 B_1）缺乏症	抑制 PDC 活性，从而将葡萄糖代谢限制为仅能糖酵解
癫痫发作	增加肌肉活动，累及血液循环和组织缺氧
低血糖	抑制肝脏对乳酸的摄取，肾上腺素释放↑导致丙酮酸产生增加↑
药物 / 毒素	
二甲双胍	促进小肠中葡萄糖产生乳酸，$NADH/NAD^+$ 比例↑，抑制来自乳酸的糖异生，抑制线粒体呼吸作用，肾、肝和心脏发生衰竭的患者存在一定风险
乙醇	减弱来自乳酸的糖异生，耗尽 NAD^+，有利于乳酸积累
甲醇	甲醇的毒性产物（甲醛、甲酸）抑制氧化磷酸化和 ATP 合成
乙二醇	通过乙醇脱氢酶代谢乙二醇时，↑ $NADH/NAD^+$ 比率
丙二醇	用作溶剂时（在劳拉西泮，硝酸甘油或局部施用磺胺嘧啶银的过程中），在其代谢过程中通过醇脱氢酶产生乳酸。该反应使 $NADH/NAD^+$ 比率升高

（续　表）

病　因	机　制
水杨酸	呼吸性碱中毒刺激乳酸生成，抑制氧化磷酸化
氰化物中毒	抑制氧化磷酸化，ATP 生成↓，糖酵解↑，NADH/NAD$^+$ 比例↑，导致丙酮酸转化为乳酸
儿茶酚胺	肾上腺素增加糖酵解并抑制乳酸形成丙酮酸。高浓度肾上腺素和去甲肾上腺素使皮肤、骨骼肌和内脏循环的血管明显收缩。乳酸酸中毒可能是嗜铬细胞瘤的首发表现
可卡因	血管明显收缩
抗逆转录病毒药（去羟肌苷、齐多夫定、司坦夫定、扎西他滨、替诺福韦）	抑制线粒体 DNA 合成，ATP 产生↓，糖酵解↑
利奈唑胺	线粒体毒性
丙泊酚	镇静，高剂量镇静剂使氧化磷酸化解偶联，乳酸产量增加

a. 丙酮酸脱氢酶复合物（pyruvate dehydrogenase complex，PDC）是一种酶系统，可将线粒体中的丙酮酸转化为乙酰 CoA，从而通过柠檬酸循环转化为 CO_2 和 H_2O

• B 型酸中毒是由躯体疾病或毒素引起的生物化学紊乱引起的。

• 需注意的是，在任何患者中，出现 A 型和 B 型的产生条件混杂在一起的情况相当常见（如充血性心力衰竭患者中使用二甲双胍）。

(3) 遗传性或获得性酶缺陷引起的乳酸酸中毒

• 乳酸酸中毒可发生于一系列遗传性酶缺陷的情况下，比如糖原累积性疾病、糖异生、柠檬酸循环（丙酮酸氧化）和电子转运（复合物Ⅰ缺乏；复合物Ⅰ、Ⅲ和Ⅳ缺乏；以及复合物Ⅰ和Ⅳ缺乏）。与"原发性"乳酸酸中毒相关的就是这些遗传性缺陷（inborn error）。

• 与"继发性"乳酸酸中毒相关的疾病包括：有机酸尿症（丙酸血症，甲基丙二酸血症等），脂肪酸氧化和尿素循环中酶缺陷。

• 获得性酶缺陷与硫胺素缺乏（丙酮酸脱氢酶复合物活性↓）和生物素缺乏（丙酮酸脱羧酶活性↓）有关。

• 婴儿和儿童受遗传性酶缺陷影响最大。

• 对骨骼肌、心脏、肝脏和神经功能进行临床评估，有助于评估酶缺陷。

• 血浆和脑脊液中的乳酸测量，培养的成纤维细胞和淋巴细胞、肌肉活组织活检中的酶测定，将有助于进行最终诊断。

• 治疗效果通常不理想。增强乳酸代谢的疗法有一定的帮助。

(4) 诊断

• 没有特异性的临床症状和体征可以提示乳酸酸中毒。

• 然而，诸如休克和组织缺氧，伴有高 AG 性代谢性酸中毒（＞ 25 ～ 30），应警惕存在乳酸酸中毒的可能。

• 在低氧血症的初期，乳酸水平在 5 ～ 10mmol/L，可能不会是高 AG 性代谢性酸中毒，但需要监测乳酸水平。

• $\Delta AG/\Delta HCO_3^-$ 为 1.6 时提示乳酸酸中毒，因为乳酸阴离子是由非 HCO_3^- 系统进行缓冲（主要是骨和蛋白质），HCO_3^-/CO_2 缓冲系统不受影响。请注意，这个比例并不总是表明并存代谢性碱中毒。

• 以下实验室结果是乳酸酸中毒的特有的。

– 高尿酸血症：近端小管中，乳酸与尿酸竞争分泌。

– 高磷血症：由于缺氧和 ATP 不足，导致细胞内磷酸盐流出。

– 白细胞增多症：肾上腺素释放引起白细胞附壁。

– 正常血钾：由于乳酸渗入细胞而电梯度无法建立。因此，不会发生 K^+ 从 ICF 流入到 ECF。

(5) 治疗

• 去除或治疗基础病因，可改善乳酸酸中毒。然而，去除病因并不那么简单，特别是在危重患者。

• 循环支持至关重要。

• 对于全身炎症反应综合征（systemic inflammatory response syndrome，SIRS）/ 脓毒症并循环支持的患者，使用广谱抗生素治疗脓毒症至关重要。

• 补碱治疗代谢性酸中毒很重要；然而，这种治疗也有一些缺点（表 28-3）。

表 28-3　代谢性（乳酸）酸中毒的静脉补碱治疗

碱性药物	优　点	缺　点
碳酸氢钠	起效快，价格低，易于使用	高渗性，高钠血症，CO_2 产生↑，细胞内酸中毒↑，容量超负荷，无生存获益
三羟甲基氨基甲烷（THAM）	不增加 CO_2，进入细胞缓冲细胞内 pH，可用于治疗混合代谢性酸中毒和呼吸性酸中毒	呼吸抑制，低血糖，高钾血症、引起儿童肝坏死。避免用于肾衰竭
碳酸氢钠 / 碳酸钠（Carbicarb）	Na_2CO_3（0.33mmol/L）和 $NaHCO_3$（0.33mmol/L）的混合物，减少 CO_2 产生	与 $NaHCO_3$ 相同，无临床获益，部分国家无产品供应

(6) 碳酸氢钠需求

• 决定血浆 HCO_3^- 的提高幅度，即 ΔHCO_3^-。

• 代谢性酸中毒中，根据体重（kg）的 50% 估算计 HCO_3^- 空间（bicarbonate space）。一些学者按体重的 40% 计算为（注意 HCO_3^- 空间或缺少量会随着 H^+ 增加或 pH 降低而增加）。

• 计算将血浆 HCO_3^- 升高至目标水平所需的 $NaHCO_3$ 的量。

举例：

血浆 $[HCO_3^-]$ = 10mmol/L

目标血浆 $[HCO_3^-]$ = 15mmol/L

ΔHCO_3^- = 5mmol/L

70kg 患者的 HCO_3^- 空间 = 70 × 0.5 = 35L

需要的 $NaHCO_3^-$ 量 = 35 × 5 = 175mmol

• 这些计算应基于导致代谢性酸中毒的持续病理过程进行。

• 配制成等渗溶液，以 0.1mmol/（kg·min）的速率缓慢给药。

• 防止碱治疗后离子钙下降，可另一通路给予葡萄糖酸钙，以改善心脏功能。

• NaHCO₃ 治疗的缺点如表 28-3 所示。然而，NaHCO₃ 治疗的一个重要优点是它取代了蛋白质对乳酸的缓冲，特别是在心脏和大脑中。NaHCO₃ 这种缓冲作用恢复了这些器官中的蛋白质功能。

• 已经表明，与肺功能异常的患者相比，在肺功能正常的患者中予以 NaHCO₃ 治疗所产生的 CO_2，不会引起细胞内酸中毒。

(7) 三羟甲基氨基甲烷

• 三羟甲基氨基甲烷（tris-hydroxymethyl aminomethane，THAM）是一种氨基醇。

• 其 NH_3 部分，与尿液中 H^+ 结合而发挥缓冲作用。因此，其应用仅限于 GFR ＞ 30ml/min 的患者。

• 不会增加 CO_2。

• 可以改善心肌收缩力。

• THAM 以 0.3M（300mmol/L）溶液给药，以上例计算其初始剂量如下。

$$需要 0.3M 溶液量（ml）= 体重 × 碱缺乏（\Delta HCO_3^-）$$
$$=70 × 5 = 350ml$$

• 继续给予 THAM，直至血液 pH ＞ 7.20。

(8) Tribonat

• 在欧洲使用的一种缓冲剂。

• 它是 THAM、NaHCO₃、乙酸盐和磷酸盐的混合物。

• 它似乎产生较少的 CO_2，并且对细胞内 pH 没有太大影响。

• 未在美国使用。

(9) 肾脏替代疗法

• 间歇性血液透析是另一种补碱方式。

• 用于避免 NaHCO₃ 导致的高渗状态和容量超负荷。

• 持续肾脏替代疗法 [持续静脉 - 静脉血液滤过（continuous venovenous hemofiltration，CVVH），持续静脉 - 静脉血液透析（continuous venovenous hemodialysis，CVVHD），持续静脉 - 静脉血液透析滤过（continuous venovenous hemodiafiltration，CVVHDF）]，使用 NaHCO₃ 置换液可有效改善血流动力学不稳定患者的 A 型乳酸酸中毒、二甲双胍和其他药物引起的 B 型乳酸酸中毒。

(10) 硫胺素和核黄素

• 硫胺素是 PDC 的辅助因子，PDC 的活化可以改善乳酸水平。

• 核黄素可以提供 FAD（黄素腺嘌呤二核苷酸），这是电子传递系统中所需要的。

• 这两种药物都不会引起任何不利影响，也可以使用。

(11) 胰岛素

• 胰岛素可增加 PDC 的活性，并且其在一些轻、中度高血糖的患者中是有益的。

(12) 二氯乙酸

• 刺激 PDC 并增强丙酮酸氧化。

• 降低乳酸水平，改善 pH，提高血浆 HCO_3^- 浓度。

- 尽管它对乳酸酸中毒有益，但没有生存获益；因此，不做常规使用。

- 然而，在某些遗传性酶缺陷导致的乳酸酸中毒中，具有一定效果。

(13) Na^+/H^+ 交换泵的抑制药

在缺氧导致的乳酸酸中毒中，会激活心肌 Na^+/H^+ 交换泵。从而引起细胞内 Na^+ 和 Ca^{2+} 的积累，导致心脏功能障碍。在几项动物实验以及一项人体试验中，单独使用 Na^+/H^+ 交换泵抑制药 [沙泊来德（Sabiporide），卡立泊来德（Cariporide）] 或与 $NaHCO_3$ 联用，改善心脏功能和死亡率。这些抑制药的常规使用有待进一步研究。

2. D- 乳酸酸中毒

- D- 乳酸是乳酸的 D- 立体异构体，不是人体新陈代谢的产物。

- 由细菌和反刍动物（牛、绵羊、山羊等）产生。

- 在人体，接受肠道旁路手术的肥胖患者、肠道切除患者以及慢性胰腺功能不全的患者产生 D- 乳酸。

- 一些长期使用抗生素的患者，由于产生 D- 乳酸的细菌（乳酸杆菌）等革兰阳性厌氧菌的过度生长，也可能发生 D- 乳酸酸中毒。

- 使用 L- 乳酸的标准测定方法不能检测到 D- 乳酸。

- 以神经系统表现（意识模糊，言语不清，共济失调，记忆力减退，易激惹、秽语）为特征，包括脑病，以及具有正常 L- 乳酸水平的高 AG 性代谢性酸中毒。神经系统表现可持续数小时至数天。

- 肠道手术患者摄入大量碳水化合物，因输送到结肠的量增大，会加重 D- 乳酸酸中毒。

- D- 乳酸可以通过使用 D- 乳酸脱氢酶的特殊技术来测定。

- 治疗：低碳水化合物饮食或低淀粉饮食，口服万古霉素、新霉素或甲硝唑。

3. 糖尿病酮症酸中毒

- 糖尿病酮症酸中毒（diabetic ketoacidosis，DKA）由胰岛素缺乏和相对胰高血糖素过量引起。

- DKA 呈现三联征：高血糖症（葡萄糖＞ 16.7mmol/L），血酮和尿酮增加，以及高 AG 性代谢性酸中毒。

- 蓄积的酮酸是乙酰乙酸和 β- 羟基丁酸（β-hydroxybutyrate，BHB）。

- 胰岛素缺乏促进脂肪降解和脂肪酸释放，而胰高血糖素刺激肝脏代谢脂肪酸产生酮酸。

- 诊断：血液和尿液中的酮体升高，合并高 AG 性代谢性酸中毒，则可以诊断 DKA。DKA 中，经常出现血容量减少和多种电解质异常。

- 用于检测酮体的尿常规试纸中含有硝普钠，其与乙酰乙酸盐反应强烈（++++），与 β- 羟基丁酸反应差（+）。如果在 DKA 治疗期间，初始试纸反应为 +，然后是 ++++，则表明最初的严重酸中毒是由 BHB 引起的，并且患者的酸中毒正在改善。

- 如前所述，根据 pH 情况，治疗使用 $NaHCO_3$。

- 根据 AG 的变化，调整 $NaHCO_3$ 的给药剂量。

- AG 的变化也表明，可能有自酮酸再生成的 HCO_3^-。

- 随着 AG 的改善，HCO_3^- 空间或缺少量也在减少。

- 治疗：胰岛素治疗和纠正液体电解质紊乱，可以改善高 AG 性代谢性酸中毒。

• 需注意的是，在一些患者的 DKA 治疗期间，确实会发生高氯性代谢性酸中毒，是因为患者在入院之前，由于尿液中酮体丢失过多，导致由酮体产生 HCO_3^- 的量减少。

4. 酒精性酮症酸中毒

• 酒精戒断：由于恶心、呕吐、腹痛导致，饥饿也可能引起。

• 多见于大量饮酒后的女性和糖尿病患者。

• 由于儿茶酚胺释放，停止饮酒也会引起酮症酸中毒。

• 发病机制包括乙醇本身、饥饿、胰岛素缺乏、过量的胰高血糖素和儿茶酚胺、呕吐。

• 乙醇抑制糖异生并刺激脂肪分解。它被代谢为乙醛（由乙醇脱氢酶催化），然后代谢为乙酸（由乙醛脱氢酶催化）。这些反应涉及将 NAD^+ 转化为 NADH，会使丙酮酸生成乳酸和乙酰乙酸生成 β- 羟基丁酸的反应加速进行。

• 饥饿消耗肝糖原储备。过量的胰高血糖素刺激脂肪分解和从脂肪酸生成酮酸。

• 酮酸也可由乙酸形成。

• 某些患者存在低血糖症。

• 治疗：包括用 5% 葡萄糖溶液和生理盐水，硫胺素，纠正电解质异常。

• 需注意的是，在酒精性酮症酸中毒的恢复期可发生高氯性代谢性酸中毒。

5. 饥饿性酮症酸中毒

• 饥饿性酮症酸中毒是轻度并呈自限性。

• 胰岛素分泌相对减少和胰高血糖素分泌增加，导致酮酸形成。

• 与 DKA 不同，胰岛素的存在，会预防进展为严重酮症酸中毒。

• 而且，在长期禁食期间，酮体和脂肪酸会刺激胰岛素分泌，从而进一步抑制酮酸的形成。

• 通常在饥饿酮症中可以观察到，对硝普钠试验，血清酮体反应弱而尿酮反应为强阳性。

• 治疗：恢复饮食就可纠正酮症酸中毒。

三、毒素引起的酸中毒

摄入乙醇、甲醇、乙二醇、丙二醇等醇类，不仅会产生高渗透压，而且会产生高 AG 性代谢性酸中毒。每当怀疑摄入这些醇类时，重要的是测量和计算血清渗透压以确定渗透压间隙。渗透压间隙（osmolal gap）定义为标准血浆渗透压和计算的血浆渗透压之间的差值。通常，标准渗透压浓度比计算的渗透压浓度高 10mOsm。若数值 > 10mOsm 表示存在渗透压间隙。请注意，在一项研究中，健康志愿者的渗透压间隙在 -14 ～ 10mOsm 之间变化，表明渗透压间隙 > 10mOsm 是异常的。渗透压间隙增加表明存在渗透活性物质，但未包括在渗透压的计算公式中。乳酸和酮酸也会导致渗透压间隙增高。传统上，若存在渗透压间隙和阴离子间隙升高，可以考虑摄入了有毒醇类，如甲醇、乙二醇等（表 28-4）。该表显示每种醇类 1000mg/L 在血浆中产生的渗透压数值。

代谢：所有有毒醇类代谢的第一步是由醇脱氢酶（alcohol dehydrogenase，ADH）催化，这是新陈代谢中最关键的一步。使用抑制 ADH 的解毒剂可防止醇类毒性代谢物的产生。表 28-5 显示了引起毒性的代谢终产物。

让我们详细讨论一下这些醇类等。

表 28-4　某些有毒物质对血清渗透压的贡献

血浆水平（1000mg/L）	分子量	增加的渗透压 [mOsm/（kg·H$_2$O）]
乙醇	46	22
甲醇	32	31
乙二醇	62	16
丙二醇	76	13
异丙醇	60	17
水杨酸	180	6
丙酮	58	17
副醛	132	8

表 28-5　醇类和乙酰水杨酸（阿司匹林）的毒性代谢物

物　质	毒性代谢物	说　明
乙醇	乙酰乙酸，β- 羟基丁酸	常见于酒精中毒，死亡率低
甲醇	甲酸	如果未及早认识和治疗，失明和死亡率很高
乙二醇	羟基乙酸，草酸	如果未及早治疗，急性肾损伤，心肌收缩力下降，死亡率高
丙二醇	乳酸	医院获得性乳酸酸中毒，临床表现最轻
异丙醇	丙酮	无酸中毒，酮症呼吸，死亡率低
乙酰水杨酸（阿司匹林）	水杨酸	成人出现呼吸性碱中毒和代谢性酸中毒，儿童发生代谢性酸中毒

（一）甲醇

• 常用名称：甲醇、木醇、木精和原醇。

• 来源：防冻液（汽油和柴油添加剂），挡风玻璃水（滥用情况，最常见于美国），染料，亮光漆和廉价酒。

• 致死剂量为无水甲醇 30ml。

• 容易从胃肠道（GI）吸收。其他较少的吸收途径是吸入和经皮肤吸收。

• 甲醇本身没有毒性，但其代谢产物甲醛和甲酸毒性极强。

• 低剂量甲醇的半衰期为 14 ～ 24h，在较高剂量下半衰期延长至 24 ～ 30h。

1.临床表现：主要由甲酸（甲酸盐）引起

• 甲醇中毒的症状和体征与中枢神经和胃肠系统有关。

– 常见嗜睡、头痛、意识模糊和眩晕。

–50% 的患者出现眼部疼痛，视物模糊，畏光和失明。

– 眼底镜检查可发现瞳孔扩张，视野缩小和视盘水肿。

– 恶心、呕吐、胰腺炎和腹痛是常见的胃肠道表现。

• 同时摄入乙醇，会延缓甲醇中毒的表现。

2. 诊断

• 血电解质、BUN、肌酐、葡萄糖、血浆渗透压、血清 Ca^{2+}、Mg^{2+}、乙醇、乙二醇和酮体水平、尿液镜检和 ABG。

• 发现视觉损伤、高渗透压间隙和高 AG 性代谢性酸中毒，医师应警惕甲醇中毒可能，并立即治疗以防止发生失明。高 AG 是由甲酸、乳酸和酮酸引起的。

3. 治疗：已确诊或疑似甲醇中毒患者，启动治疗的标准

• 血浆甲醇含量≥ 200mg/L，

或 明确近期有中毒剂量的甲醇摄入及渗透压间隙＞ 10mOsm/（kg·H_2O）

或 怀疑摄入甲醇，且至少符合以下标准中的 2 条：①动脉 pH ＜ 7.30；②血浆 [HCO3−]＜20mmol/L；③血浆渗透压间隙＞ 10mOsm/（kg·H2O）。

• 立即进行支持治疗，包括以下几个方面。

– 用生理盐水水化，葡萄糖改善低血糖。

– 静脉使用 $NaHCO_3$ 以维持血液 pH ＞ 7.2。

– 静脉使用亚叶酸（1mg/kg）一剂，然后补充叶酸，通过四氢叶酸合成酶加速甲酸代谢为 CO2 和水。对一些叶酸缺乏的酗酒者可能有益。

• 美国临床毒理学会（American Academy of Clinical Toxicology）的建议是：甲吡唑（4- 甲基吡唑），在美国是首选药物；乙醇，没有甲吡唑时使用。

– 甲吡唑，是 ADH 的竞争性抑制药，推荐剂量如下。

没有透析：负荷剂量：15mg/kg；维持剂量：10mg/kg，每 12 小时 1 次，共 4 剂；48h 或 4 个剂量后，15mg/kg，每 12 小时 1 次，直至甲醇水平＜ 20mg/dl。

透析：同上，除了在第一次给药后 6h 给药，然后每 4 小时 1 次。

– 乙醇，是 ADH 的底物，可以降低甲醇的代谢。它对 ADH 的亲和力比其他醇类高 10 ～ 20 倍。血清乙醇浓度为 1000mg/L 时可以完全抑制 ADH。推荐剂量如下。

剂　量	折合成无水酒精量	10% 乙醇静脉用量
负荷剂量	600mg/kg	7.6ml/kg
维持量（非饮酒者）	66mg/（kg·h）	0.83ml/（kg·h）
维持量（饮酒者）	154mg/（kg·h）	1.96ml/（kg·h）
透析期间维持量（非饮酒者）	169mg/（kg·h）	2.13ml/（kg·h）
透析期间维持量（饮酒者）	257mg/（kg·h）	3.26ml/（kg·h）

血液透析：随着甲吡唑的引入，已经减少了血液透析的常规应用，使之成为辅助治疗措施。但是，以下情况中需使用血液透析：①患者经乙醇治疗，甲醇水平＞ 500mg/L；②肾功能不全；③视力障碍；④严重的酸血症。

表 28-6　解毒剂和透析治疗的优缺点

治疗措施	优　点	缺　点
甲吡唑	对醇脱氢酶（ADH）亲和力高。血浆浓度为 0.8μg/ml 可抑制 ADH 活性	并非所有临床机构都有供应
	在低血清浓度下即有效	价格昂贵（4000 ～ 5000 美元）
	除 AST/ALT 轻微增加外，几乎没有不良反应	仅批准适用于甲醇和乙二醇中毒
	并不总是需要入住重症监护病房	没有口服制剂
	对血浆渗透压间隙无影响	
乙醇	易于获得	对 ADH 的亲和力低于甲吡唑
	价格便宜	需要 ICU 监测
	可以静脉注射或口服	需要维持 100mg/dl 才抑制 ADH
		一些患者发生乙醇中毒
		血浆渗透压间隙增加
透析	高效去除伯醇 * 及其代谢产物	侵入性操作
	改善肾功能	价格昂贵
	用 HCO_3^- 透析液可以改善酸中毒	许多国家 / 地区无法使用
	减少住院时间	
	甲醇中毒的症状和体征迅速好转	

*. 伯醇（Primary alcohol，又称第一醇），是指醇羟基连在伯碳原子上的醇，如甲醇、乙醇等（译者注）

• 了解每种治疗措施的优缺点很重要，以利于甲醇中毒的管理中的正确决策（表 28-6）。

• 严重的酸血症对患者的预后有一定影响。血浆 $[HCO_3^-]$ ＜ 20mmol/L，死亡率为 10%；$[HCO_3^-]$ ＜ 10mmol/L，死亡率为 50%。因此，维持动脉 pH ＞ 7.2 十分重要。

（二）乙二醇

• 乙二醇（Ethylene glycol，EG）是无色、无臭、甜味的二元醇。

• 来源：防冻液，除冰剂和许多工业产品。

• EG 中毒比甲醇中毒更常见。

• 口服摄入是 EG 中毒的最常见途径。

• EG 代谢为羟基乙酸（乙醇酸）和草酸。

• 羟基乙酸是高 AG 性代谢性酸中毒的主要原因。

- 草酸是 AKI 和心肌、神经系统和肺功能障碍的主要原因，因草酸钙会沉积于在这些器官系统中。
- EG 的致死剂量为 1.4ml/kg。

1. 临床表现：分为三个阶段

第 1 阶段（摄入后 0.5 ~ 12h）：短暂的醉酒和欣快感后，进展为脑水肿和昏迷。

第 2 阶段（摄入后 12 ~ 24h）：心动过速和高血压，严重的代谢性酸中毒。可能会发展为急性呼吸窘迫综合征（acute respiratory distress syndrome，ARDS）。大多数死亡发生在这个阶段。

第 3 阶段（摄入后 24 ~ 72h）：少尿，无尿和严重肾功能不全，需要血液透析。

请注意，某些患者入院时即可出现神经系统、心肺和肾脏的功能异常。

同时摄入乙醇，会延缓乙二醇中毒的表现。

2. 诊断

- 血清电解质、BUN、肌酐、葡萄糖、血清渗透压、血清 Ca^{2+}、Mg^{2+}、乙醇、EG、酮体、乳酸、尿液镜检和 ABG。
- 严重的高 AG 性代谢性酸中毒，渗透压间隙增加，有时尿液中存在草酸盐晶体亦可提示 EG 中毒。
- 需注意的是，并不总是存在渗透压间隙，因为与其他醇类相比，乙二醇改变渗透压的作用很小，并且由于快速转化为草酸而不存在羟基乙酸。
- 可能存在低钙血症。
- 高 AG 和高渗透压间隙与高死亡率相关。

3. 治疗：已确诊或疑似 **EG** 中毒患者，启动治疗的标准

血浆 EG 水平 ≥ 200mg/L；或证实最近有致毒性剂量的 EG 摄入史和渗透压间隙 > 10mOsm/（kg·H_2O）；或怀疑摄入 EG，且至少符合以下标准中的 2 条：①动脉 pH < 7.30；②血浆 HCO_3^- < 20mmol/L；③血清渗透压间隙 > 10mOsm/（kg·H_2O）；④尿液中存在草酸盐晶体。

摄入 EG 的治疗指南见表 28-7[1]。

（三）丙二醇

丙二醇（Propylene glycol，PG）被用作静脉和口服药物的稀释剂，包括苯妥英钠、地西泮、劳拉西泮、苯巴比妥、硝酸甘油、肼屈嗪和磺胺甲噁唑 - 甲氧苄啶。

- 大多数 PG 中毒病例是因为静脉注射药物。
- PG 血液浓度 > 100mg/dl 时，发生毒性。
- 肝肾功能不全的患者存在 PG 中毒风险。

1. 临床表现

包括定向障碍、抑郁、眼球震颤、共济失调、低血压和心律失常。

2. 诊断

由于乳酸（L- 和 D- 形式）导致高 AG 性代谢性酸中毒。某些患者出现肾衰竭。

3. 治疗

包括停用导致 PG 中毒的药物。血液透析有助于纠正肾衰竭和降低 PG 水平。

表 28-7　摄取乙二醇的治疗指南

治　疗	适应证
支持性治疗	血容量下降和低血糖：用生理盐水纠正低血容量，5% 葡萄糖以改善血糖水平
	如果 pH < 7.20，$NaHCO_3$
	吡哆醇（维生素 B_6）和硫胺素（维生素 B_1），尤其是酗酒者，可加速乙醛酸代谢
	监测血清 EG 水平，Ca^{2+}，肌酐，乳酸和动脉血气
	摄入多种物质，意识水平低下
甲吡唑	精神状态改变
	ICU 人员不足或实验室支持不充分，无法监测乙醇的使用情况下
	乙醇的相对禁忌证（如肝病）
	高 AG 性代谢性酸中毒的重症患者，病因不明和可能接触过 EG
乙醇	无条件使用甲吡唑
血液透析	甲吡唑和乙醇或 $NaHCO_3$ 等难以治疗的严重代谢性酸中毒
	无尿
	肾衰竭

（四）异丙醇

通常称为外用酒精。

- 来源：外用酒精，清洁剂，除冰剂和工业溶剂。
- 暴露途径：皮肤和胃肠道吸收，肺部吸入。
- 通过 ADH 代谢为丙酮。

1. 临床表现

取决于血清异丙醇水平：> 1500mg/L 时表现为低血压和昏迷，> 4000mg/L 时多预后不良。

2. 诊断

在异丙醇中毒的患者中，常见血清渗透压升高、渗透压间隙明显增大、酸碱平衡紊乱。

- 酮症呼吸、血清和尿液硝普盐反应阳性，通常会误诊为糖尿病酮症酸中毒。只有血糖水平才能鉴别这两种情况。
- 如果存在高 AG 性代谢性酸中毒，则怀疑低血压引起的乳酸酸中毒。

3. 治疗

因为中毒是自限性的，可支持治疗。血清异丙醇水平 > 2000mg/L 和低血压的患者，可行血液透析。

（五）水杨酸中毒

- 阿司匹林（乙酰水杨酸，Acetylsalicylic acid，ASA）是最常用的水杨酸盐。
- 暴露途径为局部应用和口服。ASA 很容易被胃肠道吸收，水杨酸盐会导致全身毒性作用。

- 儿童摄入 ASA 通常是偶然性的，成人多是因为自杀或故意性原因。
- 水杨酸盐的血清半衰期，低剂量时为 2～4h，治疗剂量下约为 12h，中毒剂量时延长至 15～30h 或更长时间。
- 尿液中 2%～30% 的水杨酸盐以原型的形式排泄，在酸性尿液或肾衰竭患者中经肾脏排泄减少。
- 其代谢效应如下。
- 氧化磷酸化解偶联，降低 ATP 产生。
- 抑制 α- 酮戊二酸盐转化为琥珀酸盐、抑制琥珀酸盐转化为富马酸盐（延胡索酸盐），导致脂肪降解、酮体形成、刺激糖酵解。
- 成人酸碱平衡紊乱：最初由于水杨酸盐和过度通气刺激延髓呼吸中枢引起的呼吸性碱中毒。随后，由于乳酸和酮酸产生引起代谢性酸中毒。呼吸性碱中毒似为乳酸生成的主要原因。
- 在儿童中，最初代谢性酸中毒占主导地位。
- 尿酸盐排泄量与水杨酸盐剂量呈正相关。

1. 临床表现：依赖于 ASA 急性中毒或慢性中毒

- 急性中毒表现：恶心、呕吐、腹痛、呕血、呼吸频速、耳鸣、耳聋、嗜睡、意识不清、昏迷和癫痫发作。
- 慢性中毒表现：主要发生在长期使用 ASA 的老年患者中。除消化道症状外，大多数表现类似于急性中毒。患者表现为病态，神经系统症状更加突出，包括躁动、意识不清、言语不清、昏迷和癫痫发作。

2. 诊断

- 病史十分重要，尽可能去了解。水杨酸盐的类型，摄入剂量，摄入时间，使用时长，使用的其他药物，既往肾、肝、心脏和精神疾病的病史，都有助于治疗决策。
- 在儿童中多有发热表现。
- 需要检测血清电解质、BUN、肌酐、血糖、Ca^{2+}、乳酸和酮体等。
- 动脉血气：呼吸性碱中毒合并高 AG 代谢性酸中毒、伴过度通气和耳鸣，提示水杨酸中毒的诊断。
- 尿液 pH 很重要，因为酸性 pH 会增加水杨酸盐的毒性。
- 持续监测血清水杨酸盐水平对于治疗非常重要。
- 胸片可明确有无肺水肿，心电图检查发现有无心律失常。

3. 治疗

因为没有解毒剂，症状性急性或慢性中毒治疗有 4 个目标：①支持性治疗；②减少胃肠道吸收水杨酸；③促进肾排泄水杨酸；④通过血液透析降低血浆水杨酸盐水平。

- 支持治疗：应在急诊科开始处理以下事项。
- 保护气道、低氧和持续过度通气时行气管插管，以防止 pH 进一步下降。
- 纠正容量不足和电解质异常，以维持血流动力学稳定性。
- 减少胃肠道吸收水杨酸：口服活性炭，1g/kg 体重，儿童最多 50g，成人最多 100g。最小剂量为 30g。活性炭可以重复一次。一些医师提倡在成人中使用山梨醇和活性炭。对于使用催吐药，存在争议。

- 促进肾脏排泄水杨酸盐：充分补液和尿液碱化，会促进水杨酸排泄。酸中毒促进水杨酸盐向组织内转移，特别是进入脑组织，碱化治疗可防止水杨酸向组织内渗透。碱化体液和尿液的一种方法是，在 4h 内给予 150mmol/L 的 $NaHCO_3$ 溶液 1.5L。应监测血液 pH 和血清 K^+ 和 Ca^{2+}。继续碱化尿液，直至血清水杨酸盐水平降至治疗范围（300mg/L）。

- 通过血液透析降低血浆水杨酸盐水平：血液透析适用于血清水杨酸盐水平 > 1200mg/L、难治性酸中毒、体液超负荷、肾衰竭、非心源性肺水肿、昏迷和癫痫发作的患者等。血液灌流可有效去除水杨酸盐，但在纠正肾衰竭、体液超负荷、严重酸中毒方面可能效果不佳。腹膜透析无效。对于慢性药物过量和水杨酸盐水平超过 600 ~ 800mg/L 的有症状患者，血液透析也有效。

（六）5- 羟脯氨酸（焦谷氨酸）

- 焦谷氨酸是还原型谷胱甘肽（glutathione，GSH）的降解产物，其在血液中的蓄积会导致高 AG 性代谢性酸中毒（图 28-1）。

- 谷胱甘肽通过 γ- 谷氨酸循环进行合成和降解。

- 谷胱甘肽是一种三肽，由谷氨酸、半胱氨酸和甘氨酸组成（通常写成 L-γ- 谷氨酰 -1- 半胱氨酰甘氨酸）。谷胱甘肽的合成和降解涉及 6 种酶：2 种用于合成（γ- 谷氨酰半胱氨酸合成酶、谷胱甘肽合成酶）和 4 种用于降解（γ- 谷氨酰转肽酶、γ- 谷氨酰转移酶、5- 羟脯氨酸酶、二肽酶），如图 28-1 所示。

- 在大多数细胞内发现高浓度的谷胱甘肽（mmol 级）。谷胱甘肽具有多种功能，包括氨基酸转运和维持硫醇 / 二硫化物平衡。

- 在正常情况下，谷胱甘肽抑制 γ- 谷氨酰半胱氨酸合成酶，从而防止 γ- 谷氨酰半胱氨酸的过量产生。当谷胱甘肽水平降低时，反馈抑制作用减轻，导致 γ- 谷氨酰半胱氨酸的积累和通过 γ- 谷氨酰环化转移酶转化为焦谷氨酸（图 28-1）。

- 血液中焦谷氨酸水平升高导致高 AG 性代谢性酸中毒。最初，在具有谷胱甘肽合成酶和 5- 羟脯氨酸酶的遗传缺陷婴儿中发现焦谷氨酸血症。

- 这些遗传性酶缺陷相当罕见，但在成人的几种临床疾病中，已经有获得性焦谷氨酸血症和酸尿症的报道。

- 与焦谷氨酸酸中毒相关的临床病症有脓毒症、营养不良、妊娠、素食和改良膳食（modified diets）。

- 引起焦谷氨酸酸中毒的药物包括对乙酰氨基酚（扑热息痛）、氨己烯酸（抗癫痫药）、谷氨酸钠、抗生素（如氟氯西林或奈替米星）。

- 焦谷氨酸血症和酸尿症的常见基础机制是组织中谷胱甘肽的消耗。然而，氨己烯酸和氟氯西林可能抑制 5- 羟脯氨酸酶。

1. 诊断

- 药物和抗生素的用药史非常重要。慢性病症，如类风湿关节炎、椎间盘疾病、创伤、神经疾病和手术，可以提供镇痛药和抗生素使用的线索。

- 不明原因的高 AG 性代谢性酸中毒，如 D- 乳酸酸中毒，可能是诊断焦谷氨酸酸中毒的线索。渗透压间隙正常。

2. 治疗

包括停用导致该中毒的药物。需要血液透析来改善难治性酸中毒和肾衰竭。N- 乙酰半胱氨酸（N-acetylcysteine，NAC）可以提供半胱氨酸以补充谷胱甘肽。这就提示 NAC 可能会改善焦谷氨酸血症。

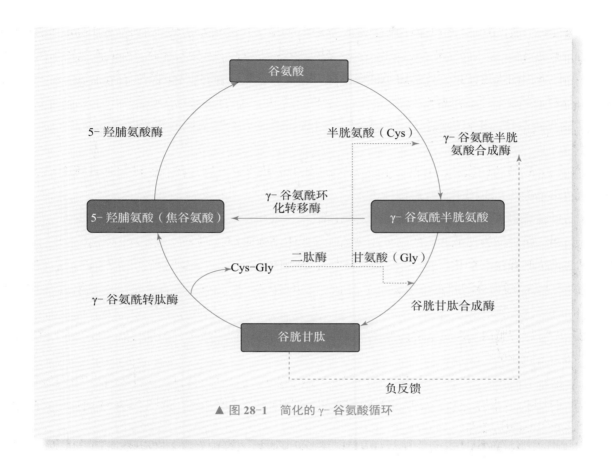

▲ 图 28-1　简化的 γ- 谷氨酸循环

（七）甲苯

• 别名：甲基苯或苯甲烷。

• 来源：含丙烯酸的涂料，亮光漆，油漆稀释剂，胶水，黏合剂，鞋油，汽油，传动液和工业溶剂。

• 通过吸入产生欣快感而中毒。

• 儿童和青少年常见，男性占多数。

• 其危险浓度为 200ppm。

• 代谢为苯甲醇，然后转化为苯甲酸，最后转化为马尿酸（马尿酸盐）。

• 如果肾功能正常，马尿酸会通过肾脏迅速排出。

• 由于排泄快速，在评估病情时，马尿酸盐水平是正常的。

1. 临床表现

• 主要是中枢神经系统的影响，如欣快感，意识模糊，头晕，眼神呆滞和昏迷，常有支气管痉挛。

- 慢性药物滥用会导致神经精神病，共济失调，视神经和外周神经病变，失明和认知能力下降。

2. 诊断

- 当血清马尿酸水平升高时，常见高 AG 性代谢性酸中毒；血清马尿酸水平正常时，常见表现为高氯性代谢性酸中毒，伴有严重低钾血症。

- 高氯性代谢性酸中毒和低钾血症被认为是远端肾小管酸中毒导致的。一些患者还患有范科尼（Fanconi）综合征。

- 急性肾损伤也很常见，这是由于低血压和（或）横纹肌溶解症引起的。

3. 治疗

包括支持治疗、扩容治疗、补充氯化钾。没有解毒剂。严重肾衰竭时建议血液透析。

（八）副醛

- 用作镇静药，也用于治疗震颤性谵妄。
- 已经被许多其他治疗震颤性谵妄的药物所取代，因此发生该类药物中毒的病例很少。
- 代谢产物可能为乙醛和乙酸，导致高 AG 性代谢性酸中毒。
- 渗透压间隙没有变化。

治疗：切断药物接触和支持治疗。

◆ 习题

病例 1 患者女性，54 岁，因呼吸困难，"不适"感以及持续数天的无力通过急诊入院。患者血压为 114/51mmHg，脉率 69 次 /min。无发热。既往史：颈椎和腰骶椎间盘疾病，高血压，抑郁症，焦虑症，共济失调和慢性阻塞性肺疾病。手术史：腕管和颈椎间盘手术后，胆囊切除术后和子宫切除术后。用药史包括可比特（异丙托溴铵 18μg 和沙丁胺醇 90μg）吸入，每 8 小时 1 次；美托洛尔 12.5mg，每日 2 次；氯硝西泮 0.5mg，每 8 小时 1 次，根据需要服用；维柯丁（重酒石酸氢可酮 7.5mg 和对乙酰氨基酚 750mg）每 8 小时 1 次，根据需要服用。该患者此前也有类似的主诉，检查发现高 AG 性代谢性酸中毒和急性肾损伤，需要短期血液透析。

实验室结果如下表所示。血红蛋白为 134g/L 和血小板 430×10^9/L。血糖为 4.4mmol/L。动脉血气：pH 7.20，PCO_2 15mmHg，PO_2 91mmHg，计算的 HCO_3^- 为 6mmol/L。AG 为 16。其他相关实验室结果正常。血清渗透压为 293mOsm/（kg·H_2O）。血清酮和乳酸均为阴性，尿液分析正常。

入院天数	Na$^+$（mmol/L）	K$^+$（mmol/L）	Cl$^-$（mmol/L）	HCO$_3^-$（mmol/L）	肌酐（μmol/L）	BUN（mmol/L）	AG（mmol/L）	白蛋白（g/L）	pH
入院当天	138	4.6	114	8	76.9	3.6	16	44	7.20
第 2 天	143	4.8	119	11	52.2	3.9	13	39	7.31
第 3 天	141	3.6	109	18	48.6	3.2	14	34	
第 4 天	142	3.2	107	25	42.4	2.8	10	33	
第 5 天	140	4.1	100	33	48.6	2.8	7	36	

问题 1：叙述患者在急诊时的酸碱紊乱特征。

答：根据 pH 和 PCO$_2$ 和血清 [HCO$_3^-$]，酸碱紊乱是高 AG 性代谢性酸中毒和呼吸性碱中毒。

问题 2：计算渗透压间隙重要吗？

答：答案是肯定的。在该患者中，渗透压间隙为 6mOsm/（kg·H$_2$O）。因此，可以排除甲醇、乙二醇、酮症酸中毒和乳酸酸中毒（乳酸水平正常）。

问题 3：该患者是否有阿司匹林过量的可能？

答：有可能。然而，阿司匹林过量的初始酸碱平衡紊乱是呼吸性碱中毒，随后发生高 AG 性代谢性酸中毒。在该患者中，血清水杨酸盐水平正常，排除了阿司匹林过量的诊断。

问题 4：这种酸碱平衡紊乱与吸入甲苯的酸碱平衡紊乱有何不同？

答：吸入甲苯导致短暂的高 AG 性代谢性酸中毒，然后是高氯性（非 AG）代谢性酸中毒。在该患者中，AG 轻度升高持续到入院的第 3 天，排除了甲苯吸入的可能性。此外，患者没有出现任何甲苯吸入或摄入的临床表现。

问题 5：根据她的用药史，还需要哪些其他实验室检查？

答：鉴于她服用高剂量的对乙酰氨基酚(750mg，每 8 小时 1 次)，有必要检测尿焦谷氨酸。

问题 6：患者具有正常渗透压间隙、高 AG 性代谢性酸中毒，诊断是什么？

答：患者的尿焦谷氨酸水平＞11500mmol/mol 肌酐(参考范围 0～100mmol/mol)。此外，还存在对乙酰氨基酚及其代谢物。因此，由于每日服用高剂量的对乙酰氨基酚（泰诺），诊断为焦谷氨酸酸中毒。乙酰氨基酚消耗 GSH，促进焦谷氨酸的生成。她起初使用的芬太尼贴剂，因此血清 [HCO$_3^-$] 正常。

病例 2　患者女性，40 岁，因言语不清、意识不清、虚弱、运动协调能力受损、烦躁不安而就诊，既往短肠手术病史。患者喜食冰淇淋，并在大量进食冰淇淋后出现轻微的神经系统症状。她无任何用药史或特殊饮食。动脉血气：pH 7.27，PCO$_2$ 24mmHg，计算的 HCO$_3^-$ 16mmol/L。尿酮体阴性。血清乳酸水平为 1.5mmol/L。血清肌酐正常。阴离子间隙为 20，但渗透压间隙正常。

问题：以下哪一项是最可能导致该患者酸碱平衡紊乱的原因？

A. L- 乳酸　　　　　　B. 焦谷氨酸　　　　　　C. D- 乳酸

D. 甲醇　　　　　　　E. 托吡酯

答案是选项 C。除了托吡酯，所有其他选项的原因都会产生高 AG 性代谢性酸中毒。由于碳酸酐酶的抑制，托吡酯引起非 AG 性代谢性酸中毒。血清乳酸正常，因此，排除乳酸酸中毒。此外，基于正常的渗透压间隙可以排除甲醇中毒。没有药物治疗史（对乙酰氨基酚或含对乙酰氨基酚的镇静药）或抗生素使用史。因此，排除了焦谷氨酸中毒。根据手术史，高碳水化合物摄入和神经系统表现，最可能的诊断是 D- 乳酸酸中毒。因此，选项 C 是正确的。

病例 3　患者女性，17 岁，因意识不清和急性肾损伤入院。她可以提供一些病史，2 天前和男朋友争吵后喝了一些车库里的液体。没有其他重要的用药史或违禁药物滥用史。在急诊科，患者生命体征稳定。除了精神状态改变和意识不清外，其他查体正常。患者体重 60kg。实验室检查结果如下。

血　清	尿
Na^+= 141mmol/L	渗透压 = 320mOsm/（kg·H_2O）
K^+= 4.2mmol/L	pH= 5.2
Cl^-= 110mmol/L	蛋白质 = 微量
HCO_3^- = 7mmol/L	血：阴性
BUN = 10.0mmol/L	尿沉渣：信封样晶体（envelope-like crystal）
肌酐 = 159.1μmol/L	
葡萄糖 = 4mmol/L	
血清渗透压 = 312mOsm/（kg·H_2O）	
ABG = pH 7.21，PCO$_2$ 17mmHg, PO$_2$ 94mmHg 计算的 HCO_3^- 为 6mmol/L	

问题 1：请描述该酸碱平衡紊乱特征。

答：高 AG 性代谢性酸中毒伴呼吸性碱中毒。

问题 2：该患者的渗透压间隙是多少？

答：渗透压间隙是测得的血清渗透压与计算的血清渗透压之间的差值。因此，该患者的渗透压间隙距为 16[312-296 = 16mOsm/（kg·H_2O）]，这是高于正常的。

问题 3：该酸碱平衡紊乱的诊断是什么？

答：尿沉渣中存在草酸钙晶体（信封状）为其酸碱平衡紊乱提供了线索，这是摄入乙二醇导致的。乙二醇的最终代谢产物之一是草酸，以草酸盐的形式排出。

问题 4：该患者的初始治疗是什么？

答：乙二醇的解毒剂是甲吡唑。初始剂量为 15mg/kg，然后 10mg/kg，每 12 小时 1 次，共 4 剂。如果乙二醇含量不低于 200mg/L，则继续使用甲吡唑。同时，应开始用 5% 葡萄糖和 3 安瓿（150mmol）$NaHCO_3$ 以 120ml/h 的速度给药，以改善血容量。

问题 5：该患者需要透析吗？

答：需要，如果在充分补液水化、给予甲吡唑和 $NaHCO_3$ 后，肾功能和代谢性酸中毒仍没有改善，则需要行透析治疗（透析指征见表 28-7）。

病例 4 患者男性，55 岁，因躁动、视物模糊和眼痛到急诊就诊。患者长期酗酒。血压和脉率正常，体温不高。有高 AG 性代谢性酸中毒，渗透压间隙为 26mOsm/（kg·H_2O）。

问题：以下哪一种有毒性醇摄入最可能导致该患者的症状？

A. 乙醇　　　　　　　B. 乙二醇　　　　　　　C. 甲醇

D. 甲苯　　　　　　　E. 异丙醇

答案是选项 C。只有甲醇形成的甲酸才有视神经毒性，导致视力损害，视物模糊，眼睛疼痛和失明。因此，建议早期使用甲吡唑以抑制 ADH，抑制将甲醇转化为甲醛和甲酸。

病例 5 患者男性，60 岁，因反复发热，体重减轻 4.54kg，恶心，呕吐和盗汗 2 周而入院。无任何用药史，其他疾病史。血压 100/40mmHg，脉率 102/min，其他查体结果正常。没有淋巴结肿大。体重 74kg。相关实验室结果如下。

血 清	动脉血气
Na^+ = 142mmol/L	pH = 7.20
K^+ = 4.2mmol/L	PCO_2 = 20mmHg
Cl^- = 104mmol/L	PO_2 = 92mmHg
HCO_3^- = 8mmol/L	HCO_3^- = 7mmol/L
BUN = 11.4mmol/L	
肌酐 = 159.4μmol/L	
葡萄糖 = 3.6mmol/L	
测量的血清渗透压 = 312mOsm/（kg·H_2O）	
丙氨酸转氨酶 = 60U/L（正常＜38U/L）	
天冬氨酸转氨酶 = 58U/L（正常＜41U/L）	
乳酸脱氢酶 = 690U/L（正常值 115～221U/L）	
白细胞计数 = 8.2×10^9/L	

问题 1：患者是哪一种酸碱平衡紊乱？

答：根据 pH，血清 HCO_3^- 和 AG 为 30，原发性酸碱平衡紊乱是高 AG 性代谢性酸中毒，伴有适当的呼吸代偿。

问题 2：根据渗透压间隙为 14，是否怀疑有醇类中毒？

答：没有这种怀疑。在该 AG 增高的情况下，患者没有摄入毒性醇的临床表现。渗透压间隙 14 可归因于醇类以外的病因。

问题 3：目前还需要进行哪些相关的实验室检查？

答：此时应该进行血清乳酸和酮体检测。血清乳酸水平为 14mmol/L，酮体阳性。因此，该患者中存在 20 个过量阴离子（ΔAG20；观察到 AG^-，正常 AG：30-10 = 20）。在 20 个过量的阴离子中，乳酸占 14，而剩余的阴离子可能来自酮酸（由于饥饿）、来自肾衰竭的硫酸盐和磷酸盐。

问题 4：根据临床表现和高乳酸水平，现在需要其请他科室医师会诊吗？

答：血液科 / 肿瘤科医师会诊是非常重要的。血液科会诊认为，在白细胞计数和淋巴结正常的情况下，骨髓活检对诊断是很有价值的。活组织检查显示淋巴结外 T 细胞淋巴瘤，乳酸酸中毒归因于淋巴瘤。

患者的病情恶化，pH 从 7.20 下降到 7.00，HCO_3^- 从 8mmol/L 降至 6mmol/L。打算开始使用 $NaHCO_3$ 使血清 HCO_3^- 升至 10mmol/L。

问题 5：需要多少 $NaHCO_3$ 才能使血清 HCO_3^- 达到 10mmol/L？

答：HCO_3^- 空间增加，因此 pH 没有改善。所需的 $NaHCO_3$ 的量可以如下计算：

患者体重 =74kg

HCO_3^- 空间 =60%

ΔHCO_3^- =4（10-6）

需要的 $NaHCO_3$ 量 = 74×0.6×4 = 178mmol

患者接受 180mmol 的 $NaHCO_3$，硫胺素和核黄素，但血清 HCO_3^- 没有变化。

问题 6：下一步改善乳酸的方法是什么？

答：可以尝试用 $NaHCO_3$ 置换液的连续静脉 - 静脉血液滤过（CVVH），CVVH 也可用于二甲双胍引起的乳酸酸中毒。

病例 6 患者女性，28 岁，因躁动、呼吸窘迫被送至急诊，需要气管插管。需要使用芬太尼和劳拉西泮进行镇静。肾功能正常。2d 后，血清 HCO_3^- 低至 12mmol/L，比基线值下降 10mmol/L。ABG 显示高 AG 性代谢性酸中毒。

问题：下列哪种酸可能导致她的高 AG 性代谢性酸中毒？

A. 乙酰乙酸　　　　　　　B. 甲醇　　　　　　　C. 乙二醇

D. 乳酸　　　　　E. 乙二酸

答案是选项 D。患者接受劳拉西泮镇静药治疗，可能剂量较大。丙二醇（PG）是许多静脉和口服药物的稀释剂，包括劳拉西泮。PG 通过醇脱氢酶和醛脱氢酶代谢为乳酸。每毫升劳拉西泮注射液含有 PG 828mg。因此，高剂量的劳拉西泮用药会导致血液循环中乳酸水平升高。PG 是水溶性的，可通过血液透析和连续静脉-静脉血液滤过去除。因此，选项 D 是正确的。

病例 7　将 A 栏中药物对乳酸和焦谷氨酸的影响，与 B 栏中的作用机制相匹配。

A 栏	B 栏
A. 二甲双胍	1. 抑制线粒体蛋白质合成
B. 替诺福韦	2. 氧化磷酸化解偶联
C. 利奈唑胺	3. 抑制丙酮酸脱氢酶复合物
D. 丙泊酚	4. 抑制醇脱氢酶
E. 甲吡唑	5. 抑制 5- 羟脯氨酸
F. 氟氯西林	6. NADH/NAD$^+$ 比值增加，抑制乳酸盐的糖异生，抑制线粒体呼吸
G. 维生素 B$_1$ 缺乏	

答：A = 6；B = 1；C = 1；D = 2；E = 4；F = 5；G = 3

（宋开元　译，张向阳　校）

参考文献

[1] Barceloux DG, Krenzelok EP, Olson K, et al. American academy of clinical toxicology practice guidelines on the treatment of ethylene glycol poisoning. J Toxicol Clin Toxicol. 1999;37:537–60.

[2] Cerdá J, Tolwani AJ, Warnock DG. Critical care nephrology: management of acid-base disorders with CRRT. Kidney Int. 2012;82:9–18.

[3] Fall PJ, Szerlip HM. Lactic acidosis: from sour milk to septic shock. J Intensive Care Med. 2005;20:255–71.

[4] Fenves AZ, Kirkpatrick HM III, Patel VV, et al. Increased anion gap metabolic acidosis as a result of 5-oxoproline (pyroglutamic acid): a role for acetaminophen. Clin J Am Soc Nephrol. 2006;1:441–7.

[5] Kraut JA, Madias NE. Treatment of acute metabolic acidosis: a pathophysiologic approach. Nat Rev Nephrol. 2012;8:589–601.

[6] Kraut JA, Madias NE. Lactic acidosis. N Engl J Med. 2014;371:2309–19.

[7] Kraut JA, Xing SX. Approach to the evaluation of a patient with an increased serum osmolal gap and high-anion gap metabolic acidosis. Am J Kidney Dis. 2011;58:480–4.

[8] Kraut JA, Madias NE. Metabolic acidosis: pathophysiology, diagnosis and management. Nat Rev Nephrol. 2010;6:274–85.

[9] Hood VL. Lactic acidosis. In: Jennari FJ, Adrogué HJ, Galla JH, Madias NE, editors. Acidbase disorders and their

treatment. Boca Raton: Taylor & Francis; 2005. p. 351–82.

[10] Laski ME, Wesson DE. Lactic acidosis. In: DuBose TH Jr, Hamm LL, editors. Acid-base and electrolyte disorders. A companion to Brenner & Rector's the Kidney. Philadelphia: Saunders; 2002. p. 83–107.

[11] Velez JC, Janech MG. A case of lactic acidosis induced by linezolid. Nat Rev Nephrol. 2010;6:236–40.

[12] Kang KP, Lee S, Kang SK. D-lactic acidosis in humans:

review of update. Electrolyte Blood Press. 2006;4:53–6.

[13] Oh MS, Halperin ML. Toxin-induced metabolic acidosis. In: Jennari FJ, Adrogué HJ, Galla JH, Madias NE, editors. Acid-base disorders and their treatment. Boca Raton: Taylor & Francis; 2005. p. 383–415.

[14] Wu D, Kraut JA. Role of NHE1 in the cellular dysfunction of acute metabolic acidosis. Am J Nephrol. 2014;40:26–42.

第 29 章　高氯性代谢性酸中毒：肾小管酸中毒

Hyperchloremic Metabolic Acidosis: Renal Tubular Acidosis

肾小管酸中毒（renal tubular acidosis，RTA）是一组单独的肾小管疾病，主要特征表现为尿排酸功能障碍。RTA 可引起 H^+ 正平衡，导致代谢性酸中毒。净酸排泄量（net acid excretion，NAE）下降，某些患者无法使尿 pH 降低至小于 5.5。因为存在严重酸中毒，血浆 $[HCO_3^-]$ 可相应下降，以代偿升高的血浆 $[Cl^-]$，所以阴离子间隙（anion gap，AG）保持正常。

RTA 有 4 种类型：①近端 RTA（Ⅱ型 RTA）；②远端 RTA（经典型或 Ⅰ 型 RTA）；③不完全 RTA（Ⅲ型 RTA）；④远端 RTA 合并高钾血症。

肾小球滤过率（glomerular filtration rate，GFR）维持在 0 ～ 50ml/min 的慢性肾脏病（chronic kidney disease，CKD）患者大量输入生理盐水（稀释性酸中毒）后、糖尿病酮症酸中毒恢复期，也可以发生高氯性代谢性酸中毒。

NAE 或尿液酸化，是评估代谢性酸中毒的重要决定性生理因素。在正常人，酸负荷增加可引起 NAE 相应增加。对于高氯性代谢性酸中毒患者，测定 NAE 有帮助于查找病因。几项简单的实验室检查，如尿 pH、尿阴离子间隙（U_{AG}）、尿渗透压间隙等，均有助于 RTA 患者的诊断。上述三项检查项目中，前两种为常规检查项目。

一、尿 pH

- 正常尿 pH 4.5 ～ 6.0，提示 NAE 正常。
- 对于近端 RTA 患者，尿 pH 可为酸性，也可能为碱性（详见后文）。
- 远端 RTA 患者，尿 pH 总是＞ 6.5。
- Ⅲ型 RTA，尿 pH ＞ 6.5。
- 对于高血钾性 RTA（Ⅳ型）合并醛固酮缺乏患者，尿 pH 通常小于 5.5。
- 对于高血钾性远端 RTA 合并不同水平醛固酮患者，尿 pH 总是大于 6.5。

二、尿阴离子间隙

• 如第 2 章介绍，尿阴离子间隙（U_{AG}，$U_{Na}+U_K-U_{Cl}$），是一种间接测量 NH_4^+ 排泄量的指标，是鉴别 RTA 和非肾性病因（如慢性腹泻）所致高氯性代谢性酸中毒的最佳指标。

• 当 $U_{Cl}>（U_{Na}+U_K）$ 时，U_{AG} 为负值，提示 NH_4^+ 排泄充分。若 U_{AG} 为正值 [$U_{Cl}<（U_{Na}+U_K）$]，NH_4^+ 排泄减少。

• 糖尿病酮症酸中毒时，Cl^- 多与酮基阴离子一起排出，而非不是与 Na^+、K^+、NH_4^+ 一起排出，因此 U_{AG} 可出现假阳性，故需直接检测 NH_4^+。由于很多临床实验室无法直接测量 NH_4^+，可以通过尿渗透压间隙来间接测量。

三、尿渗透压间隙

与血浆渗透间隙类似，尿渗透压间隙（urine osmolal gap，U_{OG}）为尿渗透压测量值和计算值之差。U_{OG} 反映的是未测量的阴离子或阳离子，是一种间接测量 NH_4^+ 排泄量的方法，其单位为 mOsm/（kg·H_2O），计算公式如下。

$$U_{OG}=2（Na^++K^+）+尿素氮+尿糖（单位均为 mmol/L）$$

• U_{OG} 正常值在 10～100mOsm/（kg·H_2O）。

• U_{NH4} 是 U_{OG} 的一半，因为 U_{OG} 包括相应的阴离子。
若代谢性酸中毒患者 $U_{OG}<100$mOsm/（kg·H_2O），需考虑 NH_4^+ 排泄功能受损。

• U_{OG} 可用于高氯性代谢性酸中毒鉴别诊断。

四、近端肾小管酸中毒

1. 特征

近端 RTA 主要表现为：①高氯性（正常 AG）代谢性酸中毒；②早期或初期存在 HCO_3^- 消耗，此时血浆 [HCO_3^-] 为 20mmol/L，通常尿 pH＞6.5；③慢性期（稳定期）尿 pH＜5.5，血浆 [HCO_3^-]＜18～20mmol/L；④低钾血症；⑤ U_{AG} 为正值；⑥远端小管酸化功能正常。

2. 病理生理学

回顾第 26 章关于肾脏调控 HCO_3^- 的内容。如其所述，正常成人个体每天经肾小球滤过的 HCO_3^- 有 4320mmol（血浆 [HCO_3^-] 24 × GFR 180L/d = 4320）。所有滤过的 HCO_3^- 均重吸收，尿里没有 HCO_3^-。约 80% 滤过的 HCO_3^- 在近端小管重吸收。近端 RTA 中，HCO_3^- 重吸收减少，导致转运至远端小管的 HCO_3^- 量增多，有部分 HCO_3^- 未被重吸收，引起 HCO_3^- 经尿液流失，尿 pH 呈碱性（＞6.5）。上述情况提示在近端 RTA 患者中，近端小管重吸收 HCO_3^- 有特定阈值。若血浆 [HCO_3^-] 在 18～20mmol/L，HCO_3^- 滤过负荷就会减少，肾功能正常的近端 RTA 患者就可以重吸收所有 HCO_3^-，这样尿液中就没有 HCO_3^-，pH＜5.5（酸性）。NAE 增加导致尿 pH 呈酸性，提示远端小管酸化功能正常。因此，近端

RTA 患者尿液酸化情况取决于患者血浆 $[HCO_3^-]$ 浓度。表 29-1 解释了近端 RTA 患者 HCO_3^- 调控和尿 pH 情况。近端 RTA 分两期：初期和稳定期。

3. 低钾血症

由于尿 K^+ 丢失过多，低钾血症极为常见，这是因为转运至远端肾单位的 Na^+ 和 HCO_3^- 增多，而 Na^+ 和 K^+ 在远端肾单位发生交换。同样，容量不足导致醛固酮增加，也会引起 K^+ 排泄增加。

表 29-1　正常成年人与近端 RTA 患者中 HCO_3^- 的调控

项　目	滤过 HCO_3^-（mmol）量	近端小管重吸收量（mmol）	转运至远端节段的量（mmol）	HCO_3^- 排泄量（mmol）	尿 pH
健康人	4320	3456（80%）	864（20%）	< 3	< 5.5
近端 RTA 患者					
早期	4320	2808（65%）	1512（25%）[a]	1134	> 6.5
稳定期	3600[b]	2880（76%）	864（24%）	< 3	< 5.5

a. 最大重吸收量；b. 以血浆 $[HCO_3^-]$ 浓度为 20mmol/L 进行计算；RTA. 肾小管酸中毒

4. 病因

近端 RTA 可为孤立性 HCO_3^- 转运缺陷（称为孤立性近端 RTA），也可与多种肾小管转运缺陷合并存在（如范科尼综合征，Fanconi syndrome）。表 29-2 列出了近端 RTA 病因。

表 29-2　近端 RTA 原因

遗传性因素	获得性因素
与范科尼综合征无关的孤立性近端 RTA	异常蛋白状态
遗传性	多发性骨髓瘤
常染色体隐性遗传	轻链沉积病
常染色体显性遗传	淀粉样变
散发性	肾小管间质性疾病
Ⅱ 型碳酸酐酶缺乏	干燥综合征
Ⅳ 型碳酸酐酶缺乏	移植后排斥反应
与范科尼综合征相关近端 RTA	肾髓质囊性病变
遗传病	继发性甲状旁腺亢进合并慢性低钙血症
胱氨酸病	维生素 D 缺乏或抵抗
威尔逊（Wilson）病	维生素 D 依赖
酪氨酸血症	其他
遗传性果糖不耐受	肾病综合征
眼 - 脑 - 肾综合征（Lowe syndrome）	阵发性夜间血红蛋白尿

（续　表）

遗传性因素	获得性因素
半乳糖血症 登特（Dent）病	**药物** 　碳酸酐酶抑制药（乙酰唑胺、托吡酯） 　抗癌药物（异环磷酰胺、顺铂、卡泊、链佐星、 　　阿扎胞苷、苏拉明、巯嘌呤） 　抗菌药物（已淘汰的四环素、氨基糖苷类） 　抗惊厥药（丙戊酸、托吡酯） 　抗病毒药物（去羟肌苷、阿德福韦、西多福韦、 　　替诺福韦） 　其他（延胡索酸、雷尼替丁、水杨酸类、乙 　　醇、镉）

RTA. 肾小管酸中毒

5. 临床表现

• 骨骼异常及骨软化为长期代谢性酸中毒和维生素 D 缺乏导致，是常见的临床表现。低磷酸盐血症也参与了骨骼异常的发生。

• 维生素 D 缺乏，是因为近端小管产生 α- 羟化酶减少，导致 1-25（OH）D_3 向 1, 25（OH）$_2D_3$ 转化减少。

• 成年患者会出现骨量减少和假性骨折。

• 骨钙质沉着症和肾结石较不常见，使用托吡酯控制癫痫患者例外，该药物抑制碳酸酐酶，导致高尿钙、低枸橼酸尿症及碱性尿，最终导致磷酸钙结石形成。

五、孤立性近端 RTA 特殊原因

1. 常染色体隐性遗传性近端 RTA

• 由位于近端小管底外侧膜和眼睛的 Na^+/HCO_3^- 协同转运蛋白同工型 1 的基因突变导致。最初报道的是 1 例 2 女童和 1 例 16 岁女性患者。

• 临床表现包括身材矮小，智力缺陷、白内障、双侧青光眼、带状角膜病变。临床可见低 HCO_3^-、AG 正常性酸中毒、酸性尿。但是父母双方均无异常。

• 需终生使用碱剂治疗。

2. 常染色体显性遗传性近端 RTA

• 常染色体显性遗传性近端 RTA 目前仅有 2 名患者的报道，为来自哥斯达黎加的同一家庭中的兄弟二人。

• 基因突变情况未明。

• 临床表现包括生长迟滞、骨密度减低。两兄弟均有血浆 $[HCO_3^-]$ 降低和酸性尿。

• 需终身碱剂治疗。

3. 散发型

• 遗传性近端 RTA 的短暂表现形式，早期需要碱剂治疗，数年后可停止治疗。

4. 碳酸酐酶缺乏

• 目前已报道 2 种碳酸酐酶（carbonic anhydrase，CA）同工型。

• CA Ⅱ 型在近端小管、远端小管的细胞质中。

• CA Ⅳ 型位于近端小管顶膜。

• CA Ⅱ 型缺陷由 CA Ⅱ 型基因突变导致，以常染色体隐性方式遗传。

• CA Ⅱ 型缺陷患者通常有阿拉伯血统。

• 早期表现包括生长和智力迟滞、骨硬化病、大脑钙化、低钾血症、近端肌肉无力及其他近端和远端（Ⅲ 型）RTA 共同特点。

• CA Ⅳ 型缺陷损害 HCO_3^- 在近端小管的重吸收，但尚未有其基因突变的报道。

六、范科尼综合征

范科尼综合征（Fanconi syndrome）为近端小管功能障碍，引起尿中排泄过量 HCO_3^-、葡萄糖、磷酸盐、尿酸、氨基酸，在一定程度上也增加 Na^+、K^+ 和 Ca^{2+} 的排出。

1. 临床表现和实验室检查

上述溶质通过尿液丢失会导致酸中毒、电解质紊乱（低钾血症、低磷血症、低尿酸血症）、脱水，进而引起肾素 - 血管紧张素 Ⅱ - 醛固酮产生增加、佝偻病、软骨病、生长及精神发育迟滞。

2. 病因

表 29-2 列出了范科尼综合征相关性近端 RTA 的遗传性和获得性病因。儿童和青少年中，范科尼综合征最常见的遗传性病因是胱氨酸病，而成年人的范科尼综合征，主要病因是多发性骨髓瘤和药物。

七、诊断

1. 成人患慢性高氯性代谢性酸中毒、低钾血症、尿 pH < 5.5，且血 $[HCO_3^-]$ < 20mmol/L，需考虑近端 RTA。

2. 确诊性检查包括以下几点。

• U_{AG} 为正值。

• HCO_3^- 排泄分数 > 15%（部分患者排泄分数 > 5% 即可）。

• HCO_3^- 滴度试验（确诊实验）：通过静脉输入 $NaHCO_3$，使血浆 $[HCO_3^-]$ 升至正常水平（即超过肾脏阈值），若尿 pH 和尿排泄 HCO_3^- 显著升高，则为阳性。

3. 血糖正常情况下出现尿糖增加、磷酸盐尿或尿中其他溶质排泄增加，可诊断范科尼综合征。

4. 患儿表现为生长迟缓、佝偻病，成人患者表现为骨量减少及假性骨折，则临床医师需警惕近端 RTA 的可能。

八、治疗

临床医师需明确近端 RTA 的病因，采取适当措施改善酸中毒和骨骼异常。

表 29-3　碱性制剂

制　　剂	HCO_3^- 含量或相当于 HCO_3^- 剂量
碳酸氢钠片剂	4mmol/325mg 片剂，或 8mmol/650mg 片剂
烘焙苏打（$NaHCO_3$）	60mmol/ 茶匙（4.5g）苏打粉
碳酸氢钾（$KHCO_3$/K^+ 枸橼酸盐）	相当于 25 ～ 50mmol/ 片
枸橼酸钾（Urocit-K）	相当于 5 ～ 10mmol/ 片
葡萄糖酸钾（Kaon）	相当于 5mmol/ml 或 1.33mmol/ml
枸橼酸钠 / 枸橼酸（Shohl 溶液，Bicitra）	相当于 1mmol/ml
混合枸橼酸盐（枸橼酸钠 / 枸橼酸钾 / 枸橼酸）	相当于 2mmol/ml
混合枸橼酸钾盐（枸橼酸钾 / 枸橼酸）	相当于 2mmol/ml

- 所有患者均需补充碱剂治疗（表 29-3 ）。
- 儿童患者，治疗目标为预防生长异常。通过使用 $NaHCO_3$ 或其等价代谢当量药物（枸橼酸盐）来维持血浆 [HCO_3^-] 接近正常水平（22 ～ 24mmol/L ），以恢复正常生长。
- 维持正常血浆 [HCO_3^-] 可加剧尿钾排泄，故需大剂量补钾治疗。
- 碱剂治疗可恢复正常生长，并通过抑制肾素 - 血管紧张素 - 醛固酮系统而恢复正常血容量。
- 对于成人患者，不需要将血浆 HCO_3^- 浓度维持在正常水平。
- 成人每日需要 50 ～ 100mmol 碱剂。
- $NaHCO_3$ 和烘焙苏打价格便宜。两者均可导致渗透性腹泻，故需小剂量、分次口服以减少不良反应发生。
- 某些患者中，利尿药（如阿米洛利）有助于预防 K^+ 丢失。
- 噻嗪类、襻利尿药可通过降低血容量、增加近端小管对 HCO_3^- 重吸收，可降低 HCO_3^- 的补充需要量，但可以加重低钾血症。
- 混合枸橼钾可同时补充 K^+ 和 HCO_3^-，很多医师推荐使用。
- 对于血磷水平低的患者，补充活性维生素 D 和磷酸盐有助于骨骼生长和尿液酸化。
- 需注意枸橼酸盐会增加铝的吸收。

九、低钾血症型远端（经典型）或 I 型肾小管酸中毒

1. 特征

远端 RTA 的特点包括：①高氯性（阴离子间隙正常）代谢性酸中毒；②尽管有严重酸中毒，但无

尿液酸化能力（尿 pH > 6.5）；③低钾血症；④U_{AG} 为正值；⑤骨骼异常；⑥肾结石、肾钙化沉着症；⑦近端小管功能完整。

2. 病理生理学

Ⅰ 型 RTA 的病理生理学研究充分。以下两个机制在低钾型远端 RTA 中起重要作用：①泌 H^+ 功能缺陷；②H^+ 回漏。

(1) 泌 H^+ 功能缺陷：上述两种功能缺陷均由 A 型闰细胞功能异常所致。我们知道，尿液酸化是通过 H^+-ATP 酶和 K^+/H^+ 交换体的泌 H^+ 功能实现的。这些转运机制的功能缺陷导致 H^+ 正平衡和酸血症，导致 NAE 下降，尤其是 NH_4^+ 排泄量下降，虽然存在严重酸中毒但 HCO_3^- 仍排出过多而尿 pH 呈碱性。

远端 RTA 患者，集合管无法吸收管腔内 NH_3，管腔内呈碱性，导致远端小管 NH_3 分泌量下降。同样，由于肾钙质沉着症或低钾血症导致的间质病变，髓质的 NH_3 分泌功能受损。因此，NH_3 向管腔分泌受损，导致 NAE 下降和碱性尿。

类似的，Cl^-/HCO_3^- 交换体（阴离子转运蛋白 1，anion exchanger 1，AE1）的 HCO_3^- 排泄功能存在缺陷，导致细胞内碱化，抑制顶膜分泌 H^+。

遗传学研究显示，H^+-ATP 酶的 B1 和 A4 亚单位和阴离子转运蛋白 1（AE1）的突变，会导致远端 RTA。这些遗传缺陷构成了遗传性 I 型远端 RTA（详见后述）。

(2) H^+ 回漏：目前认为，Ⅰ 型 RTA 是由 A 型闰细胞顶膜通透性发生改变而导致。一项两性霉素 B 的试验性研究证实了上述观点。H^+-ATP 酶转运蛋白的泌 H^+ 功能正常，但泌出的 H^+ 经过通透性发生改变的顶膜渗漏回细胞内。最终导致管腔内液体持续碱性，NAE 排泄显著下降。

3. 病因

远端 RTA 可分为遗传性（原发性）或获得性。表 29-4 列出一些远端 RTA 的重要病因。

遗传性 RTA 很罕见，但值得研究。表 29-5 总结了其遗传异常及临床表现。

表 29-4　远端（Ⅰ 型）RTA 病因

遗传性	与肾钙质沉着相关
常染色体显性	甲状旁腺功能亢进
常染色体隐性伴耳聋	原发性肾钙质沉着症
常染色体隐性不伴耳聋	特发性高尿钙
获得性	维生素 D 中毒
与躯体疾病相关	海绵肾
多发性骨髓瘤	药物
淀粉样变	两性霉素 B
系统性红斑狼疮	甲苯
干燥综合征	钒酸盐（？）
慢性活动性肝炎	锂
原发性胆汁性肝硬化	镇痛药
冷球蛋白血症	环磺酸盐
甲状腺炎	
移植后排斥反应	
巴尔干肾病	

表 29-5　遗传性远端 RTA 临床表现

遗传类型	基因缺陷	发病年龄	临床特征
常染色体显性遗传	阴离子交换体基因突变（AE1，Cl^-/HCO_3^- 交换体）	成 人	轻度代谢性酸中毒
			轻到中度低钾血症
			轻到中度骨病
			肾钙质沉着症 / 结石、低枸橼酸尿、高尿钙
			偶见佝偻病和软骨病
常染色体隐性遗传伴耳聋	H^+-ATP 酶 B1 亚单位	婴儿 / 儿童	严重代谢性酸中毒
			呕吐
			脱水
			生长迟缓
常染色体隐性遗传伴耳聋	H^+-ATP 酶 B1 亚单位	婴儿 / 儿童	肾钙质沉着症
			佝偻病
			双侧感音神经性聋
常染色体隐性遗传不伴耳聋	H^+-ATP 酶 A4 亚单位	婴儿 / 儿童	同上，但无耳聋（部分患者有晚发性耳聋）

十、诊断

1. 对于中到重度代谢性酸中毒而阴离子间隙正常、低钾血症、尿 pH > 6.5 的患者，需考虑远端 RTA 诊断。

2. 确诊性尿酸化试验包括以下几点。

(1) U_{AG} 正值。

(2) 氯化铵试验：该试验中，将氯化铵（NH_4Cl，100mg/kg）溶于水，口服，随后 6h 内序贯采集尿标本检测尿 pH。同时记录口服 NH_4Cl 前和口服 NH_4Cl 溶液 3h 后的血清碳酸氢根水平，了解体内酸中毒情况。正常反应为尿 pH 下降至 < 5.5。远端 RTA 患者，尿 pH 始终大于 6.5。产尿素酶病原体可使尿 pH 呈碱性，故所有患者都需筛查是否存在尿路感染。肝硬化为该检验的禁忌证。

(3) 上述试验的替代试验为尿 - 血（U–B）PCO_2 差或阶差。该检验中，以 3ml/min 的速度输注 $NaHCO_3$（500mmol/L）直至尿碳酸氢盐升高、尿 pH > 7.5。在正常个体，尿 PCO_2 会比血 PCO_2 升高 20 ～ 30mmHg（U–B PCO_2 阶差 20 ～ 30mmHg），提示远端小管泌 H^+ 功能完整。而在远端 RTA 患者，上述 U–B PCO_2 梯度不会出现，提示远端小管泌 H^+ 功能受损。两性霉素 B 导致的远端 RTA 例外，该情况下可出现正常 U–B PCO_2 阶差。

十一、并发症

1. 低钾血症

由于远端肾单位 Na^+/K^+ 协同转运蛋白活性增加，低钾血症非常常见。使用钒酸盐抑制 H^+/K^+-ATP 酶可引起低钾型远端 RTA，故该酶功能异常也可引起低钾血症。尿中丢失 Na^+ 和 HCO_3^- 会引起低血容量，激活肾素 - 血管紧张素 - 醛固酮系统，引起低钾血症。

2. 肾钙质沉着症和肾结石

肾钙质沉着症和肾结石为远端 RTA 主要并发症。其机制如下。

- 慢性代谢性酸中毒导致骨骼缓冲、骨质溶解，导致 Ca^{2+} 排泄增加。
- 而且，小管液碱化会抑制 Ca^{2+} 重吸收，进一步促进更多 Ca^{2+} 排泄。
- 尿 pH 升高，磷酸钙结石溶解性下降，导致肾钙质沉着症和肾结石形成。
- 代谢性酸中毒时柠檬酸盐排泄下降，导致游离 Ca^{2+} 螯合减少。

十二、治疗

- 成人患者治疗目标为治疗原发病或停用导致远端 RTA 的药物。需尽快纠正酸中毒和低钾血症。所有患者均需要补充碱剂治疗。
- 每日均需要补充 $NaHCO_3$（或能提供相当剂量 HCO_3^- 的柠檬酸盐），剂量为 $1 \sim 1.5mmol/kg$。纠正酸中毒，会降低 K^+ 消耗，可使患者不需要额外补充 K^+。然而部分患者可能丢失 K^+，对于此类患者，枸橼酸钾可纠正低钾血症。
- 严重酸中毒及低钾导致肌肉麻痹时需要静脉输液用药治疗。
- 纠正酸中毒和低钾血症可改善生长异常，防止成人骨软化和儿童佝偻病、高尿钙，以及通过增加枸橼酸排泄而防止出现肾钙质沉着症和肾结石。

十三、摄入甲苯和远端 RTA

- 摄入甲苯后，若由于血容量下降、肾衰竭，其代谢产物（马尿酸和苯甲酸）不能尽快排泄，会导致阴离子间隙升高性代谢性酸中毒。
- 若容量充足、肾功能正常，上述酸性物质可快速排出，会出现高氯性代谢性酸中毒和低钾血症。
- 远端小管泌 H^+ 受到抑制，为可能致病机制。
- 可予容量扩张和补充 $NaHCO_3$ 等支持性治疗。若出现严重酸中毒和肾衰竭，需要透析治疗。

十四、不完全性（Ⅲ型）RTA

Ⅲ型 RTA 同时具有近端 RTA 和远端 RTA 特点。该型 RTA 患者既存在 HCO_3^- 消耗，又不能将尿液 pH 降至 5.5 以下。通常，可通过上述尿液酸化试验方法之一，就可以明确是否存在酸化功能缺陷。

临床表现仅包括轻度高氯性代谢性酸中毒，其 NH_4^+ 排泄接近正常。由于近端小管柠檬酸重吸收增加及继发的磷酸钙结石，此类患者的柠檬酸排泄率偏低。与Ⅲ型 RTA 相关的疾病包括慢性肾小管间质性疾病、锂剂治疗、海绵肾。碳酸酐酶Ⅱ的基因缺陷也会可导致Ⅲ型 RTA。

十五、伴高钾血症的远端 RTA

根据尿液酸化情况，伴高钾血症的远端 RTA 可分为以下两种亚型：①高钾型远端 RTA（Ⅳ型）伴尿 pH ＜ 5.5；②高钾型远端 RTA 伴尿 pH ＞ 5.5（也称为电压依赖型 RTA）。

两种亚型的特点均包括：①成人较儿童更常见；②高钾血症高氯性代谢性酸中毒；③近端小管高钾血症抑制 NH_3 合成；④尿 NH_4^+ 排泄下降；⑤轻到中度肾损害；⑥无肾钙质沉着症和肾结石。

1. 高钾型远端 RTA（Ⅳ型）伴尿 pH ＜ 5.5

• Ⅳ型 RTA 患者出现高氯性代谢性酸中毒伴尿 pH ＜ 5.5，提示 NH_4^+ 排泄下降而非泌 H^+ 功能障碍。

• 患者可仅患有选择性醛固酮减少症。

• 部分患者也可出现低肾素性醛固酮减少症。

• 高钾血症和醛固酮缺乏均可抑制 NH_3 合成。

• 症状典型者见于糖尿病患者，其肾素、醛固酮水平偏低（低肾素性醛固酮减少症）。

• 多种药物可影响肾素、醛固酮系统，从而导致Ⅲ型 RTA（表 29-6）。

2. 高钾型远端 RTA 伴尿 pH ＞ 5.5（电压依赖型 RTA）

• 此型 RTA 患者患有高钾型高氯性代谢性酸中毒。

• 患者无法将尿 pH 降至 5.5 以下。

• 主要机制包括患者皮质集合管管腔电位（电压梯度）无法维持负值。正常情况下，通过上皮钠盐通道重吸收 Na^+，以维持利于 K^+ 和 H^+ 分泌入管腔的电压梯度。若 Na^+ 重吸收障碍，K^+ 和 H^+ 都不能分泌，导致高钾血症，尿液酸化异常，不能将尿 pH 降至低于 5.5。

• 梗阻性肾病是导致电压依赖型 RTA 的一个重要原因。

• 有报道称，阿米洛利可抑制上皮钠通道，导致电压依赖型 RTA。

• 醛固酮水平可正常、偏低或升高，但大多数情况下偏低。

十六、可以引起两种高钾型远端 RTA 的病因

1. 高钾型远端 RTA 的病因可为系统性疾病、获得性或先天性。

2. 机制包括选择性醛固酮缺陷、低肾素性醛固酮减少症、醛固酮抵抗、药物导致的低醛固酮血症（表 29-6）。

十七、高钾型远端 RTA 的诊断

1. 根据以下结果诊断高钾型远端 RTA：

表 29-6　高钾型远端 RTA 的部分病因

高钾型远端 RTA（Ⅳ型）伴尿 pH < 5.5	高钾型远端 RTA（Ⅳ型）伴尿 pH > 5.5
◆原发性盐皮质激素缺乏	◆肾小管间质和肾小球同时受累的疾病
－ 醛固酮和皮质醇联合缺乏	－ 梗阻性肾病
－ 艾迪生（Addison）病	－ 镰状细胞病
－ 双侧肾上腺破坏（出血、手术或肿瘤）	－ 狼疮性肾炎
－ 21- 羟化酶缺乏	－ 肾移植术后排斥
－ 选择性醛固酮减少症	◆药物
－ 特发性醛固酮减少症	－ 上皮钠通道抑制药
－ 使用肝素（正常者及危重患者）	－ 阿米洛利
◆原发性盐皮质激素缺乏伴低肾素性醛固酮减少症	－ 甲氧苄氧嘧啶
－ 糖尿病	－ 喷他脒
－ 肾小管间质病	－ 氨苯蝶啶
－HIV	－ Na^+/K^+-ATP 酶抑制药
－ 肾硬化	－ 环孢素
◆引起低肾素、低醛固酮的药物	－ 他克莫司
－ NSAID	－ 醛固酮抑制药
－ β 受体阻滞药	－ 螺内酯
－ 环孢素	－ 依普利酮
－ 他克莫司	◆盐皮质激素抵抗及电压梯度缺陷
◆导致高肾素、低醛固酮的药物	－ 假性醛固酮减少症 Ⅰ 型
－ 血管紧张素转化酶抑制药	－ 假性醛固酮减少症 Ⅱ 型
－ 血管紧张素 Ⅱ 受体阻滞药	
－ 酮康唑	
－ 肝素	

HIV. 人类免疫缺陷病毒；NSAID. 非甾体抗炎药

• 成年患者（40—70 岁）同时患高氯性代谢性酸中毒和高钾血症（$K^+ = 5.5 \sim 6.5$mmol/L）。

• 大多数情况下高钾血症症状隐匿，但部分患者可出现肌肉乏力或心律失常表现。

• 血清 [HCO_3^-] 在 18 ～ 21mmol/L。

• 净酸排泄量（NAE）下降。

• 使用 U_{AG} 评估 NH_4^+ 排出量。

• 轻到中度肾功能损伤。

- 尿 pH ＜ 5.5 或＞ 5.5（取决于病因）。
- U_{AG} 为正值。
- K^+ 排泄分数低。

2. 若根据病史和实验室检查不能明确诊断，可行呋塞米或布美他尼试验。襻利尿药可增加转运至集合管的 NaCl 量，引起 Na^+ 重吸收（通过上皮钠通道），导致 K^+ 和 H^+ 向管腔内分泌。上述变化引起尿液酸化。阿米洛利可消除上述改变。

3. 呋塞米试验：留取尿标本后，予以呋塞米 40 ～ 80mg 或布美他尼 1 ～ 2mg 口服，服药后每 4h 留取尿标本。正常成人和选择性醛固酮缺陷的患者，尿 pH 可以＜ 5.5。电位梯度缺陷患者不能将尿 pH 降至 5.5 以下。

图 29-1 为高钾型远端肾小管酸中毒诊断途径。

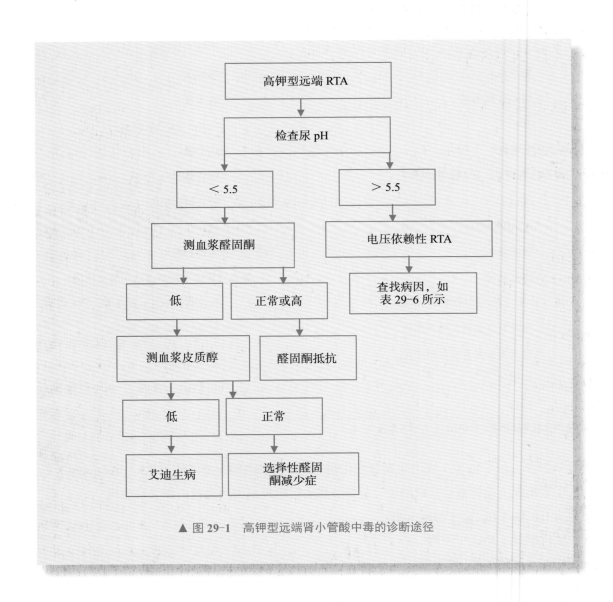

▲ 图 29-1　高钾型远端肾小管酸中毒的诊断途径

十八、高钾型远端 RTA 的治疗

- 询问饮食和用药史。
- 查找诱发或加重疾病的因素，如高血糖、肾功能异常的程度，或盐替代品的摄入。
- 药物治疗应个体化，取决于停药后高钾血症和酸中毒的严重程度、相关临床表现的适当治疗。
- 高钾血症可使用降钾树脂（聚磺苯乙烯），使用前需除外消化道病变。
- 若患者有聚磺苯乙烯禁忌证或不能耐受，可予以帕替罗莫（Patiromer，一种钙型离子交换剂）治疗。
- 正常血容量患者可不限制盐摄入量。
- 使用呋塞米或布美他尼改善高钾血症。
- 醛固酮水平下降且体液容量正常的患者，可单用氟氢可的松或合用呋塞米。
- NaHCO$_3$ 或枸橼酸钠，改善酸中毒。
- Ⅰ型假性甲状旁腺功能减退的患者补充 NaCl。
- Ⅱ型假性甲状旁腺功能减退患者予以氢氯噻嗪。

十九、各型 RTA 的鉴别特点

目前我们已讨论了不同类型的 RTA。熟记各型 RTA 之间的异同点对于识别各型 RTA 来说十分重要。表 29-7 总结了这些 RTA 的异同点。

表 29-7　各型 RTA 的临床特点对比

表　现	近端 RTA	经典远端 RTA	高钾型 RTA
血清 [K$^+$]	↓	↓	↑
严重酸中毒时尿 pH	< 5.5	> 5.5	< 5.5（醛固酮缺乏）
尿液酸化	N	↓	↓
NH$_4^+$ 排出	N	↓	> 5.5（电压梯度缺陷）
U$_{AG}$	+（或 −）	+	+
范科尼综合征	有	无	无
U–B PCO$_2$	正常	↓	↓
高尿钙	无	有	无
肾钙质沉积症 / 肾结石	无	有	无
枸橼酸排泄	N	↓	N
骨损害	有	有	无
肾功能不全	无	无	有
碱治疗效果	欠佳	较好	有 不一定

N. 正常；↑. 升高；↓. 降低；+. 正性；−. 负性；RTA. 肾小管酸中毒；U$_{AG}$. 尿阴离子间隙；U–B PCO$_2$. 尿 – 血二氧化碳分压差

二十、稀释性酸中毒

- 输入大量生理盐水后，会引起血清 $[HCO_3^-]$ 和 $[K^+]$ 下降，$[Cl^-]$ 升高，导致低钾血症、高氯性代谢性酸中毒。由于输入液中含 Na^+，故血清 $[Na^+]$ 无变化，PCO_2 也无改变。
- 根据 Henderson 公式，H^+ 增加，引起酸性 pH。
- 稀释性酸中毒（最好称之为稀释性高氯性代谢性酸中毒）为暂时性，停用生理盐水后可自行改善。
- 虽无患病率或病死率，但不建议 $[Cl^-]$ 持续升高。

二十一、慢性肾脏病导致的酸中毒

- 肾功能受损导致代谢性酸中毒。
- 高氯性代谢性酸中毒通常发生于 GFR 20 ～ 50ml/min 之间的患者。
- 血清 $[HCO_3^-]$ 降至 18 ～ 22mmol/L，并且由于骨骼而非 HCO_3^- 缓冲系统的作用，血清 $[HCO_3^-]$ 保持在该水平附近。
- 高氯性代谢性酸中毒主要机制为 NH_4^+ 合成和排出减少。
- 由于集合管和结肠适应性排 K^+ 增多，机体可将血 K^+ 维持在正常范围，直到 GFR < 15ml/min。
- 若患者 GFR 在 20 ～ 50ml/min 之间，不论何时发现高钾性高氯性代谢性酸中毒，都需除外药物导致高钾血症或严重小管间质性疾病的因素。
- 治疗取决于症状，如肌无力、乏力或呼吸困难。部分患者需要 $NaHCO_3$ 治疗（8mmol/d），限制蛋白摄入以减少酸性物质产生。
- 若 GFR < 15ml/min，可出现阴离子间隙增高性代谢性酸中毒。

二十二、糖尿病酮症酸中毒治疗期间的高氯性代谢性酸中毒

- 通常在糖尿病酮症酸中毒治疗过程中出现。
- 可能机制有：
- 扩容治疗前或扩容治疗过程中酮酸经尿液排出。
- 缺乏肾小管对酮体的吸收。
- 治疗期间血 $[Cl^-]$ 增加，而 $[HCO_3^-]$ 无相应增加。
- 摄入食物及并将血浆血糖维持在 5.5 ～ 7.8mmol/L 有利于改善血清 $[HCO_3^-]$。

◆习题

病例 1　患者女性，18 岁，因乏力加重伴呼吸困难 2 周入院，既往系统性红斑狼疮病史。患者自童年即喜食冰淇淋。近几年患 4 ～ 6 次尿路感染，已愈。目前未服用药物。入院实验室检查结果如下。

血　清	尿
Na^+ = 138mmol/L	pH = 6.6
K^+ = 1.2mmol/L	葡萄糖 = 阴性
Cl^- = 118mmol/L	红细胞 = 阳性（月经期）
HCO_3^- = 12mmol/L	酮体 = 阴性
肌酐 = 53μmol/L	蛋白质 = +++
BUN = 7.8mmol/L	Na^+ = 60mmol/L
葡萄糖 = 5.5mmol/L	K^+ = 100mmol/L
ANA = 阳性	Cl^- = 110mmol/L
补体 = 低	
动脉血气：pH 7.2，PCO_2 26mmHg，HCO_3^- 11mmol/L	

问题 1：导致患者症状的最可能病因为

A. 系统性红斑狼疮加重　　　B. 近端 RTA　　　C. 远端 RTA

D. Ⅳ型 RTA　　　　　　　　E. 低血钾性周期性麻痹

答案为选项 C。患者乏力与呼吸困难与低钾血症相关，而非系统性红斑狼疮（systemic lupus erythematosus，SLE）加重导致。尽管 SLE 中肾小球疾病很常见，但肾功能正常情况下出现肾小管受累的情况却较少见。然而低钾血症相关临床表现可以出现在 SLE 诊断之前。血清和尿液检查结果提示远端 RTA（高氯性代谢性酸中毒，在酸中毒时却伴碱性尿）。文献中曾报道几例远端 RTA 患者。SLE 患者出现远端 RTA 的病理生理机制尚不明确，然而，有研究表明免疫球蛋白可损害远端肾单位。患者无范科尼综合征的临床表现，故不可能为近端 RTA。而且，近端 RTA 可在血清 [HCO_3^-] 为 12mmol/L 时酸化尿液。尽管狼疮患者可出现Ⅳ型 RTA，但患者血钾低，可以排除该诊断。患者 ANA 阳性，狼疮肾炎，尿 [K^+] 浓度 100mmol/L，低血钾性周期性麻痹的可能性也很小。低血钾性周期性麻痹患者由于跨细胞分布异常，尿 K^+ 降低。

问题 2：尿阴离子间隙（U_{AG}）对患者的诊断有帮助吗？

答：有帮助。计算 U_{AG} 有助于高钾性高氯性代谢性酸中毒的鉴别诊断。该患者 U_{AG} 为正值，排除了腹泻引起的高氯性代谢性酸中毒。

问题 3：患者需要进行肾钙质沉积症 / 肾结石的有关检查吗？

答：需要。患者既往数次泌尿道感染。尽管年轻女性的频繁泌尿道感染很常见，但需要就肾钙质沉积症 / 肾结石作为其泌尿道感染的原因之一进行简单检查。远端 RTA 患者常出现肾钙质沉积症或者肾结石。

病例 2 患者女性，19 岁，学生，参加狂欢派对（rave party）后精神状态改变、欣快、头晕被朋友送至急诊。患者消瘦，既往无药物滥用或其他用药史。查体发现血压 90/60mmHg，脉率 102 次 /min，余查体未见异常。入院时以及入院 18h 后的实验室检查结果如下。

入　　院	18h 后
Na^+ = 142mmol/L	Na^+ = 138mmol/L
K^+ = 3.5mmol/L	K^+ = 2.2mmol/L
Cl^- = 100mmol/L	Cl^- = 118mmol/L
HCO_3^- = 12mmol/L	HCO_3^- = 14mmol/L
肌酐 = 159.1μmol/L	肌酐 = 79.6μmol/L
BUN = 7.8mmol/L	BUN = 4.3mmol/L
葡萄糖 = 5.3mmol/L	葡萄糖 = 5.5mmol/L
动脉血气：pH 7.24，PCO_2 28mmHg，HCO_3^- 11mmol/L	动脉血气：pH 7.31，PCO_2 29mmHg，HCO_3^- 13mmol/L
尿 pH = 5.2	尿 pH = 6.5

问题 1：患者入院时及 18h 后酸碱异常有什么特点？

答：入院时，患者为阴离子间隙增高型代谢性酸中毒并呼吸代偿；18h 后患者酸碱紊乱类型为低钾性高氯性代谢性酸中毒并呼吸代偿。

问题 2：下述哪种药物导致患者这些类型的酸碱紊乱？

A. 托吡酯　　　　　　B. 异环磷酰胺　　　　　　C. 甲苯

D. 顺铂　　　　　　　E. 替诺福韦

答案是选项 C。甲苯首先代谢为马尿酸，导致阴离子间隙升高型代谢性酸中毒。扩容治疗后，马尿酸很快经尿排出，阴离子间隙恢复正常。典型的酸碱紊乱为高氯性代谢性酸中毒合并重度低钾血症。低钾血症是因为向远端小管转运了较多的 Na^+ 和马尿酸，继而引起 Cl^- 蓄积。由于泌 H^+ 功能障碍，部分患者无法酸化尿液。若血清 [HCO_3^-] 低于 18mmol/L，所有其他药物都可引起近端 RTA 而尿液酸化功能正常。

病例 3 患者男性，34 岁，因疲乏无力、食欲缺乏、头晕 2 周，由朋友带至急诊就诊。患者近 5 年无就诊史。除了每日使用可卡因外，否认其他病史，否认口服处方药物。查体发现血压和心率存在体位性改变。肛周可见尖锐湿疣，余查体未见异常。快速 HIV 检测结果阳性，入院实验室检查结果如下。

血　清	尿
Na$^+$ = 126mmol/L	pH = 5.2
K$^+$ = 6.5mmol/L	葡萄糖 = 阴性
Cl$^-$ = 110mmol/L	红细胞 = 阴性
HCO$_3^-$ = 13mmol/L	蛋白质 = 阴性
肌酐 = 185.6μmol/L	Na$^+$ = 101mmol/L
BUN = 15.0mmol/L	K$^+$ = 30mmol/L
葡萄糖 = 3.33mmol/L	Cl$^-$ = 40mmol/L
ABG: pH 7.29，PCO$_2$28mmHg，HCO$_3^-$ 12mmol/L	

问题 1：患者酸碱紊乱是哪一种类型？

答：高钾性高氯性（阴离子间隙正常型）代谢性酸中毒并呼吸代偿。

问题 2：下述诊断哪项正确？

A. 近端 RTA（Ⅱ 型）　　　　B. 远端 RTA（Ⅰ 型）　　　　C. 不完全 RTA（Ⅲ 型）
D. Ⅳ 型 RTA 伴低醛固酮血症　　E. 高钾型 RTA 伴电位梯度缺陷

答案为选项 D。血清和尿生化检测结果和血压心率的体位改变，提示艾迪生（Addison）病，并引起 Ⅳ 型 RTA。病毒 [人免疫缺陷病毒（HIV），巨细胞病毒（CMV）]、细菌（结核分枝杆菌）和真菌药物可引起肾上腺受损，导致低醛固酮血症。低醛固酮血症导致的 Ⅳ 型 RTA 患者，仍可酸化尿液。

患者有低钠血症或高钾血症，不可能为近端 RTA。需注意近端 RTA 患者可在该血清 [HCO$_3^-$] 水平酸化尿液，因为所有 HCO$_3^-$ 可被重吸收、产生酸性尿。

不完全 RTA 患者不能酸化尿液，即使予以酸负荷后也无法酸化。同样，高钾性远端 RTA 合并电位梯度缺陷的患者，也无法酸化尿液。因此选项 A、B、C、E 错误。

病例 4　患者男性，42 岁，因左侧腹痛和血尿就诊初级医疗机构。尿液检查仅发现 pH6.9、血尿。无泌尿系感染的证据。肾脏超声提示肾结石。无听力丧失。血清生化和动脉血气结果提示轻度低钾高氯性代谢性酸中毒。血清肌酐正常。患者有肾结石家族史，家中多名成员有轻度低钾高氯性代谢性酸中毒。

问题 1：患者最有可能是下列哪种 RTA？

A. 近端 RTA　　　B. 远端 RTA　　　　C. Ⅳ 型 RTA 并醛固酮缺乏
D. 不完全 RTA　　E. 高钾性 RTA 合并尿液酸化功能异常

答案为选项 B。患者为常染色体显性遗传性远端 RTA。本病多见于成人。常染色体隐性遗传类型，伴或不伴耳聋，多在婴儿或儿童时期明确诊断。高钾性 RTA 伴电位梯度缺陷患者多合并轻到中度肾功能异常。Ⅳ型 RTA 并醛固酮缺乏患者，有轻到中度肾损伤，可酸化尿液。不完全 RTA 患者可能同时患近端 RTA 和远端 RTA，表现为酸性尿，但仅在酸负荷试验后才能明确诊断。近端 RTA 可合并严重低钾血症，但肾钙质沉积症少见，因此选项 A、C、D、E 均错误。

问题 2：该患者的基因缺陷是什么？

A. 编码 Cl^-/HCO_3^- 交换体（阴离子交换体 1，AE1）基因突变

B. 编码 H^+-ATP 酶 B1 亚单位基因突变

C. 编码 H^+-ATP 酶 A4 亚单位基因突变

D. 编码碳酸酐酶Ⅱ（CA Ⅱ）基因突变

E. Na^+/H^+ 交换体缺乏

答案是选项 A。常染色体显性遗传的远端 RTA，是由编码基底外侧膜 Cl^-/HCO_3^- 交换体的基因突变导致。该类患者不能酸化尿液，有轻度低钾血症、轻度高氯性代谢性酸中毒。该类患者具有高尿钙合并低柠檬酸尿，后期将会出现肾钙质沉积症 / 肾结石。

选项 B 和 D 所描述基因突变，分别会导致常染色体隐性遗传的伴或不伴耳聋的远端 RTA。CA Ⅱ酶缺陷导致远端 RTA 合并骨硬化病和脑钙化，主要发生在中东地区的阿拉伯人群。有时，患者可同时出现近端 RTA 和远端 RTA 的临床表现。Na^+/H^+ 交换体缺乏可能导致常染色体显性遗传的近端 RTA，目前尚无基因突变报道。因此选项 B、C、D 和 E 不正确。

病例 5 患者女性，32 岁，因高氯性代谢性酸中毒（血清 HCO_3^- 浓度为 19mmol/L）请会诊。患者患有癫痫和偏头痛，尿 pH 为 6.4。

问题 1：下列哪种药物会导致患者这种类型酸碱紊乱？

A. 苯妥英　　　　B. 托吡酯　　　　C. 左乙拉西坦

D. 卡马西平　　　E. 加巴喷丁

答案是选项 B。除托吡酯外，其他药物均不会导致高氯性代谢性酸中毒。托吡酯是一种神经调节剂，用于治疗癫痫发作及预防偏头痛。最开始观察到托吡酯可导致儿童Ⅱ型 RTA，出现高氯性代谢性酸中毒。后来，在成人中也陆续报道了很多病例。停药后伴随血清 $[HCO_3^-]$ 升高，RTA 可缓解。

问题 2：为何患者尿 pH 呈碱性

答：托吡酯是碳酸酐酶抑制药，导致从尿液中丢失 HCO_3^-，故尿 pH 呈碱性。

病例 6　患者女性，**65 岁**，由全科医师转诊以评估高钾血症。患者既往 2 型糖尿病、高血压病史，否认其他病史。长期口服氢氯噻嗪 25mg，每日 1 次；西他列汀 50mg，每日 1 次；格列吡嗪 5mg，每日 1 次；赖诺普利 20mg，每日 1 次。患者血压 144/84mmHg，脉率 82 次 / min。患者双足轻度水肿。余查体正常。近期实验室检查结果如下。

血　清	尿
Na^+ = 136mmol/L	pH = 5.4
K^+ = 6.1mmol/L	葡萄糖 = 阴性
Cl^- = 110mmol/L	红细胞 = 阴性
HCO_3^- = 19mmol/L	蛋白 = ++
肌酐 = 168μmol/L（eGFR = 49ml/min）	蛋白 / 肌酐比 = 1
BUN = 7.8mmol/L	Na^+ = 80mmol/L
葡萄糖 = 6.7mmol/L	K^+ = 30mmol/L
糖化血红蛋白 A1c = 7.9%	Cl^- = 60mmol/L

问题 1：患者 eGFR 49ml/min，高钾血症的原因是什么？

答：高钾血症与患者肾功能不匹配。多项研究显示，糖尿病患者因低肾素性低醛固酮血症而导致高钾血症。该患者服用赖诺普利，一种 ACEI 类药物，可以升高肾素水平，但醛固酮水平仍较低。表 29-8 展示了低肾素性低醛固酮血症的临床特点。

表 29-8　低肾素性低醛固酮血症患者的临床表现

特　点	大致患病率
年龄（岁）	＞ 50%
发生糖尿病	50%
高钾血症	75%
eGFR	＞ 75%
Ⅳ 型 RTA	＞ 50%
血清 [HCO_3^-]	75%
血清 [HCO_3^-] ＜ 13mmol/L	＜ 1%
高血压	75%
充血性心力衰竭	50%
心律失常	24%

病例 7　患者女性，44 岁，被转到肾病门诊评估低钾性高氯性代谢性酸中毒。患者患干燥综合征合并高巨球蛋白血症、肾小管间质病变，使用糖皮质激素治疗小管间质性病变。其血清 $[HCO_3^-]$ 为 16mmol/L，eGFR 为 56ml/min。血清磷、尿酸、血糖水平正常。

问题 1：目前还需做哪些相关检查？

A. 动脉血气　　　　　　　　　　　B. 肾活检以明确间质病变的程度

C. 尿液检查　　　　　　　　　　　D. 血清肾素和醛固酮水平

E. 不需要其他检查

答案为选项 C。明确患者是否能酸化或碱化尿液是至关重要的。干燥综合征患者可出现 Ⅰ 型或 Ⅱ 型 RTA。有时，患者可同时出现 Ⅰ 型和 Ⅱ 型 RTA 的临床表现。尿 pH 对于诊断 RTA 类型很重要。此时所有其他检查都不如尿液检查重要。

问题 2：当尿 pH 为 6.8 时，该患者为哪种类型 RTA？

答：该患者会为经典远端 RTA（Ⅰ型）。由于所有 HCO_3^- 可被重吸收，近端或 Ⅱ 型 RTA 患者可在血清 $[HCO_3^-]$ 为 16mmol/L 时酸化尿液，尿 pH 可为酸性。

问题 3：干燥综合征患者出现经典远端 RTA 的机制是什么？

答：据笔者所知，有 2 例病例报道显示在这类患者肾活检中发现皮质集合管 H^+-ATP 酶缺乏。这提示干燥综合征患者泌 H^+ 障碍，不能酸化尿液。

病例 8　将下列病因与其导致的 RTA 类型相连。

原　因	RTA
A. 阻塞性尿路病	1. 经典型远端 RTA
B. 螺内酯	2. 高钾性远端 RTA 伴碱性尿
C. 丙戊酸	3. 高钾性远端 RTA（Ⅳ型）伴酸性尿
D. 异环磷酰胺	4. 近端 RTA
E. 阿米洛利	
F. 环孢素	
G. NSAID	
H. 髓质海绵肾	

NSAID. 非甾体抗炎药

答：A = 2；B = 3；C = 4；D = 4；E = 2；F = 1；G = 3；H = 1

（马士程　译，张向阳　校）

参考文献

[1] Batlle D, Haque SK. Genetic causes and mechanisms of distal renal tubular acidosis. Nephrol Dial Transplant. 2012;27:3691–704.

[2] Golembiewska E, Ciechanowski K. Renal tubular acidosis-underrated problem? Acta Biochim Pol. 2012;59:213–7.

[3] Haque SK, Ariceta G, Batlle D. Proximal renal tubular acidosis: a not so rare disorder of multiple etiologies. Nephrol Dial Transplant. 2012;27:4273–87.

[4] Izzedine H, Launay-Vacher V, Isnard-Bagnis C, et al. Drug-induced Fanconi syndrome. Am J Kidney Dis. 2003;41:292–309.

[5] Karet FE. Mechanisms in hyperkalemic renal tubular acidosis. J Am Soc Nephrol. 2009;20:251–4.

[6] Kraut JA, Madias NE. Treatment of acute metabolic acidosis: a pathophysiologic approach. Nat Rev Nephrol. 2012;8:589–601.

[7] Moorthi KMLST, Batlle D. Renal tubular acidosis. In: Gennari FJ, Adrogué HJ, Galla JH, Madias NE, editors. Acid-base disorders and their treatment. Boca Raton: Taylor & Francis; 2005. p. 417–67.

[8] Reddy P. Clinical approach to renal tubular acidosis in adult patients. Int J Clin Pract. 2011;65:350–60.

[9] Rodriguez-Soriano J. Renal tubular acidosis: the clinical entity. J Am Soc Nephrol. 2002;13:2160–70.

第 30 章　高氯性代谢性酸中毒：非肾性病因

Hyperchloremic Metabolic Acidosis: Nonrenal Causes

在前一章中，我们讨论了由于肾脏病因引起的低钾性和高钾性高氯性代谢性酸中毒。在本章中，我们将讨论由于非肾脏病因（主要是胃肠道疾病）引起的低钾性高氯性代谢性酸中毒。表 30-1 显示了高氯性代谢性酸中毒的非肾脏病因。

在我们讨论腹泻的病理生理学之前，先了解一下胃肠道对水电解质的处理。

一、水的处理

图 30-1 大致显示了每日餐后胃肠道对水的处理，总结如下。

- 每日从饮食中摄取的水量为 2L。
- 唾液、胃液、胆汁、胰液和小肠分泌物的总量达 7L。
- 因此，胃肠道每日处理的水总量为 9L。
- 在这些 9L 水中，4L 被十二指肠和空肠吸收，回肠吸收 3.5L，结肠吸收 1.4L，在粪便中留下 100 ~ 200ml 水。

二、肠道电解质转运

1. Na^+ 和 Cl^- 在空肠的转运

以等渗溶液形式输送来的电解质和水，大部分被小肠和结肠的上皮细胞吸收。因此，液体总是以等渗（isosmotic）的形式吸收。小肠中 Na^+ 和 Cl^- 的吸收机制类似于近端小管，包括以下转运机制：① Na^+ 与溶质偶联运输；② Na^+/Cl^- 协同转运蛋白；③ Na^+ 通过水孔蛋白单独运输；④通过 Na^+/H^+-ATP

表 30-1　非肾性高氯性代谢性酸中毒的病因

小　肠	腹　泻
	胆　瘘
	胰　瘘
	绒毛状腺瘤
胃肠道 - 输尿管连接	输尿管乙状结肠吻合术
	输尿管空肠吻合术
	输尿管回肠吻合术
药　物	泻　药
	考来烯胺

酶，产生和吸收 HCO_3^-；⑤ Na^+ 通过 Na^+/K^+-ATP 酶转运出细胞。

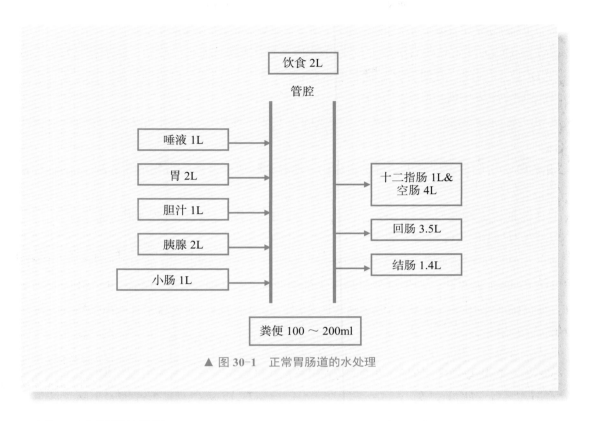

▲ 图 30-1　正常胃肠道的水处理

2. Na^+ 和 Cl^- 在回肠的转运

• 转运机制与空肠相同。另外，有 Cl^-/HCO_3^- 交换体参与其中，它同时促进 Cl^- 吸收和 HCO_3^- 分泌到消化腔中。

• 因此，HCO_3^- 吸收发生在空肠，而其分泌发生在回肠。

3. Na^+ 和 Cl^- 在结肠的转运

• 与肾脏主细胞相似，结肠上皮细胞分别含有单独的 Na^+ 通道和 K^+ 通道。

• 钠的吸收和钾的分泌，分别经过其自身特异性通道。

• 醛固酮对 Na^+ 和 K^+ 的转运都有调节作用。

4. Cl^- 在肠道的分泌

• 肠道隐窝内的上皮细胞分泌电解质和水。

• 隐窝细胞的顶膜含有 Cl^- 通道，基底外侧膜含有 Na^+/K^+-ATP 酶、$Na^+/K^+/2Cl^-$ 协同转运蛋白和 K^+ 通道。血液中的 Na^+、K^+ 和 Cl^- 通过这些转运蛋白进入细胞。Cl^- 通过 Cl^- 通道分泌到腔内，而 Na^+ 通过细胞旁路被动进入管腔。随后，随着 NaCl 的分泌，水进入管腔。

• 通常，Cl^- 通道处于关闭状态，但在激活物质作用下可保持开放状态。这些物质与基底外侧膜上的受体结合，导致隐窝细胞的腺嘌呤环化酶激活和 cAMP 的产生。cAMP 使 Cl^- 通道保持开放，促进其分泌到管腔中。

5. HCO_3^- 在结肠的处理

• 尽管 HCO_3^- 在结肠中分泌，但完全不会通过粪便中排出。大多数 HCO_3^- 被产生的有机酸耗尽，如丙酸、丁酸、乙酸和乳酸。这些酸是未吸收碳水化合物经细菌发酵的产物。

• 通过 $NaHCO_3$ 滴定这些有机酸会产生丙酸钠、丁酸钠和其他有机酸盐，这些有机酸盐进入肝脏后用于再生 HCO_3^-。因此，粪便 HCO_3^- 的含量极低。

6. 消化道液体的体积和电解质浓度

• 表 30-2 显示了胃肠道各种液体中电解质的正常值。这些信息可用于评估胃肠道疾病引起的酸碱紊乱。

• 从表 30-2 中明显可以看出，胃肠道作为一个整体，吸收了所有分泌的 Na^+ 和 Cl^-，在粪便中留下的量极少。

• 更具体地说，空肠吸收约 100mmol 的 Na^+ 和 3L 的水，而回肠吸收 400mmol 的 Na^+ 和 400mmol 的 Cl^- 以及 3.5L 的水。

• 最后，结肠是肠道吸收中最有效的部分，输送至结肠的 200mmol 的 Na^+，100mmol 的 Cl^- 和 1.4L 的水中，> 90% 被吸收。由于结肠这种巨大的吸收能力，粪便含有 < 100 ~ 200ml 的水和很少量的 Na^+、Cl^- 和 HCO_3^-；然而，由于 K^+ 在结肠中的分泌，粪便中的 K^+ 浓度高于其他电解质。

表 30-2　正常胃肠道液体的体积和电解质浓度

来　源	体积（L/d）	Na^+（mmol/L）	K^+（mmol/L）	Cl^-（mmol/L）	HCO_3^-（mmol/L）
唾液（膳食刺激）	1	50 ~ 88	20	50	60
胃液（膳食刺激）	2	10 ~ 20	5 ~ 14	130 ~ 160	0
胆汁	1	135 ~ 155	5 ~ 10	80 ~ 110	20
胰液	2	120 ~ 160	5 ~ 10	30 ~ 76	70 ~ 120
小肠液	1	75 ~ 120	5 ~ 10	70 ~ 120	30
粪便	0.1 ~ 0.2	20 ~ 30	55 ~ 75	15 ~ 25	30

三、腹泻

（一）水和电解质丢失

• 腹泻的定义，当消化道内液体分泌量超过其吸收量时，粪便量超过 200g/d 或 200ml/d。

• 腹泻是高氯性代谢性酸中毒最常见的非肾脏病因。

• 肾性高氯性代谢性酸中毒的机制是转运机制缺陷，与此不同的是，腹泻或胃肠道疾病引起的高氯性代谢性酸中毒，是由于 HCO_3^- 和其他电解质经粪便丢失。

• 腹泻中液体的成分组成多种多样，取决于腹泻病因（表 30-3）。

（二）腹泻的类型

1. 腹泻的分类

• 渗透性腹泻（由于泻药，吸收不良的碳水化合物如乳果糖）：特征是水分的丢失大于电解质。

• 分泌性腹泻（由于霍乱、大肠埃希菌诱导的肠毒素、激素如血管活性肠肽或胆汁酸引起的水和电解质分泌增加）：电解质丢失多于水分丢失。

• 炎性腹泻（由于肠道吸收表面的丧失，细胞因子）。

• 感染性腹泻（由于肠道吸收表面的丧失，细胞因子）。

2. 腹泻的后果

表 30-3 显示了各种类型腹泻的排出的液体体积和电解质成分。从中可以明显看出，腹泻会导致以下后果。

• Na^+ 丢失和血容量减少：如不增加水的摄入，渗透性腹泻可导致高钠血症；增加水的摄入的情况下，分泌性腹泻就会出现低钠血症。

• 粪便中 HCO_3^- 丢失：分泌性腹泻中，结肠 HCO_3^- 分泌增加；然而，在其他类型的腹泻中，结肠丢失 HCO_3^- 可能被肾脏再生的 HCO_3^- 所抵消。但持续经粪便丢失 HCO_3^-、肾脏因严重的血容量减少而无法在尿液中分泌 H^+，导致酸中毒。

• 粪便中 K^+ 丢失：由于醛固酮介导的经粪便、经肾丢失钾而发生低钾血症。此外，摄入 K^+ 较少也会在低钾血症中起一定作用。

表 30-3　腹泻液体的体积和电解质组成

腹泻病因	体积（L/d）	Na^+（mmol/L）	K^+（mmol/L）	Cl^-（mmol/L）	HCO_3^-（mmol/L）
正常粪便	0.1 ～ 0.2	20 ～ 30	55 ～ 75	15 ～ 25	30
渗透性腹泻	1 ～ 5	5 ～ 20	20 ～ 30	5 ～ 10	10
分泌性腹泻	1 ～ 20	75 ～ 140	15 ～ 40	75 ～ 105	30 ～ 75
炎症性腹泻（由于肠道疾病）和感染性腹泻	1 ～ 3	50 ～ 100	15 ～ 20	50 ～ 100	10

（三）诊断

• 病史、体格检查和用药史都很重要。

• 血清电解质、Ca^{2+}、Mg^{2+}、磷酸盐、白蛋白和动脉血气（ABG）。

• 尿液阴离子间隙（urine anion gap，U_{AG}）有助于区分肾性和非肾性酸中毒。U_{AG} 在腹泻中是负值，在肾性酸中毒中是正值。

• 由于血容量减少和尿排泄 NH_4^+ 增加，中度腹泻时尿液 pH < 5.5，严重腹泻时尿液 pH > 6.5。

• 粪便渗透压差无须常规计算，但有助于诊断腹泻的类型。

1. 粪便渗透压差的计算方法

• 离心至少 1.5g 新鲜粪便，分离上清液。

• 检测上清液中的渗透压和电解质。

• 计算渗透压间隙 [mOsm/（kg·H$_2$O）] = 检测的渗透压 $-2 \times$（Na$^+$ + K$^+$），其中 2 表示伴随所检测阳离子的未测量阴离子。

2. 解释

粪便渗透压为正值且 $\geq$ 50mOsm/（kg·H$_2$O），提示存在未测量的渗透压，提示渗透性腹泻。

粪便渗透压为负值或较小的正值，提示分泌性腹泻。

（四）腹泻中酸碱紊乱的类型

1. 轻度至中度腹泻，仅会发生高氯性代谢性酸中毒（血清 HCO$_3^-$ 浓度的降低伴随血清 Cl$^-$ 浓度的成比例增加），因此阴离子间隙（AG）正常。

2. 然而，在以下临床情况下，混合性酸碱紊乱在腹泻中就很常见以下情况。

• 单纯性腹泻：高氯性代谢性酸中毒（hyperchloremic metabolic acidosis，HCMA）。

• 腹泻 + 血容量不足 + 低血压或脓毒症：HCMA + 乳酸酸中毒。

• 腹泻 + 呕吐：HCMA + 代谢性碱中毒。

• 腹泻 + 过度通气（革兰阴性肠道病原体）：HCMA + 呼吸性碱中毒。

• 腹泻 + 脓毒症 + 肺炎：HCMA + 乳酸酸中毒 + 呼吸性碱中毒。

图 30-2 说明了腹泻 HCMA 和其他酸碱紊乱的发病机制。

（五）治疗

• 如果存在轻度容量降低，则需要生理盐水来补充血容量。

• 纠正血容量减少对于改善肾功能和促进肾脏再生 HCO$_3^-$ 和分泌 H$^+$ 都至关重要。

• 严重的酸血症时，予以 0.45% 生理盐水和 75mmol NaHCO$_3$，以改善血清 [HCO$_3^-$]。在输注 NaHCO$_3$ 之前用 KCl 纠正低钾血症，因为 NaHCO$_3$ 会进一步降低血清 [K$^+$]。在随后补足血容量的过程中，某些患者可以使用乳酸林格液。

• 在补充液体和电解质的同时，治疗导致腹泻的原因。

• 对于急性或慢性非霍乱性腹泻患者，可能需要通过口服来补充液体。标准的世界卫生组织口服补液盐溶液（World health organization oral rehydration solution）（311mOsm/L）中含有 Na$^+$（90mmol/L），Cl$^-$（80mmol/L），K$^+$（20mmol/L），葡萄糖（111mmol/L）和枸橼酸盐（10mmol/L）。一些研究表明，低渗性溶液与粪便量减少和腹泻持续时间有关。

四、胆瘘和胰瘘

• 如前述，胆汁和胰腺分泌液体量达到 3L，[HCO$_3^-$] 为 200 ~ 300mmol。

• 因此，通过肠外瘘管或引流管排出这些分泌物，都有可能通过导致 HCO$_3^-$ 丢失量超过 Cl$^-$ 而产生 HCMA。

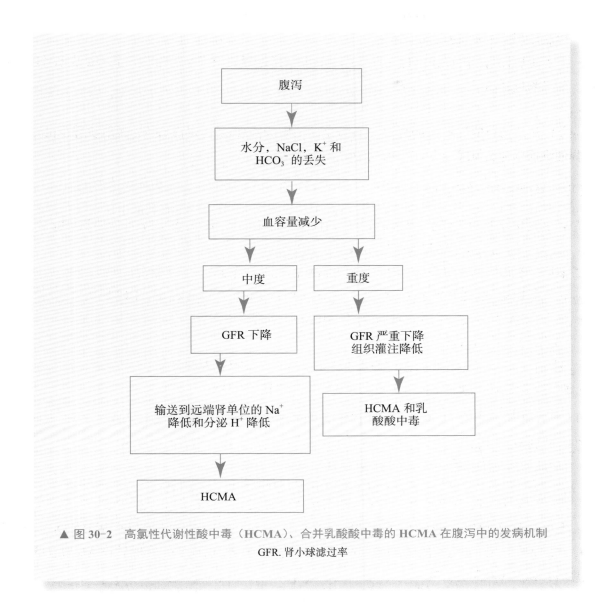

▲ 图 30-2　高氯性代谢性酸中毒（HCMA）、合并乳酸酸中毒的 HCMA 在腹泻中的发病机制
GFR. 肾小球滤过率

五、绒毛状腺瘤

• 通常在结肠中发现，具有恶变的能力。

• 有趣的是，一个肿瘤产生 HCMA，而另一个肿瘤则通过失去 Cl^- 产生代谢性碱中毒。

• 预防严重的容量损失，切除肿瘤从而改善酸碱紊乱。

六、肠代尿路改道术

• 当输尿管或膀胱受损时，建立新的尿路，将尿液改到至胃肠道的某一段来完成排泄。

• 进入胃肠道的尿液，通过结肠中存在的 Cl^-/HCO_3^- 交换体促进 Cl^- 吸收和 HCO_3^- 分泌。当尿液在肠道内长时间保留时，这种交换更加明显。

- 通过粪便丢失 HCO_3^- 和血液中 Cl^- 的蓄积导致 HCMA。

- HCMA 在输尿管乙状结肠造口术中较常见，而在输尿管回肠造口术不常见，因为尿液快速排入回肠造口袋中。

- HCMA 产生的另一种途径，是通过结肠吸收由尿液和尿素产生的 NH_4^+。吸收的 NH_4^+ 转化为 NH_3 和 H^+，随后 NH_3 转化为尿素。当这种转化被破坏时，就会产生酸中毒。

- 请注意，输尿管改道术的患者可能有其他导致 HCMA 的原因，如梗阻性尿路病变。

- 低钾血症是由 Na^+ 主动吸收引起的，Na^+ 主动吸收为 K^+ 分泌产生有利的电压梯度；同时低钾血症也继发于醛固酮增多症。

- HCMA 的治疗取决于酸中毒的严重程度和容量状态。

七、泻药滥用

- 泻药滥用在年轻女性中很常见。

- 可出现轻度至中度低钾性 HCMA。

- 某些患者也可能发生代谢性碱中毒。

- 当患者诉便秘和腹泻交替、并伴有 HCMA 和低钾血症时，通常会怀疑该诊断。

- 上述临床表现和高镁血症，提示使用了含 Mg^{2+} 的泻药，这些患者的尿液 pH > 7。

- 含酚酞的泻药用氢氧化钠或氢氧化钾试剂，可转变为粉红色。

- 治疗是纠正容量减少、通过教育停止滥用泻药，若有需要，解决精神相关问题。

八、考来烯胺

- 作为阴离子交换树脂，考来烯胺用于治疗高胆固醇血症。它还结合胆酸。

- 作为树脂，它吸附 HCO_3^- 并释放 Cl^-，随后 Cl^- 被重吸收，产生 HCMA。

◆习题

病例 1 患者女性，18 岁，学生，因虚弱、疲倦和稀便 1 周入院。主诉否认腹泻，否认服用任何药物，但承认尿频。体检发现患者消瘦，无明显痛苦貌。血压 100/60mmHg，脉率 94 次 /min，存在体位性变化，无发热，肺和心脏查体正常。腹部柔软，无压痛，外周无水肿。实验室检查结果如下。

血　清	尿　液
Na$^+$=132mmol/L	pH=6.4
K$^+$=2.8mmol/L	渗透压 = 800mOsm/（kg・H$_2$O）
Cl$^-$=115mmol/L	Na$^+$=20mmol/L
HCO$_3^-$=15mmol/L	K$^+$=15mmol/L
肌酐 =132.6μmol/L	Cl$^-$=55mmol/L
BUN=10.7mmol/L	
葡萄糖 =5mmol/L	
白蛋白 =42g/L	
ABG：pH=7.32；PCO$_2$=30mmHg；PO$_2$=98mmHg	
HCO$_3^-$=14mmol/L	

BUN. 血尿素氮；ABG. 动脉血气

问题 1：该患者的酸碱紊乱是什么？

答：HCMA，并有适当的呼吸性代偿。

问题 2：以下哪一项能最好地描述观察到的血清化学结果异常？

A. 远端肾小管酸中毒（RTA）

B. 利尿药滥用

C. 滥用泻药

D. 近端肾小管酸中毒（RTA）

E. 偷偷呕吐

答案是选项 C。根据尿液 pH 和 HCMA，可以考虑远端肾小管酸中毒；然而，尿液电解质检查结果不支持该诊断。利尿药滥用可能导致容量减少和心率血压的体位性变化，但尿液 pH、渗透压和电解质结果不符合利尿药滥用。此外，利尿药如呋塞米和氢氯噻嗪会引起代谢性碱中毒而不是代谢性酸中毒。碳酸酐酶抑制药如乙酰唑胺引起 HCMA 合并碱性尿和近端肾小管酸中毒。然而，尿液电解质结果不支持乙酰唑胺滥用。近端肾小管酸中毒也不可能，因为该病尿液 pH 通常＜ 5.5，血清 [HCO$_3^-$] 为 15mmol/L。尿液 pH 和电解质并不提示晚期呕吐，因为呕吐早期和晚期均导致低 Cl$^-$ 和高 K$^+$ 排泄。在呕吐早期，由于 HCO$_3^-$ 排泄，尿液 pH 是碱性的；在呕吐晚期，由于 H$^+$ 分泌，pH 是酸性的。因此，选项 A、B、D 和 E 不正确。

患者承认了泻药滥用，可通过用试剂氢氧化钠进行粪便检测，结果证实了诊断。如前所述，泻药滥用者将会出现腹泻引起的容量减少和电解质异常。

问题 3：为什么她的尿液 pH 呈碱性，而不像其他腹泻那样尿液呈酸性？

答：一般来说，腹泻会导致酸性尿液。然而，当由于腹泻导致严重容量不足时，NH$_4^+$ 排泄增加，从而提高尿液 pH。

问题 4：是否有证据表明该患者 NH_4^+ 排泄增加？

答：有。尿液阴离子间隙（U_{AG}）为负值（$U_{Na}+U_K-U_{Cl}=20+15-55 = -20$），表明 NH_4^+ 排泄增高。该测试也排除了近端和远端肾小管酸中毒。

病例 2 患者男性，55 岁，艾滋病病史，因大量腹泻、容量不足和虚弱入院。尽管有高效抗逆转录病毒疗法（highly active antiretroviral therapy，HAART）药物治疗，但 10 天前患者还是发生了腹泻，并且症状逐渐恶化。除 pH 7.20 外，血压、电解质和动脉血气（ABG）结果与病例 1 相似。

问题 1：该患者应该如何治疗？

答：该患者存在 3 种主要的腹泻并发症：①容量减少；②低钾血症；③严重的代谢性酸中毒。

容量减少和低钾血症：生理盐水是首选的液体，因为该患者有体位性血压和脉率改变。低钾血症应在输注生理盐水之前进行纠正，因为容量增加会改善肾小球滤过率（GFR），促进 K^+ 排泄。如果患者可以口服，口服 KCl 总是优于静脉输注 KCl。否则，可给予 KCl 20mmol/（L·h）的速度静脉输注（20mmol KCl=1.5g KCl）。另一种方式（一些医师更喜欢这种方式）是将 75mmol 的 KCl 加入到 0.45% 的盐水中配成等张液体，以 200～250ml/h 的速度持续静脉输液 4h，将改善容量和血压状态。该方案应继续实施，限制输注液体量，直至血清 $[K^+]>$ 3.5mmol/L，然后评估是否需要补充 KCl。

一些内科医师更喜欢用乳酸盐林格液补充电解质，但容量增加和 Na^+ 校正的效果不如生理盐水。一旦肾功能恢复正常，也可给予静脉应用柠檬酸钾。

纠正酸中毒 一旦部分纠正了低钾血症和容量不足，血清 $[HCO_3^-]$ 就会降低。因此，应给予 $NaHCO_3$ 以改善低 $[HCO_3^-]$ 和 pH。需要计算 ΔHCO_3^-，然后给出 $NaHCO_3$，如下例所示：

体重 =70kg

HCO_3^- 间隙 =50%

ΔHCO_3^-=4（从 15mmol/L 增加到 19mmol/L）

血清 HCO_3^- 从 15mmol/L 提高到 19mmol/L 需要的 $NaHCO_3$ 量：

70×0.5×4 = 140mmol

在 $[K^+]>$ 3.5mmol/L 时（否则，则出现低钾血症），将 140～150mmol $NaHCO_3$ 加入 5% 葡萄糖溶液（D5W），输注时间 6～8h。

应寻找和治疗导致腹泻的病因。禁食会改善渗透性腹泻，但不会改善分泌性腹泻。

问题 2：请将以下电解质和 ABG 结果与患者病史配对：

A. 单纯性腹泻　　　　　　　　　　B. 腹泻和呕吐

C. 患有腹泻和乳酸酸中毒　　　　　D. 腹泻和因肺炎引起的呼吸性碱中毒

选 项	Na$^+$ (mmol/L)	K$^+$ (mmol/L)	Cl$^-$ (mmol/L)	HCO$_3^-$ (mmol/L)	pH	PCO$_2$ (mmHg)
1	138	2.4	120	9	7.32	18
2	140	3.2	116	5	7.13	14
3	134	2.8	104	23	7.40	38
4	136	3.1	114	12	7.28	26

　　答：A=4；B=3；C=2；D=1 计算血清 AG 是有帮助意义，因为乳酸酸中毒与 AG 升高相关。选项 2 中的血清 AG 为 19，因此与病例 C 相关。所有其他病例的血清 AG 都应该是正常的。

　　与其他病例相比，腹泻合并呕吐的患者，其血清 [HCO$_3^-$] 应接近于正常，因为呕吐与血清 [Cl$^-$] 低有关。血清 pH 应该是正常的（腹泻导致低 pH，呕吐会升高 pH。当两者共存时，pH 变得正常）。因此，选项 3 对应于病例 B。

　　腹泻合并呼吸性碱中毒的患者，应具有相对较低的 HCO$_3^-$，高 Cl$^-$ 和接近正常的 pH。选项 1 中描述的电解质和 ABG 结果与病例 D 一致。

　　单纯性腹泻可有中度酸血症，电解质和 ABG 结果类型与选项 4 一致。

（孔冰冰　译，张向阳　校）

参考文献

[1] Atia AN, Buchman AL. Oral rehydration solutions in non-cholera diarrhea: a review. Am J Gastroenterol. 2009;104:2596–604.

[2] Batlle DC. Hyperchloremic metabolic acidosis. In: Seldin DW, Giebisch G, editors. The regulation of acid-base balance. New York: Raven Press; 1989. p. 319–51.

[3] Charney AN, Danowitz M. Gastrointestinal influences on hydrogen ion balance. In: Gennari FJ, Adrogué HJ, Galla JH, Madias NE, editors. Acid-base disorders and their treatment. Boca Raton: Taylor & Francis; 2005. p. 209–40.

[4] Field M. Intestinal ion transport and the pathophysiology of diarrhea. J Clin Invest. 2003;111:931–43.

[5] Gennari FJ, Weise WJ. Acid-base disturbances in gastrointestinal disease. Clin J Am Soc Nephrol. 2008;3:1861–8.

[6] Kent AJ, Banks MR. Pharmacological management of diarrhea. Gastroenterol Clin N Am. 2010;39:495–507.

[7] Kunzelmann K, Mall M. Electrolyte transport in the mammalian colon: mechanisms and implications for disease. Physiol Rev. 2002;82:245–89.

[8] Wesson DE, Laski M. Hyperchloremic metabolic acidosis due to intestinal losses and other nonrenal causes. In: Gennari FJ, Adrogué HJ, Galla JH, Madias NE, editors. Acid-base disorders and their treatment. Boca Raton: Taylor & Francis; 2005. p. 487–99.

第31章 代谢性碱中毒
Metabolic Alkalosis

代谢性碱中毒定义为原发性血清碳酸氢根 $[HCO_3^-]$ 升高 > 26mmol/L，且 pH > 7.45。低通气（hypoventilation）是呼吸系统对血清 $[HCO_3^-]$ 增加的代偿反应，借以增加动脉血中 PCO_2。因此，代谢性碱中毒的特征为 pH 升高，血清 $[HCO_3^-]$ 增加和 PCO_2 升高。

一、代谢性碱中毒的过程

代谢性碱中毒的过程分为 3 个阶段：产生阶段、维持阶段和恢复阶段。

二、产生阶段

通过从体内失去 H^+ 或通过表 31-1 中所列的任何一种病因增加碱，产生代谢性碱中毒。

表 31-1　代谢性碱中毒的病因

对氯离子反应性碱中毒	对氯离子耐受性碱中毒
◆ 胃肠道（GI）和肾脏相关	◆ 高血压相关
− 呕吐	− 原发性醛固酮增多症
− 鼻胃管吸引	− 11β- 羟基类固醇脱氢酶缺乏 2 型
− 先天性氯化物腹泻	− 甘草，咀嚼烟草和甘珀酸
− 绒毛状腺瘤	− 使用氟氢可的松
− 高碳酸血症后	− 库欣综合征
− 浓缩性碱中毒 [a]	− 糖皮质激素可治疗性醛固酮增多症
− 囊性纤维化	− 高肾素血症和醛固酮增多症（恶性和肾血管性高血压、肾素分泌瘤）
− 严重低 K^+	− 利德尔（Liddle）综合征
− 乳 - 碱综合征	
− 胃代膀胱术	
− 佐林格 - 埃利森（Zollinger-Ellison）综合征	

（续　表）

对氯离子反应性碱中毒	对氯离子耐受性碱中毒
◆药物相关 　– 襻利尿药 　– 噻嗪类利尿药 　– 不易重吸收的阴离子（羧苄青霉素、青霉素、磷酸盐、硫酸盐） 　– NaHCO₃（小苏打） 　– 枸橼酸钠、乳酸盐、葡萄糖酸盐和醋酸盐 　– 抗酸药 　– 输血	◆正常血压相关 　– 巴特（Bartter）综合征 　– 吉特尔曼（Gitelman）综合征 ◆其他 　– 高钙血症 　– 甲状旁腺功能减退症 　– 餐后碱中毒

a. 浓缩性碱中毒（contraction alkalosis）这一术语不应常规使用，它意指由于失水导致血清 [HCO₃⁻] 增加；而血清 [HCO₃⁻] 单独增加本身不会产生代谢性碱中毒，但收缩（容量减少）却可维持碱中毒

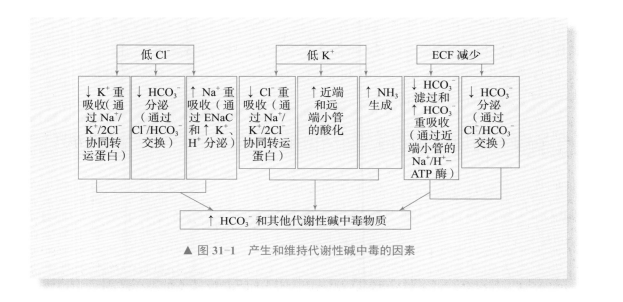

▲ 图 31-1　产生和维持代谢性碱中毒的因素

三、维持阶段

在产生阶段后，代谢性碱中毒的维持通过消耗循环血容量（Cl⁻ 效应），低 Cl⁻ 和低 K⁺、低肾小球滤过率（glomerular filtration rate，GFR）或盐皮质激素活性过多而维持。

1. 低 Cl⁻ 通过以下机制维持代谢性碱中毒（图 31-1）。

• Cl⁻ 减少通过 Na⁺/K⁺/2Cl⁻ 协同转运蛋白，抑制了髓襻升支粗段（thick ascending limb of Henle's loop，TALH）对 K⁺ 的重吸收。

• 同 K⁺ 一起，TALH 对 Na⁺ 的重吸收也减少。这导致过度的 Na⁺ 进入到皮质集合管（cortical collecting duct，CCD），并通过管腔上皮细胞 Na⁺ 通道（epithelial Na⁺ channel，ENaC）重吸收。Na⁺ 的重吸收产生管腔内负电压，促使 K⁺ 和 H⁺ 的排泌。

• Cl^- 减少导致转运至 CCD 的 Cl^- 减少，引起该处 B 型闰细胞顶膜的 Cl^-/HCO_3^- 交换减少，HCO_3^- 分泌降低。因此，Cl^- 减少通过引起低钾血症和高碳酸氢根血症来维持代谢性碱中毒。

2. K^+ 减少通过以下机制维持代谢性碱中毒（图 31-1）。

• 由于 H^+ 转入细胞内以代偿 K^+ 丢失，导致细胞内 pH 降低。

• 近端小管管腔 Na^+/H^+-ATP 酶和基底外侧膜 Na^+/HCO_3^- 协同转运蛋白活性增强，导致 HCO_3^- 重吸收增加。

• NH_3 分泌增多激活 H^+-ATP 酶，导致远曲小管酸化增强。

• 由于 TALH 中的 Cl^- 减少导致 $Na^+/K^+/2Cl^-$ 协同转运蛋白活性降低。

• K^+ 和 Cl^- 减少降低肾小球滤过率。

四、恢复阶段

纠正低 Cl^-、低 K^+ 和治疗基础病因可改善代谢性碱中毒。

图 31-1 总结了产生和维持代谢性碱中毒的机制。Cl^- 和 Na^+ 的丢失会导致容量减少；同时，Cl^- 减少会导致 K^+ 丢失。因此，静脉予以 NaCl 可以治疗纠正某些代谢性碱中毒。过量盐皮质激素刺激 Na^+ 重吸收，接着促进 K^+ 和 H^+ 分泌。不同疾病的代谢性碱中毒，其容量状态不一定相同（在原发性醛固酮增多症中↑，在 Gitelman 综合征中↓）。

五、呼吸系统对代谢性碱中毒的代偿

低通气导致的 PCO_2 增加是呼吸系统对代谢性碱中毒的代偿，以避免血液 pH 过度升高。平均而言，血清 $[HCO_3^-]$ 每增加 1mmol/L（高于 $[HCO_3^-]$ 正常值 24mmol/L），PCO_2 增加 0.7mmHg（高于 PCO_2 正常 40mmHg）。以下示例，说明了在代谢性碱中毒时，呼吸代偿反应使 PCO_2 升高。

	pH	HCO_3^-	PCO_2
正常人	7.40	24mmol/L	40mmHg
患者	7.47	34mmol/L	?

举例：

$$\Delta HCO_3^- = 34 - 24 = 10$$
$$\Delta PCO_2 = 10 \times 0.7 = 7$$
$$PCO_2 \text{ 预计值 } 40 + 7 = 47$$

六、分类

临床上，代谢性碱中毒分为以下两类。

- 对氯离子（生理盐水）反应性碱中毒。
- 对氯离子（生理盐水）耐受性碱中毒。

七、病因

代谢性碱中毒的最重要病因见表 31-1。

八、病理生理学

简单来讲，代谢性碱中毒的病理生理学可从特定疾病展开讨论，主要有 2 种主要机制：肾脏和胃肠道（gastrointestinal，GI）。

九、肾脏机制

（一）肾脏转运机制

HCO_3^- 潴留和 H^+ 分泌是代谢性碱中毒的发生原因，因此十分必要复习一下其中肾脏代谢所涉及的正常细胞机制（第 26 章）。这些转运机制的紊乱通过 HCO_3^- 潴留和 H^+ 分泌引起代谢性碱中毒。表31-2 总结了这些转运机制、维持代谢性碱中毒的 HCO_3^- 重吸收及其修饰物。

表 31-2 导致 HCO_3^- 重吸收增加的肾脏机制

肾小管	转　运	HCO_3^- 重吸收机制
近端小管	Na^+/H^+-ATP 酶	↓ K^+（低钾血症）刺激 H^+ 分泌
	H^+-ATP 酶	↓ K^+ 刺激 H^+ 分泌
髓襻升支粗段	$Na^+/K^+/2Cl^-$ 协同转运蛋白	• 转运至皮质集合管的 NaCl ↑，导致 Na^+ 重吸收 ↑，随后由于应用襻利尿药抑制协同转运蛋白，导致 K^+ 和 H^+ 分泌 ↑
		• 巴特（Bartter）综合征中协同转蛋白突变
		• K^+ ↓ 抑制协同转运蛋白
		• 上述机制导致的 Cl^- 减少
远曲小管	Na^+/Cl^- 协同转运蛋白	• 转运至皮质集合管的 NaCl ↑，导致 Na^+ 重吸收 ↑，随后由于应用的噻嗪类利尿药抑制协同转运蛋白，导致 K^+ 和 H^+ 分泌 ↑
		• K^+ ↓ 抑制协同转运蛋白
		• 吉特尔曼（Gitelman）综合征中协同转运蛋白突变
皮质集合管		
主细胞	ENaC	• 利德尔（Liddle）综合征中 ENaC 突变

（续　表）

肾小管	转　运	HCO$_3^-$ 重吸收机制
B 闰细胞	潘蛋白（Cl$^-$/HCO$_3^-$ 交换）	• 低钾血症下调潘蛋白（Pendrin），导致持续性代谢性碱中毒
		• 编码潘蛋白的基因突变发生功能丧失，加重代谢性碱中毒
		• 噻嗪类利尿药应用加剧了彭德莱（Pendred）综合征的代谢性碱中毒
A 闰细胞	H$^+$-ATP 酶	• 由于使用襻利尿药转运至 ENaC 的 Na$^+$↑，导致 H$^+$ 分泌↑
	H$^+$/K$^+$-ATP 酶	

↑. 增加；　↓. 减少

（二）遗传机制

详见第 15 章。

1. 巴特（Bartter）综合征

由髓襻升支粗段顶膜或基底外侧膜转运机制存在遗传缺陷而导致。

• 其临床表现与应用襻利尿药的患者相似。

• 代谢性碱中毒的产生阶段是由于尿液中 H$^+$ 丢失增加。

• 维持阶段是由于 K$^+$ 和 Cl$^-$ 丢失，容量减少和继发性醛固酮增多症。

• 其特征是低钾血症、代谢性碱中毒、血压正常或偶尔有低血压。

• 治疗包括长期补充 K$^+$。有研究尝试应用螺内酯、阿米洛利、ACEI 和非甾体抗炎药，治疗效果各异。

2. 吉特尔曼（Gitelman）综合征

由远端小管 Na$^+$/Cl$^-$ 协同转运蛋白发生突变引起。

• 其临床表现与应用噻嗪类利尿药的患者类似。

• 代谢性碱中毒的产生和维持阶段与巴特综合征相似。

• 其特征为低钾血症、低镁血症、代谢性碱中毒、血压正常。

• 治疗包括终身不限制盐摄入量，同时补充 K$^+$ 和 Mg^{2+}（氯化钾，氯化镁），以及保钾利尿药（螺内酯，阿米洛利，醛固酮受体阻滞药）。

3. 利德尔（Liddle）综合征

一种常染色体显性遗传病，由 ENaC 亚单位发生突变而引起。

• 代谢性碱中毒的产生是由于 K$^+$ 和 H$^+$ 丢失增加引起的，代谢性碱中毒的维持是由于低钾血症和低氯血症的原因。

• 由于 Na$^+$ 重吸收和容量扩张，醛固酮水平较低。

• 其特征为低钾血症、代谢性碱中毒和高血压。

• 螺内酯治疗高血压无效。阿米洛利是首选药物。

4. 糖皮质激素可治疗性醛固酮增多症（glucocorticoid-remediable hyperaldosteronism，GRH）

也称为家族性醛固酮增多症 I 型。

- 由 2 种酶融合而致病：醛固酮合成酶和 11β- 羟化酶。
- 患者表现为低钾血症、代谢性碱中毒和高血压。
- 应用糖皮质激素可改善低钾血症、代谢性碱中毒和高血压。

5. 表象性盐皮质激素过量（apparent mineralocorticoid excess，AME）综合征

11β- 羟基类固醇脱氢酶Ⅱ型发生突变，不能将皮质醇转化为无活性的皮质酮。

- 患者表现为低钾血症、代谢性碱中毒和高血压。
- 用螺内酯或阿米洛利治疗可改善低钾血症、碱中毒和高血压。
- AME 也可以是获得性的。摄入甘草，咀嚼烟草，生物类黄酮（Biolavonoid）或甘珀酸可引起 AME。这些药物含有甘草次酸，它是 11β- 羟基类固醇脱氢酶Ⅱ型的竞争性抑制药。
- 获得性 AME 临床表现类似于遗传性 AME。

（三）获得性病因

1. 原发性醛固酮增多症

由肾上腺腺瘤或肾上腺增生而自主分泌醛固酮引起。

- 由于向远端肾单位输送 NaCl 增加，K^+ 和 H^+ 丢失，导致产生碱中毒。
- 低钾血症、低氯血症和持续性醛固酮分泌可维持代谢性碱中毒。
- 特征为低钾血症、高血压和代谢性碱中毒。
- 去除腺瘤或用保钾利尿药（螺内酯）治疗，可纠正代谢异常和高血压。

2. 恶性高血压

肾素 - 血管紧张素Ⅱ - 醛固酮活性增高导致的疾病。

- 特征为高血压，低钾血症和代谢性碱中毒

3. 肾动脉狭窄

临床上类似于伴肾素 - 血管紧张素Ⅱ - 醛固酮活性增高的恶性高血压。

- 患者表现为严重低钾血症、高血压和代谢性碱中毒。
- 通过支架或手术去除狭窄部位可改善低钾血症，代谢性碱中毒和高血压。

4. 利尿药以外的药物

只有当受试者血容量不足且肾功能受损时，外源性碱才会引起代谢性碱中毒。透析的患者由于在透析液中使用 HCO_3^-，可能会发生代谢性碱中毒。

- 一项研究表明，每天摄入 140g 小苏打（$NaHCO_3$，1667mmol），为期 3 周，会升高血清 $[HCO_3^-]$ 导致代谢性碱中毒。
- 在没有低钾血症及容量不足的情况下，停用 $NaHCO_3$ 后，代谢性碱中毒可缓解；然而，但在肾衰竭的情况下，代谢性碱中毒会持续。
- 转运至远端小管的不可吸收阴离子（如青霉素钠），可促进 K^+ 分泌，导致低钾血症和代谢性碱中毒。

5. 利尿药

除乙酰唑胺和保钾利尿药外，其他利尿药都会产生代谢性碱中毒。

- 机制包括：① NaCl 丢失导致的容量相对减少；②低钾血症；③低氯血症；④醛固酮增多症引起

的净酸排泌增加（最重要）。

- 注意尿液中的 Cl^- 是变化的；当利尿作用最大时尿 Cl^- 升高，应用利尿药 24h 后尿 Cl^- 降低。

6. 高碳酸血症后代谢性碱中毒（posthypercapnic metabolic alkalosis）

这种情况发生于患有慢性呼吸性酸中毒伴高 HCO_3^- 和 PCO_2 高的患者。

- 当此类患者需要气管插管并 PCO_2 急性降低时，血液 pH 会升高而血清 $[HCO_3^-]$ 没有变化。

- 由于肾脏不能立即增加 HCO_3^- 排出，因此可通过以下一种或多种措施来纠正 pH：①增加 PCO_2；②通过给予生理盐水和（或）乙酰唑胺来降低血清 $[HCO_3^-]$；③为了快速降低 pH，一些医师使用盐酸（HCl）药物，但很少需要这么做。

表 31-3 总结了可用于代谢性碱中毒鉴别诊断的各种实验室检查。

表 31-3 代谢性碱中毒中的血清肾素、醛固酮、尿电解质和 pH

疾病	肾素	醛固酮	Na^+（mmol/L）	K^+（mmol/L）	Cl^-（mmol/L）	HCO_3^-（mmol/L）	pH	容量状态
巴特综合征	↑	↑	↑	↑	↑	↓	↓（酸性）	↓
吉特尔曼综合征	↑	↑	↑	↑	↑	↓	↓	↓
利德尔综合征	↓	↓	N / ↑	↓	↑	↑	↓	↑
甘草	↓	↓	↑	↓	↑	↓	↓	↑
AME	↓	↓	↑	↓	↑	↓	↓	↑
GRH	↓	↑	↑	↓	↑	↓	↓	↑
原发性醛固酮增多症	↓	↑	↑	↓	↑	↓	↓	↑
恶性高血压和肾血管性高血压	↑	↑	↑	↓	↑	↓	↓	↓
利尿药（襻利尿药 / 噻嗪类利尿药）	↑	↑	↓ / ↑ [a]	↑	↑	↓	↓	↓

AME. 表象性盐皮质激素过量综合征；GRH. 糖皮质激素可治疗性醛固酮增多症；N. 正常；↑. 增加；↓. 减少；[a]. 可变

十、胃肠道机制

（一）呕吐和鼻胃管吸引

除利尿药病因外，这是代谢性碱中毒的最常见病因。

- 平均而言，胃液含有以下的电解质（mmol/L）：H^+=100；Cl^-=120，Na^+=15，K^+=10，胃液量 =1L。

- 碱中毒的产生始盐酸（HCl）的丢失，导致 HCO_3^- 的增加和 Cl^- 的丢失。

- 肾小球滤过 Cl^- 减少。

- 肾脏开始排出 HCO_3^-，迫使 Na^+ 和 K^+ 排出。

- 由于尿中碳酸氢盐排出增多，尿液 pH 呈碱性（＞ 6.5）。

• 如果持续呕吐或持续胃肠负压吸引，Na^+ 和水的丢失会导致容量不足。Na^+ 和 HCO_3^- 重吸收增加，排泄减少。

• Na^+ 的重吸收伴随着 H^+ 和 K^+ 的排泌，导致净酸排泄，尿 pH 变为酸性（表 31-4）。

• 因此，代谢性碱中毒由于低钾血症和容量的减少而持续存在。

• 表 31-4 所示在呕吐的早期（1 ~ 2d）和晚期（＞2d），尿电解质变化。

• 治疗：用生理盐水补充容量，用 KCl 纠正低钾血症，可改善代谢性碱中毒。

• 应纠正呕吐的原因，以防止发生代谢性碱中毒。

• 治疗期间尿液 $Cl^- > 40 \sim 50mmol/L$ 和尿液 pH ＞ 6.5，表明容量扩张以及代谢性碱中毒的改善。

表 31-4　呕吐时尿液中电解质（mmol/L）和 pH

呕　吐	Na^+	K^+	Cl^-	HCO_3^-	pH
早期（1 ~ 2d）	↑	↑	↓	↑	↑
晚期（＞2d）	↓	↑	↓	↓	↓

（二）先天性氯化物腹泻

这是一种常染色体隐性遗传病。

• 由于 Cl^-/HCO_3^- 交换的基因突变，回肠和结肠中对 Cl^- 的吸收减少，导致 Cl^- 随粪便丢失。

• 极大量的 Na^+、K^+ 和水从粪便丢失，导致发生低钾血症、容量不足和代谢性碱中毒。

• 发生继发性醛固酮增多症，通过 Na^+ 和水重吸收使容量增加，同时伴有分泌 K^+ 和 H^+，促使碱中毒得以持续。

• 由于 Cl^- 和 K^+ 在粪便丢失，尿液中 Cl^- 和 K^+ 水平较低。

• 由于肠道扩张引起新生儿腹胀、母体羊水过多是诊断本病的线索。

（三）绒毛状腺瘤

代谢性酸中毒常见，然而，某些患者也会出现代谢性碱中毒。

• 粪便中丢失 NaCl 和 HCO_3^- 和水，可能是产生并维持代谢性碱中毒的原因。

（四）滥用通便药

与绒毛状腺瘤相似，过度使用通便药，也会导致高氯性代谢性酸中毒。但一些病例报告描述的代谢性碱中毒类似于 Bartter 综合征。

• 尿液 Cl^- 和 K^+ 低。

• 水化，补充 NaCl、K^+ 和停止使用通便药，可以改善代谢性碱中毒。

十一、临床表现

严重的代谢性碱中毒会影响多个器官系统，包括中枢神经系统和神经肌肉系统、心血管系统和呼吸系统。此外，还有报道可出现一些代谢异常。表 31-5 总结了这些临床表现。

表 31-5　代谢性碱中毒的临床表现

◆ 中枢神经系统	◆ 呼吸系统
– 血流量减少	– 通气量下降
– 昏迷	– 高碳酸血症
– 反应迟钝	– 低氧血症
– 癫痫发作阈值降低	◆ 新陈代谢
◆ 神经肌肉系统	– 低钾血症
– 兴奋性增加	– 离子钙降低
– 手足搐搦	– 低磷血症
◆ 心血管系统	– 低镁血症
– 心输出量降低	– 刺激糖酵解和乳酸的产生
– 冠状动脉血流减少	
– 小动脉血管收缩	
– 心率增加	
– 容易发生顽固性室性心律失常和室上性心律失常	

十二、诊断

第 1 步

• 病史采集极为重要：利尿药使用史，外源性抗酸剂摄入量，Ca^{2+} 补充剂，通便药，甘草，呕吐，贪食症，高血压个人史及家族史。

• 主诉为腹泻和便秘交替，提示可能存在通便药滥用。

第 2 步

• 体格检查包括：①血压；②容量状态；③检查牙釉质（通常由于胃酸作用导致发黑）；④检查是否有手背部瘢痕，是否存在唾液腺肥大（习惯性呕吐）；⑤年轻女性的外周水肿，且与妊娠和月经无关（特发性水肿，怀疑应用利尿药）。

第 3 步

• 实验室检查：

– 血清电解质，包括肌酐、BUN、Ca^{2+}、Mg^{2+}、磷酸盐和白蛋白。

– 动脉血气，排除慢性呼吸性酸中毒。

– 尿电解质和 pH（表 31-3，表 31-4）。

– 在所有的尿液电解质中，尿液 Cl^- 是最重要的电解质，可以区分对氯离子反应性碱中毒和对氯离子耐受性碱中毒。

图 31-2 示测定尿液 Cl^- 在评估代谢性碱中毒中的作用。

在代谢性碱中毒中，血清阴离子间隙（anion gap，AG）增加，是由于：①带负电荷的白蛋白增加；

②由于限速酶—磷酸果糖激酶的激活导致的糖酵解增加，乳酸生成增加。尽管已经观察到 AG 可高达 8mmol/L，但其在代谢性碱中毒中的临床重要性仍未得到重视。

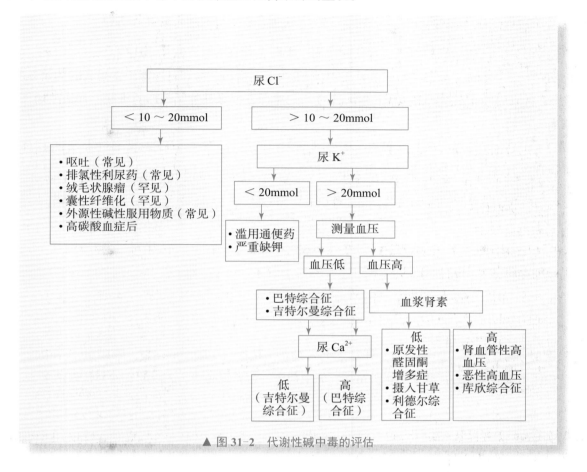

▲ 图 31-2　代谢性碱中毒的评估

十三、治疗

• 针对具体病因予以纠正。

• 容量不足：常见于许多代谢性碱中毒患者。给予生理盐水静脉输注可扩容和补充丢失的 Cl⁻，是这类患者的适宜治疗方法。

• 严重低钾血症，口服或静脉应用氯化钾。

• 避免使用乳酸林格液，因为乳酸会转化为 HCO_3^-，使碱中毒恶化。

• 当禁忌使用 NaCl 或 KCl 时，而血液 pH > 7.5 或容量高时，是静脉使用盐酸（0.1 或 0.2mmol/L）的指征。

• 静脉输注盐酸，应通过大静脉以避免外渗，用药速度 < 0.2mmol/（kg•h）。血清 [HCO_3^-] 从 40mmol/L 降低至 34mmol/L 所需的盐酸剂量，计算如下。

$$体重（kg）=70 \qquad H^+ 间隙 =50\%$$
$$\Delta HCO_3^- =6（由 40mmol/L 降低至 34mmol/L）$$
$$所需盐酸剂量 70 \times 0.5 \times 6= 210mmol$$

- 也可用 NH_4Cl 或盐酸精氨酸代替盐酸使用。有肝、肾衰竭时，禁用 NH_4Cl。
- 乙酰唑胺(250mg，每日 2 次或每日 3 次) 用于改善容量超负荷和肾功能正常患者的代谢性碱中毒。
- 伴有肾衰竭的患者经补充 Cl^- 效果欠佳时，则具有进行肾脏替代治疗的指征，如血液透析、腹膜透析或血液透析滤过。
- 有时对于呕吐持续时间长或鼻胃管吸引时间较长的患者，西咪替丁或雷尼替丁等 H_2 受体阻断药或奥美拉唑等 H^+/K^+-ATP 酶抑制药可用于抑制胃酸分泌，以减少盐酸丢失。
- 奥美拉唑可有效治疗胃代膀胱成形术患者的碱中毒。
- 奥曲肽用于控制佐林格 – 埃利森（Zollinger-Ellison）综合征中的高胃泌素血症。

◆习题

病例 1 患者男性，42 岁，因头晕和乏力入院。坐位血压 120/80mmHg，脉率 90 次 /min；立位血压 100/64mmHg，脉率 110 次 /min。无用药史，曾有呕吐史。入院时实验室检查结果如下。

电解质	动脉血气
Na^+ = 129mmol/L	pH = 7.53
K^+ = 2.5mmol/L	PCO_2 = 63mmHg
Cl^- = 58mmol/L	HCO_3^- = 57mmol/L
HCO_3^- = 58mmol/L	
肌酐 = 159.1μmol/L	
BUN = 11.4mmol/L	
血糖 = 5.2mmol/L	

问题 1：分析患者的酸碱平衡紊乱情况。

答：要分析这种酸碱紊乱，可按照第 27 章中的步骤 1～5 进行。

①根据 Henderson 方程,$[H^+]$ 为 26nmol/L，其对应 pH 为 7.53。因此，报告中 pH 是正确的。

②基于升高的 pH 和血清 $[HCO_3^-]$，原发性酸碱紊乱是代谢性碱中毒。

③阴离子间隙（AG）为 13，由于碱血症而略微升高。

④代谢性碱中毒的病因是呕吐。

⑤呼吸代偿是适当的，这表明这种酸碱紊乱是一种单纯性代谢性碱中毒。

问题 2：还需要完善哪些实验室检查？

答：与这种酸碱紊乱相关的实验室检查是测定尿 Cl^-，结果为 5mmol/L。因此，患者为氯离子反应性碱中毒。

问题 3：如果患者只有呕吐，为什么会出现低钾血症？

答：低钾血症有 2 种机制：①容量不足刺激醛固酮分泌增多；② Na^+ 与 HCO_3^- 转运至皮质集合管，其中 Na^+ 被重吸收，同时排泄 K^+。

问题 4：如何治疗这种酸碱紊乱？

答：患者容量不足，伴有体位性血压和脉率变化。适当的静脉输注 0.9% 生理盐水，补充 K^+，同时实现补充 Cl^- 及扩容治疗。

病例 2　患者男性，**65** 岁，被发现在家摔倒而送到急诊。他神志清楚，但仅限于地点和时间定向力正常。发现其左足有一个敷料包裹的引流伤口。患者诉近日出现全身无力，肌肉疼挛、食欲不振，同时因足部溃疡而行走困难。在急诊期间，患者出现烦躁不安，需要气管插管进行气道保护。既往病史只有足部溃疡 2 年。2 周前，他在另一家医院住院治疗，静脉使用抗生素治疗 1 周出院。否认其他用药史。

入院时患者血压为 131/77mmHg，脉率 82 次 /min，无发热。BMI 18.2，发育良好，营养不良。左足可见溃疡，边界清楚，边缘不洁，从足远端三分之一处延伸到脚趾外缘；溃疡污秽恶臭，有浆液性分泌物，无脓性物质，覆以白色粉末并予敷料包裹。其余体格检查未见异常。

实验室检查结果	第 1 天	第 2 天	第 3 天	第 4 天	第 5 天
Na^+（mmol/L）	148	142	140	137	138
K^+（mmol/L）	1.8	2.9	2.9	2.5	3.6
Cl^-（mmol/L）	73	92	92	96	100
HCO_3^-（mmol/L）	54	45	40	38	32
肌酐（μmol/L）	300.6	238.7	212.2	141.4	106.1
白蛋白（g/L）	27	–	–	–	–
乳酸（mmol/L）	2.2	–	–	–	–
尿 pH	6.0	6.0	–	8.0	–
U_{Na}（mmol/L）	21	27	43	74	–
U_K（mmol/L）	58	90	59	4	–
U_{Cl}（mmol/L）	< 10	< 10	26	37	–
酮体	阴性	–	–	–	–

（续　表）

实验室检查结果	第 1 天	第 2 天	第 3 天	第 4 天	第 5 天
动脉血气					
pH	7.69	7.55	7.48	7.48	7.46
PCO_2（mmHg）	45	56	59	51	34
PO_2（mmHg）	48	218	134	101	94
CK（U）	5604	1846	1335	771	–
肌钙蛋白	28.32	5.16	–	–	–

　　胸部 X 线无异常。心电图为正常窦性心律，脉率为 80 次 /min，电轴正常，一度房室传导阻滞，Q-T 间期延长（536ms），一次室性期前收缩，V_3-V_6 及下壁导联 ST 段压低。由于患者烦躁不安，予头部 CT 扫描，结果阴性。初始和随后的实验室检查结果显示在表中。

　　问题 1：患者第 1 天的酸碱紊乱是什么？

　　答：基于升高的 pH 和 HCO_3^-，原发性酸碱紊乱为代谢性碱中毒。

　　问题 2：还有哪些其他酸碱紊乱？

　　答：通过计算呼吸代偿和阴离子间隙（AG）有助于判断该患者的酸碱紊乱类型。从表 27-7 很容易得出预期 PCO_2 应为 61mmHg，而报告中测得的 PCO_2 为 45mmHg。这表明患者存在过度通气，因此也存在呼吸性碱中毒。

　　AG 为 25（按正常白蛋白水平校正后），这不是完全代谢性碱中毒所致。尽管容量不足，但患者白蛋白仅为 27g/L，这无法解释 AG 的升高。此外，该患者不存在酮症酸中毒或乳酸酸中毒。因此，我们认为是肾功能不全或可能存在其他有机酸导致 AG 升高。

　　因此，原发性酸碱紊乱是代谢性碱中毒，叠加呼吸性碱中毒和高 AG 性代谢性酸中毒。

　　问题 3：如果他的 PCO_2 为 61mmHg，pH 会是多少？

　　答：如果患者的 PCO_2 为 61，则其 pH 应为 7.53 而不是 7.69（根据 Henderson 方程计算并假设血清 HCO_3^- 为 54mmol/L）。

　　问题 4：根据尿液电解质，鉴别诊断是什么？

　　答：根据患者尿 Cl^- 低，患者有 Cl^- 反应性代谢性碱中毒。应考虑呕吐，噻嗪类利尿药，乳碱综合征（虽然血清 Ca^{2+} 为 2.05mmol/L）或外源性碱摄入量等。

　　呕吐早期和晚期中，尿液 Cl^- 均低；近期开始应用利尿药的患者，尿液 Cl^- 通常较高，应用利尿药时间较长的患者，尿液 Cl^- 相对较低。尿液 pH 在呕吐早期时呈碱性，但在呕吐晚期和使用利尿药时呈酸性。基于尿液电解质检验结果，排除了患者使用利尿药的诊断。然而，尿中低 Na^+，高 K^+，低 Cl^- 和 pH 呈酸性与呕吐晚期的表现一致。当天晚些时候，患者血清肌酐报告为 70.7μmol/L，排除了乳碱综合征。因此，该患者初步诊断考虑为习惯性呕吐或外源性碱摄入。

问题 5：该患者应如何治疗？

答：第一，需要生理盐水扩充容量，同时补充 KCl 提高血清 [K$^+$] 水平。扩容可改善 GFR 并促进 HCO$_3^-$ 排泄。第二，可以试用乙酰唑胺（250mg 或 500mg，每日 1 次或每日 2 次）。第三，如果扩容和纠正 K$^+$ 后仍没有改善 pH，可考虑使用盐酸。第四，请心内科医师会诊。最后，予以充足的氧供，尝试拔除气管插管。

在 24h 内，患者共输注了 0.9% 氯化钠 7L，0.45% 氯化钠 2L，KCl 360mmol（27g）和 MgSO$_4$ 8mmol（0.96g）。血压有所改善。在充分水化后，患者仅应用了一次乙酰唑胺 250mg。在 4d 的时间内，患者共输注 0.9% 氯化钠 7L，0.45% 氯化钠 19L 和 KCl 960mmol（72g）。心电图异常消失，超声心动图未显示室壁运动异常或瓣膜异常。

问题 6：该患者最终诊断是什么？

答：拔管后，患者诉曾口服小苏打（量约一把，溶解于水），并用足量的小苏打覆盖足部溃疡达 1.5 年。由于长期摄入小苏打（NaHCO$_3$），患者的最终诊断为严重的代谢性碱中毒，是原发的酸碱平衡紊乱。

病例 3　患者女性，17 岁，白人，医学院学生，因头痛 2 周急诊就诊。否认无高血压、偏头痛或糖尿病病史。既往体健，无任何用药史。除肥胖外，无高血压家族史。体格检查：血压 200/142mmHg，脉率为 94 次 /min。患者诉 6 个月前血压正常。眼底检查示高血压性视网膜病变，无视盘水肿。查体未发现心脏杂音、S$_4$ 或 S$_3$、腹部血管杂音或水肿。神经系统检查未发现异常。实验室检查结果如下。

血 清	尿 液
Na$^+$ = 136mmol/L	pH = 6.2
K$^+$ = 2.8mmol/L	渗透压 = 1000mOsm/（kg · H$_2$O）
Cl$^-$ = 84mmol/L	Na$^+$ = 80mmol/L
HCO$_3^-$ = 35mmol/L	K$^+$ = 55mmol/L
肌酐 = 132.6µmol/L	Cl$^-$ = 75mmol/L
BUN = 11.4mmol/L	
血糖 = 5.1mmol/L	
白蛋白 = 42g/L	
动脉血气	
pH = 7.48	
PCO$_2$ = 47mmHg	
HCO$_3^-$ = 34mmol/L	

问题 1：该患者是何种酸碱紊乱？

答：血液 pH 和血清 $[HCO_3^-]$ 均升高，因此原发性酸碱紊乱是代谢性碱中毒，具有一定的呼吸代偿。

问题 2：测定尿 Cl^- 的意义是什么？

答：测定尿 Cl^- 对于鉴别 Cl^- 反应性代谢性碱中毒和抵抗性代谢性碱中毒是非常重要的。该患者为 Cl^- 抵抗性代谢性碱中毒。

问题 3：该患者代谢性碱中毒伴高血压的鉴别诊断是什么？

答：从表 31-1 可以看出，Cl^- 抵抗性代谢性碱中毒伴高血压的病因包括：①原发性醛固酮增多症；② 11β- 羟基类固醇脱氢酶Ⅱ型缺乏症；③甘草，咀嚼烟草、甘珀酸；④应用氟氢可的松；⑤库欣综合征；⑥糖皮质激素可治疗性醛固酮过多症；⑦高肾素血症和醛固酮增多症（恶性高血压和肾血管性高血压、肾素分泌瘤）；⑧利德尔（Liddle）综合征。

问题 4：下一步需要完善哪些检查以鉴别上述疾病？

答：测定血浆肾素和醛固酮水平对于鉴别诊断非常有帮助。该患者的这两项检查水平都较高。

问题 5：该患者的诊断是什么？

答：鉴于患者 6 个月前血压正常，不大可能是恶性高血压。虽然视网膜病变支持长期高血压的诊断，但缺乏视盘水肿，不支持恶性高血压的诊断。

不除外分泌肾素的肿瘤，然而该肿瘤患者大多在确诊前就表现出难治性高血压。尽管有很多病例报告该肿瘤可发生于年轻患者（18—24 岁），但诊断之前均患有高血压，且未有视网膜病变的描述（据笔者所知）。排除上述病症后，可能诊断为肾血管性高血压。

问题 6：需要完善哪些检查明确肾血管性高血压？

答：在扩容和控制血压后，首先进行 MR 血管造影检查，因其发现肾脏血管狭窄的敏感性 100%，特异性 94%。

该患者最终的诊断为因肌纤维发育不良而导致的单侧肾动脉狭窄。

病例 4 患者女性，22 岁，因乏力、疲劳和偶发头晕而就诊于初级保健医师。既往无高血压、糖尿病或不规律的饮食习惯，但目前正在减肥。无服药史。体格检查提示体型消瘦，营养良好。坐位血压 100/68mmHg，脉率 88 次 /min；立位血压 98/66mmHg，脉率 102 次 /min。除轻微水肿外，其余体格检查均正常。实验室检查结果如下。

问题 1：该患者是何种酸碱紊乱？

答：该患者 pH 和血清 $[HCO_3^-]$ 均升高，因此，其原发性酸碱紊乱为代谢性碱中毒。经过呼吸补偿，预期 PCO_2 为 48mmHg，与报告的 PCO_2 一致。因此，没有在代谢性碱中毒基础上叠加其他酸碱紊乱。

血 清	尿
Na^+ = 134mmol/L	pH = 7.58
K^+ = 2.9mmol/L	Na^+ = 40mmol/L
Cl^- = 86mmol/L	K^+ = 30mmol/L
HCO_3^- = 36mmol/L	Cl^- = 42mmol/L
肌酐 = 97.2μmol/L	
BUN = 11.4mmol/L	
血糖 = 6.8mmol/L	
白蛋白 = 42g/L	
动脉血气	
pH = 7.48	
PCO_2 = 48mmHg	
HCO_3^- = 35mmol/L	

问题 2：患者尿电解质是否符合 Cl^- 抵抗性碱中毒一致？

答：符合。患者有体位性血压和脉率变化，提示轻度容量不足。其表现出 Cl^- 反应性碱中毒，应怀疑使用利尿药等药物。如近期使用噻嗪类或襻利尿药，可引起尿液电解质改变类型类似于表中的实验室结果。如果 24h 后重复测定尿液电解质，Cl^- 水平将会降低。

病例5 患者男性，42 岁，因头痛、乏力、疲劳伴呼吸困难而急诊就诊。既往高血压病史 2 年，目前口服氢氯噻嗪 25mg，每日 1 次；赖诺普利 20mg，每日 1 次；美托洛尔 50mg，每日 2 次；**KCl 40ml，每日 1 次。**患者血压 190/110mmHg，脉率 74 次 /min，无体位性改变。相关的体格检查提示双肺啰音和下肢轻度水肿。实验室检查结果如右表。

血 清	尿
Na^+ = 145mmol/L	pH = 5.9
K^+ = 2.6mmol/L	Na^+ = 100mmol/L
Cl^- = 92mmol/L	K^+ = 56mmol/L
HCO_3^- = 34mmol/L	Cl^- = 102mmol/L
肌酐 = 97.2mmol/L	
BUN = 3.56mmol/L	
血糖 = 5.7mmol/L	
白蛋白 = 40g/L	
动脉血气	
pH = 7.52	
PCO_2 = 40mmHg	
HCO_3^- = 33mmol/L	

问题 1：该患者为何种酸碱紊乱？

答：患者 pH 和血清 [HCO_3^-] 均升高，因此，原发性酸碱紊乱为代谢性碱中毒。经过呼吸代偿，预期 PCO_2 为 47mmHg，但由于过度通气，报告的 PCO_2 为 40mmHg。因此，在代谢性碱中毒基础上，叠加了呼吸性碱中毒。过度通气是由于呼吸困难。

问题 2：除了尿电解质外，还需要进行哪些检查明确诊断？

答：血浆肾素和醛固酮水平有助于鉴别高血压相关性代谢性碱中毒。

该患者 24h 后，得到进一步检查结果。肾素水平为 0.01[正常：1 ～ 3mg/（L·h）]，醛固酮水平为 44（范围 5 ～ 20mg/L），提示原发性醛固酮增多症为其代谢性碱中毒的病因。该患者应用呋塞米和 KCl 稳定病情后，开始应用螺内酯治疗，起始剂量为 100mg，每日 1 次，血压得到改善。肾上腺 CT 显示单侧腺瘤，通过手术予以切除。此后，该患者的血压可通过饮食得到有效控制。

病例 6 患者男性，17 岁，城市垃圾收集者。因乏力，疲劳，头晕和偶发的左膝关节疼痛就诊。平素喜中国菜。患者无高血压病史，未使用违禁药品，无饮酒史。坐位血压 102/66mmHg，脉率 88 次 /min；立位血压 88/60mmHg，脉率 112 次 /min。除左膝压痛外，其余体格检查均正常。实验室检查结果如下。

血　清	尿
Na^+ = 126mmol/L	pH = 5.9
K^+ = 1.8mmol/L	Na^+ = 180mmol/L
Cl^- = 82mmol/L	K^+ = 86mmol/L
HCO_3^- = 36mmol/L	Cl^- = 232mmol/L
肌酐 = 61.9μmol/L	Ca^{2+} = 200mmol/g 肌酐（正常：0.06 ～ 1.0）
BUN = 7.1mmol/L	24h 尿 Ca^{2+}= 1.3mmol（参考范围 3.75 ～ 5mmol）
血糖 = 5mmol/L	FE_{Mg} = 2.8%（参考范围 1.2% ～ 2.4%）
Ca^{2+} =2.05mmol/L	
Mg^{2+} =0.33mmol/L	
白蛋白 = 44g/L	
动脉血气	
pH = 7.5	
PCO_2 = 46mmHg	
HCO_3^- = 35mmol/L	

该患者最可能的诊断是以下哪一个选项？

A. 巴特（Bartter）综合征　　　　　B. 吉特尔曼（Gitelman）综合征

C. 利德尔（Liddle）综合征　　　D. 利尿药滥用　　　E. 甘草摄入

答案是选项 B。患者的临床表现，血清生化检查结果和动脉血气结果表明诊断可能是 Bartter 综合征或 Gitelman 综合征。然后，可通过下列 5 点来鉴别 Gitelman 综合征与 Bartter 综合征：

1. 低镁血症　　　　　　2. 低钙尿症　　　　　　3. 高镁尿症

4. 正常的前列腺素 E_2 水平　　　5. 软骨钙质沉着症（假性痛风）

这两种综合征的共同特征是 Na^+ 和 Cl^- 的尿液水平非常高。在 Bartter 综合征中，尿 Ca^{2+} 和 Mg^{2+} 排泄是正常的。血中前列腺素 E_2 水平升高是 Bartter 综合征的特征。此外，Bartter 综合征中不存在假性痛风。

Liddle 综合征和甘草摄入，也与高血压和容量扩张有关。利尿药滥用可能具有类似的临床表现，但尿液电解质水平并不支持利尿药滥用。此外，应用利尿药也会出现轻度高钙血症，可观察到尿酸升高和痛风发作。然而，血钙水平正常，排除了使用利尿药的可能。因此，选项 B 正确。

病例 7　患者男性，**24 岁**，因近期常规体检时发现高血压而就诊于肾脏科门诊。患者有明显的早发高血压家族史。患者无服药史。血压为 **190/104mmHg**，脉率为 **74 次 /min**，无体位性改变。实验室检测结果符合低钾性代谢性碱中毒。尿液中，相对于 Na^+ 和 K^+，Cl^- 明显升高。血浆肾素和醛固酮水平极低。

问题 1：以下哪一项是该患者最可能的诊断？

A. 原发性醛固酮增多症

B. 肾动脉狭窄

C. 利德尔（Liddle）综合征

D. 吉特尔曼（Gitelman）综合征

E. 巴特（Bartter）综合征

答案是选项 C。原发性醛固酮增多症和肾动脉狭窄都与高血压和醛固酮水平升高有关。Gitelman 和 Bartter 综合征的患者，血压正常或出现低血压。其肾素和醛固酮水平应升高而不是降低。因此，患者患有 Liddle 综合征，该疾病是 ENaC 突变导致的遗传性疾病。肾素和醛固酮水平通常较低，但也有报道为正常水平。其低水平的肾素和醛固酮归因于容量扩张和（或）肾小球旁器中生成肾素的细胞发生硬化。

问题 2：以下哪种药物适合该患者的治疗？

A. 螺内酯　　　　　　B. 依普利酮　　　　　　C. 氢氯噻嗪

D. 美托拉宗　　　　　E. 阿米洛利

答案是选项 E。患有 Liddle 综合征的患者仅对阿米洛利或氨苯蝶啶治疗有反应，而上述其他药物治疗无效。相反，原发性醛固酮增多症患者对螺内酯和阿米洛利都有反应。因此，用螺内酯或依普利酮能够良好控制高血压，提示原发性醛固酮增多症的诊断，而血压未能获得控制则表明 Liddle 综合征或原发性高血压。Liddle 综合征患者应用阿米洛利治疗，血压有所改善，而对于原发性高血压则无效果。后者可能需要不止一种药物来控制血压。

病例 8 将下列血清、尿液电解质状况与患者的病史相匹配。

	血 [Na⁺]ᵃ	血 [K⁺]	血 [Cl⁻]	血 [HCO₃⁻]	血 pH	尿 [Na⁺]	尿 [K⁺]	尿 [Cl⁻]	尿 [Ca²⁺]ᵇ	尿 pH
A	136	3.0	89	28	7.48	100	40	15	200	7.2
B	135	2.8	86	32	7.50	40	30	15	150	5.8
C	136	3.0	86	32	7.51	80	44	60	250	6.1
D	137	2.9	84	30	7.48	120	80	60	50	6.2

a. mmol/L；b. mg/24h

1. 患者男性，18 岁，嗜盐，有 Na^+/Cl^- 协同转运蛋白突变
2. 患者男性，12 岁，$Na^+/K^+/2Cl^-$ 协同转运蛋白突变
3. 患者女性，27 岁，呕吐＜ 2d
4. 患者男性，40 岁，呕吐持续时间超过 7d

答：A = 3，B = 4，C = 2，D = 1

该 18 岁男子患有 Gitelman 综合征，而 12 岁男孩患有 Bartter 综合征。临床上，这两种综合征的临床特征相似。Ca^{2+} 的尿排泄水平是这两种综合征的最重要的鉴别点。尿钙低是 Gitelman 综合征的特征，而 Bartter 综合征中 Ca^{2+} 排泄正常（见病例 6）。D 和 C 中显示的实验室检查报告分别符合 Gitelman 和 Bartter 综合征。

从上表中可以明显看出，只需要根据尿液电解质和 pH 就可以鉴别早期和晚期呕吐。在早期呕吐中，肾脏尝试通过尿液排出过量的 Na^+ 和 HCO_3^-，以使这些电解质的血清水平维持在正常水平。由于 HCO_3^- 的持续存在，尿液 pH 呈碱性。如果呕吐持续存在，血管内容量就会减少，代谢性碱中毒就会持续存在。这导致 Na^+ 和 HCO_3^- 重吸收增加，出现尿液 pH 酸化，尿中这几种电解质浓度降低。在代谢性碱中毒的纠正阶段，由于尿中 HCO_3^- 排泄，尿液 pH 变为碱性。因此，A 和 B 中显示的实验室检查结果分别对应于早期和晚期呕吐。

病例 9 将以下血清值与临床诊断相匹配。

病 例	Na$^+$	K$^+$	HCO$_3^-$	肾 素	醛固酮
A	↑	↓	↑	↓	↑
B	N/ ↑	↓	↑	↓	↑
C	↓	↓	↑	↑	↑

↑. 升高；↓. 降低；N. 表示正常

1. 原发性醛固酮增多症
2. 糖皮质激素可治疗性醛固酮增多症（GRH）
3. 肾动脉狭窄

答：A = 1，B = 2，C = 3。

高血压伴肾素水平降低和醛固酮水平升高，最常见的就原发性醛固酮增多症。由于肾上腺皮质腺瘤或双侧腺体增生导致醛固酮分泌增加。醛固酮促进远端肾单位对 Na$^+$ 的重吸收和 K$^+$ 的排泌。结果，随着血清 [Na$^+$] 水平升高和血浆容量的增加，出现容量依赖性高血压。此外，容量增加后 ADH 分泌相对抑制，同样也是引起高钠血症的部分原因。因为容量增加，血浆肾素水平相对较低。原发性醛固酮增多症常见于年轻患者，表现为顽固性高血压、低钾血症、高钠血症和生理盐水抵抗性代谢性碱中毒。螺内酯或阿米洛利是治疗这些患者高血压的首选药物。A 中显示的实验室检查结果符合原发性醛固酮增多症。

糖皮质激素可治疗性醛固酮增多症（glucocorticoid-remediable hyperaldosteronism, GRH），也称为家族性醛固酮增多症 I 型，是由 2 种酶的融合引起的：醛固酮合酶和 11β- 羟化酶。一些 GRH 患者可能有严重的高血压，低钾血症和代谢性碱中毒。血浆肾素水平被抑制，但醛固酮水平升高。ACTH 可刺激醛固酮分泌，而血管紧张素 II 不能刺激醛固酮分泌。因此，使用糖皮质激素可以抑制过多的醛固酮分泌并改善高血压。B 中显示的实验室检查结果符合 GRH。

肾动脉狭窄患者表现为严重高血压、低钠血症、低钾血症和生理盐水抵抗性代谢性碱中毒。低钠血症性高血压综合征是单侧肾动脉狭窄的特征，但这种表现也见于双侧肾动脉狭窄患者。病理生理机制是肾脏缺血导致肾素 - 血管紧张素 II - 醛固酮增加，随后引起血压升高。血压升高；会引起经过肾动脉未狭窄一侧肾脏增加尿钠排泄，血容量减少，出现直立性低血压。高水平的血管紧张素 II 刺激引起口渴和饮水量增加，最终导致低钠血症。

恶性高血压、肾素分泌瘤、慢性肾脏病（CKD）以及应用利尿药的患者中，也可见到低钠血性高血压。在年轻患者中，肾动脉狭窄主要是由于肌纤维发育不良；在年龄 > 50 岁的患者中，导致高血压的原因主要为肾动脉粥样硬化。C 中显示的实验室检查结果符合肾动脉狭窄。

病例 10 患者女性，36 岁，因乏力、头晕，无法行走 2 周入院。既往童年即患有甲状腺功能减退症和感觉神经性聋的病史。否认呕吐。目前口服左甲状腺素治疗甲减，氢氯噻嗪（Hydrochlorothiazide，HCTZ）治疗内耳淋巴液过多。除了可触及的甲状腺肿和血压低外，余体格检查正常。该患者 2 个月前实验室检查结果均正常。目前的实验室结果如下。

血 清	尿
Na^+ = 134mmol/L	pH = 6.0
K^+ = 2.6mmol/L	渗透压 = 400mOsm/（kg·H_2O）
Cl^- = 84mmol/L	Na^+ = 40mmol/L
HCO_3^- = 36mmol/L	K^+ = 50mmol/L
肌酐 = 97.2μmol/L	Cl^- = 20mmol/L
BUN = 3.6mmol/L	
葡萄糖 = 5mmol/L	
白蛋白 = 40g/L	
动脉血气	
pH = 7.48	
PCO_2 = 47mmHg	
HCO_3^- = 35mmol/L	

以下哪种转运机制可解释该患者在儿童时期所患疾病和代谢性碱中毒？

A. Na^+/H^+-ATP 酶　　　　　　　　B. $Na^+/K^+/2Cl^-$ 协同转运蛋白

C. Na^+/Cl^- 协同转运蛋白　　　　　D. 上皮 Na^+ 通道（ENaC）

E. Cl^-/HCO_3^- 交换体

答案是选项 E。该患者符合彭德莱（Pendred）综合征的诊断，这是一种常染色体隐性遗传疾病，又称为家族性呆小聋哑症。由于碘的有机化过程缺陷，该综合征的特征为感觉神经性耳聋和甲状腺肿。Pendred 综合征是由溶质载体家族 26A4 基因（编码潘蛋白）的双等位基因突变所致。在肾脏中，潘蛋白（Pendrin）在 B 闰细胞中发挥 Cl^-/HCO_3^- 交换体的作用，重吸收 Cl^- 同时将 HCO_3^- 被排泌到管腔内（第 26 章）。这表明，在正常情况下，各种来源的过量 HCO_3^- 可被输送到管腔内同时重吸收 Cl^-，因此，潘蛋白可以防止盐分流失并防止发生代谢性碱中毒。

在正常情况下，患有 Pendred 综合征的患者不会出现任何电解质或酸碱平衡紊乱。这表明存在可以对抗这些异常的代偿机制。研究表明，远端小管中的噻嗪类敏感的 Na^+/Cl^- 协同转运蛋白取代了潘蛋白作为 Cl^- 转运蛋白的功能。相反，当 Na^+/Cl^- 协同转运蛋白被噻嗪类抑制时，潘蛋白表达和活性都增加。当 2 种转运蛋白都受到抑制时，由于尿液中 NaCl 的排泄而导致容量不足，出现代谢性碱中毒。当该综合征患者接受噻嗪类利尿药以治疗内耳淋巴过多时可能出现代谢性碱中毒。Na^+/Cl^- 协同转运蛋白和 Cl^-/HCO_3^- 交换体之间交互作用机制，目前尚不完全清楚。

由于潘蛋白突变和 HCTZ 对 Na^+/Cl^- 协同转运蛋白的抑制，本例 Pendred 综合征患者出现了低钾血症，低氯血症，代谢性碱中毒和容量不足（低血压）。停用 HCTZ，并予生理盐水补充液体、补充 KCl 可改善其电解质异常和代谢性碱中毒。因此，选项 E 是正确的。虽然潘蛋白与其他转运蛋白也存在相互作用，但其他转运蛋白的缺乏或激活不会引起 Pendred 综合征。因此，选项 A ～ D 不正确。

（段　敏　译，张向阳　校）

参考文献

[1] Galla JH. Metabolic alkalosis. J Am Soc Nephrol. 2000;11:369–75.

[2] Gennari FJ. Metabolic alkalosis. In: Mount DB, Sayegh MH, Singh AJ, editors. Core concepts in the disorders of fluid, electrolytes and acid-base balance. New York: Springer; 2013. p. 275–96.

[3] Gennari FJ. Pathophysiology of metabolic alkalosis: a new classification based on the centrality of stimulated collecting duct ion transport. Am J Kidney Dis. 2011;58:626–36.

[4] Kandasamy N, Fugazola L, Evans M, et al. Life-threatening metabolic alkalosis in pendred syndrome. Eur J Endocrinol. 2011;165:167–70.

[5] Reimann D, Gross P. Chronic, diagnosis-resistant hypokalaemia. Nephrol Dial Transplant. 1999;14:2957–61.

[6] Soleimani M. The multiple roles of pendrin in the kidney. Nephrol Dial Transplant. 2015;30:1257–66.

[7] Wall SM, Laza-Fernandez Y. The role of pendrin in renal physiology. Annu Rev Physiol. 2015;77:363–78.

第 32 章　呼吸性酸中毒
Respiratory Acidosis

一、生理学

如第 26 章所述，呼吸性酸碱平衡紊乱是由 PCO_2 的变化引起的。正常人的动脉二氧化碳分压（PCO_2）维持在约 40mmHg。通过肺泡通气维持 PCO_2 的水平。肺是排出二氧化碳的唯一器官。维持二氧化碳平衡有几种生理机制参与（见下文），其中任何一个机制发生紊乱，都会导致二氧化碳的潴留（高碳酸血症或 PCO_2 增加）或过度排出（低碳酸血症或 PCO_2 减少）。与高碳酸血症有关的呼吸性酸碱平衡紊乱，称之为呼吸性酸中毒，而与低碳酸血症有关的呼吸性酸碱平衡紊乱，则称之为呼吸性碱中毒。

在正常个体中，二氧化碳由以下机制维持平衡：①二氧化碳的生产；②二氧化碳的转运；③二氧化碳的排出；④中枢神经系统（central nervous system，CNS）对通气的控制。

（一）二氧化碳的生产

- 二氧化碳由糖类和脂肪的代谢产生。
- 每天产生二氧化碳约 15000mmol。
- 剧烈运动产生的二氧化碳量，比躯体处于静息状态时高出数倍。
- 所有二氧化碳只通过肺脏排出。

（二）二氧化碳的转运

- 代谢过程中产生的二氧化碳由血液（血浆和红细胞）通过肺动脉输送到肺部。
- 组织和肺泡之间的 PCO_2 阶差仅为 6mmHg。
- 在红细胞中，二氧化碳在碳酸酐酶作用下转化为碳酸（H_2CO_3）。
- 然后，H_2CO_3 分解成 H^+ 和 HCO_3^-。HCO_3^- 通过 Cl^-/HCO_3^- 交换扩散到血浆中，并被带到肺部，被转换回二氧化碳。

（三）二氧化碳的排出

- 肺泡通气量是二氧化碳排出的主要决定因素。
- 肺泡通气量减少会导致二氧化碳潴留，导致全身二氧化碳增加。
- 其他决定因素包括流经通气肺脏的血流量、从毛细血管到肺泡腔和生理无效腔的二氧化碳扩散。

（四）中枢神经系统对通气的控制

在正常个体中，呼吸控制系统将 PCO_2、氧分压（PO_2）和 pH 的变化范围降至最低并保持在正常范围内，控制系统包括：①感受器（化学受体）；②中央控制器（延髓和脑桥）；③效应器（呼吸肌）。

1. 感受器

有 2 种类型的化学感受器参与通气。

• 中枢化学感受器，位于延髓，被间质和脑脊液包围，感受 [H^+] 或 PCO_2 的变化。例如增加 [H^+]，即降低 pH，会刺激呼吸并降低 PCO_2。这些反应又会提高 pH。另一方面，降低 [H^+] 或增加 pH 会抑制肺泡通气并导致 PCO_2 潴留，从而使 pH 恢复到接近正常的水平。PCO_2 增加会刺激通气，而 PCO_2 降低则抑制通气。

• 周围化学受体，位于颈动脉体和主动脉弓，感受 PO_2/pH 的降低和 PCO_2 的增加。对 PO_2 变化的敏感性开始于 PO_2 500mmHg 左右，但在 PO_2 小于 70mmHg 之前几乎没有反应。

2. 延髓中枢

• 中枢控制器包括位于延髓和脑桥的神经元，它们被称为呼吸中枢。

• 延髓呼吸中枢有两个可识别的细胞区。一组细胞位于延髓的背部，它叫背侧呼吸组，参与吸气；另一组细胞叫腹侧呼吸组，控制呼气。

3. 效应器

• 一旦延髓呼吸中枢感受到变化，就通过神经传递信号至呼吸肌（膈肌、肋间肌、腹肌和胸锁乳突肌）。正是这些肌肉的协调作用才形成了通气活动。

• 任何感知和信号传递的紊乱，都会导致高碳酸血症或低碳酸血症，分别导致呼吸性酸中毒或呼吸性碱中毒。让我们来讨论呼吸性酸中毒。

二、呼吸性酸中毒

呼吸性酸中毒，也被称为原发性高碳酸血症，是由动脉 PCO_2 增加引起的，是因为二氧化碳排出量相对低于二氧化碳产生量。当 PCO_2 增加时，pH 下降。过量的 H^+ 立即（几分钟内）被非碳酸氢盐缓冲系统（如血红蛋白、磷酸盐和血浆蛋白）所缓冲，以避免 HCO_3^- 耗竭。在缓冲过程中，一些 HCO_3^- 也可由 H_2CO_3 的解离形成。急性非碳酸氢盐缓冲反应在 10 ～ 15min 内就可以完成，稳态状态可持续 1h。如果高碳酸血症持续超过 12h，肾脏通过排出 H^+ 产生额外的 HCO_3^-，HCO_3^- 生成的最大能力需要 3 ～ 5d 内才能达到。因此，呼吸性酸中毒可分为急性型（< 12h）或慢性型（> 5d）。急性和慢性高碳酸血症都伴随着低氧血症。

（一）高碳酸血症的继发性生理反应

如前所述，肾脏机制和肾外机制通过防止 HCO_3^- 丢失来应对 PCO_2 增加，从而避免 pH 降至危险水平。急性呼吸性酸中毒导致 pH 降低；而慢性呼吸性酸中毒中，由于肾脏可再生 HCO_3^-，可使 pH 维持在略低但接近正常范围的水平。急性和慢性呼吸性酸中毒的继发性反应如下。

- 急性呼吸性酸中毒：PCO_2 每增加 1mmHg，HCO_3^- 增加 0.1mmol/L。
- 慢性呼吸性酸中毒：PCO_2 每增加 1mmHg，HCO_3^- 增加 0.4mmol/L。

表 32-1 显示了急性和慢性呼吸酸中毒中 PCO_2 升高、继发性反应（代偿）和动脉 pH 之间的关系。

表 32-1　高碳酸血症、继发性反应与 pH 之间的关系

类　型	PCO_2（mmHg）	预期的继发反应（代偿）	预期血清 HCO_3^-	pH（根据亨德森方程计算）
正常	40	–	24	7.40
急性	70[a]	二氧化碳分压每增加 1mmHg，HCO_3^- 增加 0.1mmol/L，ΔPCO_2 = 70-40= 30，30×0.1 = 3	27（24+3 = 27）	7.10
慢性	70[a]	二氧化碳分压每增加 1mmHg，HCO_3^- 增加 0.4mmol/L，ΔPCO_2 = 70-40= 30，30×0.4 = 12	36（24+12=36）	7.34

a. 人为假设值

（二）急性呼吸性酸中毒

1. 原因

急性呼吸性酸中毒有多种原因，如表 32-2 所示。

表 32-2　急性呼吸性酸中毒的原因

◆ 延髓呼吸中枢抑制
- 药物：麻醉药、镇静药、阿片类
- 脑外伤或脑梗死
- 中枢型睡眠呼吸暂停
- 心脏停搏

◆ 呼吸肌和胸壁的运动功能衰竭
- 药物：琥珀酰胆碱、箭毒、氨基糖苷类
- 高位颈髓皮质切开术
- 肌无力危象
- 吉兰 - 巴雷（Guillain–Barré）综合征
- 癫痫持续状态
- 破伤风
- 急性肉毒中毒
- 家族性低血钾性周期性麻痹
- 重度低磷血症

◆ 气道阻塞
- 误吸
- 喉痉挛
- 严重支气管痉挛
- 阻塞性睡眠呼吸暂停

◆ 通气障碍
- 连枷胸
- 气胸
- 胸腔积液
- 成人呼吸窘迫综合征
- 急性肺动脉栓塞
- 急性肺水肿
- 重症哮喘
- 重症肺炎
- 机械通气：由于高糖类进食增加了二氧化碳的产生，分钟通气量固定

2. 临床表现

如前所述，急性呼吸性酸中毒导致低氧血症，导致多个脏器功能障碍。

中枢神经系统表现占主导地位。

（1）症状和体征：恶心、呕吐、烦躁、头痛、精神错乱、抽搐和昏迷。

（2）脑血流量：由于脑循环的毛细血管和小静脉扩张，脑血流量急剧增加。脑血管扩张是通过一氧化氮介导的。

（3）颅内压：高碳酸血症增加颅内压，这是由于血管扩张引起的血容量增加和血管压力增加。

循环系统表现包括血压和心率升高，这是交感神经兴奋性增加而引起的继发性改变。心输出量增加。此外，由于高碳酸血症引起血管扩张，冠状动脉血流量增加。急性呼吸性酸中毒患者既可以出现外周血管扩张（高碳酸血症）也可以出现血管收缩（交感神经张力增加）。心律失常也很常见。

肾脏效应包括，轻度高碳酸血症时肾血管扩张，当 $PCO_2 > 70mmHg$ 时会出现血管收缩。高碳酸血症诱导交感神经兴奋性增加，刺激肾素 - 血管紧张素 II（angiotensin II）- 醛固酮系统。抗利尿激素（antidiuretic hormone，ADH）分泌也增加。

其他效应包括骨骼肌收缩力降低，特别是膈肌运动能力降低。

同时，急性和慢性高碳酸血症会增加胃酸的产生。

3. 诊断

（1）病史：咳嗽、呼吸困难、发热、哮喘、充血性心力衰竭、头部或背部创伤、药物使用和其他病史。

（2）体格检查：应包括生命体征、呼吸模式、体型、牙齿（是否有假牙）、口腔异物、胸部外形和辅助呼吸肌使用，肺部听诊有无湿啰音、喘息、触觉语颤、膈肌运动，心脏检查有无 S_3 和 S_4 心音、腹部检查有无腹肌参与呼吸运动，有无下肢水肿，上肢检查有无杵状指，以及神经系统查体。

（3）实验室检查结果如下。

• 动脉血气（arterial blood gas，ABG）：pH 降低（< 7.25），血清 HCO_3^- 轻度升高（< 30mmol/L），PCO_2 升高（> 60mmHg），属于急性呼吸性酸中毒的特征；表 32-1 所示为急性呼吸性酸中毒与慢性呼吸性酸中毒在 pH、HCO_3^- 预计值和 PCO_2 方面的不同变化。

• 血清生化，包括 Ca^{2+}、Mg^{2+}、磷酸盐和血红蛋白。

• 血清 Na^+ 轻度增加（2 ～ 4mmol/L）。

• 血清 K^+ 轻度增加（pH 每下降 0.1，升高约 0.1mmol/L）（pH 对血钾的影响，各家说法不一，pH 变化 0.1，也有人认为血钾向相反方向变动 0.4 ～ 0.7mmol/L。译者注）。

• 血清 Cl^- 轻度下降，因为 Cl^- 会进入红细胞，交换 HCO_3^-（氯化物移位）。

• 高磷血症很常见，是由于磷酸盐从组织中释放（慢性呼吸性酸中毒中不会出现）。

• Ca^{2+} 和 Mg^{2+} 通常在正常范围，但也有报道称会轻度增加。

• 阴离子间隙正常。

• 尿液酸性（pH < 5.5）。

• 胸部 X 线和心电图（EKG）。

• 计算反映气体交换功能的肺泡 - 动脉（alveolar-arterial，A-a）氧分压差。

4. 治疗

应尽可能尝试治疗基础病因。即刻治疗措施应包括以下内容。

（1）建立安全气道：清醒和昏迷患者都需要。

(2) 高碳酸性脑病，可能发生于麻醉剂过量和慢性高碳酸血症、并混合有急性呼吸性酸中毒的患者。

(3) 给予氧气吸入以改善低氧血症。纠正低氧血症比降低 PCO_2 和提高 pH 更为重要。严重昏睡、昏迷或 pH < 7.10 的患者应立即开始辅助通气。如果患者清醒且血流动力学稳定，经鼻导管或高流量文丘里面罩吸氧即可。氧疗的目的是使 PO_2 到达 60 ～ 70mmHg 或氧饱和度 > 88%。

(4) 机械通气：用于呼吸暂停、昏睡和血流动力学不稳定的患者（pH < 7.10，PCO_2 > 80mmHg）。降低 PCO_2 就足以提高 pH，但有些患者可能需要 $NaHCO_3$。

(5) 肺部有湿啰音的患者可能需要使用襻利尿药。

(6) 感染和喘息的患者，为改善通气，可能需要使用抗生素、β_2 激动药和其他支气管扩张药、皮质类固醇。

(7) 呼吸机依赖患者，应尽量减少糖类摄入量，以防止过量生成二氧化碳。应该鼓励以脂肪乳剂补充能量。

切记，在急性呼吸性酸中毒的治疗中，临床评估和正确使用药物治疗都非常重要。

（三）慢性呼吸性酸中毒

在肾脏继发性适应改变 3 ～ 5d 后，高碳酸血症可以达到稳定状态。此时，PCO_2 在正常水平上，每增加 1mmHg，血清 HCO_3^- 增加 0.4mmol/L。因此，慢性呼吸性酸中毒不同于急性呼吸性酸中毒。

1. 病因

表 32-3 列出了慢性呼吸性酸中毒的多种原因。

表 32-3　慢性呼吸性酸中毒的病因

◆ 延髓呼吸中枢抑制	◆ 气道阻塞
- 长期服用镇静药和阿片类药物成瘾	- 慢性阻塞性肺疾病（最常见的原因）
- 脑肿瘤	◆ 通气障碍
- 原发性肺泡低通气	- 胸腔积液
- 肥胖 - 低通气综合征	- 纤维胸
- 延髓型脊髓灰质炎	- 脊柱后凸
◆ 呼吸肌和胸壁的运动功能衰竭	- 肺间质纤维化
- 脊髓损伤	- 重症慢性肺炎
- 多发性硬化	- 过度肥胖
- 肌营养不良	
- 肌萎缩侧索硬化症	
- 黏液性水肿	
- 脊髓灰质炎	
- 膈神经麻痹	

2. 临床表现

- 与急性呼吸性酸中毒患者相比，由于 pH 接近正常值，病情相对不严重。
- 低氧血症及其相关症状很常见。

- 中枢神经系统表现包括震颤、共济失调和食欲不振。脑血管扩张和脑血流增加，但未达到急性高碳酸血症的程度。

- 心血管系统的效应包括肺动脉高压（肺心病）、周围性水肿、室上性和室性心律失常。心输出量正常或接近正常。

- 肾小球滤过率（glomerular filtration rate，GFR）正常。

- 与代谢性酸中毒相比，可以出现骨病，但程度较轻。高钙尿症不常见或无此表现。

3. 诊断

(1) 与急性呼吸性酸中毒一样，慢性呼吸性酸中毒的病史和体格检查都很重要。体型、胸廓形状改变、杵状指都是重要的发现。

(2) 实验室检查结果如下。

- 动脉血气：pH 接近正常（＞ 7.30），HCO_3^- 升高（＞ 32mmHg），PCO_2 升高（＞ 60mmHg）是慢性呼吸性酸中毒的特征。

- 血清 Na^+ 轻度升高。

- K^+ 正常。

- Cl^- 的降低，与 HCO_3^- 的增加成比例。

- Ca^{2+} 和 Mg^{2+} 正常。

- 当 K^+ 较低时，应怀疑合并代谢性碱中毒或过度使用 β_2 激动药治疗。

- 阴离子间隙正常，如果升高时，应怀疑合并代谢性酸中毒，如乳酸酸中毒。

- 尿液 pH ＜ 5.5。

- 继发性红细胞增多症很常见。

- 如果怀疑肺部感染或评估为慢性肺炎，应行胸部 X 线检查。

4. 治疗

- 慢性呼吸性酸中毒的治疗与急性呼吸性酸中毒不同。

- 寻找慢性呼吸性酸中毒的病因并予以适当治疗。

- 治疗的主要目标是保持适当的氧合，保持肺泡通气和改善低氧血症。

- 与急性呼吸性酸中毒相比，应避免过度给氧以防止中枢神经系统受到抑制。

- 避免长期使用镇静药和安眠药，因为它们会抑制中枢神经系统的驱动。

- 不要针对偏酸性的 pH 进行治疗；不过肺心病和下肢水肿的患者接受利尿药治疗，其 pH 可能轻度升高。

- 建议使用抗生素治疗感染。

- 继续进行支气管扩张治疗。

- 建议肥胖者减轻体重。

- 需要对膳食结构进行调整，以减少二氧化碳的产生。

- 如果持续存在严重低氧血症（动脉 PO_2 ＜ 50mmHg），持续低流量氧疗可通过减少肺血管收缩来改善肺循环和气体交换。

- 氧疗的目标是将 PO_2 维持在 60 ～ 70mmHg，氧饱和度维持在 88% ～ 93%。

- 对于清醒、能够咳嗽并能配合治疗的患者，不需要进行机械通气。
- 存在昏睡或者合并急性呼吸性酸中毒患者，可能需要机械通气。应提高分钟通气量，以使 pH 和 PCO_2 达到原基础状态。PCO_2 的突然下降可能会导致高碳酸血症后的代谢性碱中毒。

◆ 习题

病例 1 患者男性，65 岁，既往患有慢性阻塞性肺疾病（chronic obstructive pulmonary disease, COPD）病史，因为呼吸困难入院。入院时实验室检查结果如下。

血　清	动脉血气
Na^+ = 134mmol/L	pH = 7.35
K^+ = 3.6mmol/L	PCO_2 = 64mmHg
Cl^- = 90mmol/L	PO_2 = 70mmHg
HCO_3^- = 34mmol/L	HCO_3^- = 33mmol/L
肌酐 = 97.2μmol/L	
BUN = 4.3mmol/L	
葡萄糖 = 5.5mmol/L	

问题：请分析其酸碱紊乱特征。

答：按照第 27 章给出的步骤一步一步分析酸碱紊乱。

① 根据亨德森（Henderson）方程，$[H^+]$ 为 45nmol/L，对应的 pH 为 7.35。

② 根据 pH 低、PCO_2 和 HCO_3^- 高，原发性酸碱紊乱是呼吸性酸中毒。

③ 阴离子间隙是 10，在正常范围。

④ 引起该患者呼吸性酸中毒的病因为 COPD。

⑤ 呼吸性酸中毒的代偿是肾对 HCO_3^- 的重吸收。从表 32-1 中可以看出，该患者为原发性慢性而非急性呼吸性酸中毒。

⑥ 目前的治疗方法是立即鼻导管低流量吸氧，然后纠正导致疾病急性加重的诱发因素。

病例 2 一位健康大学生在生日聚会 24h 后，因昏睡后被朋友送到了急诊室。其呼吸频率低，需要气管插管。其血压是 120/78mmHg，脉率 86 次 /min。实验室检查中，除了 HCO_3^- 为 27mmol/L 外，其他项目结果正常。阴离子间隙正常。气管插管前动脉血气结果：pH 7.09，PCO_2 70mmHg，PO_2 88mmHg，HCO_3^- 26mmol/L。

问题 1：请分析其酸碱紊乱特征。

答：根据 pH 低、PCO_2 和 HCO_3^- 高，酸碱紊乱是单纯性呼吸性酸中毒。

问题 2：是急性呼吸性酸中毒还是慢性呼吸性酸中毒？

答：这是急性呼吸性酸中毒，HCO_3^- 预计值为 27mmol/L。在急性呼吸性酸中毒中，PCO_2 增加 1mmHg，HCO_3^- 增加 0.1mmol/L。该患者 PCO_2 升高了 30mmHg（70-40＝30），因此，血清 HCO_3^- 升高至 27mmol/L（24+3）。

问题 3：患者呼吸频率为什么会下降？

答：根据他参加生日聚会的病史，推测他可能服用了抑制呼吸中枢的药物。尿毒检显示存在阿片类物质。

病例 3　患者男性，42 岁，有脊柱后凸和右心力衰竭病史，因进行性呼吸困难和周围水肿加重而入院。他正在服用呋塞米治疗心力衰竭。血压为 140/82mmHg，脉率为 88 次/min。呼吸频率为 18 次/min。体格检查发现双侧呼吸音遥远，下肢凹陷性水肿（+）。实验室检查结果如下。

血　清	动脉血气
Na^+ = 137mmol/L	pH = 7.34
K^+ = 4.2mmol/L	PCO_2 = 68mmHg
Cl^- = 91mmol/L	PO_2 = 52mmHg
HCO_3^- = 35mmol/L	HCO_3^- = 34mmol/L
肌酐 = 79.6μmol/L	
BUN = 5.0mmol/L	
葡萄糖 = 5mmol/L	
白蛋白 = 45g/L	

问题 1：该患者属于哪一种类型酸碱紊乱？

答：pH 略降低，而 HCO_3^- 和 PCO_2 均升高，说明酸碱紊乱为呼吸性酸中毒。

问题 2：是否为混合性酸碱平衡紊乱？

答：不是混合性酸碱平衡紊乱。根据肾脏对高碳酸血症的调节，HCO_3^- 预计值为 35（68-40＝28，28×0.4＝11.2，11.2+24=35.2），与报告中的 35mmol/L 一致。因此，酸碱紊乱属于慢性呼吸性酸中毒。此外，低氯与慢性呼吸性酸中毒是一致的。阴离子间隙为 11，表明没有其他代谢性酸碱紊乱。

一个月后，患者又因咳嗽、黄痰而入院。胸部 X 线显示双肺浸润影。患者神志模糊，嗜睡。实验室检查结果如下。

血　清	动脉血气
Na^+ = 140mmol/L	pH = 7.28
K^+ = 3.5mmol/L	PCO_2 = 88mmHg
Cl^- = 100mmol/L	PO_2 = 48mmHg
HCO_3^- = 34mmol/L	HCO_3^- = 32mmol/L
肌酐 = 79.6μmol/L	
BUN = 4.3mmol/L	
葡萄糖 = 4.67mmol/L	
白蛋白 = 45g/L	

问题 3：请分析其酸碱紊乱特征。

答：与之前的实验室检查结果比较，目前的结果显示 PCO_2 升高，pH 降低，低氧血症恶化。该患者是在慢性呼吸性酸中毒基础上发生了急性呼吸性酸中毒。

问题 4：这个患者是否需要应用 $NaHCO_3$ 来改善 pH？

答：不需要。患者需要气管插管和增加分钟通气量。假设血清中 HCO_3^- 不发生变化，将 PCO_2 降低到 66mmHg 即可使 pH 从 7.28 提高到 7.34。实际上，应用 $NaHCO_3$ 会增加 PCO_2 并使 pH 降至更低。

病例 4 患者女性，64 岁，既往 COPD 病史。因腹泻 1 周就诊。患者诉已经饮用足够的水来应对腹泻，因出现腹部绞痛和轻微头晕而急诊就诊。入院时患者神志清楚，定向力正常，其血压 120/60mmHg，心率 96 次 /min，呼吸 19 次 /min。血压和脉率均有体位性变化。实验室检查结果如下。

血　清	动脉血气
Na^+ = 136mmol/L	pH = 7.27
K^+ = 3.2mmol/L	PCO_2 = 62mmHg
Cl^- = 100mmol/L	PO_2 = 88mmHg
HCO_3^- = 28mmol/L	HCO_3^- = 27mmol/L
肌酐 = 88.4μmol/L	
BUN = 8.54mmol/L	
葡萄糖 = 5.1mmol/L	

问题：患者属于哪一种类型酸碱平衡紊乱？

答：pH 降低、PCO_2 和 HCO_3^- 升高，表明原发性酸碱紊乱为慢性呼吸性酸中毒。如果患者为急性呼吸性酸中毒，则其血清 HCO_3^- 应该为 26（24 + 2），而不是 28mmol/L。

慢性呼吸性酸中毒患者的 pH 和血清 [HCO_3^-] 均较低。由于腹泻，她并发非 AG 性代谢性酸中毒，降低了 HCO_3^- 和 pH。因此，该患者为慢性呼吸性酸中毒并发非 AG 代谢性酸中毒。

病例 5　患者男性，56 岁，有 COPD 和原发性高血压病史，最近因呼吸困难加重和容易疲劳而入院。他正在服用支气管扩张药和氢氯噻嗪（**Hydrochlorothiazide，HCTZ**）。实验室检查结果如下。

血　清	动脉血气
Na^+ = 134mmol/L	pH = 7.42
K^+ = 3.6mmol/L	PCO_2 = 59mmHg
Cl^- = 91mmol/L	PO_2 = 62mmHg
HCO_3^- = 37mmol/L	HCO_3^- = 36mmol/L
肌酐 = 79.6μmol/L	
BUN = 5.0mmol/L	
葡萄糖 = 5mmol/L	
白蛋白 = 45g/L	

问题 1：患者属于哪一种类型酸碱平衡紊乱？

答：HCO_3^- 和 PCO_2 升高，pH 略有升高，说明酸碱紊乱为代谢性碱中毒。

问题 2：是否为混合性酸碱平衡紊乱？

答：是的。根据代谢性碱中毒的呼吸代偿反应，二氧化碳分压预计值应该为 [ΔHCO_3^- = 13（37-24）×0.7 = 9.1] 49mmHg（40 + 9）。但实验室检查结果中，二氧化碳分压为 59mmHg。因此，酸碱平衡紊乱是在慢性呼吸性酸中毒上发生代谢性碱中毒。共存的代谢性碱中毒是因为服用 HCTZ。

（张朋书　译，张向阳　校）

参考文献

[1] Adrogué HJ. Diagnosis and management of severe respiratory acidosis: a 65-year-old man with a double lung transplant and shortness of breath. Am J Kidney Dis. 2010;56:994–1000.

[2] Adrogué HJ, Madias NE. Management of life-threatening acid-base disorders [1 of 2 parts]. N Engl J Med. 1998;338:26–34.

[3] Adrogué HJ, Madias NE. Respiratory acidosis. In: Gennari FJ, Adrogué HJ, Galla JH, Madias NE, editors. Acid-base disorders and their treatment. Boca Raton: Taylor &

Francis; 2005. p. 597–639.

[4] Bruno CM, Valenti M. Acid-base disorders in patients with chronic obstructive pulmonary disease: a pathophysiological review. J Biomed Biotechnol. 2012;2012:915150. (Article ID 915150, 2012)

[5] Elliott CG, Morris AH. Clinical syndromes of respiratory acidosis and alkalosis. In: Seldin DW, Giebisch G, editors. The regulation of acid-base balance. New York: Raven Press; 1989. p. 483–521.

第 33 章 呼吸性碱中毒
Respiratory Alkalosis

第 32 章所述的生理学部分也适用于本章。呼吸性碱中毒，也称为原发性低碳酸血症，其特征在于 PCO_2 降低和 pH 升高（> 7.40）。原发性低碳酸血症反映了肺通气过度。由此所致的体液碱化，是通过血清 $[HCO_3^-]$ 的降低而获得改善的。应该鉴别继发性低碳酸血症与原发性低碳酸血症，因为前者是对代谢性酸中毒的代偿性反应。一旦出现呼吸性碱中毒，血清 $[HCO_3^-]$ 就会在几分钟内降低。这是由于非碳酸盐缓冲系统以及组织中 H^+ 的释放。碱血症也会产生乳酸盐。各种来源的缓冲会持续数小时，所产生的酸碱平衡紊乱称之为急性呼吸性碱中毒。在急性低碳酸血症期间，近端小管和皮质集合管中 H^+ 分泌都会受到抑制。当碱性血症持续存在时，肾脏代偿机制启动，近端小管中对 H^+ 的分泌和 HCO_3^- 经基底外侧膜排出（重吸收）均减少。这进一步降低了血清 $[HCO_3^-]$，由此使 pH 保持在正常水平附近。肾脏代偿充分发挥作用需要 2 ~ 3d 才能完成，并建立一种新的稳态，称之为慢性呼吸性碱中毒。

如第 32 章所述，中枢和外周受体、延髓呼吸中枢和呼吸肌均可以感知 PCO_2、O_2 和 pH 的变化，并做出适当反应。

一、呼吸性碱中毒的继发性生理反应——低碳酸血症

如前所述，肾脏和非肾脏机制通过降低 $[HCO_3^-]$ 来应对 PCO_2 降低，从而避免了 pH 升高到危险境地。急性呼吸性碱中毒导致 pH 升高，慢性呼吸性碱中毒中 pH 略高但接近正常水平，是通过进一步降低血清 $[HCO_3^-]$ 来实现的。急性和慢性呼吸性碱中毒的继发性反应如下所示。

急性呼吸性碱中毒：PCO_2 每降低 1mmHg，HCO_3^- 降低 0.2mmol/L。

慢性呼吸性碱中毒：PCO_2 每降低 1mmHg，HCO_3^- 降低 0.4mmol/L。

表 33-1 显示急性和慢性呼吸性碱中毒中，PCO_2、预期继发反应（代偿）、动脉 pH 之间的关系。

表 33-1　低碳酸血症、肾脏反应和 pH 之间的关系

类　型	二氧化碳分压（mmHg）	预期的肾脏反应（代偿）	预期血清 $[HCO_3^-]$	pH（根据 Henderson 方程计算）
正常	40	—	24	7.40
急性	20[a]	对于 PCO_2 每降低 1mmHg，HCO_3^- 降低 0.2mmol/L，$\triangle PCO_2$= 20（40-20 = 20，20×0.2 = 4）	20（24-4 = 20）	7.56
慢性	20[a]	对于 PCO_2 每降低 1mmHg，HCO_3^- 降低 0.4mmol/L，$\triangle PCO_2$= 20（40-20 = 20，20×0.4 = 8）	16（24-8 = 16）	7.50

a. 人为假设值

二、急性和慢性呼吸性碱中毒的病因

除少数例外，所有病因与急性和慢性呼吸性碱中毒都有关。急性呼吸性碱中毒通常由焦虑 - 过度通气综合征、疼痛和急性疾病引起，例如肺炎、急性哮喘发作、败血症、肺栓塞、肺水肿、服用水杨酸盐、机械通气患者每分钟通气量增加。因此，急性呼吸性碱中毒在普通病房和重症监护病房中相当常见。表 33-2 列出了呼吸性碱中毒的一些最重要的病因。

表 33-2　呼吸性碱中毒的原因

> ◆ **直接刺激延髓呼吸中枢**
>
> － 故意或心因性过度通气
>
> － 脑卒中
>
> － **中枢神经系统感染、肿瘤或创伤**
>
> － 革兰阴性菌脓毒症
>
> － 肝衰竭
>
> － 妊娠
>
> － 高代谢状态（发热、甲状腺毒症）
>
> － 药物（水杨酸盐、孕酮、尼古丁、黄嘌呤衍生物、儿茶酚胺、抗精神病药物喹硫平）
>
> － 疼痛
>
> ◆ **低氧血症对延髓呼吸中枢的刺激**
>
> － 肺部疾病（肺炎、哮喘、肺水肿、肺栓塞、间质性肺病、高海拔、低血压、严重贫血）
>
> ◆ **机械通气**
>
> － 分钟通气量升高

三、临床表现

（一）急性呼吸性碱中毒

当 PCO_2 急剧下降时，出现下肢感觉异常、口周发麻、手和口周刺痛、胸闷，头痛、头晕、意识模糊以及定向力障碍也较常见。这些表现是呼吸性碱中毒对中枢神经系统、心血管系统和代谢产生的效应。

1. 中枢神经系统效应

急性低碳酸血症会引起脑血管收缩，导致脑血流量突然减少。颅内压和眼内压随之降低。

• 头晕，意识模糊等表现，都与脑灌注减少有关。

- 脑电图（electroencephalogram，EEG）变化，如慢波和高压波形。
- 急性低碳酸血症时，脑脊液（cerebrospinal fluid，CSF）的酸碱平衡变化与体循环血液相似。
- 肢端感觉异常是由于流向该部位皮肤的血流量降低。

2. 心血管系统效应

急性低碳酸血症会降低心肌血流量和氧气供应。

- 心输出量减少。
- 冠状动脉血管收缩和胸痛。
- 严重的低碳酸血症，常可见心律失常。

3. 代谢效应

乳酸产量增加。

- 观察到血浆容量降低。
- 由于 Ca^{2+} 与白蛋白结合而出现急性低钙血症，伴有抽搐和口周刺痛加重。
- 由于细胞内外的再分布，可以出现轻度低钠血症、低钾血症、低磷血症。

（二）慢性呼吸性碱中毒

慢性呼吸性碱中毒患者的临床症状，一般比急性呼吸性碱中毒患者的症状要轻。在很多患者中，过度通气不明显，甚至未被患者本人和临床医师发现。然而，慢性呼吸性碱中毒患者也会出现某些中枢神经系统、心血管系统、代谢方面产生影响。

1. 中枢神经系统效应

- 当 PCO_2 足够低时，脑脊液 pH 会升高。
- 脑脊液中乳酸水平可能升高（碱中毒引起）。
- 头晕很常见。

2. 心血管系统效应

在登山和居住地海拔较高的人群中很常见，这些影响是：

- 最初，由于外周血管阻力降低，心输出量增加。
- 心率加快。
- 继发于外周血管阻力降低，血压维持正常。
- 暴露于高海拔后 1 ～ 6 周，心输出量恢复到基线，但心率仍然增快。
- 肾脏和皮肤的血流量降低。
- 由于经肾丢失 Na^+，血液容量和血浆容量均减少。经过几天的高海拔暴露后，由于血红蛋白和血细胞比容的增加，血液容量可以恢复正常。
- 以上所有表现都与低氧血症有关。

3. 代谢效应

除血浆容量降低外，由于细胞内外的再分布，低钠血症、低钾血症、低磷血症很常见。离子钙降低也很常见，导致手足抽搐、Chvostek 征和 Trousseau 征阳性。

四、诊断

通过病史和体格检查，可以提供有关急性和慢性呼吸性碱中毒病因的有用信息。

很容易获得关于疼痛、焦虑、用药或怀孕的病史。应着重寻找导致呼吸性碱中毒的肺部病因。使用呼吸机的患者，过度通气可以通过呼吸机的参数设置来识别。

相关的体格检查结果总结于表 33-3。

表 33-3　呼吸性碱中毒的体格检查和可能病因

检　查	临床病因（线索）
生命体征	
低血压	低氧血症
心率↑	发热、焦虑
体位性变化	血浆容量↓
体温↑	感染或脓毒症
呼吸急促	心律失常、低氧血症、肺部疾病
肺　脏	
吸气相湿啰音	肺水肿
吸气相干啰音和湿啰音	肺纤维化
呼吸频速、肺部摩擦音	肺栓塞
时间延长的呼气相喘鸣	哮喘
心　脏	
心律不齐	心律失常
P_2↑，可触及 P_2，右心室抬举	肺动脉高压
腹　部	
腹水、扑翼样震颤	肝病
孕期子宫	妊娠
四　肢	
发绀	低氧血症
神经系统	
震颤、感觉异常	焦虑、皮肤血流量低
肌肉无力	低钾血症、低磷血症
Chvostek 征和 Trousseau 征	离子钙降低

五、动脉血气

• 呼吸性碱中毒的特点是 PCO_2 降低，血清 $[HCO_3^-]$ 降低，pH 升高。在急性呼吸性碱中毒时，血清 $[HCO_3^-]$ 约为 20mmol/L，因为对低碳酸血症（20mmHg）的继发性反应为 $[HCO_3^-]$ 从正常的 24mmol/L 下降 4mmol/L（表 33-1）。

• 若为慢性呼吸性碱中毒，同等程度的低碳酸血症（20mmHg），血清 $[HCO_3^-]$ 会从正常水平的 24mmol/L 降至 16mmol/L。

• 请注意，如果没有 pH，有时难以区分高氯性代谢性酸中毒与慢性呼吸性碱中毒，因为两者都具有高氯血症。

六、血清化学

• 持续性低钠血症、低钾血症、低磷血症和离子钙水平降低，提示慢性呼吸性碱中毒。

• 白细胞↑，提示感染。

• 血红蛋白↓，提示贫血。

• 血细胞比容↑，提示暴露于高海拔地区。

• 肝功能异常检查，提示肝脏疾病。

• T_3 和 T_4↑及 TSH↓，提示甲状腺功能亢进症。

• 当同时存在呼吸性碱中毒和高阴离子间隙性代谢性酸中毒时，怀疑水杨酸盐摄入。

• 尿液 β- 人绒毛膜激素阳性，提示妊娠。

表 33-4　呼吸性碱中毒的治疗

原　因	治疗方案
焦虑 - 过度通气综合征	利用纸袋或塑料袋复吸，轻度镇静和安慰
低氧血症	O_2
水杨酸	碱化尿液，强迫利尿，透析
脓毒症	抗生素
甲状腺功能亢进症	β 受体阻滞药，抗甲状腺药物
哮喘	支气管扩张药，皮质类固醇
肺炎	抗生素
肺水肿	利尿药，改善充血性心力衰竭
肺栓塞	O_2，抗凝
心律失常	将 pH 降低至 < 7.50，乙酰唑胺，复吸器
高海拔，攀登	O_2，乙酰唑胺
机械通气	通气次数和潮气量↓，死腔↑，轻度镇静但不必使骨骼肌麻痹

七、其他检查

• 胸部 X 线检查。

• 血培养。

八、治疗

• 呼吸性碱中毒既不是良性疾病，也不是自限性疾病。因此，有必要进行治疗。

• 纠正导致呼吸性碱中毒的原发病，非常重要。

• 表 33-4 列出了呼吸性碱中毒的病因特异性治疗。

◆习题

病例 1　患者女性，**24** 岁，既往哮喘，因上呼吸道感染引起急性发作而急诊就诊。在应用支气管扩张药和皮质类固醇治疗之前，实验室检查结果如下。

血　清	动脉血气
Na^+= 139mmol/L	pH = 7.55
K^+= 3.4mmol/L	PCO_2 = 22mmHg
Cl^- = 96mmol/L	PO_2 = 88mmHg
HCO_3^- = 21mmol/L	HCO_3^- = 20mmol/L
肌酐 = 53μmol/L	
BUN = 6.4mmol/L	
葡萄糖 = 5.1mmol/L	

问题 1：该患者的酸碱平衡紊乱属于什么类型？

答：基于 pH 呈碱性，HCO_3^- 降低和 PCO_2 降低，该患者的酸碱平衡紊乱为呼吸性碱中毒。

问题 2：呼吸性碱中毒是急性还是慢性？

答：这是急性呼吸性碱中毒，因为血清 [HCO_3^-] 从 24mmol/L 降低至 21mmol/L（PCO_2 每降低 1mmHg，HCO_3^- 降低 0.2mmol/L），符合单纯性急性呼吸性碱中毒。在哮喘急性发作期间，过度通气引起的低碳酸血症很常见。

病例 2　患者男性，66 岁，因呼吸短促和腿部肿胀 10d 而入院，既往患有慢性阻塞性肺疾病。服用支气管扩张药和呋塞米。体格检查显示支气管痉挛和 S_3，以及下肢凹陷性水肿（++）。患者接受静脉呋塞米 60mg，每 12 小时 1 次，治疗 3d，其呼吸短促和水肿改善。心电图是正常的。实验室结果如下。

时　间	血清电解质	动脉血气
入院即刻	$Na^+ = 136mmol/L$ $K^+ = 3.3mmol/L$ $Cl^- = 104mmol/L$ $HCO_3^- = 18mmol/L$ 肌酐 = 97.2μmol/L BUN = 10.0mmol/L 葡萄糖 = 5.7mmol/L	pH = 7.45 $PCO_2 = 26mmHg$ $PO_2 = 90mmHg$ $HCO_3^- = 17mmol/L$
入院第 4 天	$Na^+ = 134mmol/L$ $K^+ = 3.2mmol/L$ $Cl^- = 96mmol/L$ $HCO_3^- = 21mmol/L$ 肌酐 = 106.1μmmol/L BUN = 13.5mmol/L 葡萄糖 = 6.2mmol/L	pH = 7.48 $PCO_2 = 28mmHg$ $PO_2 = 92mmHg$ $HCO_3^- = 20mmol/L$

问题 1：该患者入院时的酸碱平衡紊乱属于什么类型？

答：根据 pH 呈碱性，血清 $[HCO_3^-]$ 降低和 PCO_2 降低，入院时酸碱平衡紊乱为呼吸性碱中毒。急性呼吸性碱中毒的继发改变是血清 $[HCO_3^-]$ 预期值应为 21mmol/L（24-3 = 21mmol/L）。对于慢性呼吸性碱中毒，血清 $[HCO_3^-]$ 预期值应为 18（24-6 = 18mmol/L）。因此，该患者为单纯性慢性呼吸性碱中毒。

问题 2：该患者入院第 4 天的酸碱平衡紊乱属于什么类型？

答：患者入院时患有慢性呼吸性碱中毒，但治疗后 pH、血清 $[HCO_3^-]$ 和 PCO_2 升高，提示叠加有呋塞米治疗导致的代谢性碱中毒。襻利尿药引起的代谢性碱中毒，在充血性心力衰竭和水肿的患者中并不少见。

（陈心培　译，张向阳　校）

参考文献

[1] Adrogué HJ, Madias NE. Management of life-threatening acid-base disorders [1 of 2 parts]. N Engl J Med. 1998;338:26–34.

[2] Elliott CG, Morris AH. Clinical syndromes of respiratory acidosis and alkalosis. In: Seldin DW, Giebisch G, editors. The regulation of acid-base balance. New York: Raven Press; 1989. p. 483–521.

[3] Laffey JG, Kavanagh BP. Hypocapnia. N Engl J Med. 2002;347:43–53.

[4] Krapf R, Hulter HN. Respiratory alkalosis. In: Gennari FJ, Adrogué HJ, Galla JH, Madias NE, editors. Acid-base disorders and their treatment. Boca Raton: Taylor & Francis; 2005. p. 641–79.

第 34 章　混合型酸碱平衡紊乱
Mixed Acid - Base Disorders

混合型酸碱平衡紊乱的定义是患者同时存在 2 种或 3 种原发性酸碱平衡紊乱。这些酸碱平衡紊乱可以同时发生，也可以发生在不同的时间阶段。有两类患者有发生混合酸碱平衡紊乱的危险：重症监护病房内的危重患者和老年人。此外，急诊的糖尿病患者或酒精中毒患者，可能也出现双重或三重酸碱平衡紊乱。

一般来说，危重患者罹患多种疾病，可以引起混合型酸碱平衡紊乱。例如，脓毒症或肝衰竭的患者，最初可能出现呼吸性碱中毒，随后由于低血压而发展成为阴离子间隙（anion gap，AG）升高的代谢性酸中毒。另一类患者，即老年人，可能有慢性疾病，如慢性阻塞性肺疾病（chronic obstructive pulmonary disease，COPD）伴呼吸性酸中毒，随后由于使用噻嗪类利尿药或襻利尿药治疗肺源性心脏病，而发展成为代谢性碱中毒。

临床医师能够识别混合型酸碱平衡紊乱，才能够给患者提供适当的处置措施，这一点至关重要。例如，未能认识到慢性呼吸性酸中毒基础上合并的代谢性碱中毒，可能会加重低氧血症，因为这 2 种类型酸碱平衡紊乱都与二氧化碳分压升高有关。此外，积极输注生理盐水可能改善潜在的代谢性碱中毒，但同时会把 pH 降低至危险水平。为了避免出现这些变化，能够识别这两种类型酸碱平衡紊乱并同时予以适当治疗，就相当重要，这样才会使患者的病情最终得到改善。

此外，识别混合型酸碱平衡紊乱可能为病情的新变化提供线索，特别是在危重患者中。例如，患有重症肺炎和呼吸性碱中毒的患者，可能在入院后数小时内出现 AG 升高。这表明患者可能由于脓毒性休克（septic shock）而产生乳酸。

一、混合型酸碱平衡紊乱的分析

1. 任何时候都应怀疑是否存在混合型酸碱平衡紊乱（另见第 27 章）。
- 原发性单纯性酸碱平衡紊乱，是没有代偿反应或过度代偿的。
- pH 和 $[HCO_3^-]$ 正常，但 AG 值较高（代谢性酸中毒合并代谢性碱中毒）。
- pH 接近正常，但 $[HCO_3^-]$ 较低（代谢性酸中毒合并呼吸性碱中毒）。
- pH 降低（ < 7.40），但 $[HCO_3^-]$ 正常或稍低（代谢性酸中毒合并呼吸性酸中毒）。
- pH 接近正常，但 $[HCO_3^-]$ 偏高（代谢性碱中毒合并呼吸性酸中毒）。
- pH 较高（ > 7.40），但 $[HCO_3^-]$ 正常（代谢性碱中毒合并呼吸性碱中毒）。
2. 在分析混合型酸碱平衡紊乱时应考虑以下几个因素。

- 病情及临床状况：稳定或不稳定、气管插管、脓毒症、低血压、胃肠减压、酮症酸中毒等。
- 药物：镇静。
- pH 评估：较前低（叠加）、正常（抵消）或高（叠加）。
- AG：正常或偏高。
- pH 变化的时程：急性或慢性紊乱。

下面的讨论将集中在临床经常发生的混合性酸碱平衡紊乱，它们有特征性的电解质紊乱和动脉血气（arterial blood gas，ABG）表现。注意，这些实验室检查结果的变化，取决于是否存在明显的平衡紊乱、并存其他异常的时间长短。表 34-1 总结了住院患者中最常见的混合型酸碱平衡紊乱。

表 34-1　常见的混合型酸碱平衡紊乱，pH 和电解质情况

酸碱平衡紊乱	临床状况	pH	PCO_2[a]	Na^+	K^+	Cl^-	HCO_3^-[a]	AG
双重酸碱平衡紊乱								
代谢性酸中毒合并代谢性碱中毒	肾衰竭（CKD Ⅳ、Ⅴ）、糖尿病酮症酸中毒、乳酸酸中毒伴呕吐或使用利尿药	N	N	N/↓	N↓	N↓	～N	↑
代谢性酸中毒合并呼吸性碱中毒	肾衰竭（CKD Ⅳ、Ⅴ）合并脓毒症、水杨酸中毒或肺栓塞	～N	↓↓	N	N	N/↑	↓↓	↑/N[b]
代谢性酸中毒合并呼吸性酸中毒	心脏骤停、伴有肺气肿、使用镇静药或麻醉药的肾衰竭	↓↓	N/↑	N	N	N	N/↓	↑/N[b]
代谢性碱中毒合并呼吸性碱中毒	呕吐、肺炎使用利尿药、肝衰竭或怀孕	↑	N/↓	～N	↓	N	N/↑	轻微↑
代谢性碱中毒合并呼吸性酸中毒	呕吐、肺气肿或镇静药使用利尿药	N/↑	↑	N/↓	N/↓	N	↑	N
三重酸碱平衡紊乱								
代谢性酸中毒、代谢性碱中毒合并呼吸性碱中毒	酮症酸中毒伴呕吐、腹痛或肺炎	↑	↓	N	N/↓	N/↓	轻微↓	↑
代谢性酸中毒、代谢性碱中毒合并呼吸性酸中毒	酮症酸中毒伴呕吐、镇静药或COPD	↓↓	↑	N	N	N	↓↓	↑

AG. 阴离子间隙；COPD. 慢性阻塞性肺疾病；CKD. 慢性肾脏病；a. 浓度的变化取决于占主导地位的酸碱平衡紊乱类型的严重程度；b. 取决于代谢性酸中毒的病因

（一）代谢性酸中毒与代谢性碱中毒

这种紊乱可见于以下 2 种临床情况。

1. 代谢性酸中毒常见于慢性肾脏病（chronic kidney disease，CKD）Ⅳ期和Ⅴ期（肾衰竭期）、酮症酸中毒或乳酸酸中毒，伴有因呕吐或胃肠减压引起的代谢性碱中毒。最常见共存的电解质紊乱和 ABG 值如下。

血 清	动脉血气
Na^+ = 138mmol/L	pH = 7.39
K^+ = 3.6mmol/L	PCO_2 = 39mmHg
Cl^- = 96mmol/L	PO_2 = 92mmHg
HCO_3^- = 23mmol/L	HCO_3^- = 22mmol/L
肌酐 = 406.6μmol/L	
BUN = 17.1mmol/L	
AG = 19	

ABG. 动脉血气；AG. 阴离子间隙；BUN. 尿素氮

2. 由襻利尿药或噻嗪类利尿药引起的代谢性碱中毒，合并由酮症酸中毒或肾衰竭引起的代谢性酸中毒。实验结果如下。

血 清	动脉血气
Na^+ = 130mmol/L	pH = 7.41
K^+ = 3.2mmol/L	PCO_2 = 41mmHg
Cl^- = 86mmol/L	PO_2 = 92mmHg
HCO_3^- = 25mmol/L	HCO_3^- = 24mmol/L
肌酐 = 123.8μmol/L	
BUN = 9.97mmol/L	
AG = 19	

AG. 阴离子间隙；BUN. 尿素氮

注意，电解质和 ABG 值的变化取决于占主导地位的酸碱平衡紊乱类型。这种酸碱平衡紊乱叠加对 pH 的影响，是使其接近正常（抵消）。血清 AG 升高会持续存在。如果腹泻是代谢性酸中毒的原因，那么 AG 升高不会达到这个程度。

（二）代谢性酸中毒与呼吸性碱中毒

临床多见于肾衰竭，酮症酸中毒或乳酸酸中毒合并脓毒症。水杨酸盐过量或肺栓塞也可引起代谢性酸中毒合并呼吸性碱中毒。代表性的电解质紊乱和 ABG 异常，参见下表。AG 水平升高。两者对 pH 的影响是相互抵消的，因此 pH 接近正常，但这两种酸碱平衡紊乱都会使二氧化碳分压下降。水杨酸盐过量时，由于对中枢神经系统（CNS）的直接刺激，最初的酸碱平衡紊乱表现为呼吸性碱中毒，随后发展为代谢性酸中毒。通过计算继发反应是否适当，就可以确定是否存在占主导地位的酸碱平衡紊乱。例如，如果代谢性酸中毒是主要的酸碱平衡紊乱，而二氧化碳分压下降值超过了计算出的二氧化碳分压下降预计值（单纯代谢性酸中毒），那么就可以确定同时合并呼吸性碱中毒。如果呼吸性碱中毒是主要的酸碱平衡紊乱，而血清 $[HCO_3^-]$ 下降值超过计算出的血清 $[HCO_3^-]$ 下降预计值，那么就可以确定同时合并代谢性酸中毒。

下表所列实验室检查结果表明，代谢性酸中毒是主要的酸碱平衡紊乱。预计的二氧化碳分压计算公式是 $26 \pm 2mmHg$（$1.5 \times$ 血清 $HCO_3^- + 8 \pm 2 = 18 + 8 \pm 2 = 26 \pm 2$）。而实际检测报告中，二氧化碳分压为 22mmHg，表明患者的低碳酸血症程度超过预计值。因此，代谢性酸中毒合并了呼吸性碱中毒。

血　清	动脉血气
$Na^+ = 129mmol/L$	pH = 7.36
$K^+ = 3.4mmol/L$	$PCO_2 = 22mmHg$
$Cl^- = 92mmol/L$	$PO_2 = 90mmHg$
$HCO_3^- = 12mmol/L$	$HCO_3^- = 11mmol/L$
肌酐 = 760.2μmol/L	
BUN = 24.2mmol/L	
AG = 25	

AG. 阴离子间隙；BUN. 尿素氮

（三）代谢性酸中毒与呼吸性酸中毒

这种双重酸碱平衡紊乱发生在心脏骤停、肾衰竭、伴使用镇静药或麻醉药的乳酸酸中毒、慢性阻塞性肺疾病等疾病。两者对 pH 的影响是叠加的，因为两种酸碱平衡紊乱均使 pH 降低。电解质紊乱和 ABG 异常（见下表）表明原发性酸碱平衡紊乱为慢性呼吸性酸中毒，合并乳酸酸中毒引起的代谢性酸中毒。AG 值升高。如果代谢性酸中毒的原因是腹泻或肾小管病变，那么 AG 值可能是正常的。

血　清	动脉血气
$Na^+ = 136mmol/L$	pH = 7.27
$K^+ = 3.9mmol/L$	$PCO_2 = 44mmHg$
$Cl^- = 100mmol/L$	$PO_2 = 88mmHg$
$HCO_3^- = 20mmol/L$	$HCO_3^- = 19mmol/L$
肌酐 = 88.4μmol/L	
BUN = 8.5mmol/L	
AG = 16	

AG. 阴离子间隙；BUN. 尿素氮

（四）代谢性碱中毒与呼吸性碱中毒

容易发生这种混合型酸碱平衡紊乱的情况，是呕吐或利尿药治疗导致的代谢性碱中毒，合并肺炎或肝衰竭并发的呼吸性碱中毒。因孕酮升高和膈肌抬高，孕妇通常发生呼吸性碱中毒；当孕妇大量呕吐时，就会叠加代谢性碱中毒。

机械通气的患者由于呼吸频率增加而发生呼吸性碱中毒，如果同时使用胃肠减压，则容易发生代谢性碱中毒。两者对 pH 的影响是叠加的。以下电解质紊乱和 ABG 异常见于 1 例碱摄入和肺炎的患者。

血　清	动脉血气
Na^+ = 146mmol/L	pH = 7.60
K^+ = 2.8mmol/L	PCO_2 = 45mmHg
Cl^- = 80mmol/L	PO_2 = 68mmHg
HCO_3^- = 52mmol/L	HCO_3^- = 51mmol/L
肌酐 = 141.4μmol/L	
BUN = 8.5mmol/L	
AG = 14	

AG. 阴离子间隙；BUN. 尿素氮

碱中毒诱导乳酸产生，故 AG 升高。

（五）代谢性碱中毒与呼吸性酸中毒

代谢性碱中毒合并呼吸性酸中毒常见于以下情况：呕吐、COPD 患者使用利尿药、镇静药、使用麻醉药抑制呼吸中枢。这种酸碱平衡紊乱常见于慢性阻塞性肺疾病（COPD）、高血压和充血性心力衰竭（congestive heart failure，CHF）患者，这些患者通常使用襻利尿药或噻嗪类利尿药治疗。两者对 pH 的影响是相互抵消的。在 1 例慢性呼吸性酸中毒并使用利尿药治疗高血压患者中，电解质紊乱和 ABG 异常（见下表）与之符合。

血　清	动脉血气
Na^+ = 134mmol/L	pH = 7.42
K^+ = 3.6mmol/L	PCO_2 = 59mmHg
Cl^- = 91mmol/L	PO_2 = 62mmHg
HCO_3^- = 37mmol/L	HCO_3^- = 36mmol/L
肌酐 = 114.9μmol/L	
BUN = 6.4mmol/L	

AG. 阴离子间隙；BUN. 尿素氮

另外 2 种混合型酸碱平衡紊乱在临床上并不常见。

1. 高氯性代谢性酸中毒（AG 正常）与高 AG 性代谢性酸中毒

见于大量腹泻的患者，随后发展为低血压和乳酸酸中毒。两者对 pH 的影响是叠加的。典型的实验室检查结果如下。

pH = 7.10

PCO_2=18mmHg

PO_2=86mmHg

血清 $[HCO_3^-]$= 6mmol/L

预计 $[HCO_3^-]$= 5mmol/L

AG 升高

2. 急性呼吸性酸中毒与慢性呼吸性酸中毒

见于慢性阻塞性肺疾病（COPD）合并慢性呼吸性酸中毒患者，当其肺部疾病恶化、使用镇静药、高流量氧气时发生急性呼吸性酸中毒。两者对 pH 的影响是叠加的。典型的实验室检查结果如下。

pH= 7.31

PCO_2=80mmHg

PO_2=70mmHg

血清 $[HCO_3^-]$= 39mmol/L

预计 $[HCO_3^-]$= 38mmol/L

AG = 正常

ABG 提示呼吸性酸中毒。然而，检测的 HCO_3^- 结果高于急性呼吸性酸中毒（预计 HCO_3^-= 28mmol/L），也高于慢性呼吸性酸中毒（预计 HCO_3^-=36mmol/L），提示在慢性呼吸性酸中毒基础上叠加了急性呼吸性酸中毒。代谢性碱中毒也会增加 PCO_2 和 HCO_3^-，但 pH 也会升高。慢性呼吸性酸中毒合并急性呼吸性酸中毒患者的典型表现，是 pH 明显低于慢性呼吸性酸中毒患者，慢性呼吸性酸中毒患者的 pH 通常＞ 7.34。二氧化碳分压 80mmHg 与单纯慢性呼吸性酸中毒的表现不一致。

（六）三重酸碱平衡紊乱

虽然罕见，三重酸碱平衡紊乱也可以见于某些患者。例如，酮症酸中毒患者出现呕吐和腹痛，可出现高 AG 性代谢性酸中毒、代谢性碱中毒和呼吸性碱中毒（见章后习题病例 2）。

同样，乳酸酸中毒患者，使用呼吸机的条件为低潮气量、低呼吸频率，同时进行胃肠减压，常发生高 AG 性代谢性酸中毒、代谢性碱中毒、呼吸性碱中毒（见章后习题病例 3）。

二、治疗

与单纯的酸碱平衡紊乱相比，混合酸碱平衡紊乱的治疗较为困难。十分重要的是，要判断占主导地位的酸碱平衡紊乱类型及其病因。此外，治疗措施要以纠正血液 pH 作为指导，针对混合型酸碱平衡紊乱的一个方面进行治疗，可能不会加重其他合并的酸碱平衡紊乱。以下各节概述了常见混合型酸碱平衡紊乱的处置。

1. 代谢性酸中毒与代谢性碱中毒

• 0.9% 生理盐水可改善 Cl^- 反应性代谢性碱中毒。如果代谢性酸中毒是由于糖尿病酮症酸中毒引起的，胰岛素和 0.9%（或 0.45%）NaCl 可以改善酮症酸中毒病情。如果酮症酸中毒与饥饿或酒精有关，输注葡萄糖（D5W）即可。对于乳酸酸中毒和代谢性碱中毒，输注生理盐水有效。在肾衰竭患者，代谢性酸中毒可通过肾脏替代治疗得到改善。

2. 代谢性酸中毒与呼吸性碱中毒

- 治疗这两种酸碱平衡紊乱的病因可以纠正酸碱平衡紊乱。给予 NaHCO₃ 可能不会一直有效，因为它可能会加重碱血症。复吸式呼吸器可缓解呼吸性碱中毒。

- 肾脏替代治疗可改善酸中毒和碱中毒。

3. 代谢性酸中毒与呼吸性酸中毒

- 两种酸碱平衡紊乱使 pH 低于 7.1。应处理引起呼吸衰竭的原因，如有必要，应考虑气管插管。过度通气和降低二氧化碳分压可有效地提高 pH。目标 pH 为 7.20 ～ 7.28。

4. 代谢性碱中毒与呼吸性碱中毒

- 两种酸碱平衡紊乱使 pH 高于 7.50。如果是新发呼吸性碱中毒，则应治疗败血症或未被识别的肺栓塞等病因。使用呼吸机和胃肠减压的患者可以有效地改善这两种疾病。

- 应避免 NaHCO₃ 治疗。

- 生理盐水、氯化钾或两者联合使用，均可改善 Cl⁻ 反应性代谢性碱中毒。

5. 代谢性碱中毒与呼吸性酸中毒

- 生理盐水和（或）KCl 治疗 Cl⁻ 反应性代谢性碱中毒有效。这种治疗可促进肾脏排出 HCO₃⁻，降低 pH。

- 过度降低二氧化碳分压会加重碱性血症。积极输注盐水可以降低 pH。为了保持 pH 和二氧化碳分压在合理范围，识别酸碱平衡紊乱的主导类型并予以适当治疗是非常重要的。如果有必要，再处置另一种酸碱平衡紊乱，是治疗这种混合型酸碱平衡紊乱的适当方法。

- 慢性呼吸性酸中毒患者依靠酸血症驱动通气；应避免快速升高这些患者的 pH。

◆ 习题

病例 1 为每组实验室检查结果匹配恰当的酸碱平衡紊乱答案。

选项	Na⁺（mmol/L）	Cl⁻（mmol/L）	HCO₃⁻（mmol/L）	pH	PCO₂（mmHg）	HCO₃⁻（mmol/L）*
A	130	95	10	7.34	19	9
B	136	94	24	7.39	39	23
C	130	85	29	7.50	36	28
D	140	100	20	7.27	44	19
E	142	100	32	7.41	52	31

*. HCO₃⁻ 预计值

1. 代谢性碱中毒合并呼吸性酸中毒

2. 代谢性酸中毒合并呼吸性碱中毒

3. 代谢性酸中毒合并呼吸性酸中毒

4. 代谢性酸中毒合并代谢性碱中毒

5. 代谢性碱中毒合并呼吸性碱中毒

答：A = 2；B = 4；C = 3；D = 5；E = 1 或（1 = E；2 = A；3 = D；4 = B；5 = C）

为了回答这些问题，计算 AG 值很重要。计算 AG 值和了解上述混合型酸碱平衡紊乱的发病机制，会为鉴别诊断提供重要线索。表格行 A ～ E 的 AG 值分别为 25、18、16、20 和 10mmol/L。关于答案选项 1 中酸碱平衡紊乱的发病机制，呕吐或使用利尿药（噻嗪类或襻利尿药）通常会导致代谢性碱中毒，肺气肿或任何引起二氧化碳潴留的疾病会导致呼吸性酸中毒。表格行 E 所示的实验室检查结果，符合代谢性碱中毒和呼吸性酸中毒的表现。两者混合出现会导致 pH 正常或升高，HCO_3^- 和 PCO_2 升高。如果代谢性碱中毒占主导地位，AG 通常正常或轻度升高。

答案选项 2 中给出的酸碱平衡紊乱，可由肾衰竭、乳酸酸中毒、酮症酸中毒等疾病引起的，或摄入甲醇、乙二醇等毒素引起的，它们会降低血清 [HCO_3^-]，升高 AG。对代谢性酸中毒的适当代偿反应是过度通气，这就导致了二氧化碳分压降低。表格行 A 中显示的数据符合代谢性酸中毒和呼吸性碱中毒的表现。代谢性酸中毒可单独存在（单纯代谢性酸中毒），也可与其他原发疾病合并存在（混合性代谢性酸中毒）。为了鉴别这两种情况，应该计算二氧化碳分压预计值，如混合代谢性酸中毒和呼吸性碱中毒讨论中所述。如果表格行 A 中显示的动脉血气值是单纯代谢性酸中毒，那么 PCO_2 应该在 21 ～ 25mmHg 之间，而实际二氧化碳分压是 19mmHg。因此，在代谢性酸中毒基础上叠加了呼吸性碱中毒。

答案选项 3 中给出的酸碱平衡紊乱，通常是由急性产生乳酸的疾病引起的，如心脏骤停、癫痫发作或肺气肿患者二氧化碳潴留合并严重低血压。代谢性酸中毒合并呼吸性酸中毒混合存在，使 pH 低于 7.40，[HCO_3^-] 低于 24mmol/L，PCO_2 值正常或略升高。由于乳酸或其他类似的阴离子的聚集，AG 通常是升高的。表格行 D 所示的实验室检查结果符合代谢性酸中毒合并呼吸性酸中毒。

答案选项 4 中给出的酸碱平衡紊乱，发生于 1 例呕吐或服用利尿药（噻嗪类或襻利尿药）的肾衰竭患者。肾衰竭导致高 AG 性代谢性酸中毒，伴有低 pH、低 [HCO_3^-] 和低 PCO_2。另一方面，代谢性碱中毒会导致高 pH、高 [HCO_3^-]，以及由于低通气而导致的高 PCO_2。两者混合存在时，pH、[HCO_3^-] 和 PCO_2 可能表现为正常。这种酸碱平衡紊乱的唯一线索是 AG 升高，因为代谢性酸中毒和代谢性碱中毒都会引起 AG 升高。但是，因腹泻或肾小管酸中毒引起的代谢酸中毒不会出现 AG 升高。AG 正常的代谢性酸中毒合并代谢性碱中毒后，由于后者酸碱平衡紊乱的存在，通常会引起 AG 轻度升高。表格行 B 所示的实验室检查结果符合代谢性酸中毒合并代谢性碱中毒。

答案选项 5 中给出的酸碱平衡紊乱，见于 1 例伴有过度通气的肝衰竭患者。这会引起呼吸性碱中毒。如果这个患者正在接受利尿药治疗，如呋塞米，或有过呕吐，患者会出现代谢性碱中毒。在这样的患者中，通常 pH ＞ 7.40，[HCO_3^-] 正常或升高，PCO_2 正常或略低。表格选项 C 所示的实验室检查结果符合呼吸性碱中毒合并代谢性碱中毒。正常孕妇在严重呕吐后也可以见到类似的酸碱平衡紊乱。

病例 2 患者男性，38 岁，因恶心、呕吐和严重腹痛 4d 入院，有 1 型糖尿病和胰腺炎病史。由于进食差而没有使用胰岛素。实验室检查结果如下。

血 清	动脉血气
Na^+ = 120mmol/L	pH =7.47
K^+ = 3.9mmol/L	PCO_2 = 23mmHg
Cl^- = 60mmol/L	PO_2 = 109mmHg
HCO_3^- = 17mmol/L	HCO_3^- = 16mmol/L
肌酐 =274μmol/L	
尿素氮 = 31.3mmol/L	
葡萄糖 = 43.1mmol/L	
酮体 = 阳性	

问题 1：请描述该患者酸碱平衡紊乱的特征。

答：通过 Henderson 方程计算，[H^+] 为 32，对应的 pH 应为 7.48，接近患者 pH。从 ABG 值来看，初始酸碱平衡紊乱为呼吸性碱中毒，通过计算代偿反应得知，酸碱平衡紊乱为慢性呼吸性碱中毒而非急性呼吸性碱中毒。腹痛引起的过度通气是造成这种类型酸碱平衡紊乱的原因。

计算的 AG 为 43，不是由于碱中毒引起，而完全是由于代谢性酸中毒引起。停用胰岛素以及随后产生的酮体（酮体阳性）导致了高 AG 性代谢性酸中毒。

假设正常 AG 值为 10，该患者的 AG 值比正常值高出 33 个阴离子（43-10 = 33；ΔAG = 33）。如果 1 个 H^+ 被 1 个 HCO_3^- 缓冲，则患者血清中不应该有任何可测得的 HCO_3^-。但患者检测的 HCO_3^- 为 17mmol/L，表明发生代谢性酸中毒之前，血清 HCO_3^- 水平就较高。因此，在发生代谢性酸中毒之前就存在代谢性碱中毒。患者证实在停用注射胰岛素前就开始呕吐。因此，患者有三重酸碱平衡紊乱：慢性呼吸性碱中毒、高 AG 性代谢性酸中毒和代谢性碱中毒。

问题 2：计算 AG 前，是否需要使用高血糖时的 Na^+ 校正值？

答：不需要。参见第 27 章，很明确，计算 AG 前，无需对高血糖时的 Na^+ 进行校正。

问题 3：在分析 ABG 时，$\triangle AG/\triangle HCO_3^-$ 有意义吗？

答：有意义。$\triangle AG/\triangle HCO_3^-$ 比值 > 2 提示存在代谢性碱中毒。该患者的 $\triangle AG/\triangle HCO_3^-$ 比值是 4.71[$\triangle AG = 33$；$\triangle HCO_3^- = 7$（24 -17）；比值 = 33/7= 4.71]。然而，没有必要随时依赖 $\triangle AG/\triangle HCO_3^-$ 比率进行判别。例如，该患者的血清 $[HCO_3^-]$ 升高相对于 AG 的升高来讲不成比例，提示存在代谢性碱中毒基础。

病例 3　患者女性，31 岁，酗酒和胰腺炎，因呼吸困难、神志不清、大量呕吐和腹痛入院。她接受了气管插管和镇静药治疗。实验室检查结果如下。

血　清	动脉血气
$Na^+ = 136mmol/L$	$pH = 7.01$
$K^+ = 4.9mmol/L$	$PCO_2 = 26mmHg$
$Cl^- = 87mmol/L$	$PO_2 = 67mmHg$
$HCO_3^- = 7mmol/L$	$HCO_3^- = 6mmol/L$
肌酐 = 362.4μmol/L	
尿素氮 = 2.5mmol/L	
葡萄糖 = 4mmol/L	
酮体 = 阳性	

问题 1：请描述该患者酸碱平衡紊乱的特征。

答：基于低 pH 和血清 $[HCO_3^-]$ 降低以及 AG=42，该患者因酒精性酮症酸中毒而存在高 AG 性代谢性酸中毒。

二氧化碳分压的预计值是 18.5mmHg（范围 16.5 ～ 20.5mmHg），患者因使用镇静药而导致呼吸性酸中毒（高碳酸血症）。

与病例 2 一样，AG 的升高与 HCO_3^- 的降低之间不成比例，提示存在代谢性碱中毒基础。低氯血症是引起代谢性碱中毒的显然证据，这是由呕吐所引起的。$\triangle AG /\triangle HCO_3^-$ 比值为 1.9（$\triangle AG = 42-10 = 32$；$\triangle HCO_3^- = 24 - 7 = 17$；比值 =32/17 = 1.9），这也支持存在代谢性碱中毒。

因此，患者有三重酸碱平衡紊乱：高 AG 性代谢性酸中毒、呼吸性碱中毒、高 AG 性代谢性酸中毒。

问题 2：如果二氧化碳分压降至 18mmHg，pH 应为多少？

答：如果通过增加呼吸频率来降低二氧化碳分压，那么她的 pH 是 7.18。pH 由 Henderson 方程计算得到：

$$[H^+]=24 \times \frac{pCO_2}{HCO_3^-}$$

$$[H^+]=24 \times \frac{18}{7}=62=pH=7.18$$

病例 4 患者女性，60 岁，HIV/AIDS，因腹泻和滥用多种药物入院。患者低血压（收缩压 90mmHg），心率 112 次 /min。实验室检查结果如下。

血 清	动脉血气
Na^+ = 130mmol/L	pH = 7.06
K^+ = 5.5mmol/L	pCO_2 = 28mmHg
Cl^- = 112mmol/L	pO_2 = 84mmHg
HCO_3^- = 9mmol/L	HCO_3^- = 8mmol/L
肌酐 = 132.6μmol/L	
BUN = 13.5mmol/L	
葡萄糖 = 4.4mmol/L	
白蛋白 = 23g/L	
尿液毒检：可卡因和海洛因阳性	

问题 1：下面哪一项描述最符合患者的酸碱状态？

A. 代谢性酸中毒合并代谢性碱中毒

B. 代谢性碱中毒合并呼吸性碱中毒

C. 代谢性酸中毒合并呼吸性酸中毒

D. 呼吸性酸中毒、代谢性碱中毒合并代谢性酸中毒

E. 代谢性酸中毒、呼吸性碱中毒合并代谢性碱中毒

答案是选项 C。患者有高 AG 性代谢性酸中毒合并呼吸性酸中毒。她的 AG 是 14（经白蛋白正常值 43g/L 校正）。注意，血清白蛋白每减少 10g（正常 40～45g/L），AG 的含量就会下降 2.5mmol。合并的呼吸性酸中毒是由于患者滥用药物引起的，药物抑制了呼吸中枢。高 AG 似是由于乳酸增多（低血压）和急性肾损伤引起。

问题 2：$\triangle AG / \triangle HCO_3^-$ 在这个患者中有意义吗？

答：有意义。在腹泻患者，通常 $\triangle AG / \triangle HCO_3^-$ 比值 < 1（参见第 27 章）。在该患者，比值为 0.3（$\triangle AG = 14-10 = 4$；$\triangle HCO_3^- = 24-9 = 15$；比值 = 4/15 = 0.3）。$\triangle AG / \triangle HCO_3^-$ 比值 < 1，提示腹泻是引起 ABG 异常的病因，即便患者可能没有提供腹泻病史。

（徐　婷　译，张向阳　校）

参考文献

[1] Adrogué HJ, Madias NE. Respiratory acidosis, respiratory alkalosis, 2 mixed disorders. In: Floege J, Johnson RJ, Feehally J, editors. Comprehensive clinical nephrology. 4th ed. St. Louis: Elsevier/Saunders; 2010. p. 176–89.

[2] Emmett M, Narins RG. Mixed acid–base disorders. In: Narins RG, editor. Maxwell & Kleeman's clinical disorders of fluid and electrolyte metabolism. 5th ed. New York: McGraw-Hill; 1994. p. 991–1107.

[3] Kraut JA, Kurtz I. Mixed acid–base disorders. In: Mount DB, Sayegh MH, Singh AJ, editors. Core concepts in the disorders of fluid, electrolytes and acid–base balance. New York: Springer; 2013. p. 307–26.

[4] Rastegar A. Mixed acid–base disorders. In: Gennari FJ, Adrogué HJ, Galla JH, Madias NE, editors. Acid–base disorders and their treatment. Boca Raton: Taylor & Francis; 2005. p. 681–96.

第 35 章　药物导致的酸碱紊乱
Drug−Induced Acid − Base Disorders

在第 28 ～ 33 章，我们讨论了导致酸碱紊乱的多种躯体性病因和药物性病因。药物导致的酸碱紊乱在目前临床实践中很常见，本章节我们总结了导致 4 种原发性酸碱紊乱的医源性病因。躯体性病因和药物导致的原发性酸碱紊乱，其病理生理学已在上述章节中讨论。

一、代谢性酸中毒

导致代谢性酸中毒的药物可以分为以下 3 组。

(1) 可产生内生酸性物质的药物（表 35-1）。

(2) 引起消化道或肾脏丢失 HCO_3^- 的药物（表 35-2）。

(3) 损伤肾小管功能的药物（表 35-3、表 35-4 和表 35-5）。

表 35-1　产酸合并阴离子间隙升高的常见药物

药　物	产生的主要酸性物质
二甲双胍	乳酸
抗逆转录病毒（地丹诺辛、齐多夫定、司坦夫定、扎西他滨、替诺福韦、阿巴卡韦）	乳酸
利奈唑胺	乳酸
丙泊酚	乳酸
氰化物中毒	乳酸
丙二醇	乳酸
水杨酸盐	酮酸
乙醇（酒精）	酮酸
甲醇	甲酸
乙二醇	草酸
甲苯	马尿酸
对乙酰氨基酚、奈替米星、氟氯西林、氨己烯酸	焦谷氨酸

表 35-2　引起消化道或肾脏丢失 HCO_3^-、阴离子间隙正常的药物

药　物	丢失 HCO_3^- 的主要部位
乙酰唑胺	肾脏
托吡酯	肾脏
考来烯胺	消化道
盐酸司维拉姆	消化道
氯化钙	消化道

表 35-3　引起近端肾小管酸中毒合并低钾血症、阴离子间隙正常的药物

- 碳酸酐酶抑制药（乙酰唑胺、托吡酯）
- 抗癌药物（异环磷酰胺、顺铂、卡泊、链佐星、阿扎胞苷、苏拉明、巯嘌呤）
- 抗菌药物（已被淘汰的四环素、氨基糖苷类）
- 抗惊厥药（丙戊酸、托吡酯）
- 抗病毒药物（去羟肌苷、阿德福韦、西多福韦、替诺福韦）
- 其他（延胡索酸、雷尼替丁、水杨酸盐、乙醇、镉）

表 35-4　引起远端肾小管酸中毒并低钾血症和阴离子间隙正常的药物

• 两性霉素 B	• 钒酸盐（？）
• 甲苯	• 镇痛药
• 膦甲酸	• 环磺酸盐
• 锂	

表 35-5　引起远端肾小管酸中毒并高钾血症、阴离子间隙正常的药物

导致低肾素低醛固酮的药物	上皮钠通道抑制药
- NSAID	- 阿米洛利
- β 受体阻滞药	- 甲氧苄啶
- 环孢素	- 喷他脒
- 他克莫司	- 氨苯蝶啶
导致高肾素低醛固酮的药物	Na^+/K^+-ATP 酶抑制药 / Na^+/Cl^- 协同转运蛋白激活药
- 血管紧张素转化酶抑制药	- 环孢素
- 血管紧张素 II 受体抑制药	- 他克莫司
- 酮康唑	- 醛固酮拮抗药
- 肝素	- 螺内酯
	- 依普利酮

二、代谢性碱中毒

表 35-6 为引起代谢性碱中毒的药物。

表 35-6　导致代谢性碱中毒的药物

- 襻利尿药
- 噻嗪类利尿药
- 重吸收较少的阴离子（羧苄西林、其他青霉素、磷酸盐、硫酸盐）
- 庆大霉素
- $NaHCO_3$（小苏打）
- 枸橼酸钠、乳酸盐、葡萄糖酸盐、醋酸盐（乙酸盐）
- 抗酸药
- 甘草、嚼用烟草、甘珀酸（生胃酮）
- 氟氢可的松
- 泻药

三、呼吸性酸中毒

表 35-7 为引起呼吸性酸中毒的药物。

四、呼吸性碱中毒

表 35-8 为引起呼吸性碱中毒的药物。

表 35-7　导致呼吸性酸中毒的药物

- 麻醉药（丙泊酚、氯胺酮、硫喷妥钠等）
- 镇静药（戊巴比妥、地西泮、氯硝西泮等）
- 阿片类制剂（吗啡、可待因、海洛因等）
- 琥珀酰胆碱
- 箭毒
- 氨基糖苷类药物

表 35-8　引起呼吸性碱中毒的药物

- 水杨酸盐类
- 孕酮
- 尼古丁
- 黄嘌呤衍生物（咖啡因、茶碱、己酮可可碱等）
- 抗精神病类药物（喹硫平）
- 肾上腺素

（马士程　译，张向阳　校）

参考文献

[1] Kitterer D, Schwab M, Dominik M, et al. Drug-induced acid-base disorders. Pediatr Nephrol. 2015;30:1407–23.

[2] Pham AQT, Xu LHR, Moe OW. Drug-induced metabolic acidosis. F1000Research 2015; 1–13.

[3] Wiener SM. Toxicologic acid-base disorders. Emerg Med Clin N Am. 2014;32:149–65.

下　篇

特殊情况下的水、电解质、酸碱平衡紊乱
Fluid, Electrolyte and Acid-Base Disorders in Special Conditions

第 36 章　急性肾损伤
Acute Kidney Injury

一、定义

在 2004 年之前，文献中至少报道了 60 种不同的急性肾损伤（acute kidney injury，AKI）定义，这些定义既没有得到验证也没有得到标准化。2004 年，急性透析质量倡议（acute dialysis quality initiative，ADQI）组引入了 RIFLE（危险、损伤、肾衰竭、肾功能丧失、终末期肾病；risk，injury，failure，loss，end-stage kidney disease）的分期标准（表 36-1），随后得到了验证。

• 急性肾损伤网络（acute kidney injury network，AKIN）的研究人员进一步完善了 AKI 的 RIFLE 分类。在 AKIN 分类中，AKI 被分为 3 个阶段，也从 RIFLE 分类中排除了 L 和 E。这两个标准都是基于血清肌酐和尿量。表 36-1 显示了 AKI 的 RIFLE 和 AKIN 分期（标准）。

• AKI 可以是非少尿（尿量 > 500ml/d），少尿（100 ～ 500ml/d），或无尿（< 100ml/d）。

• AKI 通常是在没有预警的情况下突发性的，也没有足够的时间来满足适应性机制的要求。因此，液体、电解质和酸碱紊乱在 AKI 中表现得相当严重。

二、水钠失衡

• AKI 患者的自由水的排泄量减少。如果无尿或少尿患者饮水量超过 1L/d，就会出现液体潴留，除非患者发热或经胃肠道丢失。例如，如果无尿患者的入液量大于 600ml/d（尿量 < 100ml 和不显性失水 500ml），就会出现液体潴留，并出现渗透压降低（低钠血症）。

表 36-1　RIFLE 和 AKIN 对 AKI 的分类法

RIFLE（标准）	血清肌酐	尿量 [a] [ml/（kg·h）]	AKIN 标准（分期）	血清肌酐
R（危险）	肌酐上升大于 1.5 倍或 GFR 下降大于 25%	< 0.5ml/(kg·h)，持续 > 6h	1	肌酐上升至基线水平的 1.5 ～ 2 倍，或升高大于 26.5μmol/L
I（损伤）	肌酐上升大于 2 倍或 GFR 下降大于 50%	< 0.5ml/(kg·h)，持续 > 12h	2	肌酐上升至基线水平的 2 ～ 3 倍
F（衰竭）	肌酐上升大于 3 倍或大于 353.6μmol/L 或 GFR 下降大 75%	< 0.3ml/(kg·h) 持续 24h 或无尿大于 12h	3	肌酐上升大于基线水平的 3 倍，或升高大于 353.6μmol/L，或当基线肌酐大于 353.6μmol/L 时，肌酐升高 44.2μmol/L，或需要肾脏替代治疗

（续　表）

RIFLE（标准）	血清肌酐	尿量 a [ml/（kg·h）]	AKIN 标准（分期）	血清肌酐
L（肾功能丧失）	肾功能完全丧失大于 4 周			
E（终末期肾病）	终末期肾病大于 3 个月			

GFR. 肾小球滤过率；a. 用于 RIFLE 和 AKIN 分类

• 在 AKI 的非少尿期或恢复期（多尿期），由于患者排尿量良好，通常不会出现液体潴留。在这种情况下，因肾小管功能紊乱而对 ADH 抵抗，使过量的自由水丢失，从而导致渗压升高（高钠血症）。

• AKI 患者中的钠平衡发生改变，取决于尿量。无尿患者比少尿或非少尿患者更容易潴留钠。一般来说，钠潴留是由于 GFR 和钠排泄量的突然降低所致。在 AKI 的多尿期之前，应限制钠的摄入。

三、钾失衡

• AKI 患者由于 GFR 下降和尿量减少，钾潴留很常见。与非少尿患者相比，高钾血症更多见于少尿和无尿的患者。

• 横纹肌溶解症或肿瘤溶解综合征引起的非少尿 AKI 患者，由于细胞释放钾增加而会出现严重的高钾血症。

• 在 AKI 的多尿期之前，应该限制钾的摄入。

四、钙失衡

• 一般来说，AKI 患者的血清钙离子是降低的。由于高磷血症和骨骼对 PTH 的抵抗，伴有横纹肌溶解症的患者可以出现严重的低钙血症。而且，横纹肌溶解的患者出现低钙血症也与损伤肌肉组织中的钙沉积有关。

• 术后患者和乙二醇中毒患者，因钙与草酸络合形成草酸钙晶体，可出现严重的低钙血症。

• 在 AKI 恢复期，尤其是横纹肌溶解症患者，可出现高钙血症。这种高钙血症与以下因素有关：①高磷血症的改善；②损伤肌肉在恢复过程中释放出钙；③骨骼对 PTH 抵抗作用的改善。

• 有时 AKI 患者出现高钙尿。这应该提醒医师注意一些容易出现这种表现的疾病，如多发性骨髓瘤、肉芽肿性疾病或含钙药物，包括含维生素 D 的制剂。

五、磷失衡

• 高磷血症常见于无尿和少尿的 AKI 患者，这是因为 GFR 降低而导致，也与细胞溶解有关，如横纹肌溶解和肿瘤溶解综合征等。

- 一些患者需要磷酸盐结合剂（Phosphate binder）和（或）肾脏替代疗法。

六、镁失衡

- AKI 患者常出现轻度的血清镁升高，这是由于 GFR 降低以及来自于含镁的物质。高镁血症在 AKI 恢复期后消退。

七、酸碱紊乱

- 无尿和少尿 AKI 患者中，大部分会出现高阴离子间隙增高性代谢性酸中毒。这种类型酸中毒源于 H^+ 的排泄降低，酸性物质的来源为蛋白质摄入和内源性阴离子生成。
- 一些严重酸中毒的患者可能需要使用 $NaHCO_3$（650mg，每日 2 次）或肾脏替代治疗。
- AKI 患者常出现代谢性酸中毒合并呼吸性碱中毒。
- 代谢性碱中毒有时见于呕吐或鼻胃管吸引后。

（张朋书　译，张向阳　校）

参考文献

[1] Franklin SS, Klein KL. Acute renal failure: fluid and electrolyte and acid-base complications. In: Narins RG, editor. Maxwell & Kleeman's clinical disorders of fluid and electrolyte metabolism. 5th ed. New York: McGraw-Hill, Inc; 1995. p. 1175–94.

[2] Singbartl K, Joannidis M. Short-term effects of acute kidney injury. Crit Care Clin. 2015;31:751–62.

[3] Swartz RD. Fluid, electrolyte, and acid-base changes during renal failure. In: Kokko JP, Tannen RL, editors. Fluids and electrolytes. 3rd ed. Philadelphia: WB. Saunders Company; 1996. p. 487–532.

第 37 章　慢性肾脏病
Chronic Kidney Disease

一、定义

慢性肾脏病（chronic kidney disease，CKD）定义为：肾脏结构或功能异常超过 3 个月，且对健康产生影响。这些异常包括肾小球滤过率（glomerular filtration rate，GFR）< 60ml/min、血尿、蛋白尿或者肾脏结构异常。表 37-1 展示了改善全球肾脏病预后组织（Kidney Disease Improving Global Outcomes，KDIGO）关于 CKD 定义的建议。

根据 GFR，对 CKD 进行了分期，如表 37-2 所示。

表 37-1　CKD 标准（以下均超过 3 个月以上）

标　准	建　议
肾脏损伤标志物 （一种或多种）	蛋白尿 [AER ≥ 30mg/24h；ACR ≥ 30mg/g（≥ 3mg/mmol）] 尿沉渣异常 由肾小管紊乱引起的电解质和其他异常 组织学异常 影像学发现的结构异常 肾脏移植病史
GFR 减少	GFR < 60ml/（min·1.73m^2）（GFR 分级 G_{3a} ～ G_5）

AER. 白蛋白排泄率；ACR. 白蛋白 / 肌酐比率；GFR. 肾小球滤过率

表 37-2　CKD 分期及其患病率

分　期	GFR（ml/min）	描　述	百万人患病率（%）
1[a]	≥ 90	肾损伤，GFR 正常或增加	3.6（1.80%）
2	60 ～ 89	肾损伤，GFR 轻微下降	6.5（3.20%）
3[b]	30 ～ 59	GFR 中度减少	15.5（7.70%）
4	15 ～ 29	GFR 重度减少	0.7（0.35%）
5	< 15 或透析	肾脏功能衰竭	0.4（0.20%）

a. CKD，大部分是通过如下表现：蛋白尿或肾脏结构异常，或者 eGFR < 60ml/min 超过 3 个月；b. CKD Ⅲ 又可分为 CKD Ⅲ a（eGFR 45 ～ 59ml/min）和 CKD Ⅲ b（eGFR 30 ～ 44ml/min）

二、钠失衡

- 一旦 GFR 严重降低且钠摄入量不变，就会发生 Na^+ 潴留。

- CKD Ⅱ～Ⅲ阶段，通过增加肾排钠增多以维持钠平衡。这种肾脏代偿能力一直会持续到 GFR 降到 10～15ml/min。

- 有几种肾脏代偿机制，其中一些适应性机制的例子包括利钠因子、容量扩张、醛固酮活性降低、胰岛素抵抗、肾小球超滤（hyperfiltration）、代谢性酸中毒。

- 肾脏功能逐渐恶化时，为预防钠蓄积和发生容量依赖性高血压，有必要严格限制钠摄入量。

- 通常情况下，饮食中的钠含量应限制在 2g 元素钠或 5g 食盐，即约等于 88mmol。临床实践中，低于此食盐限量的食物往往很难接受，患者依从性也很差。不推荐使用食盐替代物，因为它们往往含有钾。限制钠摄入可以增强血管紧张素转化酶抑制药（angiotensin-converting enzyme inhibitor，ACEI）的作用。限制食盐摄入可以减少钠排泄。

- 一些肾功能不全的患者会发生肾脏排钠增多。他们经常发生低血压，不限制饮食中的食盐量，可能会使这些患者受益。

三、水失衡

- 通常，肾脏可以维持水平衡，缺水时可以保留水分；水过多时，则排出自由水。在 CKD Ⅳ～Ⅴ 期时，发生水代谢失衡。

- 正常肾脏能够稀释尿液，不仅可以将尿渗透压浓度降低至 50mOsm/（kg·H_2O），并且有能力浓缩尿液，将渗透压升高至 1200mOsm/（kg·H_2O）。典型的美国饮食含有渗透性物质至少为 600mOsm/（kg·H_2O）。若尿渗透压稀释至 50mOsm/（kg·H_2O）时，则可以在 12L 尿中排出这些渗透性物质（600/50 = 12L）；尿液渗透压为 1200mOsm/（kg·H_2O）时，则可以在 0.5L 尿中排出这些渗透性物质（600/1200 = 0.5L）。

- CKD 中自由水排泄减少，特别是在 CKD Ⅳ～Ⅴ 期中。最大浓缩能力和最大稀释能力均受损，GFR 较低，尿渗透压固定在 300mOsm/（kg·H_2O）（等渗尿）。为了排泄从饮食中摄取的 600mOsm/（kg·H_2O）渗透性物质，GFR 降低（10ml/min）的 CKD 患者，应排泄尿液至少 2L（600/300 = 2L）。GFR 严重降低的患者每天排出尿量很难达到 2L，因此水摄入量＞ 2L，就有可能会导致水潴留，从而导致低钠血症。另一方面，如果水摄入量＜ 2L/d，则可能发生高钠血症。

- 在慢性肾脏病中，尿液浓缩能力丧失的发生，先于稀释能力丧失的发生。CKD 浓缩能力受损与以下几个因素有关：①肾小管对 ADH 的反应能力降低；②由于肾脏逆流机制受损，肾髓质渗透压降低；③降低了尿素在髓襻中的循环。

- 尿液的稀释取决于几个因素：①向稀释段输送足够的滤液；②稀释段必须重吸收 Na，以使尿液得到充分稀释；③必须充分抑制 ADH 水平。所有这些因素都在 CKD 中均受损。

- 由于 CKD Ⅳ～Ⅴ 期中的上述浓缩能力和稀释能力受损，尿渗透压固定为 300mOsm/（kg·H_2O）。

• 为了防止 CKD Ⅳ～Ⅴ 期患者的体液潴留，建议限制水和溶质的摄入量 [蛋白质摄入量限制为 ＜ 1g/（kg·d）]。这也可以预防低钠血症和代谢性酸中毒的发展。在 CKD Ⅱ～Ⅲ 期中，通常不需要限水。

四、钾失衡

• 在 CKD 患者的 GFR 降至 20～15ml/min 以前，血清 K^+ 可维持在正常范围内，即在 CKD Ⅱ～Ⅳ 期中可以维持正常血钾水平。至少有 3 种保护机制可以维持正常血钾水平或预防高钾血症的发生。这些机制包括钾向细胞内转移（ECF 至 ICF），肾排泄钾增加，结肠排泄钾增加。结肠排泄钾增加，是由于结肠中血管紧张素Ⅱ受体上调。

• 一旦 GFR ＜ 20～15ml/min，上述保护机制失效，就会发生高钾血症。高钾血症的另一个重要原因，就是转运至皮质集合管的滤液量减少。

• CKD Ⅴ期患者中，高钾膳食是发生高钾血症的另一个原因。此外，ACEI、保钾利尿药、非甾体抗炎药（NSAID）、高渗性药物、肝素等药物也可导致高钾血症。药物（阿米洛利、甲氧苄啶）通过阻断上皮细胞 Na^+ 通道（ENaC）、抑制 Na^+/K^+-ATP 酶活性，也可以引起高钾血症。

• 便秘也会引起高钾血症，因为它会抑制钾经结肠排泄。

• 在第 16 章中概述了高钾血症的治疗。对于透析患者，建议将钾摄入量限制在 40mmol/d（相当于氯化钾 3g）。

五、钙失衡

• Ca^{2+} 与磷酸盐，PTH，成纤维细胞生长因子 -23（fibroblast growth factor-23，FGF-23）和活性维生素 D_3（骨化三醇）一起，在 CKD 患者的矿物质骨病中起重要作用。低钙血症（血清钙离子水平 ＜ 2.1mmol/L）比高钙血症更常见。

• 血清钙离子水平降低仅见于 CKD Ⅳ～Ⅴ 期患者的原因：①肠道吸收减少；②产生骨化三醇减少；③虽然血液循环中 PTH 的水平升高，但骨骼对 PTH 产生抵抗。低钙血症的另一个原因是高磷血症抑制了骨化三醇的产生。另外，在肠道内，高水平的磷酸盐也与钙相结合并阻止其吸收。

• 一项研究表明，血清 Ca^{2+} 水平 ＜ 2.1mmol/L 和 ＞ 2.3mmol/L 与全因死亡率相关。因此，CKD Ⅳ～Ⅴ 期患者需要将血清 Ca^{2+} 水平维持在 2.1mmo/L 以上。

• PTH 和 FGF-23 对骨化三醇的产生具有相反的作用。PTH 刺激骨化三醇的产生，而 FGF-23 则抑制骨化三醇的产生。此外，FGF-23 还可以促进骨化三醇的降解。

• 除了 CKD 患者使用含钙的磷酸盐结合剂以外，肾衰竭引起高钙血症的情况并不常见。

• 低钙血症的治疗包括用骨化三醇来补充维生素 D，这不仅可以提高血清钙离子水平，还可以抑制 PTH 的产生。纠正高磷血症也可以改善 Ca^{2+} 水平。

六、磷失衡

• 在 CKD Ⅱ～Ⅳ期患者，血清磷水平通常在正常范围，而在 CKD Ⅴ期中其水平升高。由于早期 PTH 和 FGF-23 的增加，增加尿中磷的排泄而维持磷酸盐的正常水平。结果就是，在 CKD Ⅱ～Ⅳ期中磷酸盐的排泄分数（FE_{PO_4}）增加。

• 在 CKD Ⅴ期（或依赖透析的患者）中，PTH 和 FGF-23 水平也都升高。然而在该阶段，这些激素失去了对磷酸盐排泄的有效调节。由于 PTH 的作用降低，骨磷酸盐的重吸收增加。由于骨重吸收的增加以及排泄减少，导致 CKD Ⅴ期（透析前和透析）患者的高磷血症。

• 显著高磷血症（＞ 1.78mmol/L）是全因死亡或心血管死亡的独立危险因素。即使磷酸盐水平处于正常范围上限，也与血管钙化有关。

• 在 CKD Ⅱ～Ⅲ期中，限制膳食中摄入磷酸盐可刺激骨化三醇的产生，这不仅可以改善血清钙离子水平，还可以延缓继发性甲状旁腺功能亢进的发展。

• 在 CKD Ⅲ～Ⅳ期中，需要从如下方面入手进行处置：饮食限制磷酸盐、磷酸盐结合剂、纠正维生素 D 的营养性缺乏，改善矿物质骨病。纠正维生素 D 的营养性缺乏的方法有：维生素 D_3（每天 400 ～ 1000U），维生素 D_2（每天 400 ～ 1000U）或骨化二醇（20 ～ 50μg，每周 3 次或每日 1 次）。

• 在 CKD Ⅴ（透析前和透析患者）中，使用骨化三醇和拟钙剂（西那卡塞）可以通过降低 PTH 水平来改善矿物质骨病。此外，还需要限制膳食中磷酸盐的摄取。

七、镁失衡

• 在 CKD Ⅱ～Ⅲ期中，通过增加镁在尿液中的排泄来维持 Mg^{2+} 平衡，来维持正常的血清镁离子水平。

• 当 GFR ＜ 20 ～ 30ml/min（CKD Ⅳ～Ⅴ期）时，由于：① Mg^{2+} 的滤过减少；②胃肠道吸收减少；③骨化三醇水平降低，可以发生镁潴留。最终净结果是镁正平衡，并且大部分镁储存在细胞或和骨骼中。

• 尽管存在镁正平衡，但血清 Mg^{2+} 水平仅仅略微升高（＜ 1.67mmol/L）。大多数患者中，高镁血症的症状和体征均并不明显。

• 通常建议限制含镁化合物摄入量以改善血清 Mg^{2+} 水平。若患者血清 Mg^{2+} 水平＞ 2.08mmol/L，则需要进行透析。

八、酸碱紊乱

• 正常个体从膳食蛋白质和内源性分解代谢中获取非挥发性酸（H^+）总量为 1mmol/（kg·d）。这些 H^+ 需要经过肾脏以可滴定酸和 NH_4^+ 的形式排泄，以使血液 pH 维持在正常值 7.4。CKD 患者中既可发生阴离子间隙（anion gap，AG）正常性代谢性酸碱紊乱，也可以发生高 AG 性代谢性酸碱紊乱。

• 在肾衰竭进展时，不能排出非挥发性酸负荷，导致 H^+ 蓄积，随后发展成为代谢性酸中毒。

• 导致酸性物质蓄积的机制之一，是 NH_4^+ 生成降低和 HCO_3^- 再生减少。此外，某些患者肾衰竭进展时，会出现尿中碳酸氢根离子增加，也对代谢性酸中毒的进展起一定作用。代谢性酸中毒的常见代偿反应是过度通气。

• 在 GFR ＜ 20 ～ 30ml/min 之前，不会发展成为高阴离子间隙（AG）性代谢性酸中毒。AG 在 CKD Ⅴ 期中通常为 18 ～ 20mmol/L，除非叠加了有机酸中毒。

• 在 CKD 发展期间，会发生高氯性（非 AG 增加性）代谢性酸中毒，这是由于 HCO_3^- 消耗增加。随着肾脏疾病的进展，这种非 AG 增加性代谢性酸中毒会持续存在。在一些 GFR 在 20 ～ 30ml/min 患者中，高 AG 性和非高 AG 性代谢性酸中毒都不少见。

• 肾小管酸中毒（Ⅳ型）合并中度肾衰竭，可发生于患有糖尿病、高血压和尿路梗阻等疾病的患者中。

• 近端肾小管酸中毒（renal tubular acidosis，RTA）见于肾小管缺陷患者。

• 慢性代谢性酸中毒有几种不良影响，包括骨病，生长障碍，肌肉萎缩和白蛋白合成减少。

• 慢性代谢性酸中毒应该治疗，以防止发生不良影响。初始治疗包括碳酸氢钠（650mg，每日 2 次）和低蛋白质饮食 [＜ 1g/（kg•d）]。一些研究表明，随意进食产生碱性物质的水果（橘子、苹果、杏子、桃子、梨、草莓、葡萄干）和蔬菜（土豆、西红柿、胡萝卜、花椰菜、茄子、生菜、菠菜），可以提高血清碳酸氢根离子水平，并在 1 年后改善了代谢性酸中毒，血清钾离子未受影响。因此，水果和蔬菜可以改善代谢性酸中毒，减少 CKD Ⅳ 期患者的肾脏损害，并且不会产生高钾血症。

• GFR ＜ 10ml/min 的患者，透析治疗可以改善代谢性酸中毒，因为透析液含有碳酸氢盐。

（张朋书　译，张向阳　校）

参考文献

[1] Bigger P, Rothe H, Keltler M. Epidemiology of calcium, phosphate, and parathyroid hormone disturbances in chronic kidney disease. In: Turner NN, et al., editors. Oxford textbook of clinical nephrology. 4th ed. Oxford: Oxford University Press; 2016. p. 869–76.

[2] Combs S, Berl T. Dysnatremias in patients with kidney disease. Am J Kidney Dis. 2014;63:294–303.

[3] Khan S, Floris M, Pani A, et al. Sodium and volume disorders in advanced chronic kidney disease. Adv Chron Kidney Dis. 2016;23:240–6.

[4] Kurtz I, Madias NE. Metabolic acidosis of CKD: an update. Am J Kidney Dis. 2016;67:307–17.

[5] Qi Qian TD. Electrolyte and acid-base disorders in chronic kidney disease and end-stage kidney failure. Blood Purif. 2017;43:179–88.

[6] Coresh J, Selvin E, Stevens LA, et al. Prevalence of chronic kidney disease in the United States. JAMA. 2007;298:2038–47.

第 38 章　肾移植
Kidney Transplantation

　　肾移植是肾衰竭患者的最佳治疗方式。由于同种异体移植物本身或使用外源性免疫抑制药，肾移植与容量、电解质和酸碱变化相关。

一、容量改变

- 移植术后利尿很常见，并且在血管吻合后可立即见到。据报道，24h 内尿量可高达 14～24L。手术后 12h，利尿和多尿达峰值。在活体供体肾移植的情况下，这种类型的利尿尤为明显。
- 广泛的利尿机制包括：① ECF 容量扩大和钠排泄增加；②尿素诱导的渗透性利尿；③肾脏去神经支配；④近端肾小管功能障碍；⑤髓质缺血；⑥管球反馈（tubuloglomerular feedback）重置。
- 由于近端肾小管功能障碍，在多尿期间已发现有尿钠排泄增加、糖尿和氨基酸尿症。
- 由于供体移植延迟，在尸体供体肾移植中观察到的利尿和多尿情况较少。
- 初始治疗措施中包括结合尿液丢失量，给予低渗溶液以防止容量减少。

二、电解质异常

- 低张性低钠血症可发生于移植术后急性肾小管坏死、排斥反应和蛋白尿情况下，上述情况均有报道。
- 高血容量性低钠血症，可在移植术后糖尿病中观察到。
- 高钠血症相当罕见，但在肾移植术后早期有相关报道，可能是由于尿素的利尿作用导致。
- 高钾血症相当常见，是由于同种异体移植物功能障碍和使用免疫抑制药物（环孢素、他克莫司、硫唑嘌呤）。
- 有时，补钾治疗也可能是围术期和术后期间发生高钾血症的原因。
- 建议常规治疗高钾血症。12 导联心电图可发现那些需立即治疗的高钾血症。
- 长期以后，移植受体中经常能观察到矿物质（钙、磷和镁）代谢的变化。
- 高钙血症比低钙血症更常见。导致高钙血症的机制包括：①持续性继发性甲状旁腺功能亢进；②钙从转移性钙化中释放；③骨化三醇合成增加；④可能由于环孢素引起的骨吸收增加；⑤补充维生素 D 和含钙抗酸剂。有证据表明西罗莫司可能在继发性甲状旁腺功能亢进症的情况下引起高钙血症。
- 一些患者在移植数月后，可能发生三发性甲状旁腺功能亢进引起的高钙血症。
- 高钙血症通常以 3 种形式出现：①移植术后早期高钙血症（移植术后或移植术后几周内发生）；

②移植术后短暂高钙血症（移植术后 1.5 个月至数月）；③持续性移植术后高钙血症（高钙血症持续＞1 年）。

• 低钙血症的发生率低于高钙血症，这是由于：①移植术后低蛋白血症；②移植术后高磷血症；③移植术后低镁血症；④移植术后近端小管功能障碍。

• 低磷血症比高磷血症更常见，是移植术后报告最多的电解质异常。低磷血症可持续 10 年以上。

• 低磷血症的机制包括：① PTH 持续升高；②骨化三醇相对缺乏；③使用类固醇药物；④使用抗酸药；⑤最重要的是 FGF-23 水平升高。

• 根据低磷血症的严重程度，可以给予静脉或口服补充磷酸盐。可给予中性磷酸盐粉（Neutra Phos，含磷酸钠磷酸钾，250mg/ 包）直至血清磷酸盐水平达到 ≥ 0.78mmol/L。中性磷酸盐粉促进净酸排泄，也可能改善代谢性酸中毒。

• 低镁血症比高镁血症更常见，高镁血症归因于高钙血症，低磷血症、肾小管渗漏并肾脏排泄高。应用环孢素与移植术后期的持续性低镁血症有关。使用类固醇和利尿药可能会导致并加重低镁血症。

• 高尿酸血症是另一项电解质异常，2% ~ 13% 的肾移植患者患有痛风。使用利尿药治疗体液超负荷（水肿）和高血压，是导致高尿酸血症的一项重要原因。

• 高尿酸血症的另一项危险因素是使用环孢素和他克莫司。这些药物似乎会干扰移植的肾脏对尿酸的处理。

三、酸碱紊乱

• 在各种类型的酸碱紊乱中，肾小管酸中毒（renal tubular acidosis，RTA）在接受肾移植患者中最常见。

• 在移植术后的前 3 个月中，大约 19% 患者会出现近端 RTA（Ⅱ 型），可自发缓解。这种酸碱紊乱是由于缺血性肾小管坏死引起的 HCO_3^- 排出增多，其中，缺血性肾小管坏死部分与器官获取过程相关。

• 如果移植术后 2 年以上发生近端 RTA，应怀疑慢性排异反应。

• 远端 RTA（Ⅰ 型）相当普遍。可最早发生在移植术后前 3 个月，可持续 9 年之久。其发生发展的原因包括慢性排异反应、钙调神经磷酸酶（calcineurin）抑制药（环孢素或他克莫司）。

• 近端和远端 RTA 均可在移植术后早期发生，近端 RTA 可自发消退。远端 RTA 可以持续很长一段时间（长达 9 年）。对于远端 RTA 患者，需要进行补碱治疗。

• Ⅳ 型 RTA 最常见于使用环孢素和其他降低醛固酮水平的药物。

（王 琰 译，张向阳 校）

参考文献

[1] Ambühl PM. Posttransplant metabolic acidosis: a neglected factor in renal transplantation? Curr Opin Nephrol Hypertens. 2007;16:379–87.

[2] Helderman JH, Schaefer H, Langone AJ, et al. Homeostasis of solute and water by the transplanted kidney. In: Alpern RJ, Moe OW, Caplan M, editors. Seldin and Giebisch's the kidney. Physiology and pathophysiology. 5th ed. San Diego: Academic Press (Elsevier); 2013. p. 3151–83.

第 39 章 肝 病
Liver Disease

肝硬化患者的水电解质、酸碱紊乱为功能性改变，而非肾脏病变导致。

一、体液失衡

• 钠潴留是肝硬化患者肾功能异常的最早期表现，可出现在腹水形成之前和之后。主要由排出功能受损导致。

• 钠平衡取决于摄入量和尿排出量。若尿排出量少于摄入量，则出现钠潴留，导致腹水和水肿。

• 无肾衰竭的肝硬化患者，出现钠潴留的原因为近端小管和皮质集合管对钠离子重吸收增加。在皮质集合管，上皮钠通道蛋白表达增强，螺内酯可抑制该通道的活性。

• 相对于无肾衰竭的患者，合并肾衰竭的患者中，钠潴留更为常见。

• 水和钠被等渗重吸收，导致血管外容量增多，引起水肿和腹水。

• 除了外周水肿，钠潴留还可导致胸腔积液和或心包积液。此时的胸腔积液和心包积液与心肺疾病无关。

• 测量尿钠对肝硬化合并腹水的患者极为重要，因其可在以下 2 方面协助医师：①明确钠潴留的程度；②制订利尿治疗方案。

• 例如，若患者每日进食 2g（88mmol）钠，尿排出钠 < 10mmol/L，假设粪便排钠 20mmol，每日排尿 1L，患者每日潴留钠约 58mmol，简述如下。

$$Na^+ 潴留量 = Na^+ 摄入量 -（尿 Na^+ + 便 Na^+）$$

上例中 Na^+ 潴留：

$$88 -（10 + 20）= 58mmol/d$$

• 尿钠 < 10mmol/L 的肝硬化患者预后欠佳（生存率）。对此类患者使用大剂量螺内酯（100 ～ 200mg/d），联用或者不联用呋塞米（40 ～ 80mg/d），应会改善这些患者的预后。

• 尿钠 > 10mmol/L 者预后较好。患者需要低剂量螺内酯（25 ～ 100mg/d）。大剂量利尿药可能导致低血容量、直立性低血压或肾前性氮质血症。

• 水肿和腹水的管理，请参见第 8 章。利尿药的使用及其并发症，请参见第 5 章。

二、水失衡

- 如前所述，水和钠被等渗重吸收。钠潴留导致水排出减少，血容量增加。
- 由于肾小球滤过液到达稀释节段的量下降，自由水清除下降。
- 血容量增加导致高容量性低钠血症，肝硬化患者诊断标准为 $[Na^+] < 130mmol/L$（常规低钠血症诊断标准为 Na^+ 浓度 $< 135mmol/L$）。
- 合并低钠血症和腹水的患者，发生肝肾综合征的风险升高。
- 患者利尿治疗后，可能会出现低容量性低钠血症，伴血压和心率的体位性改变。
- 必要时，高容量性低钠血症治疗方案为限制液体和利尿。可使用下列公式计算限制液体摄入量

$$尿 [Na^++K^+]/ 血浆 [Na^+]$$

若比值＞1，限制液体入量至＜500ml/d。若比值=1，限制液体入量至800～700ml/d。若比值＜1，限制液体入量至1L/d即可改善血 $[Na^+]$。

- 建议使用生理盐水或 5% 白蛋白治疗低容量性低钠血症。
- 营养不良的肝硬化患者出现症状性低钠血症时，需谨慎纠正，若快速纠正低钠血症，患者出现渗透性脱髓鞘综合征的风险较高。24h 内血 $[Na^+]$ 纠正速度不应 $> 6mmol$（请参见第 12 章）。
- 部分慢性低钠血症可使用 V_2 受体拮抗药（托伐普坦）治疗有效，但由于该药物可导致肝功能异常、口渴感觉增加、多尿且不改善病死率，故不推荐用于治疗肝硬化。
- 肝硬化患者应避免使用地美环素。以防止发生急性肾损伤。
- 肝硬化患者偶尔可出现高钠血症，可能由于感染或利尿药导致失水过多（尿液和不显性失水）导致。
- 另一个重要的高钠血症的病因，是因为使用乳果糖治疗肝性脑病。患者使用乳果糖治疗，经便丢失水量多于电解质丢失量（渗透性腹泻）。

三、钾失衡

- 肝硬化患者的血 $[K^+]$ 水平变化较大。低钾血症和高钾血症均可以出现。
- 低钾血症的原因：①摄入食物少；②由于碱中毒由细胞外转移至细胞内；③利尿药、高醛固酮血症、低镁血症、呕吐和肾小管酸中毒而引起钾经肾丢失；④腹泻导致钾经胃肠道丢失。
- 高钾血症多由保钾利尿药导致，尤其是螺内酯。横纹肌溶解和严重肾功能不全也可导致高钾血症。
- 低钾血症和高钾血症的治疗类似于非肝硬化患者，请参见第 15 章和第 16 章。

四、钙失衡

- 低钙血症较高钙血症更为常见。
- 低钙血症与多个因素有关，包括食物摄入减少，维生素 D$[25（OH）D_3]$ 缺乏，低镁血症、低白蛋白水平、亚临床性胰腺炎、脂肪吸收不良。
- 如前所述，高钙血症不常见。若出现，需考虑肉芽肿性疾病的可能，而不是考虑原发性甲状旁腺亢进综合征或恶性肿瘤。同时，还需要考虑到含钙药物所致。

• 补充维生素 D 治疗，纠正低白蛋白血症和低镁血症，可缓解低钙血症的症状和体征（请参见第 18 章）。

五、磷失衡

• 低磷血症在慢性酗酒者中极为常见，也可见于肝病患者。
• 导致低磷血症的重要病因包括摄入食物减少，呼吸性碱中毒，经肾脏、消化道丢失，小肠吸收不良。
• 补充牛奶增加磷摄入，改善低磷血症。
• 一旦出现高磷血症，则提示肾排泄功能下降，外源性磷负荷增加或细胞溶解释放。

六、镁失衡

• 低镁血症是肝硬化患者中常见的一种电解质异常。
• 低镁血症的常见病因包括摄入食物减少、腹泻导致的胃肠道丢失和饥饿性酮症引起经肾丢失。
• 低镁血症通常与低钾血症、低钙血症相关。补镁治疗可纠正所有这些电解质异常。

七、酸碱紊乱

• 最常见的酸碱紊乱包括呼吸性碱中毒、代谢性碱中毒、高氯性代谢性酸中毒。
• 呼吸性碱中毒是肝病和腹水患者常见的酸碱紊乱。导致呼吸性碱中毒的因素包括低氧血症、NH_3、孕酮、腹水导致膈肌上抬、胸腔积液。
• 不建议快速降低肝病患者 pH，吸入 5%CO_2 或乙酰唑胺虽可降低脑 NH_3 水平，但会加重神经功能改变。
• 代谢性碱中毒常见于使用噻嗪类利尿药和襻利尿药的患者。呕吐也是导致这种类型酸碱紊乱的常见病因。
• 高氯性代谢性酸中毒也见于腹泻、肾小管酸中毒、螺内酯治疗的患者。一项研究显示，使用螺内酯治疗后，患者血清 HCO_3^- 水平从 18mmol/L 降至 11mmol/L。
• 乳酸产生增加、摄入毒性醇会引起的阴离子间隙升高性代谢性酸中毒，偶可见于肝病患者。

（马士程　译，张向阳　校）

参考文献

[1] Anderson RJ. Electrolyte, water, mineral, and acid-base disorders in liver disease. In: Narins RG, editor. Maxwell & Kleeman's clinical disorders of fluid and electrolyte metabolism. 5th ed. New York: McGraw-Hill, Inc; 1995. p. 1153–73.

[2] Gińes P, Cardenas A, Sola E, et al. Liver disease and the kidney. In: Coffman TM, et al., editors. Schrier's diseases of the kidney. 9th ed. Philadelphia: Lippincott Williams & Wilkins; 2013. p. 1965–96.

[3] Sinha VK, Ko B. Hyponatremia in cirrhosis – pathogenesis, treatment, and prognostic significance. Adv Chron Kidney Dis. 2015;22:361–7.

第 40 章 妊 娠
Pregnancy

妊娠与多种血流动力学、水、电解质以及酸碱等方面的紊乱有关。

一、血流动力学改变

• 与非妊娠状态相比，女性在妊娠早期的心输出量增加了 30% ~ 40%。心输出量增加主要是由于血管阻力下降，外周血管舒张。在某些妊娠女性，外周血管舒张十分明显，临床上可表现为手掌红斑（肝掌）和蜘蛛痣。

• 由于全身血管舒张，可以出现血压降低。数种激素参与了全身血管舒张。其中一种激素是人绒毛膜促性腺激素诱导的松弛素（relaxin）。此外，在妊娠期间还可观察到机体对血管收缩药的反应迟钝。

• 在正常妊娠中也可观察到肾功能的改变。这些改变包括肾小球滤过率（GFR）和肾血浆流量增加。肾小球滤过率和肾血浆流量的升高可以一直维持到足月，并在分娩后 3 个月恢复到基线状态。由肾血管阻力降低引起的肾小球超滤，已经通过经 GFR 升高有所反映。黄体酮、松弛素和血管舒张前列腺素与肾小球滤过率和肾血浆流量升高相关。妊娠期血清肌酐和尿素氮相对较低。

二、血容量改变

据报道，一般来说，在正常妊娠期间的液体潴留量高达 12L，钠的蓄积量高达 900mmol。这会导致血浆容量增加，从而导致血浆渗透压降低约 10mOsm/（kg·H_2O）。渗透压下降（低渗透压）与抗利尿激素（ADH）渗透调节的变化有关。通常情况下，一旦血浆渗透压超过 285mOsm/（kg·H_2O），机体就会分泌抗利尿激素。然而，在妊娠期间，当血浆渗透压超过 278mOsm/（kg·H_2O）时，机体就分泌抗利尿激素。也就是说，妊娠期间 ADH 释放的阈值或调定点是降低的。除了降低 ADH 释放的阈值之外，口渴增加也有助于低渗透压。由于血浆容量增加，血红蛋白和血细胞比容也降低。

三、电解质异常

• 在妊娠期间由于血容量增加引起的低钠血症很常见。血清 $[Na^+]$ 至少降低 5mmol/L。利钠因素（心房钠尿肽，孕酮，肾小球滤过率升高）和抗利尿钠因素（醛固酮，Na^+/K^+-ATP 酶）之间的不平衡、ADH 渗透调节的变化，似与低钠血症有关。妊娠期间由于利尿钠因素的主导作用，尿钠的排泄增加。

• 高钠血症偶尔见于妊娠晚期，如短暂性尿崩症（diabetes insipidus，DI）。DI 是由胎盘产生较多的血管加压素酶而引起，血管加压素酶可降解血管加压素（ADH）。本来由于血容量增加而受到抑制的 ADH，在血管加压素酶作用下进一步降低。去氨加压素不能被血管加压素酶降解，是 DI 治疗的选择用药。然而，有报道在一些女性中发现了对去氨加压素耐药，表明这些女性可能患有肾源性 DI。

• 血清 $[K^+]$ 通常是正常的，但有报道。在妊娠 10 ~ 28 周期间，血清钾可减少 0.2 ~ 0.3mmol/L。

• 虽然血清 $[K^+]$ 正常，但在妊娠期间蓄积的钾约为 350mmol 的钾。这些过多的钾储存在妊娠物（products of conception）和生殖器官中。

• 尽管到达肾单位远端尿液中钠浓度较高，且醛固酮水平升高，但仍会发生钾潴留。孕酮增加会拮抗醛固酮的作用，与钾的潴留有关。

• 由于胎盘产物增加和肠道吸收增加，在妊娠期间会保留了 25 ~ 30g 钙。

• 总血清 Ca^{2+} 水平通常是正常的，仅在妊娠晚期会下降 0.125mmol/L，这是由于血清白蛋白减少导致的。在某些妊娠期女性，结合钙和离子钙的水平都比非妊娠女性低。

• 正常妊娠期间尿钙排泄增加，与 GFR 增加平行。高钙排泄者容易发生尿路钙结石，据报道，先兆子痫女性中存在低钙排泄。

• 妊娠期间血清 Mg^{2+} 水平通常下降 5% ~ 9%，这可能是由于血容量增加和蛋白质结合减少所致。尿镁排泄是正常的。

四、酸碱紊乱

• 在妊娠期间，代偿性呼吸性碱中毒很常见。这种酸碱紊乱与孕酮水平升高有关，可导致过度通气。此外，膈肌抬高也会导致过度通气。

• 任何病因而导致呕吐，都可以在呼吸性碱中毒上叠加代谢性碱中毒。

五、其他

• 由于肾脏排泄增加，血尿酸水平降低。此外，由于肾小球滤过增加和肾小管重吸收减少，某些女性妊娠期可以出现糖尿和氨基酸尿（表 40-1）。

• 下表列出女性正常妊娠期间的一些重要实验室检验指标

表 40-1 妊娠期间一些重要实验室检验指标参考范围

实验室指标		妊娠期	参考范围
血清	Na^+（mmol/L）	130 ~ 135	140
	K^+（mmol/L）	3.0 ~ 4.0	4.5
	HCO_3^-（mmol/L）	18 ~ 22	24
	尿素氮（mmol/L）	2.5 ~ 3.6	4.3

（续 表）

实验室指标		妊娠期	参考范围
血清	肌酐（μmol/L）	35.4 ～ 53	70.7 ～ 106.1
	白蛋白（g/L）	30 ～ 40	35 ～ 45
	尿酸（μmol/L）	148.8 ～ 238	267.8
	血细胞压积（%）	30 ～ 33	40
尿液	葡萄糖	高	无
	氨基酸	高	正常
	蛋白	正常	正常（＜ 150mg/d）
	钙	高	正常
其他	动脉血气	pH = 7.43；PCO_2 = 31mmHg；HCO_3^- = 19mmol/L	pH = 7.40；PCO_2 = 40mmHg；HCO_3^- = 24mmol/L
	血压	105/60mmHg	115/70mmHg

（孔冰冰 译，张向阳 校）

参考文献

[1] Conrad KP, Karumanchi A. Renal physiology and disease in pregnancy. In: Alpern RJ, Moe OW, Caplan M, editors. Seldin and Giebisch's the kidney. Physiology and pathophysiology. 5th ed. San Diego: Academic Press (Elsevier); 2013. p. 2689–761.

[2] Pallar MS, Ferris TP. Fluid and electrolyte metabolism during pregnancy. In: Narins RG, editor. Maxwell & Kleeman's clinical disorders of fluid and electrolyte metabolism. 5th ed. New York: McGraw-Hill, Inc; 1995. p. 1121–36.

附录 专业术语英汉对照
Technical Term (English-Chinese Comparison)

A

acetylsalicylic acid，ASA 乙酰水杨酸（阿司匹林）

acquired immunodeficiency syndrome，AIDS 艾滋病，获得性免疫缺陷综合征

acute decompensated heart failure，ADHF 急性失代偿性心力衰竭

Acute Decompensated Heart Failure National Registry，ADHERE 急性失代偿心力衰竭国家登记试验

Acute Dialysis Quality Initiative，ADQI 急性透析质量倡议

acute kidney injury，AKI 急性肾损伤

Acute Kidney Injury Network，AKIN 急性肾损伤网络

acute respiratory distress syndrome，ARDS 急性呼吸窘迫综合征

acute tubular necrosis，ATN 急性肾小管坏死

Addison's disease 艾迪生病，肾上腺皮质功能不全

adenosine monophosphate，AMP 单磷酸腺苷

adenosine triphosphate，ATP 三磷腺苷

adrenocorticotropic hormone，ACTH 促肾上腺皮质激素

adult respiratory distress syndrome，ARDS 成人呼吸窘迫综合征

Albright's hereditary osteodystrophy，AHO 奥尔布赖特遗传性骨营养不良症

albumin excretion rate，AER 白蛋白排泄率

Albuterol 沙丁胺醇

alcohol dehydrogenase，ADH 醇脱氢酶

alveolar–arterial gradient 肺泡－动脉氧分压差

American Academy of Clinical Toxicology 美国临床毒理学会

angiotensin Ⅱ，A Ⅱ 血管紧张素Ⅱ

angiotensin receptor blocker，ARB 血管紧张素受体阻滞药

angiotensin–converting enzyme inhibitor，ACEI 血管紧张素转化酶抑制药

anion 阴离子

anion gap，AG 阴离子间隙

antidiuretic hormone，ADH 抗利尿激素

antistreptolysin，ASO 抗链球菌溶血素 O

apical membrane 顶膜

apparent mineralocorticoid excess syndrome，AME 表象性盐皮质激素过多综合征

aquaporin，AQP 水孔蛋白

aquaretics 排水利尿药

arginine vasopressin，AVP 精氨酸加压素

arterial blood gas，ABG 动脉血气

aspirin 阿司匹林

atomic weight 原子量

atrial natriuretic peptide，ANP 心房钠尿肽

autoimmune regulatory gene，AIRE 自身免疫调节基因

autosomal dominant hypophosphatemic rickets，ADHR 常染色体显性低磷佝偻病

autosomal recessive hypophosphatemic rickets，ARHR 常染色体隐性低磷佝偻病

B

backward failure　后向性衰竭

Bartter syndrome　巴特综合征

beer potomania　嗜啤酒综合征

bevacizumab　贝伐珠单抗

biolavonoid　生物类黄酮

blood urea nitrogen，BUN　血尿素氮

bone remodeling and coronary calcification，BRiC　骨重构和冠状动脉钙化评分

brain natriureticpeptide，BNP　脑钠肽

branchial dysembryogenesis　鳃弓发育不良

breaking phenomenon　断裂现象

C

Ca^{2+}-sensing receptor，CaSR　Ca^{2+}敏感受体

calbindin　钙结合蛋白

calcineurin　钙调神经磷酸酶

calciphylax（calcific uremic arteriolopathy）　钙化性尿毒性小动脉病

calcitriol　骨化三醇

Calcium Acetate Renagel Evaluation 2　CARE-2 醋酸钙 - 盐酸司维拉姆评估 2

calcium carbonate　碳酸钙

calcium pyrophosphate dihydrate，CPPD　焦磷酸钙二水合物

calcium-alkali syndrome　钙碱综合征

carbenoxolone　甘珀酸（生胃酮）

carbonic anhydrase，CA　碳酸酐酶

cardiorenal syndrome，CRS　心脏肾综合征

cariporide　卡立泊来德

cation　阳离子

central nervous system，CNS　中枢神经系统

central pontine myelinolysis　脑桥中央髓鞘溶解

central venous pressure，CVP　中心静脉压

cerebral salt wasting syndrome，CSW　脑耗盐综合征

cerebrospinal fluid，CSF　脑脊液

chemical equivalent　化学当量

chloride-restrictive fluid　低氯性液体

chloride-rich fluid　高氯性液体

chronic kidney disease，CKD　慢性肾脏病

chronic obstructive pulmonary disease，COPD　慢性阻塞性肺疾病

Chvostek's sign　低钙击面征

cinacalcet　西那卡塞

Cl^- conductance，ClC　氯离子电导通道

claudin　密封蛋白

claudin family　密封蛋白家族

club drug　俱乐部药品

colloid oncotic pressure，COP　胶体渗透压

combined OC，COC　复合避孕药

congestive heart failure，CHF　充血性心力衰竭

connecting tubule，CNT　连接小管

continuous venovenous hemodiafiltration，CVVHDF　连续性静 - 静脉血液透析滤过

continuous venovenous hemodialysis，CVVHD　持续静脉 - 静脉血液透析

continuous venovenous hemofiltration，CVVH　连续性静 - 静脉血液滤过

contraction alkalosis　浓缩性碱中毒

copeptin　和肽素
coronary artery calcification，CAC　冠状动脉钙化
cortical collecting duct，CCD　皮质集合管
cortisol　氢化可的松（皮质醇）
cortisone　可的松（皮质酮）
countercurrent exchange　逆流交换
countercurrent multiplication　逆流倍增
creatine kinase，CK　肌酸激酶
creatinin，Cr　肌酐
cyclic adenosine monophosphate，cAMP　环腺苷一磷酸
cyclo-oxygenase-2，COX-2　环氧合酶 -2
cytoplasmic antineutrophil cytoplasmic antibody，cANCA　胞质抗中性粒细胞胞质抗体

D

de-escalation　降级阶段
denosumab　地诺单抗
Dent disease　登特病
dentin matrix protein，DMP　牙本质基质蛋白
desalination　去盐淡化
descending vasa recta　降直小血管
desmopressin，DDAVP　去氨加压素
diabetes insipidus　尿崩症
diabetic ketoacidosis，DKA　糖尿病酮症酸中毒
Dialysis Clinical Outcomes Revisited，DCOR　血液透析临床结果回访
diamox　乙酰唑胺
direct renin inhibitor　肾素直接抑制药
distal convoluted tubule，DCT　远曲小管
diuresis　利尿
D-lactate　D- 乳酸
duloxetine　度洛西汀

E

Ecstasy　摇头丸
effective arterial blood volume，EABV　有效动脉血容量
effective osmolyte　有效渗透物质
electroencephalogram，EEG　脑电图
electrolyte-free water clearance，T^c_{H2O}　无电解质水清除率
endonucleotide pyrophosphatase / phosphod-iesterase，ENPP　内核苷酸焦磷酸酶 / 磷酸二酯酶
envelope-like crystal　信封样晶体
epithelial Na^+ channel，ENaC　上皮钠离子通道
equivalent weight　当量
ethylene glycol，EG　乙二醇
euvolemia　血容量正常
exercise-induced hyponatremia，EIH　运动导致的低钠血症
extracellular fluid，ECF　细胞外液
extracellular fluid volume，ECV　细胞外液容量

F

factitious hyponatremia　假性低钠血症
familial hypocalciuric hypercalcemia，FHH　家族性低尿钙性高钙血症
familial hypomagnesemia with hypercalciuria and nephrocalcinosis，FHHNC　家族性低镁血症伴高钙尿和肾钙

沉积症

familial tumor calcinosis，FTC　家族性肿瘤样钙质沉着症

Fanconi syndrome　范科尼综合征

ferric citrate　柠檬酸铁

fibroblast growth factor，FGF　成纤维细胞生长因子

forward failure　前向性衰竭

fractional excretion，FE　排泄分数

fractional excretion of phosphate，FE_{PO_4}　磷酸盐排泄分数

fractional excretion of urea nitrogen，FE_{Urea}　尿素氮排泄分数

fractional excretion of uric acid，FE_{UA}　尿酸排泄分数

free water　纯水

G

gastrointestinal，GI　胃肠道

Gitelman　吉特尔曼综合征

glomerular capillary pressure，P_{GC}　肾小球毛细血管压力

glomerular filtration rate，GFR　肾小球滤过率

glucocorticoid-remediable hyperaldosteronism，GRH　糖皮质激素可治疗性醛固酮增多症

glutathione，GSH　谷胱甘肽

glycocalyx　糖萼（糖被）

glycols　二醇类

Gordon syndrome　戈登综合征

H

hemoglobin，Hb　血红蛋白

Henderson equation　亨德森方程

Henderson–Hasselbalch equation　亨德森－哈塞尔巴尔赫方程

Henle's loop　髓襻

hepatorenal syndrome，HRS　肝肾综合征

hereditary hypophosphatemic rickets with hypercalciuria，HHRH　遗传性低磷血症性佝偻病伴高钙尿症

hetastarch，HES　羟乙基淀粉

highly active antiretroviral therapy，HAART　高效抗逆转录病毒疗法

human T-lymphotropic virus，HTLV　人 T 淋巴细胞病毒

humoral hypercalcemia of malignancy，HHM　恶性肿瘤体液性高钙血症

hydrochlorothiazide，HCTZ　氢氯噻嗪

hyperchloremic metabolic acidosis，HCMA　高氯性代谢性酸中毒

hyperkalemic periodic paralysis，HyperPP　高血钾性周期性麻痹

hyperornithinemia–hyperammonemia–homocitrullinuria syndrome，HHH　高鸟氨酸血症－高氨血症－同型瓜氨酸尿综合征

hypertension，HTN　高血压

hypervolemic hyponatremia　高血容量性低钠血症

hypocalcemia　低钙血症

hypokalemic periodic paralysis，HypoPP　低血钾性周期麻痹

hyponatremia　低钠血症

hypoventilation　低通气

hypovolemic hyponatremia　低血容量性低钠血症

I

Ibandronate　伊班膦酸盐

immunoradiometric assay，IRMA　免疫放射测定

inborn error　遗传性缺陷

ineffective osmolyte　无效渗透物质
inner medullary collecting duct，IMCD　内髓集合管
intact PTH，iPTH　全段 PTH
intercalated cell　闰细胞
interleukin，IL　白细胞介素
intracellular fluid，ICF　细胞内液
intravenous，IV　静脉注射
isolated recessive hypomagnesemia，IRH　孤立隐性低镁血症
isosmotic　等渗

J

Jansen's disease　让森病
jugular venous distention，JVD　颈静脉怒张

K

ketoacidosis　酮症酸中毒
Kidney Disease Improving Global Outcomes，KDIGO　改善全球肾脏病预后组织
Kidney Disease Outcomes Quality Initiative，K/DOQI　肾脏疾病预后质量倡议
Klotho　克老素

L

lactate dehydrogenase，LDH　乳酸脱氢酶
lanthanum carbonate　碳酸镧
large–volume paracentesis，LVP　大量腹腔穿刺术
Liddle syndrome　利德尔综合征
liposomal amphotericin，L–AMP　两性霉素 B 脂质体
L–lactate　L- 乳酸
local osteolytic hypercalcemia，LOH　局部溶骨性高钙血症
low–density lipoprotein，LDL　低密度脂蛋白
low–density lipoprotein cholesterol，LDL–C　低密度脂蛋白胆固醇
Lowe syndrome　眼 - 脑 - 肾综合征

M

macula densa　致密斑
magnetic resonance imaging，MRI　磁共振显像
Magnevist　钆喷酸二葡甲胺
matrix extracellular phosphoglycoprotein，MEPE　细胞外基质磷酸糖蛋白
Medical Research Council，MRC　医学研究委员会
metabolic acid–base disorder　代谢性酸碱紊乱
metastatic deposition　转移性沉积
methamphetamine　甲基苯丙胺
methanol　甲醇
milliequivalent，mEq　毫当量
milliequivalents/liter，mEq/L　毫当量 / 升
millimoles/L，mmol/L　毫摩尔 / 升
milliosmole，mOsm　毫渗量
mineralocorticoid receptor，MR　盐皮质激素受体
modified diets　改良膳食
molal　质量摩尔浓度
molar　容量（体积）摩尔浓度
molecular adsorbent recirculating system，MARS　分子吸附再循环系统

monoamine oxidase inhibitor，MAOI　单胺氧化酶抑制药
multiple endocrine neoplasia，MEN　多发性内分泌肿瘤

N

Na/Pi cotransporter　Na^+/Pi 转运蛋白
N-acetylcysteine，NAC　N- 乙酰半胱氨酸
nafamostat　萘莫司他
natriuresis　利钠
neonatal severe hyperparathyroidism，NSHPT　新生儿严重甲状旁腺功能亢进
nephrogenic syndrome of inappropriate antidi-uresis，NSIAD　肾源性不适当抗利尿综合征
nesiritide　奈西利肽
net acid excretion，NAE　净酸排泄量
nonsteroidal anti-inflammatory drug，NSAID　非甾体抗炎药
nonvolatile（fixed）acid　非挥发性酸
normovolemic hyponatremia　血容量正常的低钠血症
nothing per mouth，NPO　空腹

O

Ogilvie syndrome　急性假性肠梗阻
Omniscan　钆双胺
OptiMARK　钆弗塞胺
optimization　优化阶段
oral contraceptive，OC　口服避孕药
oral sodium phosphate，OSP　口服磷酸钠
osmolal gap　渗透压间隙
osmolality　质量（重量）渗透压
osmolar clearance　渗透清除率
osmolarity　容量（体积）渗透压
osmole，Osm　渗量
osmoregulation　渗透调节
osmosis　渗透
osmotic demyelin ation syndrome，ODS　渗透性脱髓鞘综合征
osmotic force　渗透力
osmotic pressure　渗透压
outer medullary collecting duct，OMCD　外髓集合管
overfill theory　容量过多理论
oxoproline　羟脯氨酸

P

paracellin　旁细胞蛋白
paraparesis　轻度截瘫
parathyroid hormone，PTH　甲状旁腺激素
parathyroid hormone-related protein，PTHrP　甲状旁腺激素相关蛋白
paroxetine　帕罗西汀
partial pressure　分压
Patiromer　帕替罗莫
Pendred syndrome　彭德莱综合征（家族性呆小聋哑症）
pendrin　潘蛋白
perinuclear antineutrophil cytoplasmic antibody，pANCA　核周抗中性粒细胞胞质抗体
peripheral vasodilation theory　外周血管舒张理论
peritoneal dialysis，PD　腹膜透析
phosphate-regulating gene with homologies to endopeptidases on the X chromosome，PHEX　X 染色体内肽酶

同源性磷调节基因
phosphatonin　降磷素
physiologic saline　生理性盐水
polyglandular autoimmune syndrome type Ⅰ　自身免疫性多内分泌腺综合征 1 型
poor oral intake　进食差
positron emission tomography，PET　正电子发射断层扫描
posthypercapnic metabolic alkalosis　高碳酸血症后代谢性碱中毒
primary alcohol　伯醇（第一醇）
primary hyperparathyroidism，PHPT　原发性甲状旁腺功能亢进
principal cell　主细胞
processed foods　加工食品
products of conception　妊娠物
pro-epidermal growth factor，pro-EGF　前表皮生长因子
ProHance　钆特醇
propylene glycol，PG　丙二醇
proton pump inhibitor，PPI　质子泵抑制药
pseudobulbar symptoms　假性延髓性麻痹症状
pseudohyperkalemia　假性高钾血症
pseudohyperphosphatemia　假性高磷酸盐血症
pseudohypoaldosteronism，PHA　假性醛固酮增多症
pseudohyponatremia　假性低钠血症
pseudohypoparathyroidism，PsHPT　假性甲状旁腺功能减退症
pseudohypophosphatemia　假性低磷血症
psychogenic polydipsia　精神性多饮
PTH-related protein，PTHrP　PTH 相关蛋白
pulmonary capillary wedge pressure，PCWP　肺毛细血管楔压
pyroglutamic acid　焦谷氨酸
pyruvate dehydrogenase complex，PDC　丙酮酸脱氢酶复合物

R

radioimmunoassay，RIA　放射免疫测定
raloxifene　雷洛昔芬
rave party　狂欢派对
receptor activator of nuclear factor κB，RANKL　核因子 κB 配体
refeeding syndrome，RFS　再喂养综合征
reflection coefficient　反应系数
relaxin　松弛素
Renagel in New Dialysis study，RIND　新接受透析患者中的盐酸司维拉姆磷结合剂的作用研究
renal blood flow，RBF　肾血流量
renal failure　肾衰竭
renal outer medullary potassium，ROMK　肾外髓质钾通道
renal tubular acidosis，RTA　肾小管性酸中毒
rescue or salvage　救援或救助阶段
reset osmostat　渗透压重调
respiratory acid-base disorder　呼吸性酸碱紊乱

S

sabiporide　沙泊来德
salbutamol　沙丁胺醇
secretory frizzled-related protein-4，sFRP-4，分泌型卷曲相关蛋白
selective serotonin reuptake inhibitor，SSRI　选择性血清素再摄取抑制药
septic shock　脓毒性休克

sertraline 舍曲林

serum protein immunoelectrophoresis，SPEP 血清蛋白免疫电泳

serum-glucocorticoid-induced kinase-1，SGK-1 血清 - 糖皮质激素诱导的激酶 -1

sestamibi 锝甲氧基异丁基异腈，司他比锝（^{99m}Tc- 甲氧基异丁基异腈）

sevelamer carbonate 碳酸司维拉姆

sevelamer HCl 盐酸司维拉姆

small-conductance，SK 低电导或微电导

sodium polystyrene sulfate 聚磺苯乙烯

sodium zirconium cyclosilicate，ZS-9 环硅酸锆钠

sodium-hydrogen exchanger isoform 3，NHE3 Na^+/H^+ 交换异形体 3

solute-free water clearance，C_{H2O} 自由水清除率

spontaneous bacterial peritonitis，SBP 自发性细菌性腹膜炎

stabilization 稳定阶段

Study of Ascending Levels of Tolvaptan in hypona-tremia SALT 研究

subglycocalyx space 亚糖萼间隙

sucroferric oxyhydroxide 羟基氧化蔗糖铁

sympathetic nervous system，SNS 交感神经系统

syndrome of hyporeninemic hypoaldosteronism，SHH 低肾素性低醛固酮综合征

syndrome of inappropriate antidiuresis，SIAD 不适当抗利尿综合征

syndrome of inappropriate antidiuretic hormone，SIADH 抗利尿激素分泌失调综合征

systemic inflammatory response syndrome，SIRS 全身炎症反应综合征

systemic lupus erythematosus，SLE 系统性红斑狼疮

T

tea and toast diet 致营养不良性简食

thick ascending limb of Henle's loop，TALH 髓襻升支粗段

thin ascending limb，TAL 升支细段

thin descending limb，TDL 降支细段

tissue kallikrein，TK 组织型激肽释放酶

titratable acid，TA 可滴定酸

total body water，TBW 体液总量

transforming growth factor，TGF-α 转化生长因子 -α

transient receptor potential melastatin 6，TRPM6 瞬时受体电位 M6 型

transient receptor potential vanilloid 5，TRPV5 瞬时受体电位香草酸受体 5

transjugular intrahepatic portosystemic shunt，TIPS 经颈静脉肝内门体分流

translocation 转移（移位）

treat-to-goal，TTG 治疗达标研究

tris-hydroxymethyl aminomethane，THAM 三羟甲基氨基甲烷

Trousseau's sign 低钙束臂征

true hyponatremia 真性低钠血症

tubular conservation of water，T^c_{H2O} 集合管重吸收水

tubuloglomerular feedback 管球反馈

tubuloglomerular feedback system 管球反馈系统

tumor necrosis factor，TNF 肿瘤坏死因子

tumor-induced osteomalacia，TIO 肿瘤性骨软化

turn-over 转运

U

underfill theory 容量不足理论

uridine-diphosphate-N-acetyl-α-D-galactosamine transferase，GALNT3 尿苷二磷酸 -N- 乙酰基 -α-D- 氨基半乳糖转移酶

urine anion gap，U_{AG} 尿阴离子间隙

urine osmolal gap，U_{OG}　尿渗透间隙

V
valence　化合价
vaptans　普坦类药物
vasopressin-activated calcium-mobilizing receptor　血管加压素激活钙启动受体
venereal disease research laboratory，VDRL　性病研究实验室
vitamin D-dependent，VDD　维生素 D 依赖性

W
water deprivation　禁水试验
water excess　水过多
Wilson's disease　威尔逊病
with no lysine kinase，WNK　无赖氨酸激酶
World Health Organization Oral Rehydration Solution　世界卫生组织口服补液盐溶液

X
X-linked hypophosphatemia，XLH　X 染色体连锁性低磷血症

Z
Zollinger-Ellison syndrome　佐林格 - 埃利森综合征

数字及其他
1, 25-Dihydroxycholecalciferol　维生素 D_3
11β-hydroxysteroid dehydrogenase type 2，11β-HSD2　11β- 羟基类固醇脱氢酶 II 型
β-hydroxybutyrate，BHB　β- 羟基丁酸